U0218530

浙

大

史

学

丛

刊

卫生成政

近代中国中央卫生行政制度研究
（1905—1949）

姬凌辉　著

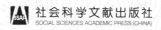
社会科学文献出版社
SOCIAL SCIENCES ACADEMIC PRESS (CHINA)

本书受到国家社科基金项目及

"浙江大学文科精品力作出版资助计划"资助

目　录

绪　论

若从长时段视野将中国近代医疗史置于历史学发展脉络下进行"远视"，其研究不免存在"社会文化"取向的演进轨迹。当前医疗社会史研究的不足之处日渐凸显，具体表现为疾病史研究存在同质化倾向，对卫生观念的生成、转译与中西混融情节的呈现相对单一，同时对卫生机制的研究也缺乏纵深感，总体上表现出研究的理论与史料基础不够稳固的特点。特别是与中国近代医疗史当前研究的热度相比，医疗史的书写还存在单一面相的缺陷。有鉴于此，一方面应继续重视中国近代医疗史资料的挖掘与整理，将史料视为资源、方法与视角的重要来源；另一方面可从"交叉的医疗史""地方的医疗史"等路径入手，疏通堵点，导引分流，以期百川汇海，最终凝聚成"医疗生态史"。

　　时至今日，医疗史①已是一个方兴未艾的学术热点。历史上的"医疗"问题绝非抽象的医学概念流变，而是深植于日常生活与人性情感之中的社会变迁，这也是为何有大批初入史门者愿意将研究选题偏向医疗史。然而，研究者在进入医疗史这一领域后，似乎又易为医疗史书写问

---

① 目前学界尚未对"医疗史"这一名称取得共识，亦有学者使用"医学史""社会医学史""医学社会史""疾疫史""疾病史""疾病社会史""瘟疫史""疾病医疗社会史""医疗社会文化史""医疗社会史""生命史""卫生史"等说法，从名称演变亦可粗略感知学界研究风向，主要侧重于从历史演进的角度梳理有关疾病、医药、卫生、卫生行政等主题的研究成果，如若冠以"医学史"之名恐生误解，故使用"医疗史"加以表述。

题所牵绊，因此有必要重新检讨过往的中国近代医疗史研究。近年来海外学者已按照编年体裁，集中梳理了西方史学界关于中国医药与治疗的理论、方法和实践的研究概况。① 亦有学者从历史认识论的角度，反思了"客体""文本""传统""疾病""在地化""疗效""叙事""身体"等概念或视角在医疗史研究中的使用问题，反对将中国医学视为一种既定或明确的范畴。② 最近国内医疗史学界针对医疗史研究的议题、方法与路径亦有诸多反思。③ 国外理论和书写路径可以是"烛光照路"，但不可将"烛光"视为"灯塔"。④ 职是之故，习史者除了苦练"史料功夫"

---

① T.J.Hinrichs and Linda Linda L. Barnes, eds., *Chinese Medicine and Healing: An Illustrated History*, Harvard University Press, 2013. 中译文见〔美〕艾媞捷、琳达·巴恩斯编《中国医药与治疗史（插图版）》，朱慧颖译，浙江大学出版社，2020。

② Chiang Howard, ed., *Historical Epistemology and the Making of Modern Chinese Medicine*, Manchester University Press, 2015,pp.3-30.

③ 主要有余新忠《在对生命的关注中彰显历史的意义——当今中国医疗史研究的新思考》，《江淮文史》2020 年第 3 期；杜丽红：《环境视角下的医疗史研究》，《团结报》2020 年 4 月 9 日，第 8 版；马金生：《病人视角与中国近代医疗史研究》，《史学理论研究》2019 年第 4 期；余新忠：《医学史方法漫谈》，《天津中医药大学学报》2018 年第 5 期；余新忠：《融通内外：跨学科视野下的中医知识史研究刍议》，《齐鲁学刊》2018 年第 5 期；余新忠、陈思言：《医学与社会文化之间——百年来清代医疗史研究述评》，《华中师范大学学报》（人文社会科学版）2017 年第 3 期；余新忠：《当今中国医疗史研究的问题与前景》，《历史研究》2015 年第 2 期；马金生：《中国医患关系史研究刍议》，《史学理论研究》2015 年第 2 期；余新忠：《回到人间　聚焦健康——新世纪中国医疗史研究刍议》，《历史教学》（下半月刊）2012 年第 11 期；王小军：《中国史学界疾病史研究的回顾与反思》，《史学月刊》2011 年第 8 期；陈秀芬：《医疗史研究在台湾（1990—2010）——兼论其与"新史学"的关系》，《汉学研究通讯》（台北）第 29 卷第 3 期，2010 年；梁其姿：《医疗史与中国"现代性"问题》，《中国社会历史评论》2007 年第 1 期；皮国立：《探索过往，发现新法——两岸近代中国疾病史的研究回顾》，《台湾师范大学历史学报》（台北）2006 年第 35 期；林富士：《中国疾病史研究刍议》，《四川大学学报》（哲学社会科学版）2004 年第 1 期；余新忠：《中国疾病、医疗史探索的过去、现实与可能》，《历史研究》2003 年第 4 期；余新忠：《疫病社会史研究：现实与史学发展的共同要求》，《史学理论研究》2003 年第 4 期；余新忠：《20 世纪以来明清疾疫史研究述评》，《中国史研究动态》2002 年第 10 期；余新忠：《关注生命——海峡两岸兴起疾病医疗社会史研究》，《中国社会经济史研究》2001 年第 3 期；杜正胜：《作为社会史的医疗史——并介绍"疾病、医疗与文化"研讨小组的成果》，《新史学》（台北）第 6 卷第 1 期，1995 年；等等。

④ 《医疗社会史研究：新议题、新路径和新方法》，《医疗社会史研究》2018 年第 1 期。

外，还应兼收并蓄，不断推进研究视角与本土理论的生发。因此笔者并不打算面面俱到，而是拟将该问题置于史学脉络下进行"远视"，深思如何在当前"社会文化"取向之下继续疏通中国近代医疗史书写的堵点问题，导引相关议题走向更为广大精微的历史场域。

一　"社会文化"取向的浮现

与法律史、经济史、社会史、文化史等专门史研究方向的遭遇类似，医疗史也存在如何在医学发展史中把握书写方向的基本问题。从学科属性来说，这亦可看成历史研究社会科学化与社会科学研究历史化两种趋势对冲造成的问题。百余年来中国近代医疗史书写的交互演化，与近代中国"医学现代化"进程相伴相生。[①] 从晚清医学传教士来华开始，西药、西医、西式医院、医学团体等西方医学要素便构成了中国社会走向现代化的重要内容之一。[②] 陈垣先生学医写史的成长经历恰好印证了近代中国"医学现代化"进程的初始情节——早年在博济医院习医，后创办光华医学堂，出版医学报刊《医学卫生报》和《光华医事卫生

---

① 由于近代以来中外医学发展环境和程度差别较大，中国医学现代化进程更多地表现为西方科学医学入华以后引起的中西医冲突、医患纠纷、公共卫生建设等复杂情节，言说的对象和内容均与欧美国家反思的"过度医疗"不在一个点上，国情亦不相同，因此不能简单套用，故使用"医学现代化"一词来表达。关于"过度医疗""医学化""去医学化"的讨论，可参见 Peter Conrad and Joseph W. Schneider, "Looking at Levels of Medicalization: A Comment on Strong Critique of the Thesis of Medical Imperialism," *Social Science & Medicine*, Part A: *Medical Psychology & Medical Sociology*, Vol.14, Issue 1, 1980, pp.75-79。

② 罗荣渠认为中国走向现代世界是各种内外因素互动作用的结果，这一巨大转变过程应按其本来的复杂性，从单向度研究改为多向度的综合研究，医学的现代化进程亦是如此。参见罗荣渠《现代化新论：中国的现代化之路》，华东师范大学出版社，2013，第 195 页。

杂志》。①

　　当然，晚清来华医学传教士的工作亦不容忽视，此处不便展开，但"中"与"外"的书写起点和逻辑不断引发后来者的思考。对于 20 世纪 20 年代的学人而言，在全盘西化思潮背景下，努力书写"医学现代化"色彩较为浓厚的中国近代医疗史，亦是审视近代中医与西医关系变化和地位升降的重要门径。如果说陈邦贤的《中国医学史》是近代中文世界第一部医学专史的话，由王吉民和伍连德合撰的《中国医史》（俗称"王伍医史"）则是国人因不满于西方医史书写而用英文撰写的第一部中国医学通史，按照"古今"与"中外"两大部分展现。相较而言，"陈氏医史"进化论色彩较为明显，"王伍医史"相对中肯客观，重在存史。②

　　"医学现代化"书写的另一表征是医史学术共同体进一步推动医疗史研究向前发展。1935 年冬，中华医学会在广州召开第三届大会，多名与会代表鉴于中国医学史研究"需要日殷"，提议设立中华医学会医史委员会。1936 年 2 月，该会正式经中华医学会批准运行。③1937 年 4 月，中华医史学会在医史委员会基础上改组成立，④同时该会仍为中华医学会的医史分组，并将各地分会升格为独立学会。⑤至此，民国时期医史学人

---

① 　陈智超编注《陈垣来往书信集》，上海古籍出版社，1990，第 821—822 页；赵璞珊：《陈垣先生和近代医学》，《北京师范大学学报》1983 年第 6 期。

② 　参见陈邦贤《中国医学史》，中国文化史丛书第一辑，上海书店，1984，第 1 页；王吉民、伍连德：《中国医史》（History of Chinese Medicine），上海辞书出版社影印版，2009。

③ 　《弁言》，《中华医学杂志》第 22 卷第 11 期，1936 年。

④ 　王吉民：《中华医史学会二年工作概况（民国廿六年四月至廿八年三月）》，《中华医学杂志》（上海）第 25 卷第 11 期，1939 年。

⑤ 　王吉民：《中华医史学会五年来之回顾》，《中华医学杂志》第 27 卷第 12 期，1941 年。

从分散走向聚合。^①1940 年该会正式加入国际医史协会，与美国约翰斯霍普金斯大学医史研究院和英国韦尔康医史博物馆互动频繁。1947 年该会开始出版同人刊物《医史杂志》（后改名为《中华医史杂志》），^②其学术共同体特征较为明显，且关心的医学事务颇为广泛，这在一定程度上推动了当时的中国近代医疗史研究，中国出版的医史类论著体量较为可观。^③总的来说，中国医学史论著长期在数量上占据优势地位。^④有感于不太为后人所知，先有王吉民、傅维康合编的《中国医学史外文文献索引》，^⑤后又有从 1980 年至 1988 年，中国中医研究院中国医史文献研究所持续开展的资料索引编目工作，最终编成《医学史论文资料索引（1903—1978年）》和《医学史文献论文资料索引（1979—1986 年）》。^⑥这三本书前后相接，据此可追踪 20 世纪 80 年代以前的中国医学史研究概况。

　　国内医疗史成果随着近代医学化进程与日俱增，但也逐渐落入缺乏人文关怀的窠臼。以 1980 年复刊的《中华医史杂志》为例，1994 年

---

① 会员主要有王吉民、伊博恩（B. E. Read）、杨济时、李涛、胡美（E. H. Hume）、朱恒璧、伍连德、宋大仁、洪贯之、陈耀真、赖斗岩、范行准、余云岫、陈邦贤、丁济民、叶劲秋、江晦鸣、胡定安、耿鉴庭、鲁德馨、侯祥川、马弼德、黄雯、吴绍青、陈存仁等医界名流。

② 《中华医史学会章程（民国三十六年五月修正）》，《医史杂志》第 1 卷第 2 期，1947 年。

③ 举其要者，有《中国医学史大纲》（1924）、《中世纪中医的历史》（1931）、《国医小史》（1931）、《中国医学家传记》（1935）、《医学史纲》（1940）、《明季西洋传入之医学》（1943）、《西洋医学史》（1947）、《中外医学史概论》（1947）等。这些著作基本体现了从厚古薄今式的医史书写向西洋医学入华史书写的转变。另有部分著作呈现出"名实不符"的状态，如谢观（谢利恒）编纂的《中国医学大辞典》（1926）和《中国医学源流论》（1935），虽无"医史"之名，却有"医史"之实。

④ 陆肇基：《〈中华医史杂志〉50 年历程》，《中华医史杂志》1996 年第 4 期。

⑤ 王吉民、傅维康合编《中国医学史外文文献索引》，上海中医学院医史博物馆，1966。

⑥ 中国中医研究院中国医史文献研究所编《医学史论文资料索引（1903—1978 年）》，中国书店，1989；中国中医研究院中国医史文献研究所编《医学史文献论文资料索引（1979—1986 年）》，中国书店，1989。最新编纂的索引目录有闵凡祥编纂《中文医史研究学术成果索引》，人民出版社，2020。

编辑部撤销了中国医学史和世界医学史栏目，由"通"转向"专"，改设古代医学史、近代医学史、现代医学史、地方医学史、少数民族医学史、疾病史、专科史、药学史、医学人物、医药交流史、医药比较史等栏目。[①] 此后国内逐渐涌现出一批力作，这些论著涉及医学起源、医学史分期、医学通史、疾病史、专科史、中国古代医学史、近代医学史、军事医学史、世界医学史、医疗技术史、医事管理制度、医学教育史、中外医学交流史、医学考古、少数民族医药史、医学人物、出土涉医文物文献、中国医学史博物馆等内容。由于大部分作者是医学界或有医学背景的专业人士，因此在资料利用和内容书写上相对受限于"内史"的"紧箍咒"，较为缺乏社会人文关怀。

诸多医学、卫生规定是人们在交往过程中不断形成的，[②] 此种相互作用或影响不可避免地牵涉到更为广泛的社会、经济、政治、军事、文化等因素，这与医学、"卫生"蕴涵的技术层面内容显然不同。这种现象或可称为"医学社会化"，它是对"医学现代化"的医疗史书写路径的反省。对这些非医学要素的挖掘与解读，便是历史学者从事医疗史研究正当性的重要依据。在研究路径从"医学现代化"向"医学社会化"转换之余，医史学者与历史学者之间的学术交锋与互动日益增多。

历史的客观性一开始便成为医史学者与历史学者的分歧点之一，这可能会直接影响史料搜集范围和表述逻辑。对此，我们不妨以《历史研究》为例进行剖析。1959 年，医史学者宋大仁发文探讨了古代中国和阿拉伯之间的医药交流概况。[③] 历史学出身的郭庆昌则认为宋氏对于"西

① 陆肇基:《〈中华医史杂志〉50 年历程》,《中华医史杂志》1996 年第 4 期。
② 〔德〕诺贝特·艾利亚斯:《文明的进程: 文明的社会起源的心理起源的研究》第 1 卷, 王佩莉译, 三联书店, 1998, 第 200—202 页。
③ 宋大仁:《中国和阿拉伯的医药交流》,《历史研究》1959 年第 1 期。

域""回回"等概念缺乏界定，并指出阿维森纳是苏联中亚细亚塔吉克族人而非阿拉伯人，他主要依据的是当时市面上的辞书、苏联百科全书、报纸等资料。[①] 同年宋氏据相关史料予以回应，认为郭氏观点失之偏颇，"西域""回回"是历史概念而非政治概念，苏联专家考订阿维森纳是布哈拉城人是正确的，但不能硬说他是苏联人。[②] 由此观之，历史学者与医史学者的互动，能够在一定程度上弥补各自医理或史实上的不足之处。1980 年，医史学者赵璞珊发表长文，通论明清以降西洋医学在华传播历程。[③] 文中赵氏将光华医学堂视为外国侵略者利用医药进行侵华的工具，此观点遭到历史学者陈智超的批驳，他认为其祖父陈垣创办的光华医学堂是爱国主义的产物。[④] 赵氏没有直接回应，但后来他在另一篇文章中高度评价了陈垣与光华医学堂。[⑤] 除此之外，从新中国成立初期到 20 世纪七八十年代，中国大陆已有相当数量的历史学者主动进入医疗史研究领域。

以上便是早期国内医疗史研究的演进历程。此后国内医疗史研究受西方史学潮流引入、国内史学范式转换、港台医疗史风气渐起等多重合力的影响，逐渐出现"社会文化"取向。[⑥] 此种取向本质上也是"医学现代化"与"医学社会化"的进一步延伸。

20 世纪下半叶，国外医疗史研究之风最先吹到港台，影响日韩，渐

---

① 郭庆昌：《对宋大仁先生"中国和阿拉伯的医药交流"一文的意见》，《历史研究》1959 年第 6 期。

② 宋大仁：《关于"西域""回回"和"阿维森纳"问题——答郭庆昌先生》，《历史研究》1959 年第 12 期。

③ 赵璞珊：《西洋医学在中国的传播》，《历史研究》1980 年第 3 期。

④ 陈智超：《光华医专不是帝国主义办的》，《历史研究》1981 年第 5 期。

⑤ 赵璞珊：《陈垣先生和近代医学》，《北京师范大学学报》1983 年第 6 期。

⑥ 关于社会文化史的发展回顾，参见李长莉、唐仕春主编《社会文化史 30 年》，中国社会科学出版社，2017。

及大陆。威廉·H.麦克尼尔（William H. McNeill）揭示了各种疫病循环模式对过往和现当代历史的影响，将疾病史纳入历史诠释的范畴。①费侠莉（Charlotte Furth）则以"性别"为中心，综合论述了中国古代医学、性别、身体、生育、文化之间的复杂关系。②栗山茂久将古希腊医学和中国古代医学进行比较，挖掘出中西文化对身体感官的不同认知，诠释了疾病产生的内在文化逻辑。③这些论著给当时的国际史学界造成了较大"冲击"，促成一股探讨历史时期疾病医疗问题的新动向，即社会与文化视野下的医疗社会史、医疗文化史、性别史、身体史等的兴起。④

　　一方面，就港台地区而言，最初以杜聪明、刘伯骥、陈胜昆和史仲序等人为代表，他们的论著或多或少体现了对"王伍医史"书写范式的继承和创新。⑤以1992年台北"中央研究院"历史语言研究所"疾病、

① 〔美〕威廉·H.麦克尼尔：《瘟疫与人》，余新忠、毕会成译，中国环境科学出版社，2010，"引言"，第4页。

② 〔美〕费侠莉：《繁盛之阴——中国医学史中的性（960—1665）》，甄橙主译，江苏人民出版社，2006。

③ 〔日〕栗山茂久：《身体的语言：古希腊医学和中医之比较》，陈信宏、张轩辞译，上海书店出版社，2009。

④ 关于21世纪以前的西方医学史研究概况，参见 Sheldon Watts, *Disease and Medicine in World History*, New York: Routledge,2003; W.F. Bynum and Roy Porter, *Companion Encyclopedia of the History of Medicine*, London:Routledge, 1993。关于近年来欧美医学史界反思性成果，参见 Roy Porter and Andrew Wear, *Problems and Methods in the History of Medicine*, New York: Routledge,2019; Mark Jackson,*The Oxford Handbook of the History of Medicine*, New York; Oxford:Oxford University Press, 2011; Keir Waddington, *An Introduction to the Social History of Medicine: Europe since 1500,* New York; Houndmills, Basingstoke, Hampshire: Palgrave Macmillan, 2011（中译本参见〔英〕基尔·沃丁顿《欧洲医疗五百年：1500年以来的欧洲医疗社会史》，李尚仁译，上海社会科学院出版社，2021）；余新忠、杜丽红主编《医疗、社会与文化史读本》，北京大学出版社，2013。

⑤ 参见杜聪明《中西医学史略》，台北：中华大典编印会，1965；刘伯骥（石涛）：《中国医学史》，台北：华岗出版社，1974；陈胜昆：《中国传统医学史》，台北：时报文化出版事业有限公司，1979；陈胜昆：《中国疾病史》，台北：自然科学文化事业公司，1981；史仲序：《中国医学史》，台北："国立编译馆"，1984。

医疗与文化"小组成立，及其 1997 年 6 月第一次举办"医疗与中国社会"学术研讨会为标志，港台地区生命医疗史研究正式兴起，该小组还成立了"生命医疗史研究室"，并建立了专门的网站与数据库。① 此后涌现出一批后起之秀，在 20 世纪 90 年代引领了港台乃至东亚地区医疗史研究的"新社会史"取向。②

另一方面，20 世纪 80 年代，中国大陆史学界内部也在发生一场范式革命。在海外史学理论和国内市场经济双重刺激下，当时的中国史学界既带着对新世纪的美好憧憬，又面临日益严重的"史学危机"。③80年代末以"文化热"为前导的社会史、文化史"复兴"，④无疑将治史者的视线从古代史领域的"五朵金花"⑤ 和近代史领域的"三次革命高潮"或"八大事件"⑥转移到社会、经济、文化等领域。外来的冲击和内在的自觉让所谓的"史学危机"逐渐"转危为安"，始有大批学者研究社会发展、人口流动、灾荒赈济、瘟疫防治等问题，而这些议题亦推动了学界对医疗卫生问题的重新关注。

---

① "中央研究院"疾病、医疗与文化小组后改名为"中央研究院"生命医疗史研究室，网址为 http://www.ihp.sinica.edu.tw/~medicine/，访问时间：2020 年 5 月 29 日。

② 举其要者，有范家伟、林富士、李建民、冼玉仪、李贞德、金仕起、邱仲麟、陈元朋、刘士永、雷祥麟、祝平一、张哲嘉、李尚仁、张嘉凤、熊秉真、萧璠、蒋竹山、范燕秋、皮国立、陈秀芬、黄金麟、王文基等人。

③ 1992 年《史学理论研究》创刊之际，编辑部曾组织题为"世纪之交的中国史学"的专题座谈，邀请在京的历史学家对 20 世纪前后的中国史学发展进行回顾与前瞻，文章散见于《史学理论研究》1992 年第 1—4 期。陈峰：《走出"史学危机"：20 世纪 80 年代中国马克思主义史学的反省与重塑》，《史学月刊》2019 年第 8 期。

④ 史薇（刘志琴）：《复兴社会史三议》，《天津社会科学》1988 年第 1 期；刘志琴：《社会史的复兴与史学变革——兼论社会史和文化史的共生共荣》，《史学理论》1988 年第 3 期。

⑤ 参见朱春龙《"旧史家"与"五朵金花"的讨论（1949—1966）》，《史学理论研究》2015 年第 2 期；张越：《"五朵金花"问题再审视》，《中国史研究》2016 年第 2 期；等等。

⑥ 赵庆云：《"三次革命高潮"解析》，《近代史研究》2010 年第 6 期。

　　20 世纪 90 年代，各种西方史学理论渐次进入中国。[1]2000 年前后，环境史、灾害史、身体史、医疗史等史学新潮在中国大陆兴起。就医疗史而言，大概是在 90 年代中后期才真正引起国内史学界注目。从 1994 年开始，大陆不断有文章介绍台湾地区"新史学""新社会史"的进展，[2]2002—2003 年的 SARS 大规模暴发和流行，重新激起学界对历史上的传染病、卫生、健康等议题的研究，这对于当时"充满好奇心的中国青年学者而言，不啻是一块有待拓荒的新大陆"。[3]但也必须指出，90 年代以来国内史学界流行的研究范式主要为革命史、现代化史、公共领域、市民社会等，这在《清代江南的瘟疫与社会：一项医疗社会史的研究》中亦有体现，呈现出史学范式新旧转换的时代特点。[4]

　　此外，新文化史的兴起也对中国近代医疗史研究出现"社会文化"取向产生重要影响。近年来，物质文化史、情感史、日常生活史、微观史、身体史、性别史等新文化史研究视角也引发了学人对药材[5]、药品[6]、毒药[7]、

---

① 邓京力等：《近二十年西方史学理论与历史书写》，中国社会科学出版社，2018，第 2 页。

② 主要有张其凡《台北出版〈宋儒与佛教〉和〈两宋的"尚ď士人"与"儒医"两书〉》，《中国史研究动态》1998 年第 10 期；吕端：《介绍台湾一份历史刊物〈新史学〉》，《中国史研究动态》1994 年第 10 期；等等。

③ 曹树基、李玉尚：《鼠疫：战争与和平——中国的环境与社会变迁（1230—1960 年）》，山东画报出版社，2006，第 3—4 页。

④ 余新忠：《清代江南的瘟疫与社会：一项医疗社会史的研究》（修订版），北京师范大学出版社，2014，第 11—17 页。

⑤ 蒋竹山：《人参帝国：清代人参的生产、消费与医疗》，浙江大学出版社，2015。

⑥ 主要有张宁《阿司匹灵在中国——民国时期中国新药业与德国拜耳药厂间的商标争讼》（《"中央研究院"近代史研究所集刊》第 59 期，2008 年）及《脑为一身之主：从"艾罗补脑汁"看近代中国身体观的变化》（《"中央研究院"近代史研究所集刊》第 74 期，2011 年）。

⑦ Yan Liu, *Healing with Poisons: Potent Medicines in Medieval China*, Seattle, WA: University of Washington Press, 2021.

药商①、医药文化②、医药广告③、性欲与情欲④、医疗技术⑤、精神病与神经病⑥、怀孕与妇科⑦、食谱与日常生活⑧、食物与健康⑨等议题的关注。此外，医疗史与环境史相结合的研究亦复不少。⑩此类多元视角虽然有助

① 〔美〕高家龙：《中华药商：中国和东南亚的消费文化》，褚艳红、吕杰、吴原元译，上海辞书出版社，2013。

② 余新忠主编《新史学》第 9 卷《医疗史的新探索》，中华书局，2017；陈昊：《身分叙事与知识表述之间的医者之意：6—8 世纪中国的书籍秩序、为医之体与医学身分的浮现》，上海古籍出版社，2019。

③ 较早的代表性成果为黄克武《从申报医药广告看民初上海的医疗文化与社会生活，1912—1926》，《"中央研究院"近代史研究所集刊》第 17 期，1988 年。此后张仲民的研究颇具代表性，参见《当糖精变为燕窝——孙镜湖与近代上海的医药广告文化》，《社会科学研究》2017 年第 1 期；《近代中国"东亚病夫"形象的商业建构与再现政治——以医药广告为中心》，《史林》2015 年第 4 期；《近代上海的名人医药广告——以文人谀药为中心》，《学术月刊》2015 年第 7 期；《晚清上海药商的广告造假现象探析》，《"中央研究院"近代史研究所集刊》第 85 期，2014 年；《"卫生"的商业建构——以晚清卫生商品的广告为中心》，《历史教学问题》2013 年第 5 期；《补脑的政治学："艾罗补脑汁"与晚清消费文化的建构》，《学术月刊》2011 年第 9 期；等等。最近的研究成果可参看复旦大学历史学系、复旦大学中外现代化进程研究中心编《近代中国研究集刊》第 6 辑《药品、疾病与社会》，上海古籍出版社，2018。

④ 皮国立：《虚弱史：近代华人中西医学的情欲诠释与药品文化（1912—1949）》，新北：台湾商务印书馆，2019；黄克武：《言不亵不笑：近代中国男性世界中的谐谑、情欲与身体》，台北：联经出版事业公司，2016。

⑤ 赵婧：《柳叶刀尖——西医手术技艺和观念在近代中国的变迁》，《近代史研究》2020 年第 5 期；李彦昌：《由技术而观念：注射知识与实践在近代中国的传播》，《近代史研究》2017 年第 3 期。

⑥ Hugh L. Shapiro, "The View from A Chinese Asylum: Defining Madness in 1930s Peking," PhD diss., Harvard University,1995.

⑦ Yi-Li Wu, *Reproducing Women: Medicine, Metaphor, and Childbirth in Late Imperial China*, University of California Press, 2010.

⑧ Elaine Leong, *Recipes and Everyday Knowledge: Medicine, Science, and the Household in Early Modern England*, Chicago and London: The University of Chicago Press, 2018.

⑨ Francesca Bray, ed., *Rice: Global Networks and New Histories*, New York: Cambridge University Press, 2015; Angela Ki Che Leung and Melissa L. Caldwell, eds, *Moral Foods: The Construction of Nutrition and Health in Modern Asia*, Honolulu: University of Hawaii Press, 2019.

⑩ 张萍：《脆弱环境下的瘟疫传播与环境扰动——以 1932 年陕西霍乱灾害为例》，《历史研究》2017 年第 2 期。

于中国近代医疗史研究的拓展，但也容易出现碎片化、消解史学叙事总体性的现象。因此，对于尚不成熟的中国近代医疗史研究而言，面对西方史学界"语言""文化""叙事"等转向的不断变换，①应保持足够的清醒与理性，转向而不偏向，借鉴而不迷恋。

综上所述，中国近代医疗史大体上经历了清末民初零星研究的出现，20世纪30—40年代医史学术共同体的创建与推动，1949—1966年的跨学界互动与交锋，80年代学术研究的新生与破立，90年代中后期西方医史涌入与容受，21世纪新文化史、环境史与全球史的多重影响等发展阶段。"医学现代化"进程催生了医疗史研究，当医学之外的历史因素成为研究主题后，接踵而来的"医学社会化"研究路径为历史学者进入医史提供了学术空间。90年代中后期西方医疗史研究进入中国以后，在多重史学潮流的作用下，国内医疗史研究出现了明显的"社会文化"取向，集中表现为"医疗社会史"研究迅速兴起。

二 "社会文化"取向的虚悬

医学作为一种不确定的认识，是一个古老话题，所谓的不确定性既是医学研究对象复杂性的展现，又是科学发展不完善所致。②以临床医学为特征的近代西方医学自18世纪诞生以后，一般较为关注个人疾痛，不太关心社会生态，这促使国内外学者持续不断地思考医学与社会的关

---

① 〔美〕格奥尔格·伊格尔斯等：《全球史学史》，王晴佳译，北京大学出版社，2019，第357—603页。

② 〔法〕米歇尔·福柯：《临床医学的诞生》，刘北成译，译林出版社，2011，第107页。

系。① 近年来中国近代医疗史研究似乎继续陷入了"社会文化"取向虚悬的书写困境，集中表现在疾病史、卫生观念史、卫生行政史等相对成熟的研究领域。

首先，透过近年来鼠疫史研究的风向变化，可管窥疾病史研究存在的部分问题与不足。

其一，从 20 世纪 90 年代中后期至 2000 年前后，部分学者集中探讨了鼠疫的传染源、传播者、传播路径、造成的死亡人数，以及政府、社会与个人的应对，极大地推动了医疗史研究的拓展。但也有学者批评曹树基、李玉尚等人的鼠疫研究存在"以今解古"之嫌，提示后来者须谨慎立论。② 然而实际上用现代病名去整理和解读古代疫病资料的做法，并非历史学者的独创。③ 从史学研究的迭代性来说，"以今解古"也是中国近代医疗史发展的必经阶段，但不能止步于此，还应从近代以来的辞书、字典、民间俗语、官定术语、验方、土方等文献中寻绎病名流变的蛛丝马迹。④

近年史学界围绕汴京大疫是否为鼠疫再次陷入论辩，先有部分学者根据中医典籍认为汴京大疫即是鼠疫，⑤ 后有部分学者认为由于"症状"

① Peter Conrad, *The Medicalization of Society on the Transformation of Human Conditions into Treatable Disorders*, Baltimore: The John Hopkins University Press, 2007.

② 余新忠：《中国疾病、医疗史探索的过去、现实与可能》，《历史研究》2003 年第 4 期。

③ 蔡景峰：《对整理中国疾病史的几点意见》，《中医杂志》1964 年第 6 期。

④ 高晞：《疫病的现代性：从"瘟疫"到"传染病"的认知嬗变》，《复旦学报》（社会科学版）2021 年第 1 期；姬凌辉：《晚清民初细菌学说与卫生防疫》，四川人民出版社，2023。

⑤ 主要有顾思臻、窦丹波《〈内外伤辨感论〉论治汴京大疫发微》，《浙江中医药大学学报》2016 年第 6 期；顾思臻、窦丹波：《析李东垣"阴火"理论形成的历史背景》，《中医药文化》2015 年第 3 期；李中琳、符奎：《1232 年金末汴京大疫探析》，《医学与哲学》（人文社会医学版）2008 年第 6 期；牟重行：《1232 汴京大疫与气候因素探讨》，《中华医史杂志》2008 年第 1 期；曹树基、李玉尚：《鼠疫：战争与和平——中国的环境与社会变迁（1230—1960 年）》，第 80 页。

不详无法断定汴京大疫是鼠疫，[1]还有学者指出汴京大疫并非鼠疫，而是残酷战争、人口流动、粮食短缺、气候扰动等因素综合作用的结果。[2]可见，一旦深入疾病的病理层面，往往难以说服对方。古今疫病谱系重建虽难，但这一点是立论的前提与基础，或可继续将疾病谱系、病理学与地理学相结合。[3]总的来说，关于近代疫病名称与古代瘟疫名称之间的区别与联系、疫毙人数统计与实际传播影响、应对措施能否落地生效等基本问题，仍需探索一种更为合理的解释框架。

其二，从 2000 年前后至 2010 年前后，部分学者开始探究疫病防治背后的殖民话语、检疫与主权以及卫生防疫观念等问题。[4]也有学者由东三省鼠疫问题引向清末中国所面对的内政与外交困境。[5]杜丽红则指出哈尔滨防疫领导权之争实质上是交织着各种复杂矛盾的政治过程，此后她又从社会经济的角度探讨了交通遮断与鼠疫防控之间的复杂关系。[6]新近的研究虽进一步丰富了万国鼠疫研究会召开前后的历史细节，但在研究角度上并无太大突破。[7]最近有学者将疾病史与医院史结合，系统

---

[1]　陈光华、皮国立、游智胜：《论证中国疫病史之难：以金末"汴京大疫"是否为鼠疫为例》，复旦大学历史学系、复旦大学中外现代化进程研究中心编《近代中国研究集刊》第 6 辑《药品、疾病与社会》。

[2]　王星光、郑言午：《也论金末汴京大疫的诱因与性质》，《历史研究》2019 年第 1 期。

[3]　Marta E. Hanson, *Speaking of Epidemics in Chinese Medicine: Disease and the Geographic Imagination in Late Imperial China*, London and New York: Routledge, 2011.

[4]　胡成：《医疗、卫生与世界之中国（1820—1937）：跨国和跨文化视野之下的历史研究》，科学出版社，2013。

[5]　吴俊莹：《从东三省鼠疫问题看清末的内政与外交》，《"国史馆"馆刊》2009 年第 20 期。

[6]　杜丽红：《清末东北鼠疫防控与交通遮断》，《历史研究》2014 年第 2 期；杜丽红：《清季哈尔滨防疫领导权争执之背景》，《"中央研究院"近代史研究所集刊》第 78 期，2012 年。

[7]　管书合：《国际合作与防疫主权：1911 年奉天万国鼠疫研究会再研究》，《史学月刊》2020 年第 6 期。

呈现了香港东华三院作为西式医院的华人社会色彩。①毕竟类似东华三院这样的案例可遇而不可求，因此个案的选取甚为关键。再者，从研究过程来讲，疾病背后固然有社会文化因素在起作用，但如何在论证中保持各类历史因素的平衡，最根本的便是官书、档案、报刊、回忆性资料的互勘与考证，避免陷入诸如"文明"与"野蛮"、"进步"与"落后"、"传统"与"现代"二元对立，抑或陷入过度诠释的陷阱。

其三，从 2010 年前后至今，鼠疫史研究有从局部回归整体的趋势。部分学者重点讨论鼠疫、卫生行政与社会变迁三者之间的关联。②饭岛涉从传染病与近代中国变迁角度入手，重点探讨了烈性传染病、卫生行政与中国社会之间的复杂面相，时至今日仍具有一定的借鉴意义。③这些研究无疑显示近代中国疫病防治、制度生成与社会变迁等问题尚有较大的深化和拓展空间。④但他们在论述从疾病到卫生再到卫生行政的过程时，相对简单地"跳过"了诸多历史环节。就实际历史情形而言，近代疫病防治确实存在倒逼官方与民间创办和发展医疗卫生事业的情况，但就卫生行政本身来说，恐怕还是国家力量占据主导地位，因此应该着重思考如何将近代中国卫生行政制度置于大的历史变迁中细致考析，从而避免疫病防治与制度转型研究成为"两张皮"。

综上可知，中国疾病史研究走过了从疾病到观念再到制度的路程，关注点逐渐在底层、中层与上层之间游移。但从研究时段上看，目前

---

① 杨祥银：《殖民权力与医疗空间：香港东华三院中西医服务变迁（1894—1941 年）》，社会科学文献出版社，2018。

② 主要有焦润明《庚戌鼠疫应对与中国近代防疫体系初建》，《历史研究》2020 年第 2 期；杜丽红《近代中国地方卫生行政的诞生：以营口为中心的考察》，《近代史研究》2019 年第 4 期；等等。

③ 〔日〕饭岛涉：《鼠疫与近代中国：卫生的制度化和社会变迁》，朴彦、余新忠、姜滨译，社会科学文献出版社，2019。

④ 张大庆：《中国近代疾病社会史（1912—1937）》，山东教育出版社，2006。

关于鼠疫的研究集中在明清时期、1894—1895 年、1910—1911 年、1917—1918 年等时段，对其他时段的鼠疫研究较少，长时段贯通的研究亦不多见。①从研究空间范围来看，集中在云南、广西、海南、广东、福建、山西、香港、台湾、上海、绥远、东三省等地区，对于西北、华中、西南地区的鼠疫流行研究相对较弱。相应的，此种时空限制会不自觉地导致疾病史研究存在内容、资料与视角上的重复，这在霍乱、天花、流感、疟疾等传染病的研究上同样表现得比较明显。如在研究疫病应对与社会心态时，部分学者反复利用《申报》《大公报》《盛京日报》《东方杂志》《远东报》等报刊资料，这些报刊资料对于梳理疫病流行与应对措施固然重要，但诸多言论背后的事件实情挖掘，仍有赖于档案资料、私人性材料的进一步深入系统整理，②否则疾病史研究只会千篇一律，难以推陈出新。

除了疾病的定义问题外，卫生知识也在不断宰制人们的社会生活，呈现出医学社会化的趋势。从医疗史研究的立场来说，第一位的问题无疑是"卫生"是什么。近年来，学界关于"卫生"含义与流变的讨论层

---

① 诸如黄挺、林晓照《西医、防疫、卫生与 1898 年潮嘉鼠疫》，《华南师范大学学报》（社会科学版）2018 年第 1 期；王鹏：《近代东北海港检疫的开端与影响》，《社会科学战线》2018 年第 1 期；郑宇：《东北防疫处与民国前期东三省的防疫卫生事业（1912—1931）》，《甘肃社会科学》2017 年第 5 期；等等。

② 较早出版的有国际会议编辑委员会编辑《奉天国际鼠疫会议报告》，张士尊译，中央编译出版社，2009；〔英〕杜格尔德·克里斯蒂：《奉天三十年》，张士尊等译，湖北人民出版社，2007；中国第一历史档案馆：《清末东北地区爆发鼠疫史料（上）》，《历史档案》2005 年第 1 期；中国第一历史档案馆：《清末东北地区爆发鼠疫史料（下）》，《历史档案》2005 年第 2 期；中国第一历史档案馆：《清末直隶警务处拟定客店戏场及预防传染病章程》，《历史档案》1998 年第 4 期；等等。近年来，已出版的时人日记往往对重要历史细节有较精确记载，例如《汪荣宝日记》便含有不少关于东北鼠疫及清末卫生行政的史料，可参见韩策、崔学森整理，王晓秋审订《汪荣宝日记》，中华书局，2013，第 170—285 页。最近出版的还有李冬梅主编《伍连德及东三省防疫资料辑录》，国家图书馆出版社，2019；《鼠疫斗士：伍连德自述》，程光胜、马学博译，湖南教育出版社，2012；等等。

出不穷，一方面说明此乃根本问题，甚为重要；另一方面也反映出学人围绕中国近代医疗史书写尚未达成共识。罗芙芸（Ruth Rogaski）提出了"卫生的现代性"（hygienic modernity），并指出"卫生"一词是长与专斋从道家经典《庄子》中借用而来，"卫生之道"意在"保卫生命"。虽然指出"卫生"一词在前近代欧洲往往被翻译成 hygiene，但她最终还是用 health 来对译"卫生"，直接将"卫生"的古典内容过渡成近代含义。① 刘士永基于日本医学从"兰医学"到国家医学的发展脉络，认为是长与专斋将"兰医学拉回了德奥医学的谱系之中"，进而指出："长与引用德文 Gesundheitspflege 来注明日文健康与卫生之本意，显示当时部分日本医界人士已逐渐直接引用德国医学名词，而脱离了荷兰医学的间接影响。"②

余新忠亦对"卫生"概念进行了考证，认为"卫生"实乃西方卫生知识传入、对日本近代"衞生"用语与卫生制度的引介，以及中国士人对传统典籍的重新阐释等诸多因素共同催生的结果。③ 高晞则从 hygiene 一词入手，发现至少在 19 世纪 40 年代该词便已在通商口岸的西文报纸上出现，强调"公共卫生"与"卫生"概念无法等同，应当重视西方卫生知识的本源和卫生学内涵的变化。而高氏立论的核心史料是医学传教士韩雅各（James Henderson）于 1863 年在上海出版的《上海卫生》

---

① Ruth Rogaski, *Hygienic Modernity: Meanings of Health and Disease in Treaty-Port China*, Berkeley: University of California Press, 2004. 中译本见〔美〕罗芙芸《卫生的现代性：中国通商口岸卫生与疾病的含义》，向磊译，江苏人民出版社，2007，第 18—50 页。

② 刘士永：《武士刀与柳叶刀：日本西洋医学的形成与扩散》（增订本），中西书局，2018，第 37 页。此书实际出版较早，见《武士刀与柳叶刀：日本西洋医学的形成与扩散》，台北：台湾大学出版中心，2012。

③ 余新忠「清末における『衞生』概念の展開」『東洋史研究』第 64 巻第 3 号、2005 年。这一点在其后来的"卫生史"研究中亦有体现，参见《卫生何为——中国近世的卫生史研究》，《史学理论研究》2011 年第 3 期。

（*Shanghai Hygiene*），书中"卫生"的定义来源于当时英国流行病学家威廉·费勒。[①] 余新忠认为高氏所谈问题十分关键，即西方观念和西书入华以及租界的卫生经验，确实要早于中国从日本渠道容受的"卫生"概念。[②] 平心而论，二者关心的是近代"卫生"概念流变的两个不同层面，不但没有高下之分，反而拓展了卫生史研究的视野，至少表明西式"卫生"本土化实践的时空范围比较广大，地区差异性仍值得重视。此外，近代中国"卫生"概念有时也翻译成"sanitation"、"health"以及"public health"，但是这些英文单词所对应的时代背景和文化源流又存在较大的差异，应该说"卫生"是一个多源聚合的概念，蕴涵了一种更为复杂的多元"现代性"。

此外，"卫生"概念流变还牵扯到近代中西医知识的流动与竞合。张仲民从卫生书籍入手，考订了"卫生"一词在 19 世纪 70 年代回流中国的一般情形。[③] 梁其姿和费侠莉等人亦对东亚地区中国人的卫生观念变迁以及"殖民－后殖民"时代的疾病控制等问题进行了探讨。[④] 中岛千惠子（Chieko Nakajima）则认为发生在 19 世纪晚期 20 世纪初期上海的"卫生"观念转变，不仅与少数精英的关注有关，也是公共空间场域作用的结果。[⑤] 与上述思路不同，刘文楠从近代上海租界治理"妨害"

① 高晞：《十九世纪上半叶上海的卫生：观念与生活》，《上海档案史料研究》第 18 辑，上海三联书店，2014；〔英〕韩雅各：《上海卫生：中国保健之注意事项》，赵婧译，中华书局，2021。

② 余新忠：《清代卫生防疫机制及其近代演变》，北京师范大学出版社，2016，第 41 页。

③ 张仲民：《出版与文化政治：晚清的"卫生"书籍研究》（修订版），上海人民出版社，2021。

④ Angela Ki Che Leung and Charlotte Furth, eds., *Health and Hygiene in Chinese East Asia: Policies and Publics in the Long Twentieth Century*, Durham and London: Duke University Press, 2010.

⑤ Chieko Nakajima, *Health, Medicine and Nation in Shanghai, ca.1900-1945*, PhD diss., University of Michigan, 2004；Chieko Nakajima, *Body, Society, and Nation: The Creation of Public Health and Urban Culture in Shanghai*, Cambridge, Massachusetts: Harvard University Press, 2018.

的实践过程演绎出"卫生"及"公共卫生"的内涵与外延。[①] 也就是说，在厘定"卫生"概念时，亦可尝试回到"无"的状态，重点探析"卫生"概念在近代如何生成，而不是执果索因的反向求证。在此过程中，"卫生"概念本身可能就会变得不再是一个整体，而是散碎知识的不断分化与重组，最终形塑成今日"卫生"的基本含义。

近代医学的扩张还表现为医疗药品市场、医疗服务行业、医疗卫生行政机构与组织的铺展。以卫生行政方面的研究为例，目前这方面的研究多聚焦于制度移植、"本土化"、现代化等维度。首先，制度移植视角主要是从医学与政治的角度，对近代卫生行政制度移植与调适过程进行探讨。叶嘉炽（Ka-che Yip）、吴章（Bridie Andrews）等学者的研究较为强调西方力量对中国的影响，相对忽视了本土因素所发挥的历史作用。[②]

其次，部分西方学者较为关注洛克菲勒基金会和北京协和医学院的历史，实质问题是近代中国卫生行政事业的在地化实践。他们讨论了罗氏驻华医社（CMB）、北京协和医学院（PUMC）、洛克菲勒基金会对中国的影响。[③] 探究这些从属"西方"的外部因素固然重要，但问题的关键在于近代中国卫生行政体制构建的核心推动力量究竟为何。我们既

---

① 刘文楠：《治理"妨害"：晚清上海工部局市政管理的演进》，《近代史研究》2014 年第 1 期。

② Ka-che Yip, *Healthand National Reconstruction in Nationalist China, the Development of Modern Health Services,1928-1937*, Ann Arbor: Association for Asian Studies,1995, pp.5-6; Bridie Andrews, *The Making of Modern Chinese Medicine,1895-1937*, PhD diss., Cambridge University,1996; Bridie Andrews, *The Making of Modern Chinese Medicine,1850-1960*, Vancouver, Toronto: UBC Press, 2014.

③ Mary E. Ferguson, *China Medical Board and Peking Union Medical College: A Chronicle of Fruitful Collaboration (1914-1951)*, New York: China Medical Board of New York Inc., 1970; Mary Bullock, *An American Transplant: The Rockefeller Foundation and Peking Union Medical College*, Berkeley: University of California Press, 1980；马秋莎：《洛克菲勒基金会在华百年》，广西师范大学出版社，2013。

要看到胡美、颜福庆、伍连德、兰安生、鲍谦熙、拉西曼、史丹巴、刘瑞恒、林可胜、金宝善、朱章赓、沈克非、杨崇瑞、陈志潜等人的推动作用，[①]也要考虑到抗日战争对近代中国卫生行政制度播迁的影响，[②]尤应加强关注西南、西北等极度"缺医少药"地区的卫生健康状况，[③]但就目前抗战史遮蔽医疗史的总体现状而言，此类议题仍有待深入。

再次，就目前学界关注的时段来看，中国近现代公共卫生体系演变的时段常与中国近现代史历史分期对应，即1840—1911年、1912—1927年、1927—1937年、1937—1945年、1945—1949年、1949年至今。这提示着应打破固定的历史分期，进而对近代卫生行政制度的变动轨迹进行长时段贯通考察。从资料搜集范围来讲，大部分西方学者将资料搜集的重点放在海外，此种资料的偏向性造成中国近现代公共卫生事业发展史书写内容的相似性，也导致历史叙述存在一定的单向性。[④]因此，仍需进一步系统挖掘和整理中国本土馆藏的档案资料，方能补偏救弊。

相较而言，立足于清代看民国卫生观念与卫生行政机制演变的一般情况，[⑤]无疑也是合理路径。但是民国北京政府和南京国民政府实际行政管辖范围均相对有限，加之自晚清开始地方自治思想与实践的绵延性

---

① John R. Watt, *Saving Lives in Wartime China: How Medical Reformers Built Modern Healthcare Systems amid War and Epidemics, 1928-1945*, Leiden, Boston: Leiden Brill Publishing Company, 2013. 中译本见〔美〕华璋《悬壶济乱世：医疗改革者如何于战乱与疫情中建立起中国现代医疗卫生体系（1928—1945）》，叶南译，复旦大学出版社，2015。

② Bridie Andrews and Mary Brown Bullock, *Medical Transitions in Twenties Century China*, Bloomington & Indianapolis: Indiana University Press, 2014, pp.227-243.

③ Nicole Elizabeth Barnes, *Protecting the National Body: Gender and Public Health in Southwest China during the War with Japan, 1937–1945*, PhD diss., University of California, Irvine, 2012. 该论文于2018年正式出版，较之以往更为深入，见 *Intimate Communities: Wartime Healthcare and the Birth of Modern China, 1937-1945*, Berkeley: University of California Press, 2018。

④ Sean Hsiang-lin Lei, *Neither Donkey nor Horse: Medicine in the Struggle over China's Modernity*, Chicago and London: The University of Chicago Press, 2014, pp.1-19.

⑤ 余新忠：《清代卫生防疫机制及其近代演变》。

影响，各省市、各区域卫生行政事业发展步调不一，最终导致近代中国卫生行政制度发展历程十分曲折。况且在"史料丛出"的当下，任何一项"全国性"研究都变得日益困难。早期国内学者的资料搜集范围和研究主题多集中在北京、天津、上海、广州、香港、苏州、东北三省等地区，这与中国现代化的区域特征有关，[1]但不能因此无视非现代化发展逻辑的中国其他地区。近几年这种研究状况有所改善，不过还有待加强。

此种区域医疗卫生发展状况的不平衡性也引起了学界的关注。方小平将时段下移至中华人民共和国时期，透过对赤脚医生的考察，揭示了当代三级医疗体系的建立过程和中西医药在农村地区的适用问题。[2]当然，也有跳出区域和主题限制，以知识的生产与再生产、地方化实践为研究对象的另类书写，看似"杂糅"，实则更近真。[3]此外，医疗史书写范围在技术上还表现为流行病学、出生率、死亡率、增长率等内容的调查与统计，[4]不过此类相对偏技术路径的研究议题，必须兼修内外，方能做到深入浅出。

总之，中国作为后发展的现代化国家，尤其是当前处于社会转型期，诸多医学现实问题亟待学界回应。从这个角度来说，中国近代医疗史本身也是"活着"的传统医学、现代化的科学医学、日益凸显的医疗现实问题共存共生的历史进程，医学与社会的关系于有形无形之中形

---

[1]　台北"中央研究院"近代史研究所曾按照省份分别展开中国现代化的区域研究，但这种立足于证"有"的学术努力，相对忽略了"无"的真实地方逻辑。系列论著太多，此处不再枚举。

[2]　Xiaoping Fang, *Barefoot Doctors and Western Medicine in China*, Rochester: University of Rochester Press, 2012.

[3]　杨念群：《再造"病人"：中西医冲突下的空间政治（1832—1985）》，中国人民大学出版社，2012。

[4]　张小龙：《医学统计在中国的起步与发展（1840—1937）》，博士学位论文，中国科学技术大学，2014。

塑了过往医学的发展历程以及当下研究者的思维模式。从实际情况来看，大多数初入医疗史的中国学者往往效仿的也是社会文化史路径。正因为如此，当下社会文化史研究存在的困境与不足也在医疗史领域多有映照。[①]医疗史想要有大的发展，其研究范式必须立足于既有的社会史、文化史、社会文化史胎盘，进而在进一步精耕细作的基础上，提出未来可能的研究进路。

三 多元视域下的医疗生态

在欧美学界，医疗史直至 20 世纪初只不过是医者的业余爱好，重点在医不在史，其后人文学者介入，才有医与史的进一步融合，逐渐成为医学必修科目之一。从大的研究环境来讲，目前医疗史研究在台湾地区略有式微，表现为研究生数量下降，医疗史长期被屏蔽在核心医学教育课程之外。即便曾有为期三年（2014—2016 年）的"新世纪跨领域科学人才培育计划"医疗史研究群的建构与发展计划付诸实践，医疗史在台湾地区尚未取得学科地位和话语权，却是不争的事实。反观大陆地区医疗史研究，虽然也存在类似的学科发展障碍，但目前已然形成多个研究中心，出现了新的同人集刊《医疗社会史研究》《中医典籍与文化》《中国医学人文评论》《医学与文明》《中医药历史与文化》等，甚至出现了新的学术共同体——中国社会史学会医疗史专业委员会。当然也不能就此盲目乐观，推动学科建制依然是从根本上解决中国近代医疗史发展瓶颈的基础性工作之一。

就具体研究工作而言，一方面医疗史与环境史、全球史、身体史等

---

① 俞金尧：《书写人民大众的历史：社会史学的研究传统及其范式转换》，《中国社会科学》2011 年第 3 期；刘志琴：《从本土资源建树社会文化史理论》，《近代史研究》2014 年第 4 期；李长莉：《三十年来中国近代社会史研究范式之转换》，《河北学刊》2018 年第 2 期。

"新史学"同样面临理论与实践如何结合的问题。作为新兴的研究领域，既需要理论作向导，又不能受制于理论预设；另一方面，在当下史料丛出和数据库铺展的有利条件下，仅利用相对孤立的史料治史越来越显得左支右绌，但是"分科治学"之下史料的"相对匮乏"，仍是亟待解决的基础性问题，"文献不足征"或许会增加过滤性书写的可能性，而史料的新拓展则有助于突破既有解释框架，反过来又能刺激新的研究视角和领域，因此有必要深入翻检和整理中国近代医疗史资料。近年来，考古学界与医史学者不遗余力地整理出版了中国古代医药及涉医文献汇编。①如果说晚清以前的中国医药文献资料因为相对稀少而显得较为集中，那么晚清以降中国近代医疗史资料则因为过于繁多而变得比较零碎。

晚近以来史料浩如烟海自不待言，问题是与中国近代医疗史相关的史料存量究竟如何？仅从同仁会编印的《上海医药界现状》和《中华民国医事卫生现状》二书中，便不难发现民国时期的医药卫生事业牵涉面十分宽广，循此二书即可找到不少研究选题。近年来已有三部颇有分量的资料汇编相继出版，一为《海外中医珍善本古籍丛刊》，二为《中国近代中医药期刊汇编》，三为《中国近代医疗卫生资料汇编》。就后两部来说，前者旨在展示中医存废之争、中医学校教育、中医防治疫病的理论及经验，②其中晚清民国医药期刊收录较丰，史料价值巨大，遗憾的是目前学界深入利用者偏少；后者主要从医疗社会文化史的角度出发，以影印民国时期公开出版的期刊、官方与半官方的图书资料为主，但与当时的医疗卫生事件及其历史情形相关的私人性文献，以及遍布全国的档案

---

① 详见皮国立《新史学之再维新：中国医疗史研究的回顾与展望（2011—2017）》，蒋竹山主编《当代历史学新趋势》，台北：联经出版事业公司，2019，第449—453页。
② 段逸山主编《中国近代中医药期刊汇编总目提要》，上海辞书出版社，2012，"前言"，第1—20页。

文献资料，还有散落在私人家藏、医学团体、医疗机构、博物馆、文物馆、纪念馆的民间文献，收录相对较少，[1]这些不足与缺漏之处，在其后来选编的《中国近代医疗卫生资料续编》和《中国近代医疗卫生资料三编》中得到了一定的弥补，[2]但仍有大量自古及今的存世资料亟待整理。[3]

以上大型资料汇编表明医疗史资料不像政治史、经济史、制度史、外交史、军事史等资料比较聚焦，而是散落在史料大海之中，所以必须花费大力气才能搜集得相对全面，同时说明医疗史研究时段应继续下探，研究范围也应不断拓展。虽说中国近代医疗史研究长期存在"内史"与"外史"之别，但就"史"的本性来讲，整合"内外史"学人群体进行集体史料编纂或许亦是"融通内外""科际整合"的合理路径之一，此举既可减少资源浪费，又能提高学科意识。

在爬梳史料的过程中，还需要特别注意已刊与未刊、官方与民间、公开与私密、中央与地方、中心与边缘等资料的时空分布，及其不同的编纂叙述逻辑，从而为"旧题新作"或"新题新作"打下更好的基础。这就牵涉到另一个基本问题，即目前学界在运用史料时有"去脉络化"的嫌疑，如谈中医与西医、医患关系等问题，恽毓鼎、朱峙三、陈立夫、胡适、傅斯年、刘大鹏、陈克文等近代名人日记或传记常常被征引。实际上这些私人性材料的文本语境须审慎辨读，而不能仅停留在史料的浅层次引证，"研究的重心应由看得到转向读得懂，由借助外力条理

---

[1] 余新忠选编《中国近代医疗卫生资料汇编》第1册，国家图书馆出版社，2018，"总序"，第2—4页。

[2] 余新忠主编《中国近代医疗卫生资料续编》（全三十册），国家图书馆出版社，2020；余新忠主编《中国近代医疗卫生资料三编》（全三十册），国家图书馆出版社，2021。

[3] 张剑光：《三千年疫情》，江西高校出版社，1998；龚胜生编著《中国三千年疫灾史料汇编》，齐鲁书社，2019。

材料转向理解文本史事的内在联系"，^①在"选精"与"集粹"之间把握好史料的边界意义。^②

倘若新史料没有产生新问题，则可能更多的是一种"内卷化""过密化"（involution）的研究。^③医疗史研究成果增加越多，反而对于其总体学术水平提升的贡献越少，医疗史研究可能陷入边际效益递减的怪圈，以至于更多的是数量扩充，而质量上却陷入了拉平化的困境，最终有可能成为一种"没有发展的增长"。如果说"以科学态度研究历史的途径，即把历史当做一个十分复杂并充满矛盾但毕竟是有规律的统一过程来研究的途径"，^④那么"博通"与"专精"仍然是史学研究的基本取向。^⑤笔者在此呼吁中国近代医疗史研究的两种取法：其一，继续放宽视野，整合和重构史家自身知识体系，进行"交叉的医疗史"研究；其二，仍需脚踏实地，深翻、新拓和汇编中国近代医疗史资料，开展"地方的医疗史"研究。

自傅斯年提倡"利用自然科学供给我们的一切工具，整理一切可逢着的史料"以来，^⑥"近代的史学只是史料学"的认识和实践日益深入，因是之故，近代史料也不可避免地带有自然科学或者社会科学属性。而

① 桑兵：《晚近史的史料边际与史学的整体性——兼论相关史料的编辑出版》，《历史研究》2008 年第 4 期。
② 李伯重：《"选精"、"集粹"与"宋代江南农业革命"——对传统经济史研究方法的检讨》，《中国社会科学》2000 年第 1 期。
③ 黄宗智：《华北的小农经济与社会变迁》，中华书局，2000；《长江三角洲小农家庭与乡村发展》，中华书局，2000。
④ 列宁：《卡尔·马克思（传略和马克思主义概述）》，《马克思恩格斯选集》第 1 卷，人民出版社，1972，第 12 页。
⑤ 严耕望：《治史三书》，上海人民出版社，2011，第 6—12 页。
⑥ 傅斯年：《历史语言研究所工作之旨趣》，《国立中央研究院历史语言研究所集刊》第 1 卷第 1 期，1928 年，第 3 页。

医学本身带有更为明显的科学属性、人文属性和社会属性。[①]当这种"近代的史学"与医学发生交流和互鉴时，学科"交叉"必然会成长为一种新的史学范式。[②]目前中国近代医疗史研究既受到世界古代、世界近代、世界现代、中国古代、中国近代、中国现代等历史分期的影响，也受制于历史学、中医学、哲学、科学技术史等学科划分，具体研究易被置于中国历史、世界历史、考古学、中医医史文献、科学技术哲学等二级学科之下"对号入座"，这既带来了医疗史研究的学术盲点，也造成了研究主题的混乱。鉴于此，或可反其道行之，采取"不对号入座"的策略，聚焦于"医"本身，主涉史学、"科哲"等领域，凡与医疗、卫生、疾病问题相关的政治、经济、军事、外交、思想、文化、社会等历史面相均纳入视野。考虑到历史变迁自有其内在逻辑与源流，也不必框定在某一时段、学科与研究方向，中长时段、多维视角、宽广领域与群像共聚理应成为"交叉的医疗史"研究的显著特征，进而围绕历史基本问题展开综合性研究。考虑到单一学者才智的局限性，打破一切学科划分的高屋建瓴的研究更多是一种理想目标，仍需积累更多的实证研究才看得清。下面以医讼研究为例，进一步申论"交叉的医疗史"的内在理路。

与梁其姿从善会善堂史研究转向疾病史研究的情况类似，[③]近年来对中国近代医疗史早期兴起有较大影响的夫马进亦从善会善堂史研究转向

---

① 韩启德：《医学的温度》，商务印书馆，2020，第22—40页。

② 李长莉：《交叉视角与史学范式——中国"社会文化史"的反思与展望》，《学术月刊》2010年第4期。

③ 梁氏善会善堂史方面的研究主要有《施善与教化：明清的慈善组织》，台北：联经出版事业公司，1997；《施善与教化：明清的慈善组织》，河北教育出版社，2001；《施善与教化：明清的慈善组织》，北京师范大学出版社，2013；《变中谋稳：明清至近代的启蒙教育与施善济贫：梁其姿自选集》，上海人民出版社，2017。梁氏疾病史方面的研究主要有《麻风：一种疾病的医疗社会史》，朱惠颖译，商务印书馆，2013；《面对疾病：传统中国社会的医疗观念与组织》，中国人民大学出版社，2012。

诉讼社会史研究。[1]既然中国历史上的诉讼是有关权利意识的社会问题，[2]那么"交叉的医疗史"研究理应加入法律史、法律社会史、诉讼社会史研究视角，[3]去探讨历史上的医讼案件。此外，人类学对巫术、毒药、巫医、魔法与降神附体等俗信的深描，[4]对"卫生""洁净"的限度、语境与意义的阐释，[5]对疾痛、苦难等问题的关注，[6]同样提示我们在研究疾病或医患关系时，既要注意此种卫生或疾病隐喻式思考，[7]也要学会以他者的眼光去揭示历史原貌。以本应见人见性的医事纠纷研究为例，目前多从医患关系视角切入，[8]即便转换成医生视角或病人视角，[9]仍然难得全貌。

从共性来说，中国古代"案"的书写传统源远流长，到了明清时期，"案"至少包括学案、医案、讼案等体裁。学案旨在"分源别脉，使其宗旨历然"，[10]而较为著名的医案有《千金方》《石山医案》《柳选四家医案》《王氏医案》《吴鞠通先生医案》《洄溪医案》《扫叶庄一瓢老人医案》《临症指南医案》《古今医案按》等，"医之有案，其来远矣，若历

①　详见夫马进『中國善會善堂史研究』同朋舍、1997。中译本见〔日〕夫马进《中国善会善堂史研究》，伍跃、杨文信、张学锋译，商务印书馆，2005。

②　〔日〕夫马进编《中国诉讼社会史研究》，范愉等译，浙江大学出版社，2019，第5—6页。

③　参见瞿同祖《中国法律与中国社会》，中华书局，2003；付海晏：《中国近代法律社会史研究》，华中师范大学出版社，2010；等等。

④　〔英〕E.E. 埃文思－普理查德：《阿赞德人的巫术、神谕和魔法》，覃俐俐译，商务印书馆，2006。

⑤　〔英〕玛丽·道格拉斯：《洁净与危险：对污染和禁忌观念的分析》，黄剑波等译，商务印书馆，2018。

⑥　Iain Wilkinson & Arthur Kleinman, *A Passion for Society: How We Think about Human Suffering*, University of California Press, 2016.

⑦　〔美〕苏珊·桑塔格：《疾病的隐喻》，程巍译，上海译文出版社，2003。

⑧　龙伟：《民国医事纠纷研究（1927—1949）》，人民出版社，2011。

⑨　马金生：《病人视角与中国近代医疗史研究》，《史学理论研究》2019年第4期。

⑩　黄宗羲：《明儒学案》卷一，南昌县学，光绪十四年，明儒学案原序。

代明医史传之所以载，其施治之法，神妙之效皆凿凿可考"。①加之古人知识体系相对完整，不像近人分科治学日趋专业化，如此说来，今人更应努力从技术、形式与内容等方面综合理解"案"。饶是如此，与其说思考"案"（thinking with cases），②不如说是做"案"与物质、文化、社会、法律、经济等方面更广泛的结合，书写思路不是倒推证"有"，而是史实重建证"无"。中国学者开展此类研究无疑更有优势，比如边和在关注明清时期的本草学时，除了考虑到文本含义、长程贸易、知识交流等面相，还指出了中药材的社会交往功能，以及药材的"道地"与"地道"问题，③这些显然离不开本土文化的熏陶和自身的生命体悟。"讼案""医案""病案"等"案"的书写亦是如此。那么能否将这些病案、医案、医事纠纷案等"案"置于"交叉的医疗史"视角下挖掘与探究呢？也就是说，如何不拘泥于"案"本身去拓展中国近代医疗史研究的视域，同时避免陷入空谈医理？

就"讼案"而言，一般至少有四种可能性：其一，从"无怨"到"无讼"；其二，从"有怨"到"有讼"；其三，从"无怨"到"有怨"；其四，从"无讼"到"有讼"。④当然还可能四种情形兼而有之，往往表现为婚姻纠纷案、财产纠纷案等。具体到医事纠纷案件，案情并非不言自明，而是包含复杂的社会众生相。而且这里面有层次问题，在进入司法程序之前，医事纠纷案是一个由医学问题演化而来的社会问题，一旦进入司法程序，就存在国家机器的介入，例如警察、监狱、法院、卫

---

① 汪机：《石山医案》第 1 卷，明嘉靖十年祁门陈桷刻本，石山医案刻序。

② Charlotte Furth, Judith T. Zeitlin and Ping-chen Hsiung, eds., *Thinking with Cases: Specialist Knowledge in Chinese Cultural History*, University of Hawai'i Press, 2007, pp. 11–24.

③ He Bian, "Assembling the Cure:Materia Medica and the Culture of Healing in Late Imperial China," PhD diss., Harvard University, 2014, pp.18–32.

④ 〔日〕夫马进主编《中国诉讼社会史研究》，第 17—21 页。

生行政部门等。因此，基于法律、诉讼等视角，探讨在病家、医家、社会、司法之间的历史问题，便不能仅满足于梳理从"有讼"到"无讼"的协商仲裁或司法判案过程，还要努力呈现地方社会中的医疗生态，包括社会结构、地方文化以及医家与病家的心理结构。①

如同"产权之界""政区之界"是理解中国传统产权实践的核心概念，②在近代中国社会变迁过程中，"职业之界"也是理解医师群体的关键抓手。"医界"的划分与派生不仅是医事人员内部之事，还是医者与社会长期互动的产物。"医界"不仅作为一种"界"真实存在，且事实上构成了一种"场域"，与地方社会形态不断发生勾连，进而形塑地方社会的医疗生态，表现为中医师同业公会、西医师同业公会、药剂师同业公会等同业组织的汇聚与发力，乃至全国性医师同业公会或联合会策应地方，甚至影响国家医疗卫生政策。而此种历史进程恰好可以通过医患纠纷案件来窥探，这也是为何地方的医疗生态史研究比较依赖诉讼档案、医院病"案"记录等资料，此种研究路径亦是"总体史"的题中应有之义。

当然司法案卷所记未必全是事实，"考据如老吏断狱，只是形式上类似，治史的目的，决不仅仅限于定性"，③而应将案件还原为事实。在此探究过程中，史家想象中存在的"地方"与实际上消失的"地方"同样值得重视，否则难以窥探地方社会中的医疗生态的变与不变。医讼案研究中"有"与"无"的复杂关系亦可被视为近代历史进程所昭示的

①　姬凌辉：《医疗、法律与地方社会：民国时期"刘梁医讼案"再探》，《"中央研究院"近代史研究所集刊》第 104 期，2019 年，第 61—67 页。

②　杜正贞：《中国传统产权实践中的"界"——区域史视野中的山林川泽产权研究》，《近代史研究》2022 年第 5 期。

③　桑兵：《比较与比附——法制史研究的取径》，《中山大学学报》（社会科学版）2011 年第 2 期。

"有"与"无"的重要面相之一，①它们构成了历史文化全局中破碎的马赛克，在这些马赛克中，"人"是最为根本的分析对象。

事实上，医疗、法律与社会的综合视角不仅适用于医讼案件、医患关系等议题的研究，也适用于带有政治性卫生行政案件的探讨，此类议题也应归入"交叉的医疗史"研究范畴。不以分期为限，不以学科为界，不以宏、中、微观为层，根据历史研究对象，挖掘切合实际的研究视角，医疗史可与社会经济史、政治制度史、科学技术史等融合，②此种做法往往会被视为"跨学科"或"交叉学科"研究。历史学者研究"医疗史"，除了"医学"知识，是否还需要"社会学""人类学""经济学""法学""政治学"等社会科学知识？若从一般跨学科视角来看，此种疑窦可能会导致学者陷入"为了跨学科而跨学科"的尴尬境地。所谓跨学科并不是要开宗明义地去讲，而是体现在对其他学科抱以同等的温情与敬意基础上，发挥治史者的"本事"，根据具体研究对象和所用材料去广泛涉猎。此时大可不必纠结是身在"曹营"还是"汉营"的问题，而是应该进一步思考如何用"地方的医疗史"研究视角来弥补"交叉的医疗史"研究所造成的疏阔与不足。

首先，如何书写"地方的医疗史"，如何处理"地方的医疗史"与"医疗的地方史"之间关系。如果说"地方的医疗史"旨在以"地方性知识"为主线，尊重地方的历史变奏，那么"医疗的地方史"便指以中心城市向边缘地方"投射"自身的医疗史。此时，"地方"本身不再只是地理空间，或指文化场域，或言社会生态，抑或三者兼具。③实

---

① 章清：《"有""无"之辨：重建近代中国历史叙述管窥》，《近代史研究》2019 年第 6 期。

② 姬凌辉：《南京国民政府管控麻醉药品的制度尝试与专营困境》，《近代史研究》2021 年第 4 期。

③ 徐佳贵：《乡国之际：晚清温州府士人与地方知识转型》，复旦大学出版社，2018，"绪论"，第 7—14 页。

际上，除了思考民族志书写问题，格尔茨（Clifford Geertz）也是在反思事实与法律的关系基础上提出"地方性知识"这一概念，[①]阐释了文化、意义与符号之间的关系，论证过程既结构紧凑又外延宽广，"从小事实看大问题"。[②]而这一点倘若迁移到中国近代医疗史研究上，则提醒我们不仅需要重视医学知识在地方社会中的演化脉络，也应在"全国"视野下观照社会实态，重建医疗史的"时空序列"和"意义之网"。

不过也必须承认，目前医疗史学者所研究的"医疗卫生在近代中国的历史"与中国近现代史学者所倡导的"地方的近代史"，[③]无论是理念还是路径皆有"落差"，而这种"落差"实际上也为医疗史学者进一步融入主流史学提供了诸多可能性。而此前国内史学界关于所谓"全国性"议题的研究，存在将"地方"想象成"全国"的潜意识过程。似乎江南地区、中东部地区或者民国时期七个特别市就能代表全国。实则做全国性的研究几乎与做"总体史"的研究一样，初衷虽好却难以凭一时一己之力达到，根源在于大部分地方性事件很可能只具有地方性，不一定具备全国性意义，几份报刊过于夸张的言谈，所谓"举国注目"反而需要谨慎对待，也许实情未必如此。况且区域社会史研究中出现的"碎片化"，实际上就是在"总体史"的旗帜下自然产生的一种学术现象，[④]因此医疗社会史的书写不仅需要从全局上观照历史的"总体性"与"碎

---

① 〔美〕克利福德·格尔茨：《地方知识：阐释人类学论文集》，杨德睿译，商务印书馆，2014，第261—268页。

② 林同奇：《格尔茨的"深度描绘"与文化观》，《中国社会科学》1989年第2期。

③ 罗志田、徐秀丽、李德英主编《地方的近代史：州县士庶的思想与生活》，社会科学文献出版社，2015，第1—63页。

④ 行龙主编《区域社会史研究导论》，中国社会科学出版社，2018，第3页。

片化"，[①] 还应善于从历史人类学、新文化史等角度去开拓新视野。[②] 倘若从地方与全国的关系入手，努力挖掘一些发生在地方，影响到区域，甚而全国也有关注的个案，特别是涉医司法案件，这样便可以窥视特定历史时期医疗卫生活动在大的历史社会环境中的际遇与耦合。此时在整体与碎片、大题与小做之间，个案的选择就变得至关重要，当然个案精细研究最终还要回归总体性关怀，避免陷入自说自话、自鸣得意的情景。

其次，许多"地方史"研究往往将中心城市排除在"地方"之外，对地方的过度聚焦，也会导致不自觉地放大地方的历史文化意义。如在南京国民政府时期卫生行政事业的铺展过程中，各省市县卫生行政机构建立时间不一，规模不同，分布各异，此本为近代中国各类事业发展的常态，但假如仅关注某一县，而忽视了背后的"国"，地方的卫生行政事业发展的意义便难以真正凸显。因为"国"至少包括两层含义，一是 nation 或 nationwide，二是 state，前者更多涉及局部与整体，后者主要观照国家与社会。换言之，"地方的医疗史"的时空轴线在大的历史脉络下是容易被遮蔽的。因此，"地方的医疗史"既可视为"地方史"的一种延伸，又可当作"医疗史"的一种深化。同时也需明确一点，任何一个历史问题放在中国环境下去思考均是十分复杂的大问题，尤其是到了近代以后，用现代化模式去解释中国历史，似乎更适用于沿海沿江口岸地区，对于内陆、边疆省份而言，现代化进程也许不全然是"地方史"发

① 近年来围绕"碎片化"与"整体性"的史学大讨论共有两次：第一次是 2012 年由《近代史研究》编辑部组织的关于史学"碎片化"问题的笔谈，见《近代史研究》2012 年第 4 期、第 5 期；第二次是 2019 年由《历史研究》编辑部组织的题为"碎片与整体：历史体系的构建"的笔谈，见《历史研究》2019 年第 6 期。

② 桑兵：《从眼光向下回到历史现场——社会学人类学对近代中国史学的影响》，《中国社会科学》2005 年第 1 期；张仲民：《理论、边界与碎片化检讨——新文化史研究的再思考》，《复旦学报》（社会科学版）2016 年第 5 期。

展的主轴。

再次，就"地方史"书写过程中常用的"区域社会"理论的适用性来说，①疾病、疫病、药品、医师等研究对象往往不是固定在某一区域，而是与普罗大众存在剪不断理还乱的动态联系，"我们可以自外而内从社会的角度观察健康和卫生保健。我们也可以从病痛、从医疗保健供应体系、从与它们相关的制度开始。但我们必须时刻谨记就在近旁还存在着与此互动的历史进程。即使是卫生领域的社会现象也有它更广阔的历史背景"。②因此还需重视地方社会中的医疗资源和人际网络，毕竟如此具有流动性的历史情景，不是"中央"与"地方"、"城市"与"乡村"、"内部"与"外部"等分析框架所能涵括。即便将"地方的医疗史"细分为地方性疾病、地方医学传统、地方卫生行政等内容，仍需结合文本资料、田野调查与口述访谈，③重视历史与田野的互动关系，立足于实证维度呈现，否则"地方的医疗史"可能会被书写成想象中的"地方的医疗史"，故不妨从以下三个方面掘进。

其一，"地方的医疗史"书写需要深挖地方档案与文书。长期以来，国内档案资料处于"分级分地"保管状态，而民国档案由全国1000多家档案馆收藏。从1998年开始，国家档案局历史档案资料目录中心先后编辑出版了《全国档案通览》，内容涵盖中国第二历史档案馆、全国

① "Introduction: Urban Development in Imperial China," "Regional Urbanization in Nineteenth-Century China," G. William Skinner, ed., *The City in Late Imperial China*, Stanford University Press, 1977, pp.253-275.

② 〔美〕约翰·伯纳姆：《什么是医学史》，颜宜葳译，北京大学出版社，2010，第128页。

③ 参见 Elisabeth Hsu, *The Transmission of Chinese Medicine*, Cambridge University Press, 1999; Judith Farquhar and Qicheng Zhang, *Ten Thousand Things: Nurturing Life in Contemporary Beijing*, Zone Books, 2012。

县级以上档案馆以及其他文化机构所收藏的民国档案基本信息。①但由于《全国档案通览》编纂年代相对久远，关注对象以各级组织和机构为主，很多具体问题诸如医师、护士、助产士、药剂师、中医、娼妓、医疗、卫生、药品、药商、卫生司、卫生部、卫生署、卫生局、卫生事务所、医院、救灾、防疫、宗教等，单凭全宗号有时很难一一对应，相关史料往往湮没在不同名目的卷宗之中，甚至仍然堆在全国各地各级档案馆的排架上。

至于国内县级档案馆的馆藏情况，各县情况不一，清末民初的医疗卫生资料多夹杂在警察局档案之中，一般民国时期设有卫生院、医师公会、国医（中医）公会的县常有不少医疗卫生资料，如果所查县份在民国时期是实验县则相关档案资料会更多一些，由于县级档案馆数据化程度相对不高，目前主要还是依赖《全国档案通览》和各县级档案馆纸质目录寻觅线索。医疗史档案资料收集工作还应深入馆藏现场查阅，才能研判某方面资料是否存在，不能仅凭数据库和目录检索妄下论断。即便找到的档案资料或许可以构成论述的核心史料，也不能忽略对其他史料的综合运用。

其二，"地方的医疗史"书写还要重视地方年鉴资料。与地方志类似，二者均是在地方不断修剪的"知识树"②，承载了地方历史书写的基本过程，因此年鉴资料的整理和利用可与未刊档案文书形成互动。近代中国较早的年鉴资料基本由来华教会及传教士编纂，如《中华年鉴》。年鉴的编纂者一般可分为在华教会、民间私人、报刊社团、政府机构

---

① 《全国民国档案通览》编委会编《全国民国档案通览》（一），中国档案出版社，2005，"前言"，第1—3页。

② 达恩顿在分析《百科全书》的知识体系时提出了"知识树"的概念，参见〔美〕罗伯特·达恩顿《屠猫狂欢：法国文化史钩沉》，吕健忠译，商务印书馆，2018，第225—231页。

等。年鉴又可分为行业年鉴、地域年鉴以及综合了地域和行业的年鉴，通常它会对此前年份的情况加以追溯，以一种跨年的方式来展现，大体相当于中国古代史书体裁"志"和"表"的结合。其实这也是一个非常值得注意的历史现象，即关于近代组织、机构、团体的历史沿革，时人已经开始用当时的资料写当时的"人"和"事"。从这个角度来说，也不能简单地限定在某个年份去利用和解读年鉴的价值，而应该前后贯通寻找历史发展的基本线索。

但是对年鉴资料的统计数据也需要加以辨别和核算，例如《中华年鉴》在编辑凡例中就坦言："本年鉴资料大部分系从各方征集而来，或采自报章之记载，其间各项统计所列数字，因来源不同，未能强求完全统一，故一律并存，以资比较。"①比如年鉴中的许多图表并不完整，若干省市存在空白的状况，既有可能是没有被统计进去，也有可能这些地方确实没有发展该项事业，还有可能已记录的数据存在作伪的情况。也就是说，无论面对原始档案还是人为编纂的年鉴资料，仍需立足多种资料进行互补互证，如地方志、报刊、日记、回忆录、传记、文集、政协文史资料、图表、物品、影像等。

其三，"地方的医疗史"书写还应深翻地方报刊。就报刊资料来说，得益于近年来各种大型数据库的开发与利用，治史者能够足不出户阅览大量的地方性报刊资料，收集报刊上的医疗史资料亦变得相对不再困难。但也带来一个新的问题，仅靠"检索"而来的史料进行医疗史研究，不可避免地会陷入史料"碎片化"之中。②比较理性的做法是，一方面针对数量众多的大型报纸和地方报刊，在坚持手动翻检的基础上，

---

① 《中华年鉴（1948）》（1），民国丛书续编第一编，上海书店出版社，2012，第28页。

② 关于数据库与历史学的关系，参见《史学月刊》编辑部组织的两次笔谈，即"大数据时代的历史学"笔谈（2017年第5期）和"大数据时代史学研究的理论与方法"笔谈（2018年第9期）。

辅助必要的数据库手段进行资料综合收集；另一方面，从某一个医疗卫生机构或部门的系列机关刊物入手，按照年代和职事顺序排列资料，进而作史料长编。当然在整理"新史料"的过程中，应当有重建总体叙事的学术魄力和努力，同时警惕"旧心态"，到头来依然讲的是"旧道理"，尽可能让医疗史在新的历史脉络下继续展开。

如果说"地方的医疗史"旨在揭示"在地化"的医疗史，那么"交叉的医疗史"便是带有一定的"外在化"视角。[1] 跳出地方去看"地方的医疗史"，"外在化"与"在地化"适度结合才能呈现更为完整的中国近代医疗史。因此在开展"地方的医疗史"研究时，既要避免陷入"中国中心观"的迷思，又要理性看待"全球史"视角的可适用性。

近年来库克（Harold J. Cook）初步呈现了全球贸易下的中药材与医学知识流通问题，[2] 韦伯（James Webb）从生态学角度探讨了疟疾的全球防疫史，将疾病媒介、人口密度、免疫模式、环境干预等问题相结合，[3] 帕卡德（Randall M. Packard）则更为宏阔地讲述了从殖民地的卫生到国际合作下的卫生的演进脉络。[4] 蒋竹山认为库克的研究为中国近代医疗史研究提供了新的路径，[5] 皮国立对此不置可否，[6] 毕竟不是所有

---

[1] 梁其姿：《医疗史与中国"现代性"问题》，《中国社会历史评论》第8卷，天津古籍出版社，2007，第17页。

[2] Harold J. Cook, *Matters of Exchange: Commerce, Medicine, and Science in the Dutch Golden Age*, Yale University Press, 2007.

[3] James L.A.Webb Jr., *Humanity's Burden: A Global History of Malaria*, Cambridge University Press, 2008, p.12.

[4] Randall M. Packard, *A History of Global Health: Interventions into the Lives of Other Peoples*, Johns Hopkins University Press, 2016.

[5] 蒋竹山主编《当代史学研究的趋势、方法与实践：从新文化史到全球史》，台北：五南图书出版有限公司，2012。

[6] 皮国立：《新史学之再维新：中国医疗史研究的回顾与展望（2011—2017）》，蒋竹山主编《当代历史学新趋势》，台北：联经出版事业公司，2019，第455—456页。

的历史都是全球史，至少"与现代化和民族形成交织在一起的中国模式的国家权力的扩展，预示着 20 世纪新兴的发展中国家的成长道路与 19 世纪的欧洲不同"，[①] 应该考量自古及今中国人根据自身思想文化资源，进而选择、接受、诠释、化用西方科学的思维方式。[②] 同理也不是所有的中国近代医疗史研究均可置于全球史框架下分析，如中国传统医学与西方医学在东亚地区的碰撞与融合，[③] 以及中医在中国的传承与调适，[④] 此类议题不仅关涉区域切换，还涉及知识、技术、政治、社会、经济、制度等多种因素。与其高谈阔论，不如以问题意识为导向，在区别全球史与跨国史的基础上，[⑤] 根据研究对象、内容和资料的需要，进行或地方或区域或全国或跨国或全球的史学追寻。

最后，"交叉的医疗史"与"地方的医疗史"互相融合的产物是"医疗生态史"。不仅指从区域社会史、环境史路径入手探讨的医疗卫生与生态环境、社会文化的互动关系，[⑥] 还包括更为广义的"交叉""地方"等研究路径，尽可能多地描述存在于历史生态土壤之中的疾病、医疗、卫生、环境、政治、经济、社会、文化、思想、技术等因素，并努力呈现彼此之间的关联与互动，尽可能揭示相对完整意义上的医疗生态。最终回答的是医与天、地、人、世、界、物、风、俗、家、国、社、会、

① 〔美〕杜赞奇：《文化、权力与国家：1900—1942 年的华北农村》，王福明译，江苏人民出版社，1996，第 2 页。

② Benjamin Elman, *On Their Own Terms: Science in China, 1550-1900*, Cambridge: Harvard University Press, 2005.

③ Volker Scheid and Hugh MacPherson, eds., *Integrating East Asian Medicine into Contemporary Healthcare*, New York: Churchill Livingstone Elsevier, 2012.

④ Paul U. Unschuld, *Traditional Chinese Medicine: Heritage and Adaptation*, New York: Columbia University Press, 2018.

⑤ Akira Iriye, *Global and Transnational History: The Past, Present, and Future*, Basingstoke: Palgrave Macmillan, 2013.

⑥ 周琼：《清代云南瘴气与生态变迁研究》，中国社会科学出版社，2007。

学、政、教之间的复杂关系，进而可扩展为医疗思想文化史、医疗物质文化史、医疗科学技术史、医疗卫生史、医疗环境史、医疗空间史、医疗知识社会史、医疗法律社会史、医疗宗教社会史、地方医疗生态史、区域医疗生态史、跨国医疗生态史、全球医疗生态史、医疗疾病生态史、医疗政治生态史、医疗社会生态史、医疗法律生态史等。

总之，"医疗生态史"既不同于"重层医史"，[①]也不限于医疗史中的"生态意识"，[②]前者更多的是侧重空间意义上的多层面专题写作，后者乃是受到环境史、生态史书写影响的合情合理呼吁。再者，从深化"社会文化"取向的角度来说，"医疗生态史"或许更切合实际，即不再纠结是按时序还是按专题"重层"展开，也不过于坚守医疗史本位意识，而是以一种相对舒展的姿态，呈现历史的复杂与多元。从这个意义上来说，"医疗生态史"也许更适合打破以往研究中可能存在的学科分界、时空观念、社会文化等意识之间的区隔，最终构成医疗史书写的理论空间。

四 书写中央卫生行政制度

早在明清时期，善堂、善会、会馆、育婴堂等组织便构成赈济救民、施医救贫事业的重要篇章。[③]随着海禁渐开，诸如梅毒、鼠疫、霍乱等流行性传染病进入中国，轮船、火车等近代化交通工具也使流行病

---

① 皮国立:《气与细菌的近代中国医疗史: 外感热病的知识转型与日常生活》，台北: 中医研所，2012，第36—38页。

② 余新忠:《医疗史研究中的生态视角刍议》，《人文杂志》2013年第10期。

③ 这方面代表性学者是夫马进与梁其姿，如果说前者努力揭示了"有"善会善堂这样的民间组织去广泛参与社会治理的话，那么后者则更进一步地表明了自明清以降善会善堂"还有"延续与发展，亦随社会变迁，而内容不断丰富。详情参见〔日〕夫马进《中国善会善堂史研究》；梁其姿:《变中谋稳: 明清至近代的启蒙教育与施善济贫: 梁其姿自选集》。

跨区域传播成为可能。然而传统的经世之学无法直接应对这种旧制度下的新问题。近代学人多在法政、市政、警政之下译介卫生行政，其中日本是主要的接引渠道，其源流又与近代欧洲诸国相接。以自然科学为背景的西方卫生学、卫生行政学等内容以"西学"之名进入晚清中国，"卫生""卫生行政"[①]等概念的提出与建构也随之展开，在地化表现为华洋分立、海港检疫部门的设立、防疫机构的建立以及卫生行政被逐渐纳入国家视野。

1905年晚清政府成立巡警部，部内设警保司，司下设立卫生科，次年9月将巡警部改为民政部，卫生科改隶民政部。此后又将民政部改为内政部，卫生科改为卫生司，主要负责预防传染病、地方病以及管理医药业务。民国甫立，南京临时政府依据内务部官制，部设卫生司，下设四科，分掌医政、药政、防疫、检疫等事项。南北议和之后，政府旋即由南京迁往北京，袁世凯任总统，赵秉钧任内务总长，伍晟任卫生司司长。此后历任卫生司司长为刘道仁、汪希、任焕藜、吴贯因、林彦京等人。[②]由于资料相对缺乏，直接还原民国初年卫生司的变动情形难度较大，学者往往将其置于北京政府时期政治制度之中简单介绍。[③]对此，或可从中央与地方卫生行政互动的角度去解释民初卫生行政制度的构建过程。

"四一二"事变以后，蒋介石等人在南京成立国民政府，实行五院

---

① 关于"卫生""卫生行政"概念的古今中外演变，时人陈方之已有系统阐发，本书出现较多的"卫生行政"概念，或可理解为"卫生"被纳入体制化的历史进程。参见陈方之编《卫生学与卫生行政》，商务印书馆，1934，第1—8页。

② 详情参见刘寿林等编《民国职官年表》，中华书局，1995，第22—25页；郭卿友主编《中华民国时期军政职官志》（上），甘肃人民出版社，1990，第77页；东方杂志编《民国职官表（民国元年一月起民国七年六月止）》，台北：文海出版社，1981，第1—146页。

③ 钱实甫：《北洋政府时期的政治制度》，中华书局，1984，第108—109、120页。

制，于 1927 年 4 月设立内政部，置卫生司，掌管卫生行政事宜。与此同时，武汉国民政府亦设有卫生部，经"宁汉对峙""宁汉合流"，原设汉口的卫生部随武汉国民政府并入南京国民政府。"东北易帜"以后，原北京政府卫生司"北官南任"，多重派系、势力卷入其中。南京国民政府于 1928 年 11 月 11 日将卫生司改组为卫生部[①]，分医政、保健、防疫、统计、总务等五司，直隶行政院，总掌全国卫生行政事务，对于地方卫生机关有指示、监督之责，至此方有规划和实施全国公共卫生行政的举措。其后 1928—1949 年卫生部（署）经历了九次改组与官长更易。

1928 年南京国民政府形式上统一全国，同年国内出版了大量的公共卫生、卫生行政论著，亦可表明此时政府与学者力图重新规划全国卫生事业，此后卫生行政的重心便从"卫生"转移到"行政"上。到了 20 世纪三四十年代，以马允清的《中国卫生制度变迁史》最具代表性，名为制度变迁，实则研究卫生事业，以科学与非科学划分古代与近代卫生，但显然不是完整意义上的制度史研究。[②]这一点其他学人亦有类似表达，如陈方之、朱章赓、王吉民、伍连德、虞乔僧、薛建吾、胡定安、陈邦贤、赖斗岩、金宝善、马维骢、翁文渊、陈志潜、许世瑾、毕汝刚、俞松筠等。新中国成立以来的国内外相关研究成果，按照特点大

---

① 卫生部（署）在南京国民政府公文中的英文名称为（National Health Administration，缩写为 NHA），改组后仍沿用英文名称，但用汉语拼音（Wei Sheng Shu）表示"卫生署"，"卫生署"主要使用时段是 1931 年 4 月到 1947 年 5 月。由于在 1928 年 11 月至 1931 年 4 月以及 1947 年 5 月至 1949 年 5 月这两个时段内，南京国民政府最高卫生行政机关均名为卫生部，实际上第一个卫生部时期属于草创阶段，其后降格改名为卫生署，第二个卫生部时期是复员重建阶段，将卫生署改回卫生部旧称。考其沿革，虽卫生署名称使用年限更长，但在前期和后期均为"卫生部"，因此本书在标题中用"卫生部"统称。而在实际行文中，当涉及"卫生署"时期时，将用"卫生署"旧称表述，以示尊重历史，特此说明。

② 马允清编《中国卫生制度变迁史》，益世报馆，1934。

体可分为四类。

其一，从医史路径转向史学领域。王玉辛、龚纯、曹丽娟等人初步梳理了晚清卫生行政机构的草创与发展，侧重谈近代医疗卫生事业的发端。[①] 此后随着国内医疗史研究兴起，历史上的疫病防治与应对问题成为研究热点，同时带动了近代卫生观念与卫生行政制度的研究。医史学者邓铁涛、张大庆、刘荣伦、顾玉潜、李灿东等人自古及今地梳理了中国防疫、医事、医政制度的演进脉络。[②] 与此同时，随着对近代中国疫病史研究日益深入，历史学者余新忠、曹树基、李玉尚、张泰山等人逐渐重新关注疫病防治背后的制度因素。[③]

此外，近年来国内也出现大量围绕近代公共卫生问题展开的研究，这些论著大体可分为以下几类：第一类总论近代中国公共卫生事业；[④] 第二类以省市为单位展开论述；[⑤] 第三类关注省卫生处处长群体和市卫生局

① 王玉辛：《清末的中央卫生行政机构与京城官医院》，《中国科技史料》1994 年第 3 期；龚纯：《中国历代卫生组织及医学教育》，世界图书出版公司西安公司，1998；曹丽娟：《试论清末卫生行政机构》，《中华医史杂志》2001 年第 2 期。

② 邓铁涛主编《中国防疫史》，广西科学技术出版社，2006；张大庆：《中国近代疾病社会史》，山东教育出版社，2006；刘荣伦、顾玉潜编《中国卫生行政史略》，广东科技出版社，2007；李灿东主编《中医医政史略》，中国中医药出版社，2015。

③ 余新忠：《清代江南的瘟疫与社会：一项医疗社会史的研究》；曹树基、李玉尚：《鼠疫：战争与和平——中国的环境状况与社会变迁（1230—1960）》；张泰山：《民国时期的传染病与社会：以传染病防治与公共卫生建设为中心》，社会科学文献出版社，2008。

④ 谷永清：《近代中国防疫述论》，硕士学位论文，山东师范大学，2005；郭巍：《中国与国联在医疗卫生方面的合作与互动（1920—1939）》，硕士学位论文，复旦大学，2008；王刚：《1927—1937 年南京公共卫生发展研究》，硕士学位论文，山东大学，2010；郭锋：《南京国民政府初期的医疗卫生事业》，硕士学位论文，广西师范大学，2010；等等。

⑤ 彭善明：《公共卫生与上海都市文明（1898—1949）》，上海人民出版社，2007；赵婧：《近代上海的分娩卫生研究》，博士学位论文，复旦大学，2009；吴郁琴：《公共卫生视野下的国家政治与社会变迁——以民国时期江西省为中心》，博士学位论文，上海师范大学，2012；李忠萍：《近代苏州公共卫生研究（1906—1949）》，博士学位论文，苏州大学，2014；等等。

局长群体；[1]第四类关注卫生部内部人事与派系斗争；[2]第五类从卫生司法与制度层面立意；[3]第六类集中探讨医学团体与公共卫生体制化进程的关系；[4]第七类探讨医事人员的职业化[5]、医患关系[6]、中西医之争[7]、医疗机构[8]等相关问题。

其二，地方卫生制度研究多于中央。目前地方卫生行政制度研究基本以省、市、县为单位展开论述，较早的研究范围除了针对首都的，以上海、天津、营口等近代较发达城市为主，一定程度上影响了地方卫生

---

①　杨阳：《全面抗战时期中国各省卫生处处长群体研究（1937—1945）》，硕士学位论文，湖南师范大学，2017；赖学华：《南京国民政府时期"特别市"卫生局局长群体研究（1928—1937）》，硕士学位论文，湖南师范大学，2016；等等。

②　郗万富：《南京国民政府卫生建制时期的拉西曼及其影响（1928—1934）》，《人文杂志》2018年第9期；郗万富、冯秋季：《战后河南国际善后卫生救济中的利益博弈》，《中州学刊》2018年第9期；郗万富：《刘瑞恒与南京国民政府时期的西医派系之争》，《河南大学学报》（社会科学版）2017年第6期；等等。

③　文庠：《南京政府时期中医政策法规述评》，《南京社会科学》2005年第4期；樊波：《民国卫生法制研究》，博士学位论文，中国中医科学院，2012；龙伟：《堕胎非法：民国时期的堕胎罪及司法实践》，《近代史研究》2012年第1期；等等。

④　刘远明：《中华医学会与民国时期的医疗卫生体制化》，《贵州社会科学》2007年第6期；陶飞亚、王皓：《近代医学共同体的嬗变：从博医会到中华医学会》，《历史研究》2014年第5期；等等。

⑤　尹倩：《民国时期的医师群体研究（1912—1937）——以上海为中心》，博士学位论文，华中师范大学，2008；魏焕：《中华医学会与民国时期的西医职业化》，硕士学位论文，温州大学，2015；等等。

⑥　叶宗宝：《择医而治：〈抑斋自述〉所反映的医患关系》，《江西社会科学》2010年第1期；涂丰恩：《救命：明清中国的医生与病人》，台北：三民书局，2012；陈雁：《民国时期的医患纠纷与解决途径：以1934年南京中央医院被控案为中心》，《贵州大学学报》（社会科学版）2014年第5期；马金生：《发现医病纠纷：民国医讼凸显的社会文化史研究》，社会科学文献出版社，2016；等等。

⑦　赵洪钧：《近代中西医论争史》，学苑出版社，2012；左玉河：《学理讨论，还是生存抗争——1929年中医存废之争评析》，《南京大学学报》2004年第5期；郝先中：《近代中医存废之争研究》，博士学位论文，华东师范大学，2005；等等。

⑧　幕景强：《民国西医高等教育研究（1912—1949）》，博士学位论文，华东师范大学，2005；施如怡：《近代上海医学教育的"英美体系"——上海圣约翰大学医学院研究（1866—1952）》，硕士学位论文，上海社会科学院，2013；等等。

史研究的取材与取向。近期论著主要利用省市级地方档案、报刊、卫生志、政协文史资料等史料进行研究，涵盖苏州、开封、昆明、广州、杭州、武汉、乌鲁木齐、西安、成都、重庆、合肥、安庆、南京、厦门、温州等城市，囊括了西北、华北、西南、两广、闽浙、苏沪、京津冀、云贵川、晋陕甘宁、湘鄂赣皖、台湾、香港等地区，此外还零星包括中共革命根据地、日伪统治区等区域。

当然上述研究也存在较为突出的共性问题，即往往对中央卫生行政作背景介绍，并未深入制度运转的根本，地方研究视野易陷入"地方"，最终难以上升到"国家"。目前主要集中在民国时期中央卫生行政组织①、基督教在华医疗事业与卫生行政②、近代中国公共卫生法制③、疫灾应对与民国公共卫生体系④、北京政府中央卫生行政⑤、医学派系与卫生行政化⑥、清代卫生观念与卫生防疫机制⑦、近代卫生行政区划⑧、清代卫生防疫机制⑨、庚戌鼠疫应对与中国近代防疫体系⑩、公医与公医制

---

① 文庠：《民国时期中央卫生行政组织的历史考察》，《中华医史杂志》2008年第4期。
② 李传斌：《条约特权制度下的医疗事业：基督教在华医疗事业研究（1835—1937）》，湖南人民出版社，2010。
③ 樊波：《民国卫生法制研究》，博士学位论文，中国中医科学院，2012；王其林：《中国近代公共卫生法制研究（1905—1937）》，博士学位论文，西南政法大学，2014。
④ 胡红梅：《民国公共卫生体系及其与疫灾的互动》，硕士学位论文，华中师范大学，2012。
⑤ 郗万富：《舆情与政治：基于北洋政府中央卫生行政的思考》，《兰台世界》2013年第34期。
⑥ 高晞：《卫生之道与卫生政治化——20世纪中国西医体系的确立与演变（1900—1949）》，《史林》2014年第5期。
⑦ 余新忠：《清代卫生防疫机制及其近代演变》。
⑧ 刘桂奇：《近代中国卫生区制度的演进及其意义（1920—1949）》，《医学与哲学》2017年第11期。
⑨ 李孜沫、陈丹阳：《清代卫生防疫机制的引建》，《江西社会科学》2019年第10期。
⑩ 焦润明：《庚戌鼠疫应对与中国近代防疫体系初建》，《历史研究》2020年第2期。

度^①等议题，总体上关于中央卫生行政制度的直接研究较少。

其三，卫生行政中的国家与社会。（1）关注卫生行政系统中、高级官员，包括历任卫生司司长、卫生部部长、卫生署署长、各省卫生处处长、各市卫生局局长、各县卫生院院长以及其他重要卫生行政机关负责人，如陈志潜、胡定安、金宝善、李廷安、刘瑞恒、颜福庆、林可胜等。（2）从近代卫生司法制度层面立意，但相对依赖《卫生部法规汇编》《民国医药卫生法规选编》《中国卫生法规史料选编》等已刊资料，尚有待新史料的挖掘与整理。（3）集中探讨近代医学团体、社会团体与公共卫生体制化进程的关系，学界对丙寅医学社、中华医学会、博医会、红十字会、中医改进会等团体进行了系统呈现。（4）其他中、微观医疗卫生问题，诸如卫生政策、医事人员的职业化、医患关系、中西医论争、妇女卫生、省立医院、行医政策、西药管理政策、医疗卫生政策、军医、铁路卫生行政、学校卫生教育、身体检查制度、中央卫生委员会、中央国医馆、民国时期卫生运动、中医执业考试、中医医院、西医知识传播、卫生概念、卫生观念、防疫观念、防疫政策、妇婴与分娩、医政、留日医学生、食品卫生、中医科学化、近代中国传染病、乡村卫生等议题。总体上，观念探讨多于制度研究，过于关注社会文化，相对忽略了国家。

其四，近代卫生行政发展的动力问题。福美龄（Mary E. Ferguson）、玛丽·布朗·布洛克（Mary Brown Bullock）、马秋莎较为关注洛克菲勒基金会和北京协和医学院的历史，实质问题是近代中国卫生行政事业

---

① 李哲：《公医制度的地方困境——以四川省县级卫生院为例（1939—1949）》，张勇安主编《医疗社会史研究》第 11 辑，社会科学文献出版社，2021；马克锋、曹辉：《从定县到全国：国民政府县级卫生制度的起源、形成与推广》，《山东社会科学》2022 年第 9 期；金兵：《医疗与人才：国民政府时期公医学生的培养、统制及变迁》，《南京医科大学学报》（社会科学版）2024 年第 1 期。

在地化实践，她们热衷于讨论中华医学会、北京协和医学院、洛克菲勒基金会对中国的影响。[①]叶嘉炽探讨了国民政府公共卫生部门及其附属机构的演变，认为在南京国民政府时期洛克菲勒基金会和国际联盟卫生组织不断形塑了中央卫生机关的宗旨和结构。[②]吴章对1850—1960年中国现代医学发展的历史进程作了大量论述，她认为近代国人将西方先进的医学制度经由日本渠道引入中国。[③]值得进一步反思的是，西方力量对近代中国的影响固然重要，但本土资源和力量才是近代中国卫生行政制度构建的基石。班凯乐（Carol Benedict）初步揭示了鼠疫防治与清末新政时期的国家医学建构之间的关系。[④]饭岛涉则继续从鼠疫与近代中国的关系入手，重点探讨了烈性传染病、卫生行政与中国社会之间的复杂面相，认为日本因素是中国近代卫生行政发展的重要成长动力。[⑤]罗芙芸提出了"卫生的现代性"。[⑥]然而，所谓"现代性"这一单向度指标恐难以统摄近代全局，若纵观横比，或可看清轮廓。此外，华璋较为重视刘瑞恒、金宝善、陈志潜等人的推动作用，强调抗日战争对近代

① Mary E. Ferguson, *China Medical Board and Peking Union Medical College: A Chronicle of Fruitful Collaboration, 1914-1951*, New York: China Medical Board of New York Inc., 1970; Mary Bullock, *An American Transplant:The Rockefeller foundation and Peking Union Medical College*, Berkeley : University of California Press, 1980；马秋莎：《洛克菲勒基金会在华百年》。

② Ka-che Yip, *Healthand National Reconstruction in Nationalist China, the Development of Modern Health Services,1928-1937*, Ann Arbor: Association for Asian Studies, 1995, pp.5-6.

③ Bridie Andrews, *the Making of Modern Chinese Medicine,1895-1937*, PhD diss., Cambridge University,1996；Bridie Andrews, *The Making of Modern Chinese Medicine,1850-1960*, Vancouver, Toronto: UBC Press, 2014.

④ Carol Benedict, *Bubonic Plague in Nineteenth-Century China*, CA: Stanford University Press, 1996；〔美〕班凯乐：《十九世纪中国的鼠疫》，朱慧颖译，中国人民大学出版社，2015。

⑤ 〔日〕饭岛涉：《鼠疫与近代中国：卫生的制度化和社会变迁》。

⑥ 〔美〕罗芙芸：《卫生的现代性：中国通商口岸卫生与疾病的含义》。

中国卫生行政制度播迁的影响。[①] 与华璋不同，妮可·巴恩斯（Nicole Elizabeth Barnes）探讨了抗战大后方"缺医少药"的状况，[②]二者均十分重视抗日战争对公共卫生体系所产生的影响。[③] 但就目前抗战史遮蔽医疗史的总体现状而言，此类议题仍待拓进。

　　而且大部分海外学者将搜集资料的重点放在美国、日本和中国台湾地区，如美国红十字会档案（the American Red Cross archives）、中华医学基金会档案（the CMB archives）、美国援华医药会档案（the ABMAC archives）、洛克菲勒基金会及家族档案（the Rockefeller Family archives, the Rockefeller Foundation archives）、兰安生博士回忆录（the reminiscences of Dr. John B. Grant）等。资料的偏向性导致了中国 20 世纪公共卫生事业发展史书写内容的相似性。对此，雷祥麟（Sean Hsiang-lin Lei）敏锐地指出，长期以来关于 20 世纪中国医学史的历史叙述存在单向性，大致可分为三大类：(1) 西方医学在中国的发展史；(2) 中国传统医学的发展史；(3) 国家医学发展的政治史。由此他提出应该书写协同共进的医学史。[④]

　　与此同时，东亚地区的学者也作了大量努力。梁其姿和费侠莉曾围

---

① John R.Watt, *Saving Lives in Wartime China:How Medical Reformers Built Modern Healthcare Systems Amid War and Epidemics, 1928-1945*, Leiden, Boston : Leiden Brill Publishing Company, 2013；〔美〕华璋：《悬壶济乱世：医疗改革者如何于战乱与疫情中建立起中国现代医疗卫生体系（1928—1945）》。

② Nicole Elizabeth Barnes, *Protecting the National Body: Gender and Public Health in Southwest China during the War with Japan, 1937-1945*, PhD diss., University of California, Irvine, 2012; Nicole Elizabeth Barnes, *Intimate Communities: Wartime Healthcare and the Birth of Modern China,1937-1945*, Berkeley: University of California Press, 2018.

③ Bridie Andrews and Mary Brown Bullock, *Medical Transitions In Twenties Century China*, Bloomington & Indianapolis: Indiana University Press, 2014, pp.227-243.

④ Sean Hsiang-lin Lei, *Neither Donkey nor Horse: Medicine in the Struggle over China's Modernity*, Chicago and London: The University of Chicago Press, 2014, pp.1-19.

绕"卫生"观念在近代东亚的生成与演变专门召开研讨会，并将研究成
果结集出版。该书描述了中国人如何思考传统与变迁，以及东亚地区殖
民时代和后殖民时代的卫生观念与疾病控制。[1] 路彩霞根据罗芙芸的书
中所提出的"卫生的现代性"问题，以京津地区的报刊资料为依托，揭
示了清末京津地区公共卫生机制演进中的社会文化面相。[2] 尹倩从近代
中国医师职业化角度入手，采用国家与社会的分析框架，对上海地区的
医师群体进行了专门考察。[3] 杜丽红则注意到近代北京地区医学转型中
的制度因素，根据北京市档案馆的相关资料，结合报刊报道，对北京的
公共卫生制度史作了一个长时段的考察。[4] 相比较而言，余新忠是将卫
生的现代性、公共卫生机制中的权力因素（bio-power），以及公共卫生
政策下的日常生活等问题放置在整个清代内论述。[5] 立足于清代看民国
无疑是合理路径，但是民国时期的公共卫生制度变迁过程更为复杂；立
足于地方去看整个民国公共卫生制度史无疑也是合理的选择，但是否意
味着近代中央卫生部门本身已经不言自明？事实上，对近代中国中央卫
生部门特别是卫生司、卫生部、卫生署的研究，将构成理解地方性公共
卫生制度变迁的前提与基础，否则无法理解北京、上海、南京、天津、
重庆、广州、汉口和其他城市的相似性与差异性，也就无从检讨中央与
地方公共卫生政策之间的区别与联系。

　　当然，在梳理横向和纵向卫生行政制度框架的同时，也需要不断

---

① Angela Ki Che Leung and Charlotte Furth, eds., *Health and Hygiene in Chinese East Asia: Policies and Publics in the Long Twentieth Century*, Durham and London: Duke University Press, 2010.

② 路彩霞：《清末京津公共卫生机制演进研究（1900—1911）》，湖北人民出版社，2010。

③ 尹倩：《民国时期的医师群体研究（1912—1937）：以上海为讨论中心》，中国社会科学出版社，2013。

④ 杜丽红：《制度与日常生活：近代北京的公共卫生》，中国社会科学出版社，2015。

⑤ 余新忠：《清代卫生防疫机制及其近代演变》。

地将各个环节放在个案中进行检讨。例如管理普通药品、剧烈药品和麻醉药品是卫生部保健司的重要职能，比较典型的案例是上海成药登记风波、禁烟运动与麻醉药品，而医政、药政、烟政三者之间存在复杂关系，特别是烟政与药政之间，能够折射出国民政府政治生态的某些面相。又如战时医疗体系的构建过程，并非成立若干个中央机构即可告成，其中至少包括人员训练、药品供应、医疗防疫等面相，而这些放在一起观照，或可一定程度上呈现卫生行政制度化的多元性。

　　总之，近代中国中央卫生行政制度始于清末，民初曲折发展，南京国民政府时期方有擘画全国卫生行政之举，故该制度在近代中国的成长自有其历史节奏。卫生司、卫生部、卫生署是近代中国中央卫生行政最高机关，它是理解晚清民国中央卫生行政制度的关键，也是自上而下看民国时期国家制度运行的窗口，同时还是透视近代中国卫生行政制度与社会变迁的焦点。因此以"卫生司、卫生部、卫生署"作为"历史研究的单位"是可行的也是必要的，[1]只是考虑到该研究对象的特性，应当尽可能避免仅作一个机构史的梳理，应该将其放置在大的历史生态土壤中"再现"，展现出民国乃至近代中国卫生行政的权力运行机制。

五　基本框架和主要内容

　　本书以"近代中国中央卫生行政制度"为研究对象，试图厘清"卫生成政"的基本史实。将"近代中国"上限定为1905年，缘于此年清

---

① 汤因比基于不同文明之间的比较研究，认为能够予以认识的历史研究单位既不是一个民族国家，也不是人类整体，而是我们称之为一个社会的人们的某个群体。见〔英〕阿诺德·汤因比《历史研究》上册，郭小凌等译，上海人民出版社，2010，第13页。

廷在巡警部警保司下设卫生科；将 1949 年定为下限，意在彰显"近代史"的意义，并不否认历史的延续性，实际研究内容将在时空范围上适当延伸。把"卫生行政"划分为不同层级的行政单位，拟从晚清政府、北京政府、南京国民政府等中央政府层面作贯通考察，根据研究内容的变化结合相应的地域脉络展开，至于根据地、解放区和沦陷区暂不探讨。主要内容包含绪论和结语在内，共有九个部分。

第一章主要从晚清民国警政与卫生行政的复杂关系入手，勾勒近代中国卫生行政制度成长的基本脉络。纵览近代中国卫生行政发展历程，基本上是从卫生知识与制度构建逐渐转变为具体的卫生规章表达和地方社会实践。清末民初以后，卫生行政与警政的关系演变大致经过"从属—分立—回归"三个阶段。卫生司的创设与发展虽有中央之名，却无中央之实，政局跌宕之下，难有发展。及至北伐以后，重塑中央卫生行政之举逐渐浮现。20 世纪 30 年代，在中央与省市层级，卫生行政与警政逐渐分立，但在县乡层级表现为有条件的县设卫生局，没条件的县卫生行政仍归公安局（警察局）管辖，县立卫生院夹杂其中，往往成为县卫生局的替代品，象征意义大于实际意义。卫生行政与警政的长期缠绕关系，不得不说是历史情景下的真实无奈之举，同时也透露出中国近代卫生行政制度的成长特点。

第二章主要采用"见诸行事"的研究方法，考察近代中国中央卫生行政机构的组织与人事变迁。1929 年卫生部的设立表面上是"洵属要图"之举，实际上是为了安置和拉拢冯玉祥、阎锡山等军阀及其幕僚的政治性策略。中原大战以后薛笃弼及其"班底"随冯而去。1931—1934年卫生部被一再降格为卫生署，长期陷入"筹而难设"的尴尬境地。刘瑞恒上台后采取"借鸡生蛋"的办法，以"合署办公"的方式继续艰难运转。两次"倒刘风潮"之下，刘瑞恒多方应对，虽然最终"弹惩分离"之下变得不了了之，但刘瑞恒亦心灰意冷。颜福庆接任后，卫生署降格为内政部管辖，组织编制亦遭缩减，合川征地纠纷暴露了中央政府与地方社会之间存在不小的张力，颜福庆最终选择辞职离去。金宝善继任后，开始调和署内因派系纷争而出现的内部矛盾。抗战胜利后，卫生署始改为部，后改为署，终缩回司，动荡之余人心涣散，此时遣散离归已无关卫生行政。当医学人士担任行政官僚，卫生行政遭遇时局变动，医疗、司法和政治之下的个人与政府乃至国家之间的关系就变得错综复杂。

第三章主要运用"制度生成"的研究视角，探讨公医制度的知识演化、制度生成、实践困境等重要面相。清末民初已有时人关心县乡卫生建设问题，并率先选择若干个县进行卫生试验。南京国民政府卫生部成立后，接手县乡卫生行政事业，转而开始推动县卫生院的铺设。20世纪三四十年代公医制曾引发社会各界广泛讨论，此后国民政府亦制定了公医制度。全面抗战爆发后，西南、西北地区落后的医疗卫生条件，引起国民政府高层的重视，此后卫生署奉令以"公医制"之名开展了县乡卫生行政组织建设，遭遇诸多困境。战后复员阶段，国民政府有重新规划全国公医事业之举，限于财力、人力、物力，加之时局急转直下，公医制最终潦草收场。作为一场由国民政府主持的失败的卫生行政试验，其成效与不足之处仍然值得再议。

第四章主要从"中外关系"视角，以医学教育委员会为抓手，论证近代西方医学教育制度的演变过程。近代中国的医学教育制度，主要是以西医教育为基础建立起来的，形成了教会医学院、公立西医学院和私立西医学院为主体的"三位一体"格局。西医的培养与基督教医院关系较为密切，师徒制是西医教育的最初形态。国际联盟专家费博尔来华调查医学教育，也推动了南京国民政府医学教育委员会的成立。此时国际联盟对于中国的援助，也可以说是带有文化侵略色彩的。其虽然赞成两级制，却害怕中国走上苏联公医制度的道路，强调要采取多种途径来限制中国医学专科的发展，当然这也有医学目的，但更多的是政治目的。与此同时，近代医学教育是在派系斗争中统一的，而上层政策并未得到实行，其主要原因在于，制定政策的是英美派系，而执行政策的却是其他派系，各方围绕医学教育的本科教育、专科教育、学制长短、教学语言等问题展开了博弈，而英美派、德日派等西医群体之间的矛盾日渐加深。

第五章主要基于"表达与实践"的研究路径，论述近代中国成药管理政策的演变、战时普通医疗药品的供销、麻醉药品的国家管控等的历史情形。晚清以降，"洋药"入华倾销不仅构成"漏卮"之一端，还逐渐演变为"药政"的一部分。近代中国历届政府曾陆续出台相关法规对药品加以管束，就其实际情形看，最为关心的便是成药登记、战时药品供应、麻醉药品专营等重要议题，然而它们之间又存在千丝万缕的联系。探讨成药管理法规的出台与反对、战时普通药品的市价与平价、麻醉药品的管控与专营，有助于初步把握中国近代药品管理政策演变的历史基调，也有助于更好地理解药品与医疗、经济、政治、法律、社会、文化等历史因素之间的互动，从中央与地方、政治与市场、监管与专营等多重视角，揭示近代中国成药监管体制的演变。

第六章主要考察近代中国卫生防疫机制的日常与非常，主要包括全面抗战前后卫生人员的训练与动员、医疗卫生力量的流动防疫、国际援华药械的供给与调配等基本问题。从表面上看，抗日战争似乎打断了南京国民政府卫生人员训练事业的发展。但实际上，恰恰是大规模战争爆发，反而一定程度上加快了卫生人员训练进度。战时医疗救护体系是一个非常庞杂的系统，至少包括战时卫生人员联合训练所、卫生署医疗防疫队、卫生署公路卫生站、军政部防疫大队、中国红十字会救护总队等方面的力量, 其中医疗防疫队作为政府性的防疫力量, 在前线后方确实发挥了不小的作用, 这一点从浙江细菌战的防治工作上可见一斑。1945—1947 年是中国国内局势、国共两党关系颇为复杂的特殊历史时期, 此一时期的善后救济工作在国内、国际局势的共同作用下开展。在国内战争与国际人道主义行动背后的影响因素显然是政治, 而在具体的战与争、分与配过程中, 普通民众的生老病死问题亦值得重视和关注。

第七章主要从"中外关系"视角, 探讨近代中国北京政府、南京国民政府与国际联盟的卫生技术合作情形。一战结束后, 1920 年 1 月 10 日, 国际联盟正式成立, 同年中国成为非常任理事国。1923 年 9 月, 国际联盟卫生组织正式成立。北京政府虽表示会积极响应国联卫生组织提议的发展医疗卫生事业, 但始终缺乏系统、有力的实际行动。1928 年南京国民政府卫生部正式成立, 在兰安生(John B. Grant)、拉西曼(L. Rajchman)、刘瑞恒等人的推动下, 双方技术合作初步形成。全面抗战爆发前双方进行了广泛的卫生技术合作, 包括派遣专家来华、重建海港检疫、救助长江水灾、建立中央卫生实验处、选派专家赴欧等内容。国联卫生部与南京国民政府卫生部(署)之间的卫生技术合作, 是民国时期中国医疗卫生事业发展的重要推力之一。在此过程中, 医学／公共卫生模式的全球化与国家化过程之中存在不小的张力与调适, 毕竟西方医学／卫生现代化模式的扩散与复制并非简单的移植, 其在地化过程中也会遭遇种种问题, 尤其是近代中国地方差异性较大, 这种困境更为突出。

结语部分首先重申本书立意, 从柯文"中国中心观"切入, 进而将"近代中国中央卫生行政制度"作为"历史研究的单位", 得出五点基本结论: 其一, 对于清末民初卫生行政事业的梳理, 是回答整个南京国民政府时期卫生行政事业开展概况的基础与前提; 其二, 从南京国民政府时期卫生部的沉浮来看，"因人设事，因政谋事"的特点较为明显；其三，就卫生部人事纠葛而言，长期以来，政治派系与医学派系纷争掺杂其中，以英美派与德日派的争斗最为明显；其四，看得见的"稀缺"物资与看不见的政治力量、看得见的规章制度与看不见的市场层级，共同构成了一种政治权势与经济市场相交织的特殊网络，卫生行政制度化的复杂与多元、顿挫与嬗变，也就蕴藏其中；其五，近代中国卫生行政制度的成长问题还可从医学与权力的关系来理解，国家集权主义与团体委任主义是透视近代中国卫生行政权力运行机制的枢机所在。

第一章

近代中国警政与卫生行政的缠绕与分立

晚清民国知识与制度出现了剧烈转型，[1]其中政教存续成为时人与今人持续关注的重要问题。实际上学、政、教之间的复杂关系不仅存在于思想界，[2]还落实到具体的有用之学、地方行政、公序良俗等层面，这些相对形而下的学、政、教的文化基因深刻影响了近代中国式现代化进程。[3]在中学、西学与东学之间，明清时期较为综合的庠序之教逐渐演变为近代专业分工更为明确的公共事务，具体到近代中国卫生行政制度的成长亦是如此，或置于政教之下，或列入警政之中，或"洵属要图"艰难建制。

目前学界关于中国近代警察、卫生的研究实属不少，从中国知网收录的论著数量来看，警察史远超卫生史，这也意味着警察史书写容易影响甚至遮蔽卫生史梳理。既有警察史研究集中探讨了警政的引入、创立、发展、经费、区划、规制、改革等基本问题，[4]以及警察的养成、培

① 桑兵：《晚清民国的知识与制度体系转型》，《中山大学学报》（社会科学版）2004 年第 6 期。

② 章清：《学、政、教：晚清中国知识转型的基调及其变奏》，《近代史研究》2017 年第 5 期。

③ 罗荣渠：《现代化新论：中国的现代化之路》，第 177—186 页。

④ 主要论著有王家俭《清末民初我国警察制度现代化的历程（1901—1928）》，台北：台湾商务印书馆，1984；韩延龙、苏亦工主编《中国近代警察制度》，中国人民公安大学出版社，1993；潘益民：《国民政府在大陆执政时期警察组织制度考略》，《民国档案》1995 年第 4 期；陈鸿彝：《中国治安史》，中国人民公安大学出版社，2002；〔美〕魏斐德：《上海警察，1927—1937》，章红译，上海古籍出版社，2004；万川主编《中国警政史》，中华书局，2006；马玉生：《中国近代中央警察机构建立、发展与演变》，中国政法大学出版社，2015；詹林、潘益民编《中国近代警察法规编年史》，法律出版社，2020；曾滩嘉：《中国近代城市警政区划研究》，《安徽史学》2021 年第 1 期；等等。

训、选用、待遇、职权、执法、考核、奖惩、抚恤、腐败、形象等具体问题，① 亦有警政思想演变、警政书籍出版、警政与社会治理等相关问题，② 还有少量关于水上警察、铁路警察、刑事警察、外事警察、矿业警察、卫生警察等不同警种发展历程的探讨。③ 虽然上述警察史研究较少探讨近代中国警察与卫生的关系，但也有助于重识近代中国卫生行政成长的历史生态。

近期医疗史学者关于"卫生"的社会文化议题书写相对较多，而关于"卫生"的政治属性研究偏少。"卫生"的政治属性是理解历史现象的重要维度，然而在谈超越卫生行政、卫生观念、卫生实践之前，重建历史事实仍是未完待续的基础工作，④ 其中警察与卫生的关系便是重要一

---

① 主要论著有黄晋祥《日本与清末警政》，《历史教学》1998 年第 3 期；刘增合：《鸦片税收与清末警政改革》，《江苏社会科学》2004 年第 4 期；肖朗、施峥：《日本教习与京师警务学堂》，《近代史研究》2004 年第 5 期；王先明、张海荣：《论清末警察与直隶、京师等地的社会文化变迁——以〈大公报〉为中心的探讨》，《河北师范大学学报》（哲学社会科学版）2005 年第 1 期；刘海文、殷国辉：《清末巡警部与高等巡警学堂》，《河南大学学报》（哲学社会科学版）2006 年第 1 期；施峥：《中国近代警察教育研究（1901—1949）》，浙江人民出版社，2015；詹林：《南京国民政府时期的警员制》，《中国人民公安大学学报》（社会科学版）2017 年第 2 期；陈兰英：《近代中国警察教育法制研究》，博士学位论文，中国人民公安大学，2019；鄢定友：《1927—1937 年南京国民政府警察选用制度考论》，《江苏警官学院学报》2019 年第 6 期；等等。

② 主要论著有杨玉环《论中国近代警察制度的形成》，《社会科学辑刊》2006 年第 2 期；刘锦涛：《袁世凯警政思想初探》，《历史档案》2008 年第 4 期；彭雪芹：《晚清议设巡警道初探》，《史学月刊》2009 年第 11 期；汪勇：《略论清末警政建立对租界警察的借鉴》，《山西大学学报》（哲学社会科学版）2010 年第 1 期；金泽璟：《清末奉天警察制度的建立与地方行政》，《清史研究》2013 年第 3 期；吴沙：《近代广州警察》，社会科学文献出版社，2014；王美怡：《近代广州警政沿革》，花城出版社，2015；邹俊杰：《清末湖北警政问题研究》，武汉大学出版社，2019；原喜泽：《试论 1917—1918 年山西的警政改革》，《北京师范大学学报》（社会科学版）2019 年第 2 期；梁勇：《清末州县警政与地方秩序——以重庆为例》，《中华文化论坛》2021 年第 3 期；等等。

③ 相关评述见任从文《清末卫生警察研究》，硕士学位论文，中国人民公安大学，2023，第 7—10 页。

④ 杜丽红：《卫生政治视域下的中国公共卫生防疫》，《史学月刊》2022 年第 11 期。

环。[①]就个案梳理来说，上海公共租界警务处与卫生处的演变，[②]及其治理环境卫生的举措，[③]对近代中国卫生行政的发展影响较大。但仅据上海租界经验无法直接言说全国，也不能简单地立足于"有无"来找寻全国各省卫生现代化元素。[④]所以仅从个案研究警察与卫生在地方的发展史，将难以解释不同地区之间的区别与联系，须进一步从整体上认识从警察、卫生到卫生行政的演变历程，[⑤]同时观照近代中国卫生行政的依附与碎化特点，[⑥]以及警政何以长期主管或协管卫生的问题。[⑦]上述研究虽已表现出从个案回归整体的趋势，但相对轻描警察与卫生的复杂关系，难以从制度运转机理中寻绎出近代中国卫生行政制度演变的深层逻辑。

王家俭将近代中国警察及警察制度的发展过程分为萌芽（1853—1898 年）、试办（1901—1905 年）、确立（1905—1911 年）、集权（1912—1949 年）四个阶段。[⑧]考虑到近代中国卫生事业的发展受官制

---

① 主要论著有杨念群《再造"病人"：中西医冲突下的空间政治（1832—1985）》，第 149—155 页；丁芮《管理北京：北洋政府时期京师警察厅研究》，山西人民出版社，2013，第 264—329 页；李自典：《警察与近代城市公共卫生管理——以北京为例》，《城市史研究》2017 年第 2 期；刘赫宇：《近代广州公共卫生事业中的警察角色》，《公安学研究》2022 年第 6 期。

② 朱德明：《三十年代上海公共租界警政机构的医疗状况》，《华东师范大学学报》（哲学社会科学版）1996 年第 3 期。

③ 刘文楠：《治理"妨害"：晚清上海工部局市政管理的演进》，《近代史研究》2014 年第 1 期。

④ 台北"中央研究院"近代史研究所曾经按照省份分别展开中国现代化的区域研究，"由于须选择有显著现代化想象地区，以及兼顾沿海与内陆的对比"，仅分为东三省、直隶、山东、江苏、上海、闽浙台、广东、湖北、湖南、四川十区，试图通过各省现代化事业的量化考察，得出质性的研究结论，最终归于失败。参见李国祁《中国现代化的区域研究：闽浙台地区（1860—1916）》，台北："中央研究院"近代史研究所，1985，序言，第 1—5 页。

⑤ 余新忠：《晚清的卫生行政与近代身体的形成——以卫生防疫为中心》，《清史研究》2011 年第 3 期。

⑥ 杜丽红：《碎片化的专业治理：国家政权建设视角下近代中国卫生行政的演变》，《广东社会科学》2021 年第 6 期。

⑦ 彭雪芹：《纳民轨物：清末巡警道研究》，社会科学文献出版社，2022，第 288—361 页。

⑧ 王家俭：《清末民初我国警察制度现代化的历程（1901—1928）》，第 144—145 页。

改革、警政变动、重大疫情等因素影响较大，可将警察与卫生的关系划分为缠绕（1853—1911 年）、分合（1912—1927 年）、分立（1928—1949 年）三个阶段。还可从宏观、中观、微观三个层级进一步审视警察与卫生的复杂关系：宏观指中央警政与卫生行政的制度变迁，中观指省市卫生行政的铺设与发展，微观指县乡卫生事业的虚悬与困境，穿插于中观与微观之间的重要线索便是卫生警察的出现和消失。有鉴于此，本章将侧重宏观、中观层面，系统梳理近代中国警察行政与卫生行政的缠绕和分立关系，呈现近代中国卫生行政制度成长的内在理路，进而从"机制"生成的视角阐释其中蕴藏的集权与分权关系。

一　晚清警察与卫生的缠绕不清

嘉道以降，烈性传染病诸如霍乱、鼠疫愈演愈烈。与宋元相比，明清尤其是清代国家在医疗政策上明显退缩，反而是民间日常救疗设施渐趋增多，医疗资源社会化趋向明显。[①]这既成为晚清国人引入西式医院、公共卫生、卫生行政等近代医疗卫生机制的重要缘由，也成为清末民初时人在地方自治框架下将传统社会化医疗资源转变为近代制度化医疗卫生机构的内驱动力。晚清卫生规制的引入与发展还具有注重清洁、检疫的历史特点，从清前期环境的清洁、河道的清洁、尸棺的处理等内容，逐渐过渡到晚清以后的清洁、检疫。[②]19 世纪下半期西方细菌致病说创立并被引入中国，亦推动清末个人卫生与公共卫生逐渐被纳入行政轨

---

① 　余新忠：《清代江南的瘟疫与社会：一项医疗社会史的研究》，第 303—307 页。
② 　余新忠：《清代卫生防疫机制及其近代演变》（修订版），北京师范大学出版社，2023，第 133—178 页。

制。^①如果说个人卫生与自古以来的卫生（养生）之道比较容易对接理解，"养生家言，首重起居，避风如箭息影，吾庐卧起有定，寒燠相于形神，勿扰精液常储，朝夕谨护，疾病乃除，匪冀长生，只卫其躯"，^②那么，公共卫生因涉及"公"与"公共"，不仅时人的表达与实际存在背离、矛盾，^③而且卫生一旦走向卫生行政，卫生与政治、经济、社会、文化等方面的关联将变得更为复杂。因此，除了从清洁、检疫、细菌学说等视角入手，还可从晚清以后警察与卫生的关系演变来展现晚清卫生行政制度的艰难创制。

面对三千年未有之大变局，近人多主张以既有传统资源与引进外来西学两种路径来思考"经世致用"之道。明清时期"卫生"事宜多属"吏政"之学，^④"工部堂官及步兵统领，皆兼督理街道衔，是掌京师街道沟渠之清洁"。^⑤1902年"求是斋"仿贺氏、饶氏、盛氏，校辑《皇朝经世文编五集》，论及巡捕即取古今融通之意，"泰西巡捕之设，虽略如古之虞衡，今之快役，而御灾捍患，意美法良，清洁街衢，逐捕盗贼，永朝永夕"。^⑥稍晚便有1908年《东方杂志》刊登的《论地方自治之亟》，提出应利用传统组织开展卫生事项，认为善堂公所是"医院卫生局之筚路蓝缕"，只不过由于其"组织未进"与"进化濡滞"，"吾民"

①　姬凌辉：《晚清民初细菌学说与卫生防疫》，第23—113页。

②　涂庆澜：《荔隐居卫生集语》卷一，《荔隐居日记偶存》，光绪三十三年刻本，第1a页。

③　章清：《近代中国对"公"与"公共"的表达》，许纪霖主编《公共性与公共知识分子》，江苏人民出版社，2003，第193页。

④　参见贺长龄辑《皇朝经世文编》卷十六—卷二十四《吏政》，来新夏主编《清代经世文全编》，上海广百宋斋1947年排印本，学苑出版社，2010。

⑤　马允清编《中国卫生制度变迁史》，第97页。

⑥　求是斋校辑《皇朝经世文编五集》卷七《吏治·巡捕》，沈云龙主编《近代中国史料丛刊三编》第28辑第271册，台北：文海出版社，1980，第264页。

忽略了这种"竞存之资"。[①]而实际情况是部分地区草堂、善堂、公所等传统社会组织到民国增加了"卫生"功能，[②]与此同时传统医疗组织诸如药局、普济堂亦有延续。[③]然而这些事业的"公共性"并未逾越政治权力界限，[④]虽然它们构成了时人言说卫生行政的重要思想资源，但无法基于此直接创建近代卫生，还需要经历"卫生之学""卫生之政""卫生之教"的复杂演变。此一时期卫生在警察的襁褓之中微弱发展。

首先，晚清"采西学"下的"卫生之学"最早师法欧美，及至清末，日本渐成主要接引渠道。西方医学警察最早源于欧洲的普鲁士地区，[⑤]其后为明治维新时期的日本所仿效，"日本帝国卫生制度，亦我国势、惯习……例之独逸帝国"。[⑥]不过1800年以前的"医学警察"还只是一个概念框架，指涉的并非近代意义上的警察，而是国家管控致病行为、维护环境整洁的卫生管理措施。[⑦]换言之，西方公共卫生体制也是欧美各国在因应烈性传染病的过程中不断发展而来的。反观中国古代传统保安制度诸如保甲、里甲、牌甲，多负侦奸、缉私、捕盗之责，及至晚清，西式警察始设，逐渐具有消防、卫生、维护交通等职能。[⑧]19世纪中国逐渐被纳入现代世界体系，[⑨]既有租界在华西人于市政之下推行巡捕、卫生，也有国人考察日本归国后创设巡警与卫生，还有八国联军在

① 蛤笑：《论地方自治之亟》，《东方杂志》第5年第3号，1908年4月，第36页。

② 梁其姿：《变中谋稳：明清至近代的启蒙教育与施善济贫：梁其姿自选集》，第186页。

③ 梁其姿：《施善与教化：明清时期的慈善组织》，第91—93页。

④ 梁其姿：《施善与教化：明清时期的慈善组织》，第232—235页。

⑤ Johann Peter Frank, *System einer vollständigen medicinischen Polizey*, C.F. Schwan, 1780, pp. 3-4.

⑥ 後藤新平『国家卫生原理』忠愛社、1889年、第143页。

⑦ 〔英〕基尔·沃丁顿：《欧洲医疗五百年：1500年以来的欧洲医疗社会史》，第331—332页。

⑧ 王家俭：《清末民初我国警察制度现代化的历程（1901—1928）》，第14页。

⑨ 〔美〕伊曼纽尔·沃勒斯坦：《现代世界体系》第1卷，罗荣渠等译，高等教育出版社，1998，中文版序言，第1页。

天津的移植，①以及日本殖民者强行在中国东北地区嵌入的卫生警察。②

清末国人多在地政、法政、市政、警政之下译介卫生。明治时期日本卫生与医学、生物学、化学、工艺学、统计学、社会学、经济学、法学、行政学等学科关系密切。③因此地政与卫生看似不搭界，实指方土与卫生，即风土病与身体健康，接近中日两国古典"卫生"的含义，"国之卫生事情，关于地形、风土者颇亲密"，④只不过疾病地理分布与身体生理指标从个人卫生过渡到了国家卫生。相应的，法政、市政、警政下的卫生行政译介大体类似，"中国游学欧美者，虽不乏其人，而法政、警察两科，尚惟日本是赖"。⑤

透过舒鸿贻、雷延寿等人的考察经历，可进一步了解日本警察与卫生的关系。日本警察始于1872年，"数十年来逐渐发达，足与欧美并称，在内地时闻之久矣"，⑥1906年舒鸿贻与沈廷芳（字畹叔）奉令前往日本考察警政，编写了《东瀛警察笔记》。据舒氏日记所载，在东京警务学堂、日本警监学校及监狱的培训课程中，卫生警察、卫生学、卫生法是日本警察的必修内容。⑦就卫生警察的内容来说，主要有当时以细菌致病、瘴气致病、动物传疫为基础的传染病学，⑧以及后来的牛乳与肉类的

---

① 〔法〕皮埃尔·辛加拉维鲁：《万国天津：全球化历史的另类视角》，郭可译，商务印书馆，2021，第223—245页。

② 胡成：《医疗、卫生与世界之中国（1820—1937）：跨国和跨文化视野之下的历史研究》，第145—193页。

③ 後藤新平『国家卫生原理』、第1页。

④ 〔日〕矢津昌：《日本政治地理》，永陶镕译，商务印书馆，1902，第28b页。

⑤ 杨宝书：《警察刍言》，《东方杂志》第3卷第7号，1906年，第151页。

⑥ 舒鸿贻：《东瀛警察笔记》，舒强校点《舒鸿贻著述二种》，黄山书社，2017，第7页。

⑦ 舒鸿贻：《东瀛警察笔记》，舒强校点《舒鸿贻著述二种》，第96—98页。

⑧ 後藤新平『卫生制度论』、第257—494页；矢田部来太郎『卫生警察传染病学讲义』池鹤堂活版部、1907年、第1—13页。

消毒、清洁、灭菌管理学，[1] 已属较为专精。进而考求日本卫生法内容可知，预防传染病，强制种痘，洁净饮食物与饮食器，管理医师、药品、医院，清扫街道等内容，既属卫生行政，又属警政，且警察可以强力介入清洁、卫生事宜，"行政执行法内载《污物扫除法》《下水道法》以及卫生等事，得侵入其住所"。[2] 以清道为例，1900 年日本制定《污物扫除法》，"委任于市町村，而行政警察当指挥监督，必使确实施行"，[3] 因此日本警察与卫生是缠绕、从属的关系，这一点也深刻影响了近代中国警察与卫生的关系。

其次，在巡警／警察制度的创立过程中，卫生逐渐成为"政"的一部分，警政之下的"卫生之政"开始浮现。早在 1898 年，黄遵宪参照日本，在湖南开设保卫局，清道扫街、疏浚河道、垃圾处理等卫生举措与户口清查、社会治安等警察职能一同开展，[4] 具体表现为"巡查"掌管上述警察与卫生事务。[5] 也有学者认为 1900 年苏州知府何刚德首创了警察机构，[6] 但实际上何氏 1903 年仍在福建丁忧，[7] 直到 1906 年才补授苏州府知府，[8] 不太可能在 1900 年创办警察。他此后在担任苏州知府的八年时间里确有实践，只是"各县勉强兴办，小县二三十人，大县亦不过

① 津野庆太郎『牛乳卫生警察』三浦活版所、1907 年、第 221—228 頁；津野庆太郎『食肉卫生警察』三浦活版所、1912 年、第 133—136 頁。

② 雷延寿编《日本警察调查提纲》，刘雨珍、孙学梅编《日本政法考察记》，上海古籍出版社，2002 年影印版，第 254 页。

③ 舒鸿贻：《东瀛警察笔记》，舒强校点《舒鸿贻著述二种》，第 25—26 页。

④ 朱英：《戊戌至辛亥地方自治的发展——湖南保卫局与上海总工程局之比较》，《近代史研究》1999 年第 4 期。

⑤ 《湖南保卫局章程》，《湘报》第 7 期，1898 年 3 月 22 日，第 26 页。

⑥ 崔莲玉：《清末卫生警察的创立及历史作用》，《中华医史杂志》1988 年第 2 期。

⑦ 《李兴锐奏》，朱寿朋编《光绪朝东华录》第 5 册，光绪二十九年八月初六日，中华书局，1958，第 5206 页。

⑧ 《上谕》，《新闻报》1906 年 8 月 24 日，第 2 版。

五六十人"。① 况且何氏所言"庚子以前，中国无警察也"，如果不包括租界，可以这样讲，如果包括租界，则未免过于武断。综上所述，正如时任广西巡抚李经羲所言："现在各省开办警察，类多观善日本，缘日本警务考求有年，大著成效，且与中国同洲，习俗不甚相远。"②

庚子之变后，卫生行政在天津的嵌入可视为催生近代中国卫生行政的另一重要场域。1900 年八国联军把欧洲的市政管理模式带到天津，创办了临时卫生局（又称天津卫生局、北洋卫生局）。1902 年该局作为"天津临时政府"的市政遗产由直隶地方政府承继，成为中国较早的近代卫生行政机构之一，③ 与卫生局一并移交的还有警察局、市政府等市政机构。1901 年 9 月，清廷发布上谕："各省制兵勇，积弊甚深，著将原有各营严行裁汰，精选若干营，分为常备、续备、巡警等军。"④1902 年5 月，时任直隶总督袁世凯奏请清廷仿照西法，在省城保定创办警务总局，设总办、提调兼发审委员、正副文案文员、正副医官、考功委员、卫生委员、除秽委员、巡官、巡弁、训记、巡长、正副巡、巡兵等职。不难看出，从一开始保定警政便包含了医疗、卫生、清洁等内容，⑤此后又推广至整个直隶。直隶巡警道与天津卫生局逐渐出现了事权难分、经费难衡等问题，屡起裁撤天津卫生局之议，后因宣统年间鼠疫防疫需要，天津卫生局改组为北洋卫生局，得以短暂存留，1912 年并入天津工程局，似乎转换成"工巡局"管理卫生事务的"上海租界模式"，最终

① 何刚德：《春明梦录·客座偶谈》卷一，上海古籍书店，1983 年影印版，第 13—14 页。

② 《广西巡抚李经羲奏片·广西开办警察学堂请选送学生赴日本专习警察》（1906 年 3 月 21日），中国第一历史档案馆、海峡两岸出版交流中心编《清宫辛亥革命档案汇编》第 19 册，九州出版社，2011，第 324—325 页。

③ 方石珊：《中国卫生行政沿革》，《中华医学杂志》第 14 卷第 5 期，1928 年 10 月，第 36 页。

④ 《光绪朝上谕档》第 27 册，光绪二十七年七月三十日上谕，第 172—173 页。

⑤ 《创设保定警务局并添设学堂拟订章程呈览折》，天津图书馆、天津社会科学院历史研究所编《袁世凯奏议》中册第 18 卷，天津古籍出版社，1987，第 604—617 页。

于 1928 年趁天津设市之机，恢复天津卫生局建制。[1]

清末新政伊始，湖北、广东、浙江、安徽、江苏等地先后创办警政。1902 年 10 月清廷颁布上谕，令各省仿照直隶总督袁世凯奏定的警务章程开办警察事务，"不准因循不办"。[2] 1902 年湖广总督张之洞奏请清廷，仿效日本警察、上海租界巡捕制度创办武昌警察总局，"警察一事，实为吏治之实际，教养之初基，立法甚严而用意甚厚，东西洋各国视为内政之第一大端，举凡稽察户口、保卫生理、清理街道、开通沟渠、消除疫疠、防救火灾、查缉奸宄、通达民隐、整齐人心等善政，无不惟警察是赖"，一面就地向商民抽捐解决经费问题，"即如上海租界收巡捕经费以养巡捕、弁兵，又收工部局经费以修治桥道，上海中国界内设立巡捕处所，亦抽巡防经费"，一面聘请时任上海捕头英人珀蓝斯（Perance）担任警察总目。[3] 不难发现，鄂省警政既有日本警察包含卫生的特点，又有上海租界巡捕取用于民的色彩，而且此处作为"善政"的警政，几乎等同于内务（民政）。1902 年德寿、李兴锐等人鉴于"粤省地广，民众俗悍盗多"，在广州老城中设立巡警总局及分局，[4] 是为广东警政之始。浙江省似于 1902 年在杭州城内创办警察局，[5] 实际上是 1903 年 6 月在杭州开局兴办，派勇站街，"仿西人巡捕之制，以四点钟

① 路彩霞：《天津卫生局裁撤事件探析——清末中国卫生管理近代转型的个案考察》，《史林》2010 年第 3 期。

② 《署理盛京将军廷杰等奏折·奉省整顿警察并创设警务学堂》（1905 年 7 月 20 日），《清宫辛亥革命档案汇编》第 16 册，第 80 页。

③ 《湖广总督张之洞等奏折·湖北创办警察就地筹捐经费》（1902 年 7 月 6 日），《清宫辛亥革命档案汇编》第 9 册，第 384—391 页。

④ 《署理两广总督岑春煊奏折·遵旨举办罪犯习艺所整顿警察各事宜》（1905 年 11 月 28 日），《清宫辛亥革命档案汇编》第 17 册，第 361 页。

⑤ 李国祁：《中国现代化的区域研究：闽浙台地区（1860—1916）》，第 267 页。

为一班，轮流站立"。① 安徽警政始于 1903 年安徽巡抚诚勋将保甲局改为巡警总局。②

1905 年清廷成立巡警部，部内设警保司，司下设立卫生科，这是近代中国中央政府正式设置卫生行政专管机构之始。不久，1906 年 9 月，清廷正式宣布"预备立宪"，端方主张将巡警部改为内政部，职掌包括警察、卫生、土木、赈恤，"并监督地方行政诸大端"，③此后清廷发布上谕，"巡警为民政之一端，著改为民政部"，④"此盖中央内务行政机关成立之始，亦警察成为内务行政一部之始"。⑤民政部成为全国公安、公卫、内务、民政的最高行政机关，部内设承政厅、参议厅，及民治司、警政司、疆理司、营缮司、卫生司五司，分理各事。民政部卫生司下设保健、检疫、方术三科，于 1907 年 2 月 9 日正式办公，⑥"为全国卫生机关"，⑦卫生也成为"内务行政"的一部分。当时除了卫生司外，尚有内外城巡警总厅卫生处、卫生局负责办理京师地方卫生事宜，"虽统一经费，以觉虚糜"。1907 年 5 月将卫生局并入卫生处，相关业务转入卫生处办理。⑧1908 年 4 月，民政部奏请拟订《直省巡警道官制并分科办事细则折》，5 月，宪政编查馆奏请《考核直省巡警道官制细则折》，进一

---

① 《杭垣警察》，《申报》1903 年 6 月 27 日，第 2 版。

② 安庆市地方志编纂委员会编《安庆市志》，方志出版社，1997，第 1219 页。

③ 端方：《请改定官制以为立宪预备折》，中国史学会主编《辛亥革命》（四），上海人民出版社，1957，第 37 页。

④ 朱寿朋编《光绪朝东华录》，沈云龙主编《近代中国史料丛刊三编》第 980 辑，第 5560 页。

⑤ 《内政年鉴（2）》（1），民国丛书续编第一编，上海书店出版社，2012，第 18 页。

⑥ 《为本司开用木质钤记事给参议厅移知》（光绪三十二年十二月二十七日），中国第一历史档案馆藏，21-0313-0001。

⑦ 《禀请创设卫生医学堂和卫生化学所等事》（宣统年间），中国第一历史档案馆藏，21-0317-0069。

⑧ 《议请归并卫生局的议案》（光绪三十三年四月初二日），中国第一历史档案馆藏，21-0459-0012。

步完善巡警官制，增设巡警道缺，设立警务公所，分为总务、行政、司法、卫生四课。[①]巡警道大多属于省级警政范畴，[②]各地省会纷纷设立巡警道、警察局等警政机构，兼管卫生事宜。

最后，倘若将晚清警察与卫生置于地域脉络横向展开，便可发现"卫生之教"存在一定的化成之别，表现为租界—港口—腹地—内地的"涟漪"现象。就晚清卫生的分布而言，表现为由穗港而两广、由福厦而福建、由沪甬而江浙、由胶澳而山东、由京津而直隶、由营口而东北以及中西部偏远县份参差不齐的发展格局，这实际上也是"港口·城市·腹地"经济社会变迁的一个侧面，[③]反映了多元的中国本土卫生行政现代化进程，而非相对狭隘的移植的"卫生现代性"。[④]进而言之，上海租界经验对上海周边及江浙地区影响较大，营口殖民卫生经验对东北地区影响较深，[⑤]天津租界经验则对直隶地区影响较多，而其他中西部省份卫生"无"多于"有"。以下试以东西部地区比较论之。

晚清以后，在公共租界内公共街道随地丢弃或堆积垃圾的不良行为，往往由工部局巡捕加以管束，轻则罚款，重则拘留。[⑥]而"租界例禁"中的不少规定主要体现了在沪西人的卫生清洁观念，即注重环境卫生、气候变迁、饮食卫生、道路清洁、排水系统等内容。[⑦]早在1898年，上海公共租界便已设立卫生处，由洋人主办租界内的公共卫生，而上海华

---

① 关晓红：《从幕府到职官：清季外官制的转型与困扰》，三联书店，2014，第348页。

② 彭雪芹：《纳民轨物：清末巡警道研究》，第79—97页。

③ 戴鞍钢：《港口·城市·腹地：上海与长江流域经济关系的历史考察（1843—1913）》，复旦大学出版社，1998。

④ 见〔美〕罗芙芸《卫生的现代性：中国通商口岸卫生与疾病的含义》。

⑤ 相关研究见杜丽红、刘嘉《日俄战争期间日本在东北地区的殖民卫生》，《广东社会科学》2023年第5期。

⑥ 葛元煦著，郑祖安标点《沪游杂记》，上海书店出版社，2006，第9页。

⑦ 〔英〕韩雅各：《上海卫生：中国保健之注意事项》，第155—160页。

界也逐渐出现卫生治理模式。[①]但到了1904年，租界当局开始转变策略，一方面发出更为严苛的禁令，"旨在制止人们在上午6时至下午11时在公共街道堆置垃圾"，[②]另一方面开始逐渐将清扫街道的工作移交给卫生处。[③]毕竟由警备和工务两个部门处理垃圾，陡然增加了收集垃圾的费用，"没有必要"。[④]实际上租界当局在一定程度上尝试进一步分离警政与卫生行政。

与此同时，上海租界的经验和影响也是卫生行政在近代中国成长的重要推力之一。诸如由上海工部局编写的卫生册"于公共卫生颇为紧要"，时人加以摘录，"以备内地之办警察者有所采择"。[⑤]此处所言内地，绝非今人所理解的"内地"范围，实际上指上海周边各县以及江浙地区，具体到各县反应不一。就清末民初上海周边各县而言，在离租界较近的江湾仅有卫生警察，尚无卫生公局之设，"清洁道路为卫生警察最重要之事，本乡清道向归警察办理，经费则以房捐充之，其在南境者亦归警察办理，经费由工巡捐局提拨"。[⑥]稍远的宝山县亦是如此，明确规定卫生从属于"警务行政"，且"多未讲求"，公厕、卫生局仍停留在纸面，"城市仅有改良厕所之简章，闸北亦有卫生公局之筹议，均以限于经费未即实行"，[⑦]相较则更加侧重防疫与禁烟，设有中国防疫医院、闸北防疫所、戒烟总会、强迫戒烟所、各市乡禁烟专员。

例如江苏常镇通海道曾发布招募巡警告示，"凡租界外行栈铺店，

---

①　彭善民：《公共卫生与上海都市文明（1898—1949）》，上海人民出版社，2007，第89—140页。

②　上海市档案馆编《工部局董事会会议录》第15册，上海古籍出版社，2001，第652页。

③　《工部局董事会会议录》第15册，第660页。

④　《工部局董事会会议录》第15册，第661页。

⑤　《上海工部局卫生册摘要》，《医学世界》第6期，1908年11月13日，第64—66页。

⑥　民国《江湾里志》第9卷，铅印本，1924，"消防·卫生"，第2b页。

⑦　民国《宝山县续志》第10卷，铅印本，1921，"卫生"，第12a页。

无论华产、洋产，皆一律输助警察费，仿照工部局章程收房租十成之一"。[①] 又如1906年江宁警察学堂已有意识设置卫生专科，"俟将来毕业后即编为卫生队，分派各区专司卫生事宜"，[②] 人员系从各区巡士（巡警）中挑选而来，[③] 所谓的卫生队即后来的卫生警察。在江苏苏州，苏城警察局则按照《北洋警察章程》，要求"凡居民有碍卫生，务令一律改良"。[④] 再如江苏镇江，警察总局改良了道路清洁、违警惩戒的办法："镇江城外街道逼窄，污秽堆积，现届夏令气味熏蒸，触之易生疾病，爰另筹经费，添雇人夫一律打扫清洁，并订立新章。每日晚间自十点钟起到次日清晨九点钟止，凡灰尘、污秽之物均准倾于大门之侧，以便派夫打扫。过时不得任意倾弃，倘敢违背警章，每次罚洋二角。"[⑤] 此外，镇江警务分所的一则通告颇有意思，其告诫乡民注意洒扫街道、粪桶加盖，如有不遵，列入违警。[⑥] 不难发现，上述三地的卫生行政糅合了上海租界经验与北洋警政经验。由此可见，上海租界经验对周边各县以及江浙地区影响较大，但不能因此推论上海租界经验直接影响了全国。这就意味着近代警察与卫生的关系演变实际上还经历了一个相对漫长的在地化过程，且不同区域、地区的差异较大，中西部省份警察与卫生往往不能并举，甚至卫生"无"多于"有"。

　　在中西部地区，警察主导卫生的色彩更为浓重，甚至有相当广大的偏远地区并"无"卫生。在四川，警察总局曾对卫生治理范围加以说

①　《各省警察汇志：江苏常镇通海道郭招募警察巡兵示》，《东方杂志》第1年第2号，1904年4月，第23页。

②　《警察拟设卫生队》，《北洋官报》第1220册，1906年12月15日，第8页。

③　《警察拟设卫生队（南京）》，《时报》1906年12月4日，第5版。

④　《苏城警察》，《卫生学报》第1期，1906年1月25日，第17页。

⑤　《警察局讲求卫生（镇江）》，《时报》1906年7月27日，第5版。

⑥　《警察注重卫生》，《时报》1911年7月15日，第6版。

明，包括"将赃物投弃路上者，售卖瘟猪、死牛、猫肉等物色气俱恶者，卖假丸药膏丹骗人钱财者，毁坏毛房砖石者"。[①] 在湖南常德，当地警察局在原有的八名清道警兵基础上，增设卫生委员，该员督管犯人每日洒扫街道。[②] 在福建，警政建设稍有规制，曾制定"卫生章程"并晓谕民众，凡所规定多系日常清洁、粪秽处理、道路便溺、饮食净洁等内容，[③] 带有传统卫生之道的色彩。

综上可知，清末"卫生"往往是县以上行政层级警察分内之事，从属于内务、民政之列，基本上是"巡警部—巡警道—巡警分所—卫生"或"民政部—警政司、卫生司—巡警分所—卫生"的行政层级模式。在地方，由巡警道负责兼管辖区的卫生事宜，"清理街面，保卫人民，是其专责"，[④] 并与工巡局一道负责建立辖区的公共厕所、上下排水等城市公共卫生工程。清末警察与卫生推进比较成熟的地方，主要有上海、营口、沈阳、天津、保定、北京、汉口、广州、杭州、宁波等，各地卫生历史节奏不一，并不存在某一种模式影响全国，而是多元互动的结果。然而警察与卫生缠绕不清的关系必然导致事多掣肘，故民初卫生行政开始尝试从警政中剥离，但又难以真正实现独立发展。

二 民初警政与卫生行政的分合

1912 年 1 月，南京临时政府内务部成立。依据内务部官制规定，部

---

① 《警察总局保安正俗卫生告示》，《广益丛报》第 138 期，1907 年 6 月 30 日，第 8—9 页（栏页）。

② 《警察局拟添卫生委员》，《申报》1907 年 5 月 8 日，第 10 版。

③ 《卫生警察告示（福建）》，《时报》1907 年 11 月 8 日，第 5 版。

④ 《创设保定警务局并添设学堂拟订章程呈览折》，《袁世凯奏议》中册第 18 卷，第 608 页。

设卫生司，下设四科，分掌医政、药政、防疫、检疫等事项，主管全国卫生行政，此为民初卫生行政之始。虽然民元警察与卫生开始出现分立的趋势，但袁世凯上台掌权以后，警察权再次强化。1914年，卫生司事务并入警政司，次年恢复旧制，卫生实际依附于警政。

1912年2月，内务部通电各省整顿警察，"凡百庶政，以内务为急，警察为维持治安，尤关紧要。特通电各省，凡关于司法、行政各项警察，切实整顿"。[①] 此后规定位于省会城市的地方警察厅主管警察、卫生、消防等事，[②] 但对于县警察所来说，则主要负责公共安全事项，并未说明卫生、消防为职责所在，甚至"县无设所之必要时，得以保卫团代之"，[③] 保卫团主要负责清查户口、缉拿盗匪等事。[④]

1912年3月，袁世凯在北京宣誓就任中华民国临时大总统，北京政府内务部随即成立，由程德全担任内务总长。[⑤] 内务总长职责为管理警察、卫生、宗教、礼俗、户口、田土、水利工程、慈善等事务，并监督所辖各级官署及地方官。[⑥] 此处应注意"警察"与"卫生"开始并列，卫生行政分立之举开始显现。

此种"并列"的设计思维还体现在具体的制度安排上。内务部除承

① 《中国大事记：中华民国元年二月十四日：内务部电各省整顿警察》，《东方杂志》第8卷第10号，1912年5月，第15页。

② 《大总统申令：教令第一百二十二号：地方警察厅官制》，《浙江公报》第921册，1914年9月8日，第3—4页。

③ 《大总统申令：教令第一百二十三号：县警察所官制》，《浙江公报》第921册，1914年9月8日，第5页。

④ 《地方保卫团条例（教令第七十号三年五月二十日公布）》，《内务公报》第9期，1914年6月15日，"法规"，第23—27页。

⑤ 《南京临时政府内阁简任名单》（1912年1月3日），中国第二历史档案馆编《中华民国史档案资料汇编》第2辑，江苏古籍出版社，1991，第7页。

⑥ 《中华民国临时政府中央行政各部及其权限》（1912年1月3日），《中华民国史档案资料汇编》第2辑，第8—9页。

政厅外，下设警务、民治、土木、礼教、卫生、疆理等六局。① 在《警务局分科职掌规则草案》中，警务局分设四科，诸科均未涉及卫生。② 同时筹设卫生局，下设四科：第一科负责地方卫生应兴应办事项、颁布卫生行政条例、编制卫生行政经费预算、考核卫生行政成绩、编制卫生统计表和卫生年报；第二科负责医师、药师业务，产婆、看护人的养成，中药商及卖药营业的取缔，卫生事业的提倡及指挥事项；第三科负责传染病、地方病、痘疮、兽疫、船舶检疫，花柳病检查，地方病院及卫生会事项；第四科负责药品、嗜好品、香妆品、着色料及其他一切检查，饮食检查法的审定，在售药品的检验及取缔事项。③

1912 年 3 月时任内务部次长居正、禁烟总理石瑛，以及时任卫生司各科科长伍晟、赵世缙、赵燏黄、梁国栋等人，向临时大总统孙中山呈请解职。④ 次日，内务部集体辞职，表示"南北统一，人材迭出。本部职员，均愿退居草野，快睹新猷。除荐任各员已另具辞职书外，所有承政厅及各司委任人员亦全体辞职"。⑤ 此举表明，南北议和之后，内务、卫生诸官员不愿出仕袁政府，加之同年 4 月袁世凯任命办巡警出身的赵秉钧为内务总长，⑥ 自然侧重警政，这或许也是导致警政与卫生行政难以

① 《南京临时政府内务部承政厅及各局办事规则》(1912 年)，《中华民国史档案资料汇编》第 2 辑，第 38—45 页。

② 《南京临时政府内务部承政厅及各局办事规则·警务局分科职掌规则草案》(1912 年)，《中华民国史档案资料汇编》第 2 辑，第 39—40 页。

③ 《南京临时政府内务部承政厅及各局办事规则·卫生局职掌规则草案》(1912 年)，《中华民国史档案资料汇编》第 2 辑，第 43—44 页。

④ 《居正等请予解职致大总统呈稿·居正等致大总统呈稿》(1912 年 3 月 28 日)，《中华民国史档案资料汇编》第 2 辑，第 133—134 页。

⑤ 《居正等请予解职致大总统呈稿·内务总长致大总统呈稿》(1912 年 3 月 29 日)，《中华民国史档案资料汇编》第 2 辑，第 133—134 页。

⑥ 《袁世凯任命各部总长令稿》(1912 年 4 月 1 日)，《中华民国史档案资料汇编》第 2 辑，第 133 页。

平行发展的重要政治因素。

1912 年 6 月北京政府国务会议第 19 次会议在讨论地方行政官制时，将传染病和地方病的预防、种痘、车船检疫、卫生会、地方卫生组织、病院及其他"公众卫生"事项列入县制中，由各县知事公署的内务科负责办理。[①] 不久，当局再次修改内务部官制草案，其中特别指出，"卫生行政事务均非有专门技术人员难资襄理，自应分别酌设"。[②]9 月北京政府颁布《内务部官制》，规定该部设总长、次长各一人，部内设总务厅及民治、职方、警政、土木、卫生、礼俗六司。其中卫生司下设四科，分掌传染病和地方病预防、种痘及其他公众卫生、车船检疫，医士、药剂士业务监查，药品及卖药营业检查，卫生会、地方卫生组合（即组织）及病院等事项。[③] 至此，卫生似乎已在规制上独立于警政之外，然而实际情况未必如此。

1913 年 1 月，袁世凯着手划一地方警察官厅组织，又将卫生行政重新列于警政之下。规定各省省会和地方商埠依现行巡警官制，均改设警察厅，办理各省会或商埠警察行政事务。其他各县若办有巡警，则设警察事务所，并由该县知事监督指挥。省会及商埠所设警察厅，仍分设总务、行政、司法、卫生四科，[④] 此令下发至各县知事执行。[⑤]1913 年

---

① 见《国务会议讨论省县官制草案》(1912 年 6 月 10 日)，中国第二历史档案馆编《中华民国史档案资料汇编》第 3 辑 "政治" (1)，江苏古籍出版社，1991，第 83—87 页。

② 《临时大总统为内务部官制草案提请议决咨》(1912 年 6 月 20 日)，中国第二历史档案馆编《中华民国史档案资料汇编》第 3 辑 "政治" (2)，江苏古籍出版社，1991，第 29 页。

③ 《内务部官制》(1912 年 9 月 18 日公布)，《内务公报》第 1 期，1913 年 10 月 15 日，"法规"，第 1—4 页。

④ 《临时大总统公布划一现行地方警察官厅组织令》(1913 年 1 月 8 日)，《中华民国史档案资料汇编》第 3 辑 "政治" (1)，第 123—125 页。

⑤ 《民政长令各县知事遵照大总统教令改组现行警察由》，《浙江警察杂志》第 1 期，1913 年 10 月 1 日，"公文"，第 1 页。

12 月，根据《修正内务部官制》，裁撤礼俗、卫生、土木三司，其职掌分别划归民治、警政、职方三司，并增设考绩司。机构调整后警政司下设六科，除原有职掌外，增加卫生行政事项。[1]1914 年 7 月将卫生事项并入警政司，[2]同时颁布《地方自治试行条例》，包括卫生、慈善、教育、交通及农工商等地方"公益"事项，但属于国家行政范围"不在此限"，[3]"警察为内务行政中最重要部分"，[4]卫生行政"系属本部重要职务"，[5]循此说法，警政实际地位高于卫生行政。1916 年洪宪称帝期间袁世凯进一步强化警政，称"当此国体维新，与民更始，亟应严申法纪，力保公安"。[6]

1916 年 6 月，黎元洪继任大总统，申令遵从临时约法，同年 9 月内务部恢复 1912 年旧官制，[7]仍设一厅六司，警政司与卫生司恢复并列。此后《内务公报》的"例规"栏目亦常有"卫生"之设，多为医药管理、禁毒禁烟、褒奖抚恤等内容，基本不涉及地方卫生行政建制。这缘于内务部认为，"卫生行政首重保持健康，保健事项要在厉行清洁"，[8]因

---

[1]　《修正内务部官制案》，《政府公报》第 589 号，1913 年 12 月 23 日，第 6—8 页。

[2]　《修正内务部官制草案》，《内务公报》第 4 期，1914 年 1 月 15 日，"法规"，第 4—6 页；《修正内务部官制（教令第九十七号，三年七月十日公布）》，《内务公报》第 11 期，1914 年 8 月 15 日，"法规"，第 11—15 页。

[3]　《地方自治试行条例（法律第二十五号，三年十二月二十九日公布）》，《内务公报》第 16 期，1915 年 1 月，"法规"，第 25—27 页。

[4]　《内务总长训词（地方警察传习所开学）》，《内务公报》第 23 期，1915 年 8 月，"选载"，第 1 页。

[5]　《内务总长训词（京师传染病医院开院）》，《内务公报》第 25 期，1915 年 10 月，"选载"，第 1 页。

[6]　《政事堂奉：申令一则》，《内务公报》第 29 期，1916 年 3 月，"例规"，第 17 页。

[7]　《内务部令第十四号》，《政府公报》第 250 号，1916 年 9 月 14 日，"命令"，第 13 页。

[8]　《通咨各省厉行清洁以防疫并将办法送部备案文》（1917 年 10 月 29 日），《内务公报》第 50 期，1917 年 11 月，"例规"，第 69 页。

此只是鼓励各省以厉行清洁的方式预防疫病。当 1917—1918 年肺鼠疫流行于绥远、山西、河北等地时，北京政府才开始重视卫生防疫，相继颁布《检疫委员设置规则》《火车检疫规则》《防疫委员会简章》《清洁方法》《消毒方法》等法规。[①] 疫情肃清后，1918 年 5 月各地检验机关相继奉令撤销，卫生司人员回原司科办事，[②] 同年 6 月开始筹设中央防疫处，主要负责传染病、细菌学的研究，血清、痘苗的制造，以及所有药品的检定、化验。[③]1919 年 7 月，内务部卫生司印信重新铸造启用，[④] 业务逐渐恢复常态。

需要指出的是，中央防疫处相对特殊，毕竟开办之初使用的是"绥远防疫借款"，此后又以"吃关饷"的方式继续扩充，[⑤] 与卫生司的一般发展情形不同。总体而言，虽然 1916—1919 年卫生司恢复独立运行，但实际上徒有专设之名，并无独立发展之实。从 1920—1925 年《内务公报》的"例规"栏目变动可知，"卫生"时有时无，多是禁烟禁毒的内容。这表明卫生司的基本业务没有太大扩展，且大部分地方的卫生事业仍由警察厅负责办理。毕竟民初警政整体在不断强化的事实并没有改变，根源在于 1916—1924 年北洋军阀混战不断，[⑥] 内政无暇顾及，更无财力发展，维持"公安"自然而然压倒了"公卫"。

---

① 《大总统令六则　教令二则》，《内务公报》第 53 期，1918 年 2 月，"例规"，第 53—67 页。

② 《大总统指令二则》，《内务公报》第 57 期，1918 年 6 月，"例规"，第 37 页。

③ 《内务部令二则》，《内务公报》第 58 期，1918 年 7 月，"例规"，第 41 页。

④ 《京师警察厅总务处关于卫生司于民国八年七月十一日启用印信的公函》（1919 年 7 月 11 日），北京市档案馆藏京师警察厅档案，J181-018-10982。

⑤ 中央防疫处编印《中央防疫处一览》，1926，第 2 页。

⑥ 来新夏等：《北洋军阀史》，南开大学出版社，2001，第 392—819 页。

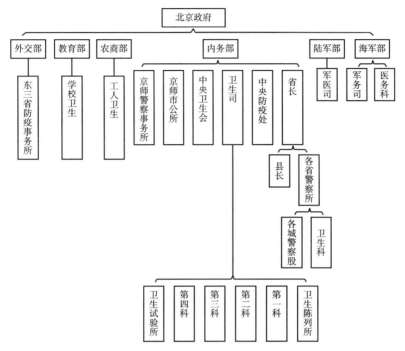

图 1-1　北京政府公共卫生行政组织

资料来源：颜福庆《国民政府应设中央卫生部之议》,《卫生》第 4 卷第 3 期,1927 年,第 2 页。

另从当时北京政府内务部下属机构可知,仅有卫生司、中央防疫处、卫生陈列所、卫生试验所等机构冠以"卫生"之名,而实际上在这些机构中,又以中央防疫处成效较为显著。[1] 在时任中央防疫处处长方擎（方石珊）看来,卫生行政理应独设一部,但不切实际："内务部卫生司因属全国计划,造端宏大,又难期成。则欲其逐渐施行,莫若求诸警察,较为实际。"[2]1925 年,中央防疫处呈请京师警察厅,希望划出一区,试办北平第一区卫生事务所。同年,在京师警察厅之下,由北平协

① 〔日〕饭岛涉：《鼠疫与近代中国：卫生的制度化和社会变迁》,第 165—179 页。
② 兰安生：《北京公共卫生刍议》,中央防疫处译,中央防疫处,1925,第 1 页。

和医学院卫生学科协助创办北平第一公共卫生事务所（the First Health Station）。该所是近代中国较早由地方市政府自办的公共卫生机关，所长由中央防疫处处长方石珊兼任，课长由中央防疫处技师金宝善和北京协和医学院教师胡鸿基、黄子方、杨崇瑞等人兼任，并由北京协和医学院卫生学科教授兰安生统筹规划，只不过试办的各项卫生业务，皆以美国为蓝本。[1] 多年以后，当被问及创办北平第一卫生区事务所的初衷时，兰安生表达了这样的看法："在任何社区范围内的公共卫生试验，如果想要长期取得成功的话，都必须是政府的责任，而不是依靠个人的雄心壮志。"[2] 实际上这反而说明在当时中国发展卫生行政事业仅靠社会力量难以实现，还必须依靠官方力量与专业技术人员协力推行。

民初中央卫生行政规制改变，传导至地方虽有时间差，但卫生行政归于警政逐渐成为事实。例如，1913年苏州警察厅行政科科长王季伦以卫生原系行政警察职权所在，"饮食一项关系卫生，原属行政警察范围"，取缔不洁食物，"为郑重卫生起见，特分派员司至城厢内外售卖食物店铺详细调查"，"以便列表造册，借加取缔"。[3] 又如1914年南京警察厅取缔河道垃圾，禁止沿河便溺和洗刷马桶，由警厅出面集资开办肥料公司，沿河道转运粪秽，违者按照延续清末《违警律》而来的《违警罚法》加以罚款。[4]

正是由于东西部这种警察卫生的现代性具有时空的差异性，所以东部地区往往清末便有警察与卫生业务的设置，而中、西部地区则要晚至

---

[1] 《金宝善文集（样本）》，北京医科大学公共卫生学院，1991，第12页。

[2] Grant, John B. (John Black), 1890-1962, Rockefeller Foundation Oral History Collection, Columbia Center for Oral History, Columbia University, pp.176-177.

[3] 《苏州·卫生科取缔食物》，《医学世界》第22期，1913年5月1日，"医海潮信"，第2页。

[4] 《南京·警厅取缔河道及垃圾》，《医学世界》第5卷第3期，1914年3月，"医海潮信"，第2—4页。

民初才出现。1917年陕西省城西安开始设置警察卫生，专司清洁城关和地方公众卫生事宜，"系由警捐项下作为开办及经常费"，设队长1人、督催员2人、雇员1人、巡警20人、清道夫130人，"每日早五钟前，巡警带领赴各街巷口运除尘芥，清理一切积秽，并由队长分区巡查"。①此外，每逢夏秋时节，或灾疫横行之际，往往由各地警察部门发布告示，劝诫民众注意卫生。在甘肃渭源，因地方瘠苦，"向即无新式医院之组织，即医药师等凡学识手术稍精者，亦鲜在此悬壶"，卫生方面"设备亦极欠缺"，警察主管卫生开始较晚，"近日县警察所受县公署之训令，对于街面污秽及公众卫生始行取缔，并在各街市修立官厕所、垃圾箱，以便市民便溺及倾积秽，又创设屠宰场、蔬菜市场，以期洁净，行之三月，人民称便，卫生事项始具规模"。②又如在甘南的拉卜楞寺地区，当地商民对于卫生"素不注重，臭气熏蒸，甚于鲍肆"，而"举行卫生大会，并修理街道，添设官厕所六处，严饬商民勤加扫除，已属焕然一新"。③

云南地处西南边陲，省内除了昆明情况稍好，其他各县相比中部省份更为滞后。民初昆明尚无卫生局，仅有昆明市卫生试验所、昆明市屠猪场检查所、昆明市西区屠兽检查所、安济医院、东陆医院、法国医院、惠滇医院等机构，侧重基本的饮食卫生、医治看病问题。虽已有自来水设施，但沿用井水的居民"仍复不少"。卫生试验所成立后，所有井水"皆逐一加以化验，凡含有杂质者，一律禁止饮用"。④全市执证照营业的中医有149人，西医24人，以中医为主，产婆仅有35名，"使用

---

① 《卫生警察职员之披露（陕西）》，《湖南警察杂志》第6期，1917年11月，第30—31页。

② 民国《渭源县风土调查录》，铅印本，1927，第38b—39a页。

③ 民国《拉卜楞设治记》，石印本，1928，第38b页。

④ 民国《昆明市志》，铅印本，1924，第217页。

西法接生者约十之二三，其余概皆沿用旧法”。① 在更为偏远的盐丰，此时甚至看不到近代西方卫生行政的元素，“盐丰僻处滇西，在昔先民凡置义学义田，与夫高山施水者后先相望，今惟乔井一井犹能乐善不倦”，义田、养济院、施棺会、掩骨会、尚节堂、施饮水运转如常，因此当地侧重“讲卫生”与“崇慈善”，② 基本还是明清善会善堂体系下的古典卫生模式。

三　20 世纪 30 年代卫生行政的分立

针对清末民初警政与卫生行政分合无常、地方卫生行政无多于有的窘迫局面，1913 年，时任驻意大利代表吴宗濂指出，“世界之文明东西列国，其公共卫生行政之制不一，或直隶于内部，或兼行于警察，或别建一局，或分散各部”。就中国而言，“宜于内政外交各部以外创设卫生专部，名曰卫生部，与各部体制相等，有独立实行之权，负保卫监察之任，既助内政，又裨外交”。③ 这既是吴氏任职海外的直观感受，也是着眼于中国内政外交的理性思考。

上海的颜福庆则主张将卫生行政划分为官立与自立两类，二者相辅而行，“不能把自立机关去替代官立机关，每个机关都有它的地位，官立机关的地位，自然较为重大”。④ 就当时世界范围内看，“近十年以内，

---

① 　民国《昆明市志》，第 223—224 页。
② 　民国《盐丰县志》第 3 卷，铅印本，1924，“卫生慈善”，第 19a—23a 页。
③ 　吴宗濂：《民国急宜设卫生行政专部注意全国公共卫生议》，《申报》1913 年 7 月 17 日，第 11 版。另见吴宗濂《民国急宜设卫生行政专部注意全国公共卫生议》，《中西医学报》第 4 卷第 8 期，1914 年 3 月，第 1—4 页。
④ 　毕德辉：《自立卫生机关的地位》，《卫生》第 1 卷第 3 期，1924 年 9 月，第 19 页。

寰球约有二十余国，均设有中央卫生部，以掌理全国之卫生行政"。[1] 反观中国卫生行政不甚统一，南北差距较大，"广州市因在国民政府统辖之下，对于各种卫生之设施，似已循正轨而渐进。但其乡村及省会卫生行政之建设，则仍尚阙如。至北洋政府卫生行政之组织，则毫无系统之可言。除中央防疫处及北满防疫处外，余均无甚成绩"。[2]

广东的黄子方明确主张统一卫生行政事权："中央政府现时分隶各部之卫生诸务，应令一并移交国家公共卫生总机关掌管，庶免行政上之纷歧、重复及抵触。此种纷歧、重复、抵触各情形，在各国已数见不鲜，以其历史传统之关系，一时颇难改革。我国若能于创设之初，即力矫此弊，去其非而存其是，则我国之卫生前途，必大有希望。"[3]

以上关于卫生行政"分权"与"集权"的争论，随着1928年南京国民政府卫生部的成立暂时告一段落，此后中央卫生行政实际上走向了一种虚弱的"集权"。正如薛笃弼所言，长期以来中国卫生行政在中央和地方均无专官负责，"关于清洁防疫等事，仅责成各地警察机关附带办理，所以空言无补，成效殊鲜，甚至通都大埠，亦复污秽不堪"。[4] 可是地方自治与卫生行政之间的张力依然存在，作为"诸政"一种的卫生行政在不同时期地方自治逻辑下的地位差异较大。如果说在清末地方自治期间卫生行政属于锦上添花之举，那么到了训政时期，则被定义为"泂属要图"的题中应有之义。[5]

---

① 颜福庆：《国民政府应设中央卫生部之建议》，《卫生》第4卷第3期，1927年9月，第2页。
② 颜福庆：《国民政府应设中央卫生部之建议》，《卫生》第4卷第3期，1927年9月，第4页。
③ 黄子方：《中国卫生刍议》，《卫生》第4卷第3期，1927年9月，第18页。
④ 《呈行政院呈送全国卫生行政机关组织大纲请鉴核文》，《卫生公报》第1卷第1期，1929年1月1日，第51—52页。
⑤ 《国民政府训令》（1928年10月24日），《卫生公报》第1卷第1期，1929年1月1日，第1页。

1927 年 4 月,南京国民政府设立内政部,置卫生司,掌管卫生行政事宜。[1] "宁汉合流"以后,1928 年 10 月颁布《中华民国国民政府组织法》,[2] 10 月 24 日,任命薛笃弼为首任卫生部部长,11 月颁行《卫生部组织法》,[3] 改卫生司为卫生部,掌管全国卫生行政事务,"对各地方最高级行政长官执行本部主管事务,有指示监督之责"。[4] 卫生部下设总务、医政、保健、防疫、统计五司,中央卫生委员会、中央卫生试验所及卫生行政人员训练所。[5] 11 月,卫生部正式在南京成立,[6] 部长、次长、司长、秘书等官员陆续宣誓就职。[7] 此后,1928—1949 年卫生部经历了九次比较大的机构改组与人事变动(详见第二章)。

表 1-1　国民党政府卫生部九次改组概况(1928—1949 年)

次数	改组时间	地位升降	名称	隶属关系	规模变化
第一次	1928 年 11 月	升	卫生部	内政部→行政院	扩
第二次	1930 年 12 月	降	卫生署	行政院→内政部	缩
第三次	1935 年 6—11 月	升	卫生署	内政部→行政院	扩
第四次	1937 年 8 月	平	卫生署	卫生勤务部	并
第五次	1938 年 4 月	降	卫生署	行政院→内政部	缩
第六次	1940 年 4 月	升	卫生署	内政部→行政院	扩
第七次	1947 年 4 月	平	卫生部	行政院→行政院	扩

---

[1] 《金宝善文集(样本)》,第 13 页。

[2] 《中华民国国民政府组织法》(1928 年 10 月 8 日),中国第二历史档案馆编《中华民国史档案资料汇编》第 5 辑第 1 编"政治"(1),江苏古籍出版社,1994,第 22—26 页。

[3] 《国民政府行政院卫生部组织法》,《卫生公报》第 1 卷第 1 期,1929 年 1 月 1 日,第 27—30 页。

[4] 《卫生部组织法要点》,《申报》1928 年 11 月 15 日,第 7 版。

[5] 陈邦贤:《中国医学史》,商务印书馆,1927,第 269 页。

[6] 《卫生部规划进行》,《申报》1928 年 11 月 3 日,第 4 版。

[7] 《卫生部次长等就职》,《申报》1928 年 11 月 17 日,第 4 版。

续表

次数	改组时间	地位升降	名称	隶属关系	规模变化
第八次	1949 年 5 月	降	卫生署	行政院→内政部	缩
第九次	1949 年 8 月	降	卫生司	内政部→内政部	缩

资料来源：姚克方《回忆国民党政府卫生部》，全国政协文史资料委员会编《文史资料存稿选编·文化》，中国文史出版社，2002，第779—783页；张朋园、沈怀玉合编《国民政府职官年表（1925—1949）》第1册，台北："中央研究院"近代史研究所，1986，第3、214—221页。

表1-2　1928—1937年南京国民政府主要中央卫生行政机构经费一览

单位：万元

年份	1928	1929	1930	1931	1932	1933	1934	1935	1936	1937
卫生署			9.6	28.8	28.8	28.8	28.8	28.8	28.8	28.8
中央医院		39.9	39.9	39.9	39.9	42.8	46.2	42.0	42.0	52.0
中央防疫处	6.6	11.3	11.3	11.3	11.3	11.3	11.3	11.3	11.3	11.3
西北防疫处						2.9	2.9	5.0	5.0	5.0
海港检疫所							12.9	16.0	18.0	18.0
中央卫生实验处							50.0	36.0	36.0	36.0

资料来源：《卫生部统计室卫生统计图表》，中国第二历史档案馆藏，三二七/93/21。

从表1-2可以看出，国民政府实际上并没有倾注太多资源发展中央卫生行政事业，卫生部（署）常年经费比较少，甚至不如中央医院、中央卫生实验处的经费多，当然这两个部门的经费来源比较特殊，并非来自国民政府。从整体上看，南京国民政府前后两次设立卫生部，几乎都是为了政治拉拢和安抚政客，这与国民政府1928年设立卫生部时的宣言大相径庭，没有从大局上为卫生行政留下一席之地。而且历次改组与官长更易都存在因人设事和任人唯亲的情况，尤其是对英美派西医群体的争取和扶持，这不仅是基于个人私交的人情之道，还是南京国民政府亲英美政策的有机组成部分，更与整个国民政府权力分配有莫大关联。卫生行政作为国家政权的一部分，不可避免地卷入 CC 系、政学系之间的权力斗争。"CC 是国民党身上的瘤，如果这话不错，那么政学系好比是国民党身上的'流动性肾病'"，[①] 他们通过干预历届卫生行政主管部门官长人选来强化自身的地位，并不是站在中国卫生行政制度良性发展的角度考虑问题。[②]

与此同时，国民政府还对原有警政部门进行了改组。1928 年 10 月，内政部呈准颁行《各级公安局编制大纲》，规定在首都、省、市、县各级设立公安局，水上设水上公安局，重要地方设特种公安局，[③] 实际上便是将政府职能中的"公安"与"公卫"相分立，令其各行其是。1929 年 6 月，行政院又颁布《省警务处组织法》，规定各省设警务处，秉承民政厅厅长之命，掌管全省水陆警察事务。[④] 实际上各省多于民政厅或保安处内设置警政科股，"难以负荷全省警务重任"。[⑤]1936 年 6 月，内政部鉴于"组织纷歧"，[⑥] 呈准颁行《整理警政原则九项》，规定各省保安团队自 1936 年起三年内陆续裁撤，"所有保安团队职务，逐渐由警察担任"。[⑦]8 月，内政部正式颁布《各级警察机关编制纲要》，同时废止《各级公安局编制大纲》，规定在首都、省、市、县各级设立警察局，

① 欧阳宗等：《中国内幕二集》，新中国丛书第五种，新中国报社，1944，第 7 页。

② Ka-che Yip, *Healthand National Reconstruction in Nationalist China, the Development of Modern Health Services, 1928-1937*, Ann Arbor: Association for Asian Studies, 1995, p.44.

③ 《各级公安局编制大纲》，《内政公报》第 1 卷第 7 期，1928 年 11 月，第 4—6 页。

④ 《省警务处组织法》（1929 年 6 月 27 日公布），《行政院公报》第 61 号，1929 年 7 月 3 日，文页第 1 页。

⑤ 《国民政府年鉴（1943）》（1），民国丛书续编第一编，上海书店出版社，2012，第 179 页。

⑥ 《中华年鉴（1948）》（2），第 166—167 页。

⑦ 《行政院整理警政法令摘录》，《河南警政》创刊号，1946 年 11 月 1 日，第 31 页。

地势险要、人口稠密、工商繁盛之地亦设警察局，另设公路警察队、水上警察队、特种警察队，至于未设警察的广大乡村地区，"暂以保甲代行警察事务，派巡官或警长巡回指导"。①此次公安局改组表明，省市县以上为警察，乡村地区暂行保甲，即便相对成熟的警政也面临无法深入乡村建制的局面。

与清末民初警政实际主导卫生行政的情形不同，到了20世纪30年代，诸如保健、防疫、医药等事项的管辖权已有部分切割。如事关防疫，"警察机关得应卫生机关之请，协同办理防疫"；如事涉取缔，诸如饮食物品、生鲜牛乳、摊贩菜场、冷饮瓜果等方面，由警察机构主要负责；如医药管理，则由卫生机关照章办理，"必要时得请警察机关协助执行"，如未领执照或受撤销执照处分而仍继续营业的医事人员，则由警察"协同取缔，加以处罚"。②换言之，警察从过去的"主管"降为"协管"卫生行政，从法理上调整了警政与卫生行政的关系，但从事理上来说，卫生行政完全脱离警政独立建制的设想很难真正落实。

四　重省市县而轻区乡保的卫生行政

近代中国的卫生行政事业还是"时间"与"空间"交相变奏的结果，困难在于如何相对清晰地认识民国时期卫生行政机制的生成。其中各级卫生行政组织的创设便构成南京国民政府时期卫生行政事业发

---

① 《各级警察机关编制纲要》（1936年7月25日行政院公布，1936年8月1日内政部颁行），《警讯》第1卷第1期，1936年12月1日，第87—89页。

② 《中华年鉴（1948）》（2），第178页。

展的重要内容。1929 年，卫生部公布《省卫生处组织条例草案》，[①] 为征求各方意见，改良市卫生行政，还建立市卫生行政会议制度，[②] 并定于同年 2 月下旬在南京召开市卫生行政会议，要求各市卫生主管人员均应到场。[③]7 月，南京国民政府通过训政时期施政纲领草案，其中规定内政部十二项中心工作，[④] 进而提出整理卫生行政，即"推广卫生行政及设备，设立检疫防疫机关，实行医士之考验与登记，施行饮食物及药品之检查"，其中"推广卫生行政及设备"具体指筹办训练卫生行政人员机关、筹设各省县卫生行政机关等内容，[⑤] 而这些亦成为卫生部进一步制定卫生行政计划的主体内容。到了 10 月初，行政院第十三次会议决议通过了由卫生部起草的卫生行政系统大纲，并连发第 658 号、第 862 号训令审议讨论省卫生处组织条例。卫生部参照内政部呈请各省设立省警务处列入省政府组织法的先例，要求行政院、立法院对于各省设置卫生处予以必要规定，将省卫生处的设置纳入省政府组织法之中。[⑥]

《全国卫生行政系统大纲》的要点在于：在各省政府之下添设卫生

---

① 《呈行政院呈送省卫生组织条例草案请鉴核文》，《卫生公报》第 1 卷第 2 期，1929 年 2 月 1 日，第 44—47 页。

② 《市卫生行政会议简章》，《卫生公报》第 1 卷第 2 期，1929 年 2 月 1 日，第 32—33 页。

③ 《咨各省省政府为召集卫生行政会议请饬属列席并先送议案文》，《卫生公报》第 1 卷第 2 期，1929 年 2 月 1 日，第 56 页。

④ 包括厉行法治主义、肃清盗匪、整顿地方行政、促成地方自治、整顿警政、整理土地、兴办水利、实行移民、改正礼俗、厉行禁烟、整理卫生行政、举办救济事业。《国民政府关于颁行训政时期施政纲领草案的训令》（1929 年 7 月 20 日），《中华民国史档案资料汇编》第 5 辑第 1 编"政治"（1），第 2—20 页。

⑤ 秦孝仪主编《抗战前国家建设史料·内政方面》，《革命文献》第 71 辑，台北：中央文物供应社，1977，第 23—24 页。

⑥ 《呈行政院呈为根据卫生行政系统大纲各省设置卫生处应列入省组织法内申述意见祈鉴核文》，《卫生公报》第 1 卷第 11 期，1929 年，第 55—56 页。

厅，在各县政府之下依照现行的县组织法设立卫生局，其未设市政府的省会卫生事宜，暂由所在地的县卫生局管理，但均须兼受卫生部的指挥监督。至于市县以下的乡村卫生，拟即依照自治区划每一市县为若干区，管理卫生事宜。海陆检疫拟择要地筹设海陆检疫所，任命专才负责。各级卫生行政机关负责人均由卫生部任免。考虑到清末以来县一级卫生行政往往依附于警政，并非"毫无基础"，[①]在县卫生局正式独设之前，"县之卫生事宜暂以县公安局兼理之，县公安局亦未成立时，得于县政府设立卫生科"。[②]这一点与上述 30 年代警政改革颇为相似，即县以上独立建制公安或警察，县以下实际由地方公法团体掌理，只有毫无基础的县才创设卫生科，因此县乡层级便构成理解此时卫生行政权力边界的临界点。

按照卫生部通令，各省应命令各普通市限期成立卫生局，然而此举并没有得到立即响应，甚至有些市拒绝执行。湖南省长沙市政筹备处代处长易希亮称，"卫生行政事极烦琐，必须有多数警察供其直接指挥，方能进行尽利，在市政府未能成立公安局未将管辖以前，即令提前成立卫生局而警察不服指挥，执行必感困难"，因此反对立即开设卫生局。卫生部无可奈何，只好照准。[③]在河南，开封、郑州先后遵照"市组织法"成立市政府，但是卫生局尚未成立。[④]

卫生部一方面催促地方迅速筹办卫生局，另一方面也明令禁止民间

---

① 章清：《"有""无"之辨：重建近代中国历史叙述管窥》，《近代史研究》2019 年第 6 期。

② 《全国卫生行政系统大纲》，《卫生公报》第 1 卷第 1 期，1929 年 1 月 1 日，第 30—31 页。

③ 《训令（六月二十五日）》，《卫生公报》第 1 卷第 7 期，1929 年 7 月 1 日，第 11 页。

④ 《咨河南省政府据河南卫生研究会呈请转咨令饬开封郑州两市遵章设立卫生局咨请查核转饬遵办文》，《卫生公报》第 1 卷第 10 期，1929 年 10 月 1 日，第 82 页。

私自设立卫生行政机构。例如河北省滦县的张凤端，原本为地方公绅，众人联名请其出面组设滦唐卫生分局，并设公立医院。卫生部认为此举虽情有可原，但属违规操作，"地方卫生行政机关须依据法令设立，原呈联保一节碍难照准"。①又有江苏省灌云县的吴绍臣，早年学医，投身国民革命，长期担任军医、医院院长等，具有丰富的卫生行政经验。他试图凭借一己之力，"将海州、灌云两县区卫生局先行试办，以资救济，所有开办费用由承办人自行筹办"。卫生部则认为吴氏此举越权，"查卫生局之设置，系属地方卫生行政机关，早经规定市县组织法内，似未便准予私人名义举办"，②予以回绝。事实证明，地方政府往往碍于经费，不愿迅速开办卫生行政事业，而地方士绅和精英却试图自行筹办，在卫生部看来，此举一概属于"越俎代庖"。自身实力不足，又不愿借助他人之手，说到底是卫生部不愿在起步阶段将卫生行政的"公权力"让渡给私人。这种国家集权主义的做法与清末以来的地方团体委任主义之间形成了不小的张力，加之人才、经费、物资短缺，导致地方卫生行政机关筹办迟缓。

1934 年以前，各省卫生行政均未设有专管机关。依照当时省政府组织法的规定，卫生行政系属民政厅职掌，故多在民政厅下设科办理。1934 年，中央卫生行政技术会议议定各省卫生行政实施方案，各省应设卫生实验处。截至 1934 年 6 月，已设置省卫生实验处的有湖南、甘肃、宁夏、青海、浙江等省份，或设有类似组织，如江西省设立全省卫生处，是为民国时期各省设专管卫生机关之始，其后各省相继设立。惟其

---

① 《令河北民政厅令知滦县瑞成栈等商号联保张凤端组织滦唐卫生分局碍难照准所称地方发生毒况是否实在仰查核办理文》，《卫生公报》第 1 卷第 11 期，1929 年 11 月 1 日，第 12—13 页。

② 《令江苏民政厅据灌云县立戒烟医院吴绍臣呈请试办海州、灌云两县区卫生局经批斥不准仰查核饬遵文》，《卫生公报》第 1 卷第 11 期，1929 年 11 月 1 日，第 13—14 页。

时中央尚未制定省卫生机关组织法规，故各省卫生行政机关之名称至为纷歧，如江西设全省卫生处，陕西设卫生处，宁夏、湖南等省设卫生实验处，云南设全省卫生实验处，贵州设卫生委员会。[①]也就是说，1937年全面抗战爆发前，基于现实考量，卫生部将卫生行政事业的重点放在了省市而非县乡。1940年6月底，行政院正式公布《省卫生处组织大纲》，规定省设卫生处，隶属于省政府，掌理全省卫生事务。[②]但省卫生处的职权各省情况不一，尚有在民政厅下设置省立医院，兼理促进全省卫生事业的省份，如江苏、河南、广西三省。广西则划全省为三大卫生区，每区均设有省立医院一所，办理卫生行政，其他各省均由民政厅办理卫生行政。由表1-3可见整个南京国民政府时期设立省级卫生行政机关概况。

表1-3　南京国民政府时期全国省市级卫生行政机关设立简况
（1928—1949年）

省市	名称	时间	省市	名称	时间	省市	名称	时间
江西	全省卫生处	1934年6月	蒙古	蒙古卫生院	1936年	西康	卫生处	1944年6月
湖南	卫生实验处	1934年7月	广东	卫生处	1937年12月	新疆	卫生处	1944年9月
甘肃	卫生实验处	1934年9月	福建	卫生处	1938年2月	山西	卫生处	1945年
青海	卫生实验处	1934年11月	贵州	卫生委员会	1938年4月	江苏	卫生处	1946年1月
宁夏	卫生实验处	1934年12月	四川	卫生实验处	1939年5月	山东	卫生处	1946年9月
陕西	卫生处	1935年1月	广东	卫生处	1940年9月	台湾	卫生处	1946年
浙江	卫生实验处	1935年7月	河南	卫生处	1940年10月	西藏	无	无

① 《中华年鉴（1948）》（4），第368页。

② 《事由：抄发省卫生处组织大纲仰知照由》（1940年7月10日），《卫生署向卫生用具修造厂抄发各项法规章则的训令汇集》（1940年5—8月），中国第二历史档案馆藏，一二／1/3561。

续表

省市	名称	时间	省市	名称	时间	省市	名称	时间
云南	全省卫生实验处	1936 年 7 月	湖北	卫生处	1941 年 2 月	广州	卫生局	1921 年 3 月
安徽	卫生院	1936 年 8 月	广西	卫生处	1941 年 7 月	上海	卫生局	1928 年 7 月
南京	卫生事务所	1932 年 5 月	北京	卫生局	1934 年			

注：[1] 九一八事变后，辽宁、吉林、黑龙江、热河等地区相继沦陷，南京国民政府卫生行政工作实际无法触及。抗战胜利后东北率先解放，东三省卫生行政情形亦无法纳入南京国民政府序列中探讨，故本表暂且不论。

[2] 个别市卫生行政机关早于 1928 年，主要有临时卫生局（1900 年，天津，又称天津卫生局或北洋卫生局）、广东省卫生厅（1912 年，广州）、广州市卫生局（1921 年 3 月）、胶澳商务督办公署保安处卫生科（1922 年，青岛）、淞沪商埠卫生局（1926 年，上海，1927 年改为淞沪卫生局）等。此外，上海属于"一市三治"状态，除华界卫生局外，还有上海公共租界卫生处和上海法租界卫生局。

[3] 南京市卫生处于 1929 年 1 月 1 日正式改设为南京市卫生局，1932 年 5 月又改组为南京市卫生事务所，此所虽无卫生局之名，却强于其他特别市卫生局。

[4] 蒙古地区包含察哈尔、热河、绥远等省份，蒙古卫生院于 1943 年改组为伊克昭盟卫生所和乌兰察布盟卫生所。

资料来源：小野得一郎《中华民国医事综览》，日本同仁会，1935，第 70 页，上海市档案馆藏中华医学会档案，Y8-1-41-77；刘瑞恒：《十年来的中国医药卫生》，中国文化建设协会编《抗战前十年之中国》，民国丛书第 5 编第 69 册，上海书店出版社，1996，第 421—446 页；《国民政府年鉴（1943）》（1），第 565—566 页。

省卫生处直隶于省政府，掌理全省卫生事务，各省卫生处因政策不一、事务繁简、财政状况各不相同。依照《省卫生处组织大纲》，省卫生处得设省立医院、卫生试验所、卫生人员训练所，及其他卫生机关。此种机关之设置与否，视各省实际需要及财政状况而定。截至 1947 年底，各省省辖卫生机关共有 214 个单位，其中包括省立医院 109 所、妇婴保健院 7 所、结核病防治院 4 所、传染病院 6 所、卫生试验所 12 所、卫生材料厂 5 家、医疗防疫队 37 队、卫生人员训练所 5 所、精神病院 2 所、麻风病院 3 所、省会卫生事务所 3 所、妇婴保健所 6 所、地方病防治所 1 所、环境卫生队 1 队、公路卫生站 4 站、药品供应处 3 所、卫生教育委员会 6 所。[①]

南京国民政府时期市有院辖市与省辖市之别，依《市组织法》之规定，卫生局不在必设之列，故各市卫生行政主管机关至为纷歧，有些地方设卫生局，有些设卫生事务所，有些设卫生院，也有在市政府内设置卫生科，如南京、上海、北平、天津、广州、杭州、南昌等市卫生局先后成立。但是到了 1937 年，各特别市设有卫生局的只剩下北平、上海、广州三市，而此前南京、汉口、天津、青岛、杭州等市所设的卫生局，因经费紧缩，陆续裁并。有些市虽无"卫生局"之名，却并不逊色，比如南京市卫生事务所，其下设有卫生分所 21 处，设施普遍优于其他地方。[②] 全面抗战期间，后方各市卫生机构，亦次第设置。

截至 1947 年底，院辖市设有卫生局的有南京、上海、北平、天津、青岛、重庆、广州、沈阳等八市。设有卫生事务所的有西安市，汉口市则在市政府下设科办理卫生业务。省辖市设有卫生局的有杭州、汕头、湛江、贵阳、太原、长春等市。设有卫生院的有长沙、衡阳、台北、高雄、台中、台南、基隆、新竹、新化、屏东等市。设有卫生事务所的有徐州、南昌、武昌、成都、自贡、唐山、石门、济南、兰州、锦州等市。其他如福州、厦门、嘉义、桂林、昆明、西宁、吉林等市，均只有卫生科。[③]

---

① 《中华年鉴（1948）》（4），第 368 页。

② 刘瑞恒：《十年来的中国医药卫生》，《抗战前十年之中国》，第 428 页。

③ 《中华年鉴（1948）》（4），第 371 页。

表 1-4　1931—1936 年部分省市卫生行政经费一览

单位：万元

年份	1931	1932	1933	1934	1935	1936
江苏	5.4	5.2	5.2	20.4	24.3	22.9
浙江	10.4	9.8	22.9	23.8	32.9	10.7
江西				4.6	23.1	59.9
湖北	34.7	17.3	15.6	19.5	5.7	6.7
湖南	16.7	16.8	15.8	30.0	19.5	13.8
福建						16.1
山西		10.3	8.1	8.1	8.1	
河南		4.1	3.7	3.5	3.5	4.5
河北		0.3	0.3	0.2	0.2	4.8
陕西					31.2	28.1
广西			1.9	6.0	9.3	5.9
云南	1.1	1.2				
贵州		1.5	2.1	2.1	2.9	6.2
甘肃				4.7	5.3	8.3
青海		3.6	3.6	2.5	3.6	3.9
宁夏						7.4
绥远						1.2
察哈尔	2.6		2.6	5.0	5.2	2.4
南京	46.0	29.3	31.9	39.6	70.6	107.6
上海	35.2	31.4	37.3	39.9	46.3	44.1
北平	26.3	18.1	30.7	39.6	47.8	57.0
天津					47.0	39.4
青岛	7.6	9.4	10.4	15.9	25.7	32.1
威海	5.5	3.9	1.5	1.4	1.4	1.7
广州						93.9
汉口						14.6
杭州						31.2

资料来源：《卫生部统计室卫生统计图表》，中国第二历史档案馆藏，三二七 /93/23。

由表 1-4 可见，与中央卫生行政经费总体偏少不同，各省市经费差异较大。以 1936 年度卫生经费为例，江西省高达 59.9 万元，绥远低至 1.2 万元。从增长趋势上看，江西、贵州、广西、江苏等省增加较多，而湖南、湖北、陕西等省不增反降。各省卫生行政事业总体上处于草创期，除经常费外，还有一定的临时经费，故总体上还是表现为上升的趋势。至于城市的卫生经费变动幅度更大，以南京、北平、青岛三市经费为例，1936 年比 1931 年增加了一倍多，青岛市更是增加了三倍。最后，城市各省市级卫生行政机关创立年限早晚与其经费配置多寡表现为正相关的关系。

至于县以下卫生行政建设，1929 年《县组织法》规定："卫生行政属于公安局职掌，必要时得呈准设局，专理卫生事项。"[1] 具体到落实环节，地方主政者试图避免落入清末民初地方自治诸端"破碎支离"的窠臼，但又无法短期实现训政时期地方自治全国"以归一律"的愿景，只好具体应办事项"按各县实际需要，由县政府各局酌界权限、款项指导进行"。[2]1934 年 4 月 9 日，第一次全国卫生行政技术会议通过了《县卫生行政方案》，其中规定县设卫生院，区设卫生所，较大村设卫生分所，村设卫生员。[3] 与此同时在第二次内政会议上，内政部通过关于设立县卫生医疗机关的具体办法，颇为详尽，但实际上并没有按计划执行。[4]1937 年《县卫生行政实施办法纲要》的基本设想是在县政府下设卫生院，与警察局等行政部门平级，区署下设卫生所与警察所，乡以下

① 《县组织法》，《交通公报》第 47 号，1929 年 6 月 15 日，第 21 页。
② 《浙江省政府训令秘字第 1508 号令民政厅准咨为筹备地方自治凡区乡镇公所应办事项请查核饬办由仰办理由》，《浙江省政府公报》第 1159 期，1931 年 3 月 20 日，第 9—13 页。
③ 燕南：《谈谈全国卫生会议的县卫生行政方案》，《医事公论》第 18 期，1934 年 7 月 1 日，第 17—20 页。
④ 《内政年鉴（4）（2），第 329—339 页。

推行保甲制，暂不设卫生机关。[1] 然而与 1937 年的方案相比，1939 年国民政府正式颁行的《县卫生行政实施办法纲要》取消了乡镇设卫生所、农村设卫生员的表述。[2] 究其原因，"该项组织大纲似嫌过于偏重理想，实际决难到，现在实行新县制县份每县平均至少设有三区、二十乡镇、三百保，依此标准，是每县医护人员非四百人不可，年需经费亦非二十万元莫办，各县人力、财力鲜能胜任"。[3]

由 1937 年 7 月和 1939 年 12 月的全国卫生机关分布图可知，全面抗战爆发前，江西、福建、广西、湖南、贵州五省的县卫生机关已遍布全省，但在云南、四川、重庆、甘肃、青海、新疆、西藏等省份仍亟待创设和完善。全面抗战爆发后，全国中央和地方卫生行政机关布局由华中和华东地区转向东南、西南和西北地区。[4] 需要指出的是，各省各县卫生院水平参差不齐。

1940 年 5 月，国民政府正式颁布《县各级卫生组织大纲》，规定县设卫生院，掌理全县卫生行政及技术工作，如医药管理、医疗工作、传染病管理、环境卫生、妇婴卫生、学校卫生、卫生教育、生命统计及一般卫生行政，并应设病床 20—40 张。至于县以下之卫生机关，区应设卫生分院，乡镇设卫生所，保设卫生员，并对各级卫生架构应行应办之事进行了详细擘画。[5] 1940 年国民政府又相继颁布《县卫生工作实施纲

---

[1]   重庆内政部卫生署编印《县卫生行政实施办法纲要》第 1 册，1939，无页码。

[2]   《县卫生行政实施办法纲要（附表）》，《云南省政府公报》第 9 卷第 37 期，1937 年 5 月 12 日，"中央法规"，第 1—7 页。

[3]   《卫生署二十九年度工作成绩考察报告》（1941 年），重庆市图书馆藏未刊本，第 4 页。

[4]   金宝善、许世瑾：《我国战时卫生设施之概况》，《中华医学杂志》第 27 卷第 3 期，1941 年 3 月，第 135 页。

[5]   《县各级卫生组织大纲》，《浙江省政府公报》第 3237 期，1940 年 8 月 1 日，第 2—5 页。

领》《中心卫生院组织通则》《县卫生工作人员待遇标准》等法令。①

自 1940 年起，国民政府设置专款推进此事，此后卫生署也相应制定了"普设县市公医院五年计划"，五年内计划成立公医院 2000 所，自 1944 年起，第一年 300 所，第二年 500 所，第三年 400 所，第四年 450 所，第五年 500 所，"期于五年后，每一县市皆能有一公共病院"。② 实际上截至 1944 年 7 月，抗战大后方 20 个省 1361 个县中有 938 个县设有县卫生院，另有 95 个已设卫生机构的县尚需调整，合计达到 1033 县，占总数的 72%，"进展之速，于斯可见"。③ 这种县卫生建设在"有比无好"的思想下设置得越来越多，导致人力、财力、物力严重跟不上设立的节奏，"跑得太快了，人才不能适应"，④ 虽立有县立医院名目，但大多数有名无实。

总之，20 世纪三四十年代国民政府和卫生署将关注的重点放在省市县卫生行政系统的构建上，具体的卫生行政规划呈现出"重省市县而轻区乡保"的特点，财政和资源倾向省市县，故区乡保的公共卫生行政事业推展较为艰难。正如兰安生所言："我认为它们更多的是纸上谈兵，而不是付诸实施。它们的目的是在各省特别是长江沿岸各省和东部沿海各省建立一个现代化的政府组织。制定这些规定更多的是作为指导原则和界限，以防止一群人盲目在各省开展公共卫生项目。这是一种限制，而不是推动。"⑤

---

① 《论公医制度》，《东方杂志》（重庆）第 40 卷第 13 号，1944 年 7 月，第 37—38 页。

② 《卫生署三十二年度施政报告》（1944 年 1 月 27 日），台北"国史馆"藏，001-133130-00001。

③ 金宝善：《〈公医〉之使命》，《公医》（重庆）第 1 卷第 1 期，1945 年 1 月，第 1—2 页。

④ 《县卫生建设第二次座谈会纪录》，《公医》（重庆）第 1 卷第 6、7 期合刊，1945 年 7 月，第 37—39 页。

⑤ Grant, John B. (John Black), 1890–1962, Rockefeller Foundation Oral History Collection, Columbia Center for Oral History, Columbia University, p.310.

小　结

纵览近代中国卫生行政发展历程，基本上是从卫生知识与制度构建逐渐转变为具体的卫生规章表达和地方社会实践。清末民初，卫生行政与警政的关系演变大致经过从属—分立—回归三个阶段，卫生司的创设与发展虽有中央之名，却无中央之实，政局跌宕，难有发展。及至北伐以后，重塑中央卫生行政之举逐渐浮现。20世纪30年代，在中央与省市层级，卫生行政与警政逐渐分立，但在县乡层级表现为有条件的县设卫生局，无条件的县卫生行政仍属公安局（警察局）管辖，县立卫生院夹杂其中，往往成为县卫生局的替代品，象征意义大于实际意义。卫生行政与警政的长期缠绕关系，不得不说是历史情景下的无奈之举，同时也透露出中国近代卫生行政制度的成长特点。

进一步说，晚清中国卫生行政、卫生警察、道路清洁等事宜虽多萌发于通商口岸，起到了一定影响。但到了民初，沈阳、广州、南京、杭州等地带有市政色彩的卫生局、卫生处起到了引领"地方自治"的效应。这些带有清末民初知识与制度转型色彩的治理模式倒逼中央政府谋求自新，当然这也与大量医药界人士加入政府开展卫生行政工作密切相关，关于这一点仍需要更多的个案加以揭示。不难发现，这种带有传导型现代化色彩的国家与地方卫生行政事业，在初起阶段依附于强势机构开展是必要的生存策略，[①] 但更多的是近代中国权势网络催生的产物，混杂与混同二性合一。从这个意义上说，缠绕不清便是警政与卫生行政、租界经验与地方实践、中央集权与地方自治等多元因素交叠的结果。

---

① 杜丽红：《碎片化的专业治理：国家政权建设视角下近代中国卫生行政的演变》，《广东社会科学》2021年第6期。

与此同时，地方卫生行政实践与地方自治建设逻辑长期共存，更多情况下呈现出来的是地方自治建设逻辑下的地方卫生行政初创，因此南京国民政府时期卫生行政看似从警政中彻底剥离，实则历经清末民初的发展阶段，卫生行政与警政往往难分难解。透过卫生警察的"创设"与"消亡"过程，1928 年前后警政与卫生行政的发展呈现出两种风格迥异的时代特点，即 1928 年以前侧重"地方社会化"实践，1928 年以后转向"行政制度化"构建。"地方社会化"与"行政制度化"在当时存在不小的张力，产生的根源是清末民初历届中央政府在财政收支、人才分布、资源分配等工作上的左支右绌。由此也就不难理解为何清末民初警政与卫生行政起初相伴相生，而后难以兼容，但又不足以彻底分道扬镳。

另从巡警部—民政部—内务部—内政部的改制过程来看，卫生行政与警政的难舍难分也是同时期内政演化的结果。清末巡警创立之初，职掌范围无所不包，几乎等同内政，此种思路延续既久不易更改，即便后来警政司与卫生司并列设置，然警政之中从未剔除治理妨害卫生之罪。民初以后中央政府基本组织架构逐渐分为内外两部，即内务（内政）与外交。就内务（内政）而言，又有内外之分，内部设总务，外部分设民治、警政（警务）、卫生、职方（疆理）等司，[1] 到了 30 年代更是直接言明，"国家行政范围至广，卫生行政与警察行政皆属内务行政之一"。[2] 因此历届中央政府处理卫生行政与警政关系的拿捏程度，亦可作为审视近代中国政府处理内政水平的重要指标。

---

[1]　《内政年鉴（2）》（1），第 21 页。

[2]　铁道队警总局编印《铁路卫生警察讲义》，1936，第 6 页。

第二章

近代中国中央卫生行政的重组与浮动

近代以来，关于中国卫生行政制度的研究成果实属不少，民国学人已就其荦荦大端之处多有梳理。① 近年来，学界大体上对于卫生行政发展的艰难性与复杂性有了初步认识，目前基本以省、市、县为单位展开论述，探讨了不同层级的卫生行政制度，总体而言地方多于中央。较早的研究以北京、上海、香港、天津等近代较发达城市为主，② 这在一定程度

① 主要论著有胡鸿基《公共卫生概论》，商务印书馆，1929；陈方之编《卫生学与卫生行政》；马允清编《中国卫生制度变迁史》；王吉民、伍连德：《中国医史》；陈邦贤《中国医学史》；虞乔僧：《卫生行政》，广西印刷厂，1937；薛建吾：《中国乡村卫生行政》，商务印书馆，1937；赖斗岩：《公共卫生概要》，中华书局，1937；金宝善：《战时地方卫生行政概要》，中央训练团，1939；马维骢编《卫生行政》，广东省地方行政干部训练团，1940；翁文渊编《卫生行政讲义》，广西省地方行政干部训练委员会，1941；陈志潜《卫生员方案》，湖南省卫生处，1941；胡定安：《县卫生行政》，中央政治学校研究部，1941；金宝善、许世瑾：《卫生行政》，中央训练委员会，1942；金宝善：《卫生行政问题》，中央训练团党政高级训练班，1944；俞松筠：《卫生行政概要》，正中书局，1947。

② 关于天津的主要论著 Ruth Rogaski, *Hygienic Modernity: Meanings of Health and Disease in Treaty-Port China,* Berkeley: University of California Press, 2004；路彩霞：《清末京津公共卫生机制演进研究（1900—1911）》，湖北人民出版社，2010；朱慧颖：《天津公共卫生建设研究（1900—1937）》，天津古籍出版社，2014；〔法〕皮埃尔·辛加拉维鲁《万国天津：全球化历史的另类视角》。关于北京的主要论著有杜丽红《制度与日常生活：近代北京的公共卫生》，中国社会科学出版社，2015；何江丽：《民国北京的公共卫生》，北京师范大学出版社，2016。关于上海的主要论著有 Kerrie I. Macpherson, *A Wilderness of Marshes: The Origins of Public Health in Shanghai,1843-1893*, Hong Kong, Oxford, New York: Oxford University Press, 1987；彭善明：《公共卫生与上海都市文明：1898—1949》，上海人民出版社，2007；赵婧：《近代上海的分娩卫生研究（1927—1949）》，上海辞书出版社，2014；〔英〕韩雅各：《上海卫生：中国保健之注意事项》。关于香港的主要论著有罗婉娴《香港西医发展史，1842—1990》，香港：中华书局香港有限公司，2018；杨祥银：《殖民权力与医疗空间：香港东华三院中西医服务变迁（1894—1941 年）》。

上影响了民国卫生史书写的取材与取向。流风所及，地方卫生行政研究的对象得以持续扩展。① 然而，这些研究由于相对聚焦地方卫生行政制度的生发，往往对中央卫生行政制度演变仅作背景介绍，导致视野易陷入"地方"难以自拔，中央之于地方未免过于"虚悬"，较难深入制度整体运转的内在机制，最终导致研究的"地方"数量在变，反而研究路径与结论难有质变。

有鉴于此，目前学界对于近代中央卫生行政制度的混杂与多元有了进一步反思与认识，主要议题集中在基督教在华医疗事业与卫生行政、卫生行政机构嬗递、疫灾应对与民国公共卫生体系、北京政府中央卫生行政、医学派系与卫生行政化、清代卫生观念与卫生防疫机制、近代卫生行政区划、清代卫生防疫机制、近代中国地方卫生行政的地方性经验、庚戌鼠疫应对与中国近代防疫体系等。② 这些研究虽从国家与社会、中央与地方、国内与国外等角度基本厘清了相关问题，但其中涉及的诸多历史要素之间的紧张与冲突仍有可探之处。卜丽萍利用海外资料，阐述了兰安生与近代中国公共卫生事业发展的复杂关系；③ 杜丽

---

① 这方面研究成果以硕博士学位论文为主，数量过多，此处不再列举。

② 主要论著有李传斌《基督教在华医疗事业与近代中国社会（1835—1937）》，博士学位论文，苏州大学，2001；曹树基、李玉尚：《鼠疫：战争与和平——中国的环境与社会变迁（1230—1960 年）》；张泰山：《民国时期的传染病与社会：以传染病防治与公共卫生建设为中心》；胡红梅：《民国公共卫生体系及其与疫灾的互动》，硕士学位论文，华中师范大学，2012；郗万富：《舆情与政治：基于北洋政府中央卫生行政的思考》，《兰台世界》2013 年第 34 期；高晞：《卫生之道与卫生政治化——20 世纪中国西医体系的确立与演变（1900—1949）》，《史林》2014 年第 5 期；余新忠：《清代卫生防疫机制及其近代演变》；李孜沫、陈丹阳：《清代卫生防疫机制的引建》，《江西社会科学》2019 年第 10 期；杜丽红：《近代中国地方卫生行政的诞生：以营口为中心的考察》，《近代史研究》2019 年第 4 期；焦润明：《庚戌鼠疫应对与中国近代防疫体系初建》，《历史研究》2020 年第 2 期。

③ Liping Bu, "John B. Grant: Public Health and State Medicine," Bridie Andrews and Mary Brown Bullock, eds., *Medical Transition in Twentieth Century China*, Blomington and Indianapolis: Indiana University Press, 2014, pp. 222–223.

红提出"碎片化专业治理"概念，阐述了国家政权建设与近代中国卫生行政的演变历程，[①]这种内外视角与多方史料综合把握的研究思路仍可继续推进。

要之，近代中国卫生行政的成长虽具有"医生从政"的特点，但由于技术、经济、政治、社会与文化之间存在不小的张力，加之大部分医学专家政治经验较为缺乏，卫生部（署）组织变动与人事更替情形十分复杂。然而与对近代中国其他中央行政机构的研究相比，国民政府卫生部（署）的研究还相当薄弱。职是之故，本章拟以制度变迁与人事纷争为抓手，通过检视国民政府时期卫生部九次改组与官长更替背后的内联和互动，加深对近代中国中央卫生行政制度变迁问题的整体性认识。

一　艰难整合：从拉拢安抚到薛辞刘代

清末民初以后，卫生司的创设与发展虽有中央之名，却无中央之实，政局跌宕，难有发展，及至北伐以后，重塑中央卫生行政之举渐次浮现。1927 年 3 月，武汉国民政府在汉口设立卫生部，时任汉口市卫生局局长黄子方提议由刘瑞恒、颜福庆或兰安生出任卫生部部长。[②]因"宁汉对峙"局面出现，黄子方很快离开汉口，武汉国民政府卫生部

---

① 杜丽红：《碎片化的专业治理：国家政权建设视角下近代中国卫生行政的演变》，《广东社会科学》2021 年第 6 期。

② Henry S. Houghton Interview: Dr. J. Heng Liu, Dr. Grant, Dr. Dunlap, March 18, 1927, Correspondence, 1960–1961, Box 23, Folder 7, Collection on J. Heng Liu, 1922–1946, Chinese Oral History Project Collection, 1914–1989, Bulk 1958–1980, Rare Book & Manuscript Library, Columbia University.

也变得有名无实。[①]1927 年 4 月，南京国民政府设立内政部，置卫生司，掌管卫生行政事宜。[②]“宁汉合流”以后，1928 年 10 月 8 日，国民政府颁布《中华民国国民政府组织法》。[③]同年 10 月 24 日，国民政府任命薛笃弼为卫生部部长。11 月 14 日，国民政府正式通过《卫生部组织法》[④]，改卫生司为卫生部，掌管全国卫生行政事务，“对各地方最高级行政长官执行本部主管事务，有指示监督之责”。[⑤]卫生部下设总务、医政、保健、防疫、统计五司，中央卫生委员会、中央卫生试验所及卫生行政人员训练所。[⑥]

表 2-1　民国时期中央卫生行政机关历任官长一览

时 期	届次	姓名	任期
北京政府时期	第一任	伍 晟	1912 年 6 月 20 日任至 1913 年免
	第二任	刘道仁	1917 年 1 月 9 日设任
	第三任	汪 希	1920 年 12 月 24 日任至 1924 年 4 月 19 日免
	第四任	任焕藜	1924 年 4 月 19 日任至 1924 年 12 月 12 日免
	第五任	吴贯因	1924 年 12 月 13 日任至 1927 年免
	第六任	林彦京	1927 年 7 月 23 日任至 1928 年免

① Rajchman to John. B. Grant, February 21, 1927, Sanitary Situation in China - Organization of Ministry of Health, United Nations Library & Archives Geneva (UNAG), File R966/12B/58256/45658.

② 《金宝善文集（样本）》，第 13 页。

③ 《中华民国国民政府组织法》（1928 年 10 月 8 日），《中华民国史档案资料汇编》第 5 辑第 1 编“政治”（1），第 22—26 页。

④ 《国民政府行政院卫生部组织法》，《卫生公报》第 1 卷第 1 期，1929 年 1 月 1 日，第 27—30 页。

⑤ 《卫生部组织法要点》，《申报》1928 年 11 月 15 日，第 7 版。

⑥ 陈邦贤：《中国医学史》，第 269 页。

续表

时期	届次	姓名	任期
南京国民政府时期	第一任	薛笃弼	1928 年 10 月 24 日任至 1929 年 11 月 4 日免
	第二任	刘瑞恒	1929 年 11 月 4 日代，11 月 30 日就，1930 年 4 月 14 日任至 1930 年 12 月 4 日免
	第三任	刘瑞恒	1930 年 12 月 15 日任，1935 年 8 月 28 日差，1935 年 12 月 12 日辞，1935 年 12 月 12 日任，1935 年 12 月 16 日就，1935 年 8 月 28 日金宝善代，1938 年离职
	第四任	颜福庆	1938 年 8 月 17 日任至 1940 年 4 月 24 日辞
	第五任	金宝善	1940 年 6 月 20 日任至 1947 年 4 月 23 日免
	第六任	周诒春	1947 年 4 月 23 日任至 1948 年 12 月 22 日辞
	第七任	林可胜	1948 年 12 月 22 日任至 1949 年 1 月 18 日辞（林到任前，朱章赓代理）
	第八任	朱章赓	1949 年 1 月 13 日代至 1949 年 3 月 21 日免
	第九任	金宝善	1949 年 1 月 18 日任至 1949 年 3 月 21 日免（始终未就职，朱章赓代理）

注：任免日期一般指实际在职（包括兼任、代理等）的日期；1913 年至 1917 年 1 月 9 日，北京政府废卫生司，卫生事务复归内务部警政司办理。

资料来源：刘寿林等编《民国职官年表》，中华书局，1995，第 22—25、612—615 页；郭卿友主编《中华民国时期军政职官志》上册，甘肃人民出版社，1990，第 77、549、564、569、590、608、652、676 页；东方杂志编《民国职官表·民国元年一月起民国七年六月止》，台北，文海出版社，1981，第 1—146 页；彭明主编《中国现代史资料选辑第六册补编》，中国人民大学出版社，1993，第 574—579 页；张朋园、沈怀玉合编《国民政府职官年表（1925—1949）》第 1 册，第 214—221 页。

　　从表面上看，国民政府似乎关心民间疾苦，为了保障人民健康，特地设立卫生部专管卫生行政，但实际上，设立卫生部几乎是"一夜之间做出的决定"，①是蒋介石和阎锡山、冯玉祥之间的政治妥协，为了弥缝彼此之间的矛盾，互相斗争、拉拢，因此重新安排人事的结果。虽然在

---

① Grant, John B. (John Black), 1890–1962, Rockefeller Foundation Oral History Collection, Columbia Center for Oral History, Columbia University, pp.270–271.

南京国民政府成立之初，兰安生等人便专程赶往南京，通过方石珊向薛笃弼转送了建议设立卫生部的文件，但是薛当时认为"为时过早"。一个多月以后，卫生部突然成立，背后的隐情却是蒋介石出于政治稳定的考虑，拟将内政部下的卫生部交给晋系的阎锡山。为此薛笃弼找到冯玉祥，言明自己愿意放弃内政部部长职务，进而出任卫生部第一任部长，如此"我们在内阁中仍有两个职位"，即陆军部和卫生部，于是"事情就这样发生了"。[1] 当然，刘瑞恒得以进入卫生部，是兰安生及其背后的罗氏驻华医社（CMB）有意为之。[2] 此外，卫生部内部人事安排问题还牵涉到英美派（Anglo-American group）与法德日派（French-German-Japanese group）西医群体之间的争斗。[3]

早在 1928 年 10 月 22 日，冯玉祥便有意让得力助手薛笃弼出任卫生部部长，"嘱以卫生部应注意养生送死事项"。[4] 薛出任卫生部部长后，首先从内政部调来原有班底（当时会计、庶务等随长官共进退的人，被称作"班底"），出现了"班底跟走"的现象。如原任内政部秘书长许世瑛调任为卫生部秘书长。原本各部设部长、次长、秘书长各一人，后来各部次长增为二人，即政务次长与常务次长，秘书长改为首席简任秘书。原内政部

---

① Grant, John B. (John Black), 1890–1962, Rockefeller Foundation Oral History Collection, Columbia Center for Oral History, Columbia University, pp.261–262.

② Grant, John B. (John Black), 1890–1962, Rockefeller Foundation Oral History Collection, Columbia Center for Oral History, Columbia University, p.248a.

③ 关于民国时期西医群体的派系划分问题，笔者认为分成英美派与法德日派比较合适。英美派尽管很重要，但其实它是一个相对较小的团体，最大的团体来自留学日本、德国的医学生，构成了清末民初军医的主体，而人数相对更少的留法医学生采取的是与德日派结盟的策略，因此划为英美派与法德日派更贴切。当然也有人分成德日派与英美派，参见傅惠、邓宗禹《医学界的英美派与德日派之争》，全国政协文史资料研究委员会编《文史资料选辑》第 19 辑，中国文史出版社，1989，第 64—74 页；还有人划分为英美派、德日派、法比派，参见高晞《卫生之道与卫生政治化——20 世纪中国西医体系的确立与演变（1900—1949）》，《史林》2014 年第 5 期。

④ 中国第二历史档案馆编《冯玉祥日记》第 2 卷，江苏古籍出版社，1992，第 526 页。

民政司司长胡毓威调升卫生部政务次长，原内政部总务司司长杨天受调任卫生部总务司司长，随同薛氏调来卫生部任职的有科长、科员、办事员及原内政部卫生司全体人员，达 40 余人。所以从最初人事安排来看，卫生部实际上是内政部卫生司的"扩编版"和内政部人员的"安插版"。时人戏称其为"内政部集团"（Ex. Com），刘瑞恒对此感到非常沮丧。①

然而薛笃弼在卫生医药方面毕竟是外行，要想卫生行政工作顺利开展，就必须找卫生技术专家担任常务次长。彼时竞争者大有人在，其中以刘瑞恒和陈方之最具实力。②卫生部成立后，原北京政府卫生司并入，原司长陈方之改任卫生部技监。技监是部里卫生技术人员的最高职称，官阶是简任二级，地位略高于卫生部各司。技监室内设有视察数人，可随时代表卫生部到各省市视察和指导卫生工作。然而薛笃弼对陈方之"没有什么耐心，而且很难容忍他，但看起来他似乎还会留任一段时间"。③兰安生也担心这样的政治性安置会影响欧美医学教育（medical education）在中国的发展，想让英美派占据上风。于是他通过冯玉祥夫人李德全的关系，将刘瑞恒运作成主抓卫生技术工作的卫生部常务次长，同时将英美派的"协和系"毕业生安插进卫生部，担任各科室的负责人。④由于"在直到 1927 年的 16 年中，出现了少量的技术人才，勉

---

① From N. Gist Gee's Diary, Nanking, November 13, 1928, Correspondence, 1960–1961, Box 23, Folder 7, Collection on J. Heng Liu, 1922–1946, Chinese Oral History Project Collection, 1914–1989, Bulk 1958–1980, Rare Book & Manuscript Library, Columbia University.

② 白由道：《卫生机关的人事矛盾》，全国政协文史资料委员会编《文史资料存稿选编》第 12 辑《政府·政党》，中国文史出版社，2002，第 604 页。

③ J. Heng Liu, "Short Visit to Shanghai and Nanking," Correspondence, 1960–1961, Box 23, Folder 7, Collection on J. Heng Liu, 1922–1946, Chinese Oral History Project Collection, 1914–1989, Bulk 1958–1980, Rare Book & Manuscript Library, Columbia University.

④ Grant, John B. (John Black), 1890–1962, Rockefeller Foundation Oral History Collection, Columbia Center for Oral History, Columbia University, pp.271–272.

强足以为中央政府配备人员，但还不足以为省级政府配备人员"，[1]因此英美派"协和系"群体初期主要在中央卫生行政部门而非各省卫生行政部门任职。1928年10月31日，国民政府正式任命胡毓威为卫生部政务次长，11月6日又任命刘瑞恒担任卫生部常务次长。[2]此种安排对于胡而言是正常的宦海沉浮，对于刘来说却是"医生从政"的初次体验。

除了兰安生的运作外，刘出任常务次长尚有三个重要因素。一是刘瑞恒在民国医界拥有较高的学术地位和较强的领导力。二是刘瑞恒与孙氏、宋氏家族关系密切。北伐开始前，刘瑞恒负责照看病重的孙中山，后来负责其尸体保存工作，赢得了孙、宋两家的好感。[3]三是刘瑞恒与冯玉祥交情匪浅。早在北京政府时期，冯即常去协和医院看病，而刘瑞恒正是该院著名外科医师。1923年3—4月，冯在协和医院割疝气，[4]同年10—11月，冯妻在协和医院养病。[5]北伐开始后，刘瑞恒又应冯玉祥之邀，调派北平协和医学校学生参加战地救护。[6]到了国民政府时期，冯虽不至协和医院，但经常在南京请刘瑞恒为其诊治。[7]从这个角度来说，"治病救人"的技能也成为刘在国民政府高层扩展人脉的重要手段，

---

① Grant, John B. (John Black), 1890-1962, Rockefeller Foundation Oral History Collection, Columbia Center for Oral History, Columbia University, p.246.

② 《国民政府令》,《卫生公报》第1卷第1期，1929年1月1日，第1页。

③ R. S. Greeene to M.K. Eggleston, November 8, 1928, Correspondence, 1960-1961, Box 23, Folder 7, Collection on J. Heng Liu, 1922-1946, Chinese Oral History Project Collection, 1914-1989, Bulk 1958-1980, Rare Book & Manuscript Library, Columbia University.

④ 《冯玉祥日记》第1卷，第298—311页。

⑤ 《冯玉祥日记》第1卷，第468—489页。

⑥ (6) Insights into Dr. Liu's Successful Rise in the Government Revealed in a Letter from Mr. Greeene, Correspondence, 1960-1961, Box 23, Folder 7, Collection on J. Heng Liu, 1922-1946, Chinese Oral History Project Collection, 1914-1989, Bulk 1958-1980, Rare Book & Manuscript Library, Columbia University.

⑦ 《冯玉祥日记》第2卷，第562页。

故蒋介石、孙科、宋子文、宋美龄、冯玉祥等人也支持刘瑞恒出任常务次长。

　　面对中国医药卫生界自清末民初便存在的派系争斗，国民政府在卫生部人员遴选时采取了"平衡"策略，将各派系与无派系的医务卫生主干人员分别予以安抚。例如常务次长刘瑞恒，原任北京协和医院院长多年，系英美派的首要人物，任命他为常务次长，处于卫生行政上的领导地位。因此，国民政府同时任用了一批非英美派的医界名流，如医政司司长严智钟（留日）、防疫司司长蔡鸿（留法）、保健司司长金宝善（留日、留美）、技监陈方之（留日）、统计司司长金诵盘（留日）等。[①]但留法的西医毕竟数量较少，后来主要依附德日派，事实上形成法－德日派。

　　自1929年1月蒋介石策划的编遣会议失败以后，[②]各地方军事实力派与蒋介石之间的矛盾日趋尖锐和表面化。1929年3月28日，蒋介石派遣军队溯江而上，进攻桂系。就在蒋桂大战之际，冯玉祥与桂系代表温乔生约期响应的密约为蒋所知，蒋深恨之。冯命所部驻在鲁、豫境内的军队全部向潼关以西撤退，企图保全实力，伺机而动。不久蒋介石下令讨冯，冯随即通电下野。薛笃弼作为冯的老部下，亦随冯而去。[③]同年4月薛笃弼向行政院递交辞呈，"恳赐转请国府准予辞去卫生部部长职务，派遣出洋游学"。[④]1929年11月4日，薛笃弼被国民政府正式免

<hr />

① 　傅惠、邓宗禹：《旧卫生部组织的变迁》，政协北京市委员会文史资料研究委员会编印《北京文史资料选编》第37辑，1989，第255—256页。

② 　《国军编遣委员会进行程序大纲》（1929年1月25日国民政府公布），《东方杂志》第26卷第8号，1929年4月25日，第134—135页。

③ 　薛笃弼：《我在中原大战时期的一些经历》，全国政协文史资料研究会编《文史资料选辑》第16辑，中华书局，1961，第121—122页。

④ 　《薛笃弼辞卫生部长》，《申报》1929年4月11日，第4张第10版。

职，由常务次长刘瑞恒代理部长一职。[1]11 月 6 日特任刘瑞恒为代理卫生部部长，[2]11 月 11 日正式宣誓就职。[3] 宣誓当天，谭延闿代表国民政府致辞，认为卫生部虽因经费所限，未能充分发展，但内部规模"大都已定"，刘瑞恒过去亦工作"极为努力"，既为"专门人材"，又系"部中熟手"，自是最佳人选。[4]

胡毓威见薛笃弼辞职，紧随其后于 1929 年 12 月 7 日向国民政府辞职。[5] 此后，1930 年 1 月间卫生部内部人事变化较大，秘书马兆骧、周仰文、许世瑐，科长卫邦辅、董儒林，技正薛宜琪、周士观，总务司司长杨天受等人先后辞职，这些人大部分是薛笃弼的班底，再次出现"班底跟走"。原卫生部高级官员留任甚少，仅有秘书张友棻继续负责文书工作，邵秀明留任英文秘书。中原大战期间，蒋介石为了拉拢张学良，4 月 2 日国民政府任命张的亲信王家桢和胡若愚分别担任外交部和卫生部政务次长。而胡若愚表示，"在任命之前没有征求过他的意见，在见到张学良元帅之前，他可以保留接受或者拒绝的决定"，[6] 最终同年 6 月胡担任青岛市市长。[7] 此举表明卫生部政务次长职务实际成为蒋介石拉拢安抚各派系军政力量的筹码之一。由于刘瑞恒起初并无班底，代理卫生部部长后一时难以找到合适人选填充空缺，只好竭力挽留原卫生部中

① 《国民政府令·府令（十八年十一月四日）》，《卫生公报》第 1 卷第 12 期，1929 年 12 月 1 日，第 1 页。

② 《刘瑞恒昨日视事》，《申报》1929 年 11 月 7 日，第 2 张第 6 版。

③ 《呈行政院呈报代理部长就职日期文（十一月六日）》《呈行政院呈报宣誓就职日期请派员监誓文（十一月七日）》，《卫生公报》第 1 卷第 12 期，1929 年 12 月 1 日，第 54 页。

④ 《刘瑞恒就代卫生部长》，《申报》1929 年 11 月 12 日，第 2 张第 7 版。

⑤ 《国民政府令》，《卫生公报》第 2 卷第 1 期，1930 年 1 月 1 日，第 1 页。

⑥ R. S. Greeene to M.K. Eggleston, April 19, 1930, Correspondence, 1960–1961, Box 23, Folder 7, Collection on J. Heng Liu, 1922–1946, Chinese Oral History Project Collection, 1914–1989, Bulk 1958–1980, Rare Book & Manuscript Library, Columbia University.

⑦ 张桥编《蒋冯阎桂中原大血战》，团结出版社，1995，第 211 页。

下级职员。他将原总务司第三科（会计）和第四科（庶务）人员绝大部分留任继用，随即又任命薛宜琪、邝明坤、张友棻为卫生部秘书，霍启章为卫生部科长，陈世奎为总务司司长，卫生部得以继续运转。① 此后，刘瑞恒又找到天津同乡陈筱田担任总务司司长，陈原系经营西餐业商人，实际并无医学知识。②

1930年4月14日，国民政府正式任命刘瑞恒为卫生部部长，③ 4月21日正式宣誓就职。④ 同年5月13日刘瑞恒被任命为国联卫生委员会委员。⑤ 与此同时，他还兼任北平协和医学院院长，这就为该院毕业生进入卫生行政部门打开了方便之门。如1930年8月2日卫生部派吕廷桢、陶经镕为卫生队特派员；⑥ 8月22日又任命陈志潜、邝明坤为卫生部技正，程大明为卫生部科员。⑦

1930年冬，国民政府要求简化机关组织，裁减各部会机构。12月，卫生部降格为内政部卫生署，是为其第二次改组。此次改组原本只是降格缩编之举，然而立法院从中作梗，此后开始了长达三年的"组织法"修订过程，致使改组进入"死胡同"，从1931年至1934年卫生署长期处于"筹而难设"的尴尬阶段。就此次改组而言，卫生行政事业明显得以扩张，而非因编制缩小变得难有进展，且刘瑞恒权势未减，究其原

---

① 《国民政府令民国十九年一月二十日》《国民政府令民国十九年一月二十七日》，《卫生公报》第2卷第2期，1930年2月1日，"府令"，第1—2页。

② 傅惠、邓宗禹：《旧卫生部组织的变迁》，《北京文史资料选编》第37辑，第260页。

③ 《卫生部训令第三二一号·令各省民政厅、各特别市卫生局、各直辖机关》，《卫生公报》第2卷第5期，1930年5月1日，"训令"，第36—37页。

④ 《刘瑞恒等昨日宣誓就职》，《申报》1930年4月22日，第4版。

⑤ 《刘瑞恒任国际卫委》，《申报》1930年5月14日，第2张第7版。

⑥ 《卫生部令第一三九号》，《卫生公报》第2卷第9期，1930年9月1日，"任免令"，第9页。

⑦ 《卫生部令第一四二、一四三、一四四号》，《卫生公报》第2卷第9期，1930年9月1日，"任免令"，第9—10页。

因，是刘瑞恒与蒋介石关系匪浅。这从刘瑞恒此前不久深度介入"胡汉民案"[1]便可略知一二。1931 年 4 月 9 日，蒋介石为"胡汉民案"电陈铭枢、陈济棠，告以胡先生体温脉搏如常并无绝食晕倒之事，"刘瑞恒署长已有正式诊断报告发表"。[2] 因此，考虑到刘在之前即是特任代理部长，突然改简任，未免降低官阶，于情于理，有伤脸面，故又同时特任刘为禁烟委员会委员长，内政部卫生署署长作为兼职，由此官阶等级上得到补偿，方可继续照常出席行政院会议，在会议上对卫生事务仍有发言权。基于此，时任内政部部长刘尚清对刘瑞恒自不敢以下属视之，双方多有互动往来。[3]

此后，刘瑞恒一方面通过"借鸡生蛋"的变通办法，使卫生行政事业仍然能够在中央卫生设施实验处（旋改中央卫生实验处，后改中央卫生实验院）的名义下继续推进，卫生实验处与卫生署实际上是"一套班子，两个牌子"，共用卫生实验处大楼办公；另一方面，刘瑞恒以"禁烟委员会委员长"之名，行卫生行政之实。他还极力延揽薛笃弼的旧"班底"以及德日派西医人士出任卫生署要职。如原卫生部高级职员许世瑾、胡毓威等人回署任职，许被安置在卫生署，限于"组织法"规定，以荐任一级秘书任用，月薪 400 元，虽比他在卫生部任简任秘书时减少 200 元，但在当时政府人员中收入仍属上乘；胡毓威被安置在禁烟委员会任简任总务处处长，禁烟委员会所有行政事宜均委托胡代办。又如任命金泰（留美）为总务科科长，周文达（留日）为医政科科长兼保健科科长，金宝善（留日、留美）担任卫生署技正。[4] 以上人事安排表明，刘瑞恒处事相对灵活，他

---

① 关于 1931 年蒋介石软禁胡汉民的论述，可参考杨天石《"约法"之争与蒋介石软禁胡汉民事件》，《中国社会科学》2000 年第 1 期。

② 吴淑凤编注《事略稿本》第 10 册，1931 年 4 月 9 日，台北："国史馆"，2003，第 227 页。

③ 傅惠、邓宗禹：《旧卫生部组织的变迁》，《北京文史资料选编》第 37 辑，第 261 页。

④ 傅惠、邓宗禹：《旧卫生部组织的变迁》，《北京文史资料选编》第 37 辑，第 262 页。

在中央卫生实验处的人事安排上有所调整，法德日派与英美派西医各占一部分职位，但核心位置几乎均为英美派西医所占据，逐渐建立起自己的"班底"。

然而，刚刚打开局面的卫生行政事业，却因日本侵华的加剧而变得更加艰难。1935 年 6 月 19 日，行政院第 216 次会议决议，内政部卫生署改为行政院卫生署，直隶于行政院，[①]设署长一人特任，综理全署事务，监督所属职员及各机关，"至其内部组织，暂仍照旧"，[②]是为卫生部（署）第三次改组。同年 12 月中央政治委员会召开会议，正式公布卫生署署长为刘瑞恒。[③]但在随后的议程中卫生署提议的制药事项并未通过，"乃财政委员会不通过，会中亦无人说话"。[④]在日军步步相逼之下，很可能财政委员会觉得医疗卫生不是紧急事项，而此后短促的医疗救护和匮乏的器械药品成为全面抗战初期后勤保障的软肋之一。

全面抗战爆发后，国民政府成立了大本营，下设卫生勤务部，是为卫生部（署）第四次改组。1937 年 8 月中旬，卫生勤务部正式成立，下辖行政院卫生署和军政部军医署，掌握着全国战时救护医疗物资的审批权，[⑤]意在加强战时救护工作。部长由刘瑞恒担任，另设秘书处，由梅贻琳、张振夏两位医师分任正、副处长。原军医署署长张建辞职他去。张是德日派医师，"可能当时军事当局怕派系斗争影响工作，故同意他

---

① 《事由：为院会决议内政部卫生署该为国民政府行政院卫生署一案经呈奉国民政府令准备案令仰知照并转饬卫生署知照由》（1935 年 6 月 19 日），《内政部关于卫生署改隶行政院的文书》（1938 年 3 月），中国第二历史档案馆藏，一二（2）/2/1303。

② 《关于将内政部卫生署改为隶属行政院的训令》（1935 年 8 月），重庆市档案馆藏，0055000100064000011000。

③ 王正华编注《事略稿本》第 34 册，台北："国史馆"，2008，第 634—635 页。

④ 《冯玉祥日记》第 4 卷，第 842 页。

⑤ 《令为据呈请转咨卫生勤务部检发空白救护药品免税证明书三百张一案应准转咨检发仰即知照》，《云南省政府公报》第 10 卷第 20 期，1938 年 3 月 12 日，第 13 页。

辞职"，①综合考量之后，改任原北京协和医学院教授林可胜为军医署署长。②卫生勤务部并没有部址，就在卫生署内挂牌办公，卫生署被敌机轰炸后，便前往刘瑞恒位于中央路的住宅里办公，实际上是"一套班子，三个机构"。

然而，临时拼凑的卫生勤务部无力应对惨烈的战争。淞沪会战期间，"在卫生勤务部内设一野战救护处和两个检疫大队。这些机构仅在淞沪会战开始，苏州一带伤兵较多时期作了一点救护工作"。③1937 年 11 月间，由柳川平助率领的日军在杭州湾登陆，至此国民党军队阵容开始瓦解。退却命令下达过迟，各部慌不择路，日机盘旋轰炸，国民党军队损失惨重，"本来大部队在强敌压迫的跟前退却，为军事技术中一种高度的考验。断无不派遣接应部队，不区划使用道路桥梁的序次，不筹谋后勤业务，及与弹药医药之分配"。④淞沪会战以后，这种情况持续恶化，"医院总共只能接纳 10 万名伤员，然而却照料着 4 倍于此数的伤员"。⑤国民党军队低效而又稀少的战地救护在淞沪会战、徐州会战、南京保卫战中显得捉襟见肘。1937 年 11 月卫生署随国民政府先迁到汉口，刘瑞恒选择出走香港，此后卫生署组织和人事发生较大变动，"虽然出现了些许错位，但总体形势还在不断向前发展"。⑥

---

① 姚克方：《刘瑞恒把持军医业务的经过》，《文史资料存稿选编·文化》，第 801 页。

② 施彦：《林可胜与民国现代医学的发展（1924—1949）》，博士学位论文，新加坡国立大学，2014。

③ 姚克方：《回忆国民党政府卫生部》，《文史资料存稿选编·文化》，第 781 页。

④ 黄仁宇：《放宽历史的视界》，三联书店，2001，第 317—318 页。

⑤ 《战地报告：林博士谈中国红十字会的工作》，《保卫中国同盟通讯》新刊第 2 期，1939 年，中国福利会编《保卫中国同盟通讯》上册，吴景平译，中国福利会出版社，2013，第 11—12 页。

⑥ Grant, John B. (John Black), 1890-1962, Rockefeller Foundation Oral History Collection, Columbia Center for Oral History, Columbia University, pp.487-488.

二 医生从政：倒刘风潮与权势网络运作

在近代中国卫生行政事业发展历程中，刘瑞恒是一个绕不开的核心人物。30 年代两次倒刘风潮既影响了刘瑞恒个人的命运走向，又成为审视民国时期政治生态的重要切入点。与第一次倒刘风潮相比，第二次倒刘风潮更为关键，中央医院侵占舞弊案便是其核心所在。虽然刘氏及其僚属在具体办事流程上确实存在违规操作情形，但是所谓"侵占舞弊"一说恐过于严重，更多的是试图发展卫生行政事业的辗转腾挪之举。在此期间，刘瑞恒不得不利用其广阔的人脉关系多方予以应对，尽可能寻求置身事外，最终在"弹惩分离"之下该案不了了之。当医学人士担任行政官僚，卫生行政遭遇时局变动，医疗、司法与政治之下的个人与政府乃至国家之间的关系就变得错综复杂。

实际上，近代中国的"界"①不等于"派"，更接近"群"的概念，②由各界、派、群引发的风潮政争是学界长期关注的学术问题。③罗志田曾注意到，在民国教育界存在英美派、留日派、留法派之间的明争暗斗。④对于作为风潮的医学群体论争问题，过往研究往往为了彰显意义，

---

① 章清：《省界、业界与阶级：近代中国集团力量的兴起及其难局》，《中国社会科学》2003 年第 2 期。

② 章清：《清季民国时期的"思想界"：新型传播媒介的浮现与读书人新的生活形态》（上），社会科学文献出版社，2014，第 55—80 页。

③ 利用中国知网数据库检索功能，输入关键词"风潮"，并将学科限定为"中国近现代史"，可知从 1964 年至 2020 年约有 728 篇相关文章，其中研究论文 96 篇，研究对象包括抢米、挤兑、金融、保路运动、立宪运动、五四运动、易长、地方自治、辛亥革命、学生运动等风潮，以政治、经济、外交、革命、运动为主。

④ 罗志田、赵妍杰：《探索开放的史学——访罗志田教授》，《社会科学战线》2017 年第 3 期。

自觉不自觉地放大中西医论争的影响力。[①] 中西医论争只是中医与西医群体之间互竞互争的生存常态，过于拔高中西医论争无助于历史的整体认识，也容易遮蔽西医群体的内部争斗。[②]

　　近年来，郗万富虽将倒刘风潮视为刘氏政治生涯转折性事件，但将刘瑞恒侵占舞弊案与西医派系内部斗争简单勾连，无形中遮蔽了当时的历史环境，导致既没有把案情讲清楚，也没有将倒刘风潮说明白。[③] 既有的回忆性资料又因受时代影响，对倒刘风潮的解释不无偏差，带有较强的"后见之明"。[④] 近年亦有刘瑞恒的后人极力为刘氏正名。[⑤] 总体上来说，学界目前关于倒刘风潮的系统研究付之阙如，将倒刘风潮、卫生行政与派系纷争结合考察的论著亦较少。笔者有幸从上海律师公会档案中找到该案的原始庭审记录，拟结合新近披露的其他史料，将政治史、法律史、社会史、医疗史视角进行结合，在梳理两次倒刘风潮的基础上，进一步挖掘倒刘风潮背后的人际关系网络，进而呈现民国时期医疗、法律与政治之间的复杂互动关系。

　　第一次倒刘风潮缘起于卫生部提议在全国禁烟委员会之下设立全国麻醉药品经理处，负责经营全国麻醉药品。[⑥] 令人始料未及的是，各

---

① 　主要研究有赵洪钧《近代中西医论争史》；何小莲：《西医东渐与文化调适》，上海古籍出版社，2006，尹倩《民国时期的医师群体研究（1912—1937）：以上海为讨论中心》；何小莲：《近代上海医生生活》，上海书店出版社，2017；郝先中：《近代中国西医本土化与职业化研究》，人民出版社，2019。

② 　高晞：《卫生之道与卫生政治化——20世纪中国西医体系的确立与演变（1900—1949）》，《史林》2014年第5期。

③ 　郗万富：《刘瑞恒与南京国民政府时期的西医派系之争》，《河南大学学报》（社会科学版）2017年第6期。

④ 　主要有姚克方《刘瑞恒其人其事》，《文史资料存稿选编·文化》，第793—795页；白由道：《我所知道的刘瑞恒》，《文史资料存稿选编·文化》，第796—800页。

⑤ 　李昕：《一身是非谁与辨：中国现代医学的重要奠基人刘瑞恒》，《中国文化》2020年第2期。

⑥ 　姬凌辉：《南京国民政府管控麻醉药品的制度尝试与专营困境》，《近代史研究》2021年第4期。

地反对设立之声不绝于耳。对此，刘瑞恒亦有辩解，认为输入麻醉药品比鸦片危害更甚。[①] 1932 年 1 月 29 日，中央政治会议决议任命刘瑞恒担任禁烟委员会委员长。[②] 此后，反对麻醉药品经理处之举演变成反对刘瑞恒。三个月后，监察委员高友唐弹劾刘瑞恒，他认为禁烟委员会设立禁烟查缉处，妨害了司法行政警察职权。国民政府虽下令取消了稽查处，但实际上各省种、运、卖、吸如故。故高氏认为刘身为禁烟委员会委员长存在严重渎职失职行为，且于《禁烟法》有所违背，提议予以惩处。[③] 弹劾案一出，国内禁烟团体群起响应。

1932 年 5 月，"中华国民拒毒会"响应高友唐，认为刘瑞恒"纵毒祸国"，并电请全国拒毒团体群起抗争，还指出刘任用"公卖之徒"，如伍连德、李基鸿等人，"朋比为奸，纵毒牟利，压迫拒毒运动"，"禁烟查缉倡立于前，麻醉药品经理机关扬言于后"，"幸赖拒毒团体及全国民众誓死之反对，稍寒贼胆，未果实施"；并以国难当头为名，对刘氏等人口诛笔伐。[④] 到了 5 月中旬，40 余个团体共同发表宣言，响应弹劾刘瑞恒。[⑤] 同年 6 月 25 日，刘瑞恒对鸦片是否存在公卖问题进行回应，基本上含糊其辞，只说"虽然主张有人，中央似不愿违背总理拒毒遗训，与现行法令之精神，况国府已重申禁令，限期禁绝"。[⑥] 言外之意，公卖一事，非其个人所倡，而是国民政府既定政策，且因涉及中央，不便透露。话说到此种地步，此次倒刘之举踢到铁板，只好作罢。不过刘成了

---

① 刘瑞恒：《禁烟声中之麻醉药品管理》，《禁烟公报》第 12 期，1930 年 1 月，第 79—80 页。

② 吴淑凤编注《事略稿本》第 13 册，1932 年 1 月 28 日，台北："国史馆"，2003，第 370—371 页。

③ 《高友唐弹劾刘瑞恒》，《申报》1932 年 4 月 29 日，第 3 张第 9 版。

④ 《拒毒会响应高友唐弹劾刘瑞恒案》，《申报》1932 年 5 月 6 日，第 2 张第 8 版。

⑤ 《响应弹劾刘瑞恒案》，《申报》1932 年 5 月 15 日，第 3 张第 11 版。

⑥ 《刘瑞恒谈鸦片公卖问题》，《申报》1932 年 6 月 25 日，第 2 张第 8 版。

众矢之的, 社会各界指摘不断, 所受委屈实代中央受过。

如果说刘瑞恒尚能忍辱负重地应对第一次倒刘风潮, 那么当第二次倒刘风潮汹汹来袭之际, 侵占舞弊罪名可谓言之凿凿, 刘瑞恒似乎"在劫难逃"。1935 年国民政府审计部职员在核查卫生署 1931—1933 年的经费时, 发现卫生署刘瑞恒公馆房租、电话、电灯等费用似乎存在"蒙混列报"情况, 涉案金额为 12176.36 元。① 实际上所谓的秣陵路 314 号刘瑞恒公馆前身是卫生部宿舍, 但问题的关键在于是否存在公房私用情形。1936 年 4 月 12 日, 审计部派员四处走访调查, 认为"似应依法剔除追缴", 并将此事呈报行政院。同年 4 月 21 日, 刘瑞恒向行政院解释道, "本案事实发生, 其原因由于最初经办人员不曾详细报告, 疏于觉察之所致, 实非敢蒙混列报"。② 4 月 28 日行政院只是对刘瑞恒申斥一番, 令其如数交还国库。③ 原本钱款上缴便可平息之事, 却不料有人手握重要证据趁机发难, 进一步控其犯有侵占舞弊之罪。

侦讯一开始, 首都地方法院侦查庭人员问孙灏与中央医院有何关系时, 孙回答道: "没有关系, 因为看不过, 我才告的。" 孙控告刘瑞恒侵占公款罪名有三。其一, 贪污伙食费。自 1932 年至 1934 年, 侵占公款 148669.9 元, 并提及有旬报表和月报表的照片为证。当问及照片从何而来, 只言通过中央医院的友人获得报表, 然后自行翻拍。所有报表均由孙鸿兴制作, 会计主管张鸿绪保管一份, 院长一份, 副院长一份。经过比对月报与旬报, 孙灏发觉月报比旬报多了一笔伙食费, "每月有几千, 这十四万多全是伙食费"。其二, 伪造职员宿舍账目, 将刘公馆水电费

---

① 《增订刘瑞恒舞弊案专刊》, 1936 年 7 月 26 日重印, 第 4—5 页。

② 《增订刘瑞恒舞弊案专刊》, 第 5—6 页。

③ 《增订刘瑞恒舞弊案专刊》, 第 7 页。

和电话费转嫁到职员宿舍名目下报销。其三，刘瑞恒兼职兼薪。①

　　紧接着，1936 年 5 月 19 日至 6 月 6 日，首都地方法院先后对中央医院职员（张鸿绪、范鸿源、丁孝良、赵仲依、洪言恩、吴康年、孙鸿兴）和卫生署职员（陶世杰、金泰、郑浩）等人进行了九次侦讯，问题集中在建筑大楼经费收支以及伙食费提留款的去向上。

　　首都地方法院检察官认为刘瑞恒有侵占嫌疑，依据《刑法》56 条、336 条、212 条规定的罪名，提起公诉，相关卷宗移交首都地方法院。法院接到起诉书后派推事继续侦查，至于起诉书因与此案关系重大，"须俟案情明了后发表"。②6 月 26 日，首都地方法院表示调集证据后将于"月底开庭"。刘瑞恒不太相信法院和中央医院会计人员对账目的解释，遂延请潘序伦整理账目，但表示需时三到四周。③

　　1936 年 7 月 7 日，首都地方法院对孙灏、吴康年、张鸿绪、洪言恩、孙鸿兴、范鸿源进行审讯。在开始讯问之前检察官特别提示，"今日调查证据，依法禁止旁听"。此次侦讯长达六小时之久。④综合前后十四次侦讯，最终法官认定陶世杰、吴康年、张鸿绪有重大嫌疑，存在伪造隐瞒账目问题，而洪言恩、范鸿源、孙鸿兴均将有问题的账目和做法推到刘崇德头上，造成死无对证，也就无从查考，相比较而言，陶、吴、张三人嫌疑更大。检察官向首都地方法院提起公诉，首都地方法院将于 1936 年 7 月 10 日前后开庭审理此案，刘瑞恒业已选任律师狄侃为辩护人，

---

① 《侦查笔录》（1936 年 5 月 14 日），上海市档案馆藏上海律师公会档案，Q190-1-14086。

② 相关报道见《刘瑞恒舞弊案检查官已提起公诉》，《大公报》1936 年 6 月 24 日，第 1 张第 4 版；《刘瑞恒案已提起公诉》，《益世报》1936 年 6 月 24 日，第 1 张第 2 版；《刘瑞恒案检察官已提起公诉》，《中央日报》1936 年 6 月 24 日，第 1 张第 2 版。

③ 《刘瑞恒舞弊案法院调集证据月底开庭》，《益世报》1936 年 6 月 27 日，第 1 张第 2 版。

④ 《刘瑞恒案首都法院昨开调查庭》，《大公报》1936 年 7 月 8 日，第 1 张第 3 版。

并延请潘序伦会计师着手整理与该案有关账目。[①]此时关于中央医院截留隐匿钱款一事，终于被冠以"属实"之名见诸报端。[②]

    7月11日，备受关注的"侵占舞弊案"在首都地方法院刑事庭公开审理，但刘瑞恒因公离京，由律师狄侃代理出庭，陶世杰、吴康年、张鸿绪三人成了被告。在正式审讯开始前，检察官简要陈述了案件侦查经过，认为刘瑞恒及相关人等侵占舞弊属实，"认被告等系共犯刑法56条、336条二项之罪，又刘连续占侵卫生署公款及行使变造公文书之行为，其犯罪系在旧刑法有效期间内，适用旧刑法第357条一项、233条一项、75条、74条处罚，合依刑诉法230条一项、243条提起公诉"。[③]

表 2-2　中央医院建筑工程款项使用情况一览

单位：元

	项目	金额
收入	胡文虎捐款	375000.00
	卫生实验处补助费	100000.00
	军医监部补助费	97625.34
	前首都戒烟医院移交来	31018.88
	中央医院 1930 年 3 月至 6 月积余收入	2734.16
	1930 年度全年积余收入	24406.20
	1931 年度全年积余收入	51927.08
	1932 年度全年积余收入	77256.23
	1935 年度第二预备费拨补	162000.00
	1936 年度收入拨补	94642.00
小计		1016609.89

---

① 相关报道见《首都法院将审理刘瑞恒侵占公款案》，《申报》1936 年 7 月 7 日，第 2 张第 7 版；《刘瑞恒案定十日公开审理》，《大公报》1936 年 7 月 7 日，第 1 张第 3 版；《刘瑞恒舞弊案京地方法院公开审理》，《益世报》1936 年 7 月 7 日，第 1 张第 3 版；《刘瑞恒侵占公款案十日后在首都法院审讯》，《中央日报》1936 年 7 月 7 日，第 2 张第 3 版。

② 《监委罗介夫等弹劾刘瑞恒舞弊侵占调查属实》，《申报》1936 年 7 月 22 日，第 3 版。

③ 《刘瑞恒被控案首都法院开审》，《申报》1936 年 7 月 12 日，第 4 版。

续表

	项目	金额
支出	建筑公司建筑一二两楼	375000.00
	杨林记	3409.39
	建业公司	22223.00
	建华公司	255612.37
	慎昌洋行	126588.96
	基泰工程司	291732.50
	炳耀公司	106748.92
	罗森德洋行	15935.60
	沃的斯	10067.65
	西门子	17523.98
	杂费及设备费	39731.80
	一炳昌	2300.00
	谟海厂	6453.20
	新利源	986.84
	泰隆	1191.51
	南京慎昌	224.10
	赵如发薪水	148.20
	郭松岩薪水	118.00
	新通公司	769.23
	杨金海薪水	164.40
	同顺记	640.04
	新民	1602.58
小计		1279172.27
合计		−262562.38

资料来源:《讯问笔录》(1936 年 7 月 11 日),上海市档案馆藏上海律师公会档案,
Q190-1-14086。

结合庭审和表 2-2 内容可知,大部分工程款项以卫生署名义支付,而实际上卫生署并没有钱,原先工程款是找卫生实验处借,只不过把单据拿过来转一笔账,中央医院有钱的时候也会垫付一点。这也表明卫生署确实经费拮据,本无力平地起高楼。进而发现工程款项中有

262562.38 元是用不明资金拨付，因此继续追查这笔不明资金的来源便成为该案的关键。在 7 月 15—20 日的连番审讯中，张鸿绪和孙鸿兴均谈到用伙食费、提留款、杂项收费支付工程款的问题。若将张鸿绪、孙鸿兴的供词以及推事审查账目的结果对比参看，不难发现这笔不明资金主要是由伙食费、提留款以及其他杂项费用构成。其中提留款及杂项费共计 177211.96 元，从 1930 年 6 月起至 1935 年 12 月止银行利息为 20334.71 元，从 1932 年 1 月至 1936 年 5 月止病人伙食费 10570.24 元，共计 208115.91 元。除开这部分资金外，尚有 54446.47 元来历不明。当侦查人员继续追问为何没有查出时，张解释道："匆促之间没有细查，但是我推想起来账上总应当有。"[1]

第二次公审期间第一被告人刘瑞恒仍然"托故"未到案，[2] 最终此案在第二次公审后，除刘瑞恒外，其他被告基本定罪。[3] 换言之，"刘瑞恒侵占舞弊案"已跟刘瑞恒没有太大关系，"老虎"没打着，只是拍了一些"苍蝇"，这似乎成了一种莫大的讽刺。此外，除了上述"侵占舞弊"之事，还有人指控刘瑞恒利用身兼军民医疗机关职务之便，倒卖 X 光机、显微镜等设备获利，[4] 以及 1932 年 9 月抄获永年轮土制吗啡 1 万

---

[1] 《讯问笔录》（1936 年 7 月 20 日），上海市档案馆藏上海律师公会档案，Q190-1-14086。

[2] 相关报道见《刘瑞恒案公审因刘未到庭改期再审》，《申报》1936 年 8 月 12 日，第 2 张第 7 版；《刘瑞恒案昨再审主犯仍托故不到》，《大公报》1936 年 8 月 12 日，第 1 张第 3 版；《刘瑞恒侵占案昨二次公审刘昨托故未到案证人房主出庭对质》，《益世报》1936 年 8 月 12 日，第 1 张第 2 版；《刘瑞恒案第二次审讯刘昨仍托故未到案邱康龄被追加起诉谕改期再审》，《中央日报》1936 年 8 月 12 日，第 2 张第 3 版；《刘瑞恒案二次公审刘仍托故未到证人邱康龄变成被告》，《京报》1936 年 8 月 12 日，第 3 版。

[3] 此结论根据以下资料得出：《讯问笔录》（1936 年 7 月 15 日）、《讯问笔录》（1936 年 7 月 16 日）、《讯问笔录》（1936 年 7 月 20 日）、《讯问笔录》（1936 年 8 月 6 日）、《讯问笔录》（1936 年 8 月 8 日）、《第二回审判笔录》（1936 年 8 月 11 日），上海市档案馆藏上海律师公会档案，Q190-1-14086。

[4] 《国内外医药新闻：刘瑞恒舞弊案监委罗介夫等提案弹劾舞弊各部份均调查属实》，《中医科学》第 1 卷第 2 期，1936 年，第 126 页。

两、鸦片 2 万两，由三省"剿匪"总司令部交刘精制药品，"其报销亦未清白"。[①] 当然这些罪名不足以构成扳倒刘瑞恒的"主罪"，却不免令世人觉得刘或多或少有问题。但又岂止是刘氏一人的问题。

第二次反刘事件初起之时，刘瑞恒的好友胡恒德（Henry S. Houghton）恰好在南京访问，他陆续拜会了实业部副部长顾毓琇、行政院院长翁文灏和卫生署署长刘瑞恒等人。刘瑞恒告诉胡恒德自己最近一直是政敌恶意中伤的对象，他对这种现状不太满意，感到又累又泄气，希望能够离开长期任职的卫生署。胡恒德则表示虽然非常同情刘瑞恒的想法，但是他认为一旦刘离职，对于国民政府正在进行的公共卫生事业而言将是灾难性打击，提议刘找个机会以出国访问的名义休息一下。胡恒德的提议反而激起了刘瑞恒的斗志，他最终表示除非准备完全放弃目前的所有地位，否则不会离开中国，尤其是不想在眼下火烧眉毛的情形下离开。[②]

1936 年 3 月 26 日，行政院将审计部的调查结果转给刘瑞恒，要求刘瑞恒作出解释。无独有偶，次日下午，冯玉祥便以军事委员会副委员长的身份前往卫生署参观，刘瑞恒全程陪同。冯氏在参观后进行训话时，特别表明卫生部由他倡设，"民国十七年，玉祥适在南京，首即提议设置卫生部，并主张在省市县均有主管卫生行政的机关"，[③] 似为刘亲自"站台"。待到"侵占舞弊案"东窗事发后，1936 年 5 月 30 日刘瑞恒曾

① 《紧要新闻：卫生署署长刘瑞恒舞弊两巨案改卫生署字样舞弊技术极巧妙中央医院侵占罪法院两次侦查》，《光华医药杂志》第 3 卷第 9 期，1936 年，第 6—7 页。

② Henry S. Houghton to Vincent, March 12,1936, Correspondence, 1960−1961, Box 23, Folder 7, Collection on J. Heng Liu, 1922−1946, Chinese Oral History Project Collection, 1914−1989, Bulk 1958−1980, Rare Book & Manuscript Library, Columbia University.

③ 《冯玉祥参观卫生署并向职员及军医学生训话述卫生对民族健康之重要》，《中央日报》1936 年 3 月 28 日，第 1 张第 3 版。

找冯玉祥商谈，求冯搭救，表示"我是你提拔的，请你帮忙"。在冯看来，问题不在于刘瑞恒是否真正贪污，而在于他在卫生行政方面的改革触动了太多人的利益，得罪了太多人。[1]

6月1日，冯玉祥便同蒋介石谈话，似为刘求情，"谈到刘瑞恒的事，又谈军队观望于陕北的事，意思都很重要"。[2]同日蒋介石日记中虽然没有记载此次谈话的具体内容，却立下预定五项要事："一、令张速向西移防。二、养老院与幼稚妇女院。三、监狱与病兵院。四、增加冀宋之弹。五、增加绥傅之款。"[3]此处第三项监狱与病兵院问题正是刘瑞恒的分内之事，隐约透露出蒋不打算严惩刘瑞恒的意思。此时蒋介石最关心的问题是西北"剿共"、地方军阀、华北问题，几乎所有工作均围绕此展开。[4]"两广事变"和平解决后，[5]国内形势急转，察绥地区日伪蠢蠢欲动。1935年底1936年春蒋介石出任行政院院长后未及半载，便有如此贪案，蒋的看法便至关重要，刘找冯相当于投石问路。

随后在6月2日的行政院会议上，刘瑞恒申诉审计部所查"浮报"一事，认为虽"法院方面所得证据甚多，并附有证据照片多种"，但"与卫生署所发表之情形，均不甚符合"，然而会议期间"自院长以下，未有任何表示"。[6]身为院长的蒋介石并未有任何表示，刘瑞恒心中难解，转向自保。会后刘瑞恒自觉风向不对，一面主动向蒋介石呈文，表示"办理中央医院业已七年，从未支领丝毫俸津等费，自矢廉洁，凡所措

---

① 《冯玉祥日记》第4卷，第731页。

② 《冯玉祥日记》第4卷，第732页。

③ 《蒋介石日记》（手稿），1936年6月1日，美国斯坦福大学胡佛研究所档案馆藏，下同。

④ 《蒋介石日记》（手稿），1936年5月1日至6月30日。

⑤ 关于"两广事变"的具体情形，参见罗敏《蒋介石与两广六一事变》，《历史研究》2011年第1期。

⑥ 《卫生署长刘瑞恒浮报公款案法院正在侦查中》，《益世报》1936年6月5日，第1张第3版。

施均为发展事业，裨益国家"，[1] 言明自己始终廉洁奉公；一面主动将电灯、电话等费 1.2 万余元上缴国库，[2] 此事虽经亡羊补牢，毕竟有失体面。

刘瑞恒为何始终觉得自己并无大错，这要从他平时的做事方式讲起，而其友人的观察便提供了重要参照。1936 年 6 月 10 日胡恒德在写给罗炳生（E.C.Lobenstine）的信件中表达了他的担忧，认为刘瑞恒在扩充中央医院和其他卫生行政事业过程中确实保留了一套双重簿记制度，"这些不太正规的储蓄收入虽被他用于推动中国医学发展，但由于缺乏行政管理常识与经验，他的类似违规操作为数不少，而且相当严重。众所周知刘瑞恒长期兼职兼薪，所以他没有必要侵占贪污。而也正因为他的兼职兼薪情形超过常人，一旦失宠，被人怀疑，自然成为众矢之的"。侵占舞弊案发生后，刘的好友警告过他"一场风暴在逐渐逼近"，"但毫无效果"，因为他固执己见（set in his ways）。[3]

6 月 14 日，冯玉祥与杨崇瑞谈到刘瑞恒的事，杨以为："刘得罪人太多；胡文虎助洋三十五万，为助产学校；刘不至于作弊。"考虑到杨与冯玉祥、李德全、刘瑞恒的关系非同一般，杨显然在为刘瑞恒说情。冯听罢杨的见解后感到，"我不十分明白，然而西医之危险在此，我不能不为要西医设点办法"。[4] 上文述及 6 月 23 日首都地方检察院检察处向首都地方法院提起公诉，并将侦查案卷移交给该院。次日冯玉祥便命其亲信薛笃弼教刘瑞恒如何做刑庭辩护，"在子良处一件一件的领教如何辩

---

[1]　《刘瑞恒呈军事委员会委员长蒋介石为请指派人员查核中央医院账目以明洁己奉公之诚》（1936 年 6 月 9 日），台北"国史馆"藏，001-070004-00006-005。

[2]　《刘瑞恒舞弊案身兼十二职生财有大道且看此案将来如何了结》，《大公报》1936 年 6 月 6 日，第 1 张第 3 版。

[3]　H. S. Houghton to E. C. Lobenstine, June 10,1936, Correspondence, 1960–1961,Box 23, Folder 7, Collection on J. Heng Liu, 1922–1946, Chinese Oral History Project Collection, 1914–1989, Bulk 1958–1980, Rare Book & Manuscript Library, Columbia University.

[4]　《冯玉祥日记》第 4 卷，第 740 页。

护法"。①

6月29日，刘瑞恒在中央医院礼堂召集卫生署及中央医院全体职员，举行"联合纪念周即席报告"，在谈过八年以来卫生设施情形后，表示"兹以院长职，极为繁重，而本人无长时间在院照料，原不宜于久兼，故已辞去院长兼职，暂派由外科主任沈克非代理"，沈则定于7月1日接事。②6月30日，刘又接着辞去中央卫生试验所所长兼职，③改派该所技正杨永年代理，④杨亦于7月1日就职。⑤但因沈氏出国考察卫生事宜，故就职一事"暂缓"，杨氏因赴闽协助推进该省卫生事宜，在杨氏返京前，所务仍由刘瑞恒代理。⑥"刘去沈代"和"刘去杨代"表明中央医院和中央卫生试验所长官人选仍在英美派医师群体中遴选，"倒刘"一方并未得势。

在第一次公审之前，即有英文报纸放出消息，称刘瑞恒计划离开南京，前往九江、南昌、汉口视察长江沿线军队医疗工作。⑦第一次公审之后，刘瑞恒奉蒋介石命令离京考察，前往赣、湘、鄂、川、豫等七省视察军医及卫生行政。⑧在赴蓉转陕途中，刘谈及第一次公审，认为多有失实，"京中所传对于控案多所失实，关于款项账目各节，已请会计师

---

① 《冯玉祥日记》第4卷，第745页。

② 《刘瑞恒辞中央医院院长由沈克非继任明日接任》，《中央日报》1936年6月30日，第1张第2版。

③ 《刘瑞恒辞卫生试验所长》，《大公报》1936年7月1日，第1张第3版。

④ 《刘瑞恒辞兼职》，《申报》1936年7月2日，第2张第8版。

⑤ 《刘瑞恒辞去两兼职》，《大公报》1936年7月2日，第1张第3版。

⑥ 《中央医院代理院长沈克非昨日就职杨永年代理卫生试验所长未到以前暂由刘瑞恒兼理》，《中央日报》1936年7月2日，第2张第3版。

⑦ "J. Heng Liu Replaced as Head of Hospital: Leaves on Yangtse Inspection Trip; Post Taken by Shen," *The China Press (1925-1938)*, Jul.3, 1936.

⑧ 《刘瑞恒侵占公款案十日后将公开审理》，《新闻报》1936年7月7日，第2张第7版。

彻查，自信绝无一丝一毫朦混之处"。①23 日刘瑞恒飞抵西安，转陇海路视察，当中央社记者问刘时，刘答以当此"国难日亟"之际，卫生署对于全国卫生救护事项，"均已有整个计划"，刻下到处视察，是为了调查国内卫生技术人才情况。当被问及中央医院侵占舞弊案时，刘同样表示，"此次有人控告，实系不明其中经过"，"自问绝无丝毫蒙蔽"。② 8 月 1 日刘抵达牯岭，向蒋介石报告了各地卫生行政状况。③

　　第二次公审前后，刘瑞恒行踪难觅，似乎一直在浔（九江），直至 8 月 26 日，风声渐息，刘方乘车抵南昌，视察江西省卫生事业及所属机关。④其后又赴广州主持收回海港检疫权，⑤事毕 9 月 8 日由广州乘坐佛山轮抵达香港，后又乘德国邮轮"桑槎斯"号北返。⑥并于 9 月 10 日晚抵沪，12 日内即返回南京。⑦

　　表面上看刘瑞恒在两次公审前后长期在外考察，似乎有躲避刑诉之嫌，实际上到了 1936 年前后，蒋介石人在哪里，政府就在哪里办公。此年蒋介石在党内威望和实际地位提升迅速，更有行政院院长、军事委员会委

---

① 《刘瑞恒定明日由蓉飞陕》，《大公报》1936 年 7 月 17 日，第 1 张第 3 版。

② 《刘瑞恒飞抵成都将抵陇海路视察》，《大公报》1936 年 7 月 19 日，第 1 张第 4 版；《刘瑞恒抵蓉周内转西安视察》，《中央日报》1936 年 7 月 19 日，第 1 张第 4 版；《刘瑞恒等抵川视察卫生事宜》，《京报》1936 年 7 月 19 日，第 2 版；《刘瑞恒昨由蓉飞西安》，《大公报》1936 年 7 月 24 日，第 1 张第 3 版；《刘瑞恒飞陕转陇海线视察》，《中央日报》1936 年 7 月 24 日，第 1 张第 4 版；《刘瑞恒昨离川飞西安》，《京报》1936 年 7 月 24 日，第 2 版。

③ 《冯副委员长昨应邀赴庐张发奎离山返防邓汉祥刘瑞恒谒蒋有所报告》，《中央日报》1936 年 8 月 2 日，第 1 张第 3 版。

④ 《刘瑞恒昨抵南昌》，《益世报》1936 年 8 月 27 日，第 1 张第 3 版。

⑤ 《刘瑞恒昨返沪》，《申报》1936 年 9 月 11 日，第 3 张第 12 版。

⑥ 《刘瑞恒昨过港北返》，《申报》1936 年 9 月 9 日，第 2 张第 8 版；《刘瑞恒昨由港北返》，《中央日报》1936 年 9 月 9 日，第 1 张第 3 版。

⑦ 《刘瑞恒昨返沪》，《申报》1936 年 9 月 11 日，第 3 张第 12 版；《刘瑞恒昨由港抵沪日内即返京》，《中央日报》1936 年 9 月 11 日，第 1 张第 3 版。

员长等多重身份加持，所有行政院各部会长官及军政大员莫不随蒋而动。[①]幽居牯岭对于蒋而言可能有避暑之意，但对于各大员来说，实则是前往公干的亦步亦趋。倘若简单认为刘瑞恒四处考察是在逃避刑诉，未免过于武断，实际上是政治时局与抗战局势压力下的日常与非常之举，所以不可轻易下诛心之论。

令人始料未及的是，刘瑞恒返京不久，电报传来其父刘桐轩在北平病故的噩耗，"颇为惊痛"，随即赶赴北平吊丧，[②]定于 9 月 19 日在崇内承华园开吊，20 日出殡。[③]刘父生前曾极力反对刘瑞恒由医从政，[④]而此刻刘父因病逝世，身为名医的他，联想到近年此起彼伏的倒刘风潮，不免心生悲凉。当有记者询问其近况时，刘瑞恒谈道，"近来头脑不大好，家里事还没有弄清楚，再稍逗留后即返京，此次北来系治丧"。当问到"您南边的事情已经解决了吧？"，刘瑞恒回答说："没有什么，已经圆满解决。"[⑤]就在出殡之日，《大公报》传出消息，首都地方法院呈请司法部，请求国民政府将刘瑞恒解职，以便"归案讯办"。[⑥]

丧事料理甫毕，"因京中要事待理"，10 月 4 日，刘瑞恒乘车返回南京。[⑦]首都地方法院闻讯随即公布"本周将开庭审讯"，"此次开审，谅

---

① 《行政院各部会长官均将赴庐谒蒋院长吴鼎昌昨已飞浔翁文灏亦即前往行政院并派员先行筹备办公地点每周例会必要时在山举行》，《中央日报》1936 年 7 月 24 日，第 1 张第 3 版。

② 《丁忧奔丧来平除主持丧事以外并视查协和医务》，《京报》1936 年 9 月 14 日，第 6 版。

③ 《刘瑞恒丁外艰定于明日开吊假崇内承华园卜葬平西新茔》，《京报》1936 年 9 月 18 日，第 6 版。

④ 刘淑卫：《我的二哥——刘瑞恒》，《刘瑞恒博士与中国医药及卫生事业》，台北：台湾商务印书馆，1989，第 8 页。

⑤ 《刘瑞恒案》，《北平医刊》第 4 卷第 10 期，1936 年，第 577 页。

⑥ 《法院请将刘瑞恒解职俾归案讯办》，《大公报》1936 年 9 月 20 日，第 1 张第 3 版。

⑦ 《刘瑞恒返京》，《申报》1936 年 10 月 5 日，第 4 版；《刘瑞恒》，《大公报》1936 年 10 月 5 日，第 1 张第 4 版。

刘将无法不出庭"。①刘瑞恒见状，呈请国民政府派赴欧洲出席参加国联卫生委员会会议。②1936 年 10 月 5 日，刘瑞恒乘坐"红爵"号前往欧洲参加国联卫生委员会会议。③

然而，此后首都地方法院并未开庭审理，刘仍可赴外地视察救护工作，呈现出内忧外患与国难日亟压倒派系恩怨和司法正义的特点。1936 年 12 月 4 日，刘瑞恒由南京过徐州北上。④绥东战事结束后，南京和上海的医学界亦派出代表颜福庆、庞京周赴绥视察救护工作，颜、庞事毕返沪后，随即在沪成立"中国红十字会总会"。⑤12 月 8 日，在刘瑞恒主持下，又在北平成立"中国红十字会总会救护会华北分会"，转而赴绥远考察救护情形。⑥1936 年 12 月 12 日，西安事变发生，举国震惊。12 月底，刘瑞恒与宋子文同赴西安，看护蒋介石的饮食起居。⑦

此时，原告发人见侵占舞弊案迁延半载，再三呈请法院，催请开庭续审，⑧这表明原告非常担心出现"形势比人强"的局面，一旦如此，侵占舞弊案很有可能消减于无形。聚讼不断，但侵占舞弊案已成悬案。此事对刘瑞恒的政治前途多少有些影响，例如在 1937 年元旦国民政府授勋典礼上，时任国民政府主席林森便以"侵占舞弊案未了，授予勋章，

---

① 《刘瑞恒案首都法院本周开庭》，《益世报》1936 年 10 月 5 日，第 1 张第 2 版。

② 《刘瑞恒不能出洋讼案未了》，《大公报》1936 年 10 月 7 日，第 1 张第 3 版。

③ Dr. Borcic to Dr. Rajchman, October 2nd, 1936, Technical Cooperation between the League and China – Experts: Health – Dr. Borcic [Borčić]: General Correspondence, UNAG, File R5711/50/22170/6501/Jacket1.

④ 《刘瑞恒赴绥视察救护工作》，《大公报》1936 年 12 月 5 日，第 1 张第 3 版；《首都扩大慰劳宣传刘瑞恒北上视察救护状况雷司铎再赴绥商组救护队》，《益世报》1936 年 12 月 5 日，第 1 张第 2 版。

⑤ 《红十字会救护委会筹华北分会刘瑞恒即赴绥视察》，《大公报》1936 年 12 月 8 日，第 1 张第 4 版。

⑥ 《刘瑞恒赴绥视察救护工作》，《中央日报》1936 年 12 月 9 日，第 1 张第 4 版。

⑦ 《闻刘月如卫生署长瑞恒》，《晶报》1936 年 12 月 25 日，第 2 版。

⑧ 《刘瑞恒案原告发人催请开庭》，《大公报》1936 年 12 月 24 日，第 1 张第 4 版。

殊有未妥，说罢，提起笔来，将刘瑞恒应得勋章一条，一笔勾销，付诸乌有"。①

　　1937 年 1 月中旬，首都地方法院向刘瑞恒发出第三次传票，要求他必须亲自到案审讯，"始可依法判决，结束此案"。② 由于"刑事诉讼"并无缺席判结的规定，就调查取证来说，检察处工作已经完毕，所以此后传审问题完全交由法院的法官办理。正当刘瑞恒惊恐不已之时，1937 年 3 月 2 日蒋介石前往中央医院检查身体，由刘瑞恒检验并施用 X 光探查。③ 不久，又有消息称孔祥熙 4 月准备出国赴英参加英皇加冕典礼，刘瑞恒亦同行。④ 这些看似低调正常之事，实际上是向世人表明刘瑞恒与蒋介石、孔祥熙等政要的关系非同一般。

　　另据陈诚所言，刘瑞恒能在"侵占舞弊案"之后相安无事，"完全系某夫人一人关系"。⑤ 考虑到刘瑞恒早年留美求学期间与宋子文是同学，加之此前在北平协和医学院因照护病重的孙中山而与宋家关系变得密切，而宋子文与宋美龄又是亲兄妹，故此处"某夫人"很有可能指宋美龄。当然陈诚的看法多少有些诛心之论，毕竟曾有传闻刘瑞恒早年在美国与宋美龄有过一段恋情。⑥ 从实际工作上来看，"财政部与中央医院同是政府机关，而且两机关的长官交谊又极亲密"，⑦ 于公于私宋子文既

① 《林主席一生清正刘瑞恒勋章勾销营私舞弊的结果》，《上海报》1937 年 3 月 12 日，第 1 张第 3 版。

② 《刘瑞恒案法院发出第三次传票》，《中央日报》1937 年 1 月 18 日，第 2 张第 3 版。

③ 《蒋昨赴中央医院检验》，《立报》1937 年 3 月 4 日，第 1 版。

④ 《孔祥熙下月出国赴英刘瑞恒亦同行》，《福尔摩斯》1937 年 3 月 11 日，第 1 版。

⑤ 林秋敏等编校《陈诚先生日记》（一），台北："国史馆"、"中央研究院"近代史研究所，2015，第 162 页。

⑥ Grant, John B. (John Black), 1890-1962, Rockefeller Foundation Oral History Collection, Columbia Center for Oral History, Columbia University, p.266.

⑦ 姚颖：《京话》，民国史料笔记丛刊，上海书店出版社，2000，第 56 页。

想帮刘，又不想因刘的事牵涉太多，因此在刘瑞恒被免去军医院院长之后，宋子文建议刘辞去所有职务。[①]

除了政界友人的各种应对，刘瑞恒的医界友人也在积极出谋划策。兰安生认为刘瑞恒的处境远远不能令人满意，医界名流颜福庆和牛惠生主张讨论和确定一种共同对策，然后把方案交给刘瑞恒，让他自己做决定。林可胜则认为刘瑞恒面临的最高判决很可能只是缓刑，然而此次倒刘风潮带有政治性质，况且刘瑞恒四处视察医务托故不到南京的做法，在林看来是一种"随波逐流"。此外，以陈志潜、李廷安、朱章赓、张维等人为代表的年轻西医群体则在咬紧牙关，希望达成共识方案进而帮助刘瑞恒渡过难关。然而与此同时，刘瑞恒向兰安生透露自己很可能被免去卫生署署长职务，兰安生建议他即便被免职也要尽可能安排好继任者，以便继续推进卫生行政事业。刘瑞恒则表示自己已对中国卫生行政事业的前途命运和是否后继有人不再感兴趣。[②]

全面抗战爆发以后，尤其是淞沪会战打响后，蒋介石发现军医司后方医院与救护收容队的数量不足以应对战争，[③]于是在大本营之下增设卫生勤务部。1937年8月中旬，卫生勤务部正式成立，部长由刘瑞恒担任。实际上，蒋介石对于卫生勤务部的工作并不满意，认为通信、卫生、交通都需要改正才行。[④]1937年11月底，蒋介石命令刘瑞恒回

---

① John B. Grant, Memorandum, April 10,1937, Correspondence, 1960-1961, Box 23, Folder 7, Collection on J. Heng Liu, 1922-1946, Chinese Oral History Project Collection, 1914-1989, Bulk 1958-1980, Rare Book & Manuscript Library, Columbia University.

② John B. Grant, Memorandum, April 10,1937, Correspondence, 1960-1961, Box 23, Folder 7, Collection on J. Heng Liu, 1922-1946, Chinese Oral History Project Collection, 1914-1989, Bulk 1958-1980, Rare Book & Manuscript Library, Columbia University.

③ 《蒋介石日记》(手稿)，1937年8月24日。

④ 《蒋介石日记》(手稿)，1937年10月17日。

南京，[①] 卫生勤务部亦于同年 11 月迁往汉口。上海与南京战事接连失利后，蒋介石深感"败仗时之伤兵无法运回与医药不足之痛苦"。[②] 同年 12 月 17 日，刘瑞恒在汉口面见蒋介石，正式表达辞职意愿。[③]1938 年 1 月 17 日，刘瑞恒抵粤赴港，[④] 利用宋子文提供的资金，在香港开办协和药品公司，自任总经理。[⑤] 同年 4 月，正式缴销署长关防。[⑥]1942 年 4—9 月，刘瑞恒短暂盘桓于香港、重庆，最终 9 月 19 日离开重庆前往美国。[⑦]

曾在军医系统任职多年的陈韬，在晚年追忆刘瑞恒时，认为刘瑞恒遭人诉告，实乃其时过于风光无限，不免遭人妒恨所致，"不过凡事每逢显著成就阶级，必易遭致野心家妒忌与企图，政治如此，事业亦如此，刘氏难于例外"。陈氏认为，此事因部分军医闹事而起，却以军医事业遭受挫折和刘瑞恒出走香港而终，徒增内讧与内耗，"我军医事业遂于突飞中，遭受突击，阻碍我军之进步甚大"。至于刘卸任军医署署长的原因，陈氏亦有其看法，"刘氏以学人习性，本无所图，不欲久为无聊人事所困扰，认为不可为也，即不为，因而毅然辞去军医职务"。[⑧] 最终刘氏看似去留无意，实则宠辱皆惊。

---

① 《蒋介石日记》（手稿），1937 年 11 月 23 日、24 日。

② 《蒋介石日记》（手稿），1937 年 11 月 30 日。

③ 《蒋介石日记》（手稿），1937 年 12 月 17 日。

④ 《刘瑞恒昨赴港》，《申报》（汉口）1938 年 1 月 18 日，第 1 版。

⑤ 姚克方：《回忆国民党政府卫生部》，《文史资料存稿选编·文化》，第 781 页。

⑥ 《国民政府指令渝字第三七七号》（1938 年 4 月 21 日），《国民政府公报》1938 年渝字 42 期，第 18 页。

⑦ ECL:K Interview Dr. J. Heng Liu, October 30,1942, Correspondence, 1960–1961, Box 23, Folder 7, Collection on J. Heng Liu, 1922–1946, Chinese Oral History Project Collection, 1914–1989, Bulk 1958–1980, Rare Book & Manuscript Library, Columbia University.

⑧ 陈韬：《近五十年来几位军医先进》，《传记文学》（台北）第 40 卷第 2 期，1982 年，第 90—91 页。

第一，回到最初的问题：孙灏为何要控告刘瑞恒？原来在第一次反刘事件之后，刘瑞恒不降反升，开始兼掌军医署，进行了系列改革，开除了不少闲散、慵懒、平庸之人，尤其是针对军医学校的改革，得罪了军医系统法德日派西医。[①]据金宝善回忆，刘瑞恒当时裁撤了很多原法德日派军医，以英美派西医取而代之，也因此与原军医团体之间的关系变得紧张。一小部分原军医人员曾经组织起来"反刘"，包围刘的住宅，并以刘的一些私人问题为借口，向法庭控告。[②]虽然孙灏只是中央医院一名被开除的小职员，却被人当枪使，肆无忌惮地控告刘瑞恒，实际上是替背后的法德日派军医群体泄愤。

第二，南京中央医院是 1934—1936 年"倒刘风潮"的中心。1929年国民政府曾在南京黄埔路设立中央模范军医院，完全从国外购进木质活动房屋材料。1930 年 1 月 31 日，蒋介石批示将正在筹备中的中央模范军医院改名中央医院，划归卫生部管辖，训练军医事宜由新成立的中央医院协助办理。自 1930 年 1 月起，由财政部筹拨开办各项费用，每月经费 2.5 万元。[③]1930 年 3 月 6 日，行政院正式委任代理卫生部部长刘瑞恒兼任中央医院院长一职。[④]经多方努力，中央医院大楼建得气势恢宏，设备先进，中央医院整体规模为南京一时之冠。刘瑞恒正是利用"职务之便"在多个主管部门之间辗转腾挪，但南京中央医院在创建过程中，手续和程序确实不够规范，当然这也是经费困窘之下的非常之

---

① 相关研究参见杨善尧《蒋中正与抗战前后的军医制度》，《"国史馆"馆刊》（台北）第 46 期，2015 年 12 月。

② 金宝善：《旧中国的西医派别与卫生事业的演变》，《文史资料选辑》编辑部编《文史资料选辑》第 1 辑，文史资料出版社，1985，第 133—134 页。

③ 《卫生部训令第一四三号》，《卫生公报》第 2 卷第 2 期，1930 年 2 月 1 日，"训令"，第 35—36 页。

④ 《卫生部呈第五一号》，《卫生公报》第 2 卷第 4 期，1930 年 4 月 1 日，"呈"，第 117—118 页。

举。应该说中央医院是刘瑞恒乃至卫生部最重要的政绩工程之一，第二次"倒刘风潮"颇有"打蛇打七寸"的意味。就这一点来说，侵占舞弊因身兼多职而起，亦随其身兼多职而不了了之。

第三，中央医院成为刘瑞恒的重要政治资本。由于中央医院的政治地位和地理方位较为特殊，附近多为国民政府行政机关，通过提供医疗服务，比较容易形成特殊的地缘关系。1935 年中央医院林文秉医生和戚寿南医生共同治好了汪精卫的眼疾，汪对该院赞誉有加，"不能不赞叹科学之效力，与称颂中央医院之得人"。[1]同年 11 月 1 日，汪精卫在参加完国民党六中全会开幕典礼合影留念后，转身之际，即遭孙凤鸣等人开枪射击受伤倒地，蒋介石等人第一时间通知中央医院院长刘瑞恒和外科主任沈克非前往事发地点，开展急救，随后汪便入住中央医院。[2]此外，1935 年 8 月，王子壮曾患眼睛红肿病，先是在监察院诊疗室就诊未见效果，转而赴中央医院做手术，"居然大见轻减"。[3]这些均表明，中央医院经常给国民政府各级官员看病，医院与政府的关系也就变得十分微妙。久而久之，刘瑞恒与蒋介石、冯玉祥、薛笃弼、宋子文、宋美龄等人逐渐构成一张权势网络，这也深刻影响了"倒刘风潮"的最终走向和刘瑞恒的个人命运。

最后，值得反思的是，像刘瑞恒这样的卫生行政最高长官，往往因所管部门人力、财力、物力等资源过于匮乏，而在官僚行政系统中比较弱势。为了扭转这种不利处境，刘瑞恒通过兼职方式扩权，原本以为将所管辖不同部门的资源来回腾挪无关痛痒，不料却成为政敌攻讦的把柄，说到底还是因为身为卫生技术官僚的刘瑞恒实际上无权。他的专业知识

[1]　《汪精卫称颂中央医院》，《中央日报》1935 年 4 月 15 日，第 1 张第 1 版。
[2]　《汪院长昨晨被狙击中央极度震惊各中委各地五全会代表纷往慰问汪氏精神甚佳诊治经过颇为顺利》，《中央日报》1935 年 11 月 2 日，第 1 张第 3 版。
[3]　《王子壮日记》第 2 册，台北："中央研究院"近代史研究所，2001，第 425 页。

和能力虽能对医疗卫生事业产生积极影响，但遇到困境或挫折之时，到头来还要依托国民政府的权力网络，依附权势人物，才能寻求解决，这不得不说是民国政治生态下卫生行政事业发展过程中的一个巨大悲剧。

三　战时顿挫：从刘走颜任到颜辞金接

1938 年 1 月，国民政府为精简机构，将卫生署改隶内政部，军医署复归军政部，同时裁撤卫生勤务部，是为卫生部（署）第五次改组。虽然内政部并未过多干涉卫生署业务，大部法度依旧，"以期法令时效不致中断"，[①] 但编制遭到极大削减，给卫生署后来的工作造成较大困扰。1938 年 1 月 6 日，行政院召开临时会议，时任全国经济委员会秘书长秦汾请求将该会水利、公路、卫生三部分事业分别并入经济部、交通部及卫生署办理，"所有卫生实验处原有附属机关自应随同该处一并移归内政部卫生署管辖"。[②] 1938 年 2 月间，国民政府国防最高会议先后两次审议了《内政部卫生署组织法》和《内政部卫生署卫生实验处组织条例》，[③] 将全国经济委员会的卫生部分并入卫生署，卫生署改隶内政部。[④] 规定内政部卫生署承内

---

① 《接收前卫生署移交素管各项法规案》（1938 年 3—4 月），中国第二历史档案馆藏，一二（6）/6/1222。

② 《事由：奉令饬知卫生实验处附属机关移归本署管辖呈复遵办由》（1938 年 3 月 5 日），《内政部关于卫生署改隶行政院的文书》（1938 年 3 月），中国第二历史档案馆藏，一二（2）/2/1303。

③ 《国民政府公布修正内政部组织法训令》（1938 年 2 月 11 日），中国第二历史档案馆编《中华民国史档案资料汇编》第 5 辑第 2 编"政治"（1），凤凰出版社，1998，第 13 页；《行政院训令》（1938 年 2 月 17 日），《内政部卫生署组织法与组织条例的公布与修正案及卫生署附属机关一览表》（1931 年 4 月—1939 年 8 月），中国第二历史档案馆藏，一二（2）/2/1179。

④ 《关于将全国经济委员会卫生部分并入卫生署等事宜的代电》（1938 年 1 月 5 日），重庆市档案馆藏，0055000100089000000001000。

政部部长之命，掌理全国卫生事务，[①]中央卫生实验处则承内政部卫生署署长之命，掌理各项卫生技术设施及检验、鉴定、制造、研究等事项。[②]

会议期间，委员于右任认为"条例内容设置未免繁复，组织殊属庞大，际此危难之时，是否有此必要，请大会重予讨论决定"，最终决议："一、卫生署长、处长准添置，其技正、技士、科员名额应照该署旧组织法之规定，余照办。二、卫生署卫生实验处组织条例通过，但在非常时期，关于不必要之工作，其员额及经费应尽量紧缩。"[③]卫生署署长颜福庆只好于1938年2月28日表示"遵照办理"。[④]实际上，卫生署确有大量直属卫生行政机关，[⑤]还有不少协管的各省市卫生行政机关，[⑥]呈现"头脑小，身子大"的特点。但经此次改组，卫生署的组织结构和人员编制大为缩减，仅下设保健科、医政科、总务科、海港检疫处，直辖中医委员会。[⑦]

---

① 《奉行政院转奉国府公布内政部卫生署组织条例通行知照由》（1938年2月11日），《海军部、军政部、农林部、内政部、经济部、交通部等机构组织法》（1937年1月—1942年12月），中国第二历史档案馆藏，一二/1/1469。

② 《奉院令抄发内政部卫生署卫生实验处组织条例一份令仰知照由》（1938年2月11日），《海军部、军政部、农林部、内政部、经济部、交通部等机构组织法》（1937年1月—1942年12月），中国第二历史档案馆藏，一二/1/1469。

③ 《行政院训令内政部》（1938年2月19日），《内政部卫生署组织法与组织条例的公布与修正案及卫生署附属机关一览表》（1931年4月—1939年8月），中国第二历史档案馆藏，一二（2）/2/1179。

④ 《内政部卫生署呈内政部》（1938年2月28日），《内政部卫生署组织法与组织条例的公布与修正案及卫生署附属机关一览表》（1931年4月—1939年8月），中国第二历史档案馆藏，一二（2）/2/1179。

⑤ 金宝善、许世瑾：《我国战时卫生设施之概况》，《中华医学杂志》第27卷第3期，1941年，第134页。

⑥ 《内政部卫生署附属机关一览表》，《内政部卫生署组织法与组织条例的公布与修正案及卫生署附属机关一览表》（1931年4月—1939年8月），中国第二历史档案馆藏，一二（2）/2/1179。

⑦ 《内政部组织系统图》（1938年7月内政部统计处制），中国第二历史档案馆藏，一二/2/1161；《内政部卫生署附属机关一览表》，《内政部卫生署组织法与组织条例的公布与修正案及卫生署附属机关一览表》（1931年4月—1939年8月），中国第二历史档案馆藏，一二（2）/2/1179。

不难发现，此次行政院制定卫生署改组方案仅用了一个月左右，明显过于仓促。据知情人士所言，当时在南京岌岌可危之下，国民政府仓皇迁往重庆，行政院负责收发、录事、书记的工作人员纷纷奔走，起稿、核稿、抄写、校对、收发一切工作都由端木恺和陈克文二人包办，"国民政府的命令，国民政府文官处的公函，也由我们在一个房子内，一手造成"，湘、鄂、黔等省政府及内政部的改组，"都由我们两人以同样的方式发表出来，可算是非常时期的非常工作"。[①] 从行政院的角度来说，不仅要尽快完成卫生署的改组，还要完成湘、鄂、黔省政府的调整，对于人手匮乏的行政院来说，未免工作量太大。因此在"时间紧，任务重"的情势下，很难顾及改组方案的科学性与合理性，由此也就不难理解为何有一大批卫生署高级职员在此次改组后纷纷离职。

1938年卫生署随内政部西迁重庆，部分人员、物资相继抵达，该署在黄桷街租到一栋三层楼房作为办公处。国民政府任命颜福庆接任卫生署署长，金宝善为副署长，对于接受"美援"甚多的中央卫生实验处，颜参照刘瑞恒过去的做法，自兼处长。然而中央卫生实验处副处长一职却很难选出，"逐鹿者很多，中央卫生实验处内的简任技术人员就不少，不易确定人选"。当时"协和系"西医正忙于筹设贵阳医学院，经颜福庆、刘瑞恒、金宝善等人商洽后，最终推荐林可胜出任此职。[②] 然而不久行政院突然任命原江西全省卫生处处长潘骥为卫生实验处处长，颜福庆据理力争，详细向行政院说明中央卫生实验处技术人员的使用标准、排队情况和潘本人的年资学验等，最终劝行政院收回成命。[③] 改组完成

① 陈方正编辑、校订《陈克文日记（1937—1952）》上册，社会科学文献出版社，2014，第130—131页。

② 姚克方：《刘瑞恒把持军医业务的经过》，《文史资料存稿选编·文化》，第802页。

③ 白由道：《卫生机关的人事矛盾》，《文史资料存稿选编》第12辑《政府·政党》，第605—606页。

后，颜、金均驻重庆，中央卫生实验处一部分迁到贵阳（后迁重庆），南京的中央医院也迁到贵阳，与贵阳医学院合并，以钟世藩为院长。

1939年，内政部部长何键向行政院提议调整卫生署组织，提高卫生署地位。他认为全面抗战前卫生署人员编制和组织规模均属偏小，全面抗战后，随着医疗救护防疫事业和公共卫生人员训练的开展，旧有体制已无法适应新的战争需要。① 况且按国民参政会第三次大会对于内政部工作报告的审查意见所言，"在战时应特别注意医药卫生事项"，但长期以来，卫生署组织过于简小，特别是第五次改组，更是"人员既少，经费尤寡，难以适应"。因此，一则请求将战时开办各项卫生事业，列入卫生署职掌，"俾指挥得以敏活"；二则原设一处三科，改设三处，"将各项职掌重为适当之分配"。②

1939年4月3日，行政院召开会议审查"内政部卫生署组织条例修正草案"，卫生署署长颜福庆与副署长金宝善同时出席。起初有代表认为，"增加技术人员并提高待遇，固属必要，至于添置两处三科，当兹紧缩之际，实应慎重考虑"，后经颜福庆说明此次增设"系为运用上之便利"，最终经与会者讨论，认为该署现有组织机构过于简单，予以调整"尚无不合"，人员编制应酌量增加，"署内人员额数略加变更，即事务人员不多加，而技术人员酌增"。③ 增加处长2人、秘书1人、科长3人、技士2—4人，每月经费仅增加2000余元。④ 基本上卫生署三处

---

① 姬凌辉：《全面抗战爆发前后国民政府卫生人员训练工作述略》，《民国档案》2020年第4期。

② 《提案：请准调整卫生署组织以应抗战期间之需要由》（1939年），《内政部卫生署组织法与组织条例的公布与修正案及卫生署附属机关一览表》（1931年4月—1939年8月），中国第二历史档案馆藏，一二（2）/2/1179。

③ 《奉派出席行政院审查关于修正内政部卫生署组织条例一案》（1939年4月3日），《内政部卫生署组织法与组织条例的公布与修正案及卫生署附属机关一览表》（1931年4月—1939年8月），中国第二历史档案馆藏，一二（2）/2/1179。

④ 《修正内政部卫生署组织条例草案审查会纪录》（1939年4月30日），《内政部卫生署组织法与组织条例的公布与修正案及卫生署附属机关一览表》（1931年4月—1939年8月），中国第二历史档案馆藏，一二（2）/2/1179。

职掌如前，人员编制略有变动，^①实为调整，谈不上改组。1939 年 4 月，行政院和国防最高委员会先后决议"照审查意见通过"，^②5 月 24 日，行政院训令卫生署遵照此项决议。^③虽经颜福庆、金宝善、何键等人力争，卫生署组织结构、人员编制、相关经费略有增加，但实际上仍未能恢复 1931 年以前卫生部时期的五司规模，甚至不如刘瑞恒主政卫生署时期的"灵活多变"。

全面抗战爆发后，在行政院看来卫生署始终是应被"紧缩"而非"发展"的对象。况且在国民政府迁都重庆之前，四川、贵州和云南等省几乎没有被南京方面控制过，"当时的问题是如何将当地的政治力量、军事将领置于重庆国民政府的控制之下。换句话说，政府本身存在问题，而这些问题又反映在每个技术部门中"。^④1940 年行政院发现中央各机关迁建区内的公务人员及其眷属十分消极怠惰，"打牌聚赌之风甚盛，以致引起当地居民不良之印象"。^⑤钱益民、颜志渊采信傅惠和邓宗禹的回忆，认为是麻醉药品经理处出现了贪污问题，牵涉到颜福庆，因

---

① 《内政部卫生署组织条例修正草案》（1939 年 4 月 3 日），《内政部卫生署组织法与组织条例的公布与修正案及卫生署附属机关一览表》（1931 年 4 月—1939 年 8 月），中国第二历史档案馆藏，一二（2）/2/1179。

② 《事由：行政院秘书处函内政部卫生署组织条例修正草案经审查后提出院会通过，除请交立法院审议外，抄同原件函达查照由》（1939 年 4 月 5 日）、《事由：府令饬知该部卫生署组织条例修正草案业经国防最高委员会通过交立法院审议由》（1939 年 5 月 2 日），《内政部卫生署组织法与组织条例的公布与修正案及卫生署附属机关一览表》（1931 年 4 月—1939 年 8 月），中国第二历史档案馆藏，一二（2）/2/1179。

③ 《事由：奉行政院令知卫生署组织条例修正草案也经国防最高委员会通过，交立法院审议等因合行令仰知照等由》（1939 年 5 月 24 日），《内政部卫生署组织法与组织条例的公布与修正案及卫生署附属机关一览表》（1931 年 4 月—1939 年 8 月），中国第二历史档案馆藏，一二（2）/2/1179。

④ Grant, John B. (John Black), 1890–1962, Rockefeller Foundation Oral History Collection, Columbia Center for Oral History, Columbia University, p.496.

⑤ 《关于切实取缔公务员打牌聚赌致卫生署麻醉药品经理处驻渝办事处的函》（1941 年 2 月 28 日），重庆市档案馆藏，00300001001700000022000。

而引咎辞职。[①] 华璋也认为是颜福庆的一位亲属的轻率行为导致他被迫于 1940 年 4 月辞职。[②] 实际上史悠明贪污只是诱因之一，而合川征地纠纷更能说明颜福庆为何辞职。

抗战日深，前线后方需要义肢较多，为了配制义肢和制造一般卫生用具，1938 年 1 月，卫生用品修造厂改为卫生用具修造厂，[③] 由麻醉药品经理处主任史悠明兼任厂长，二者均迁至合川县。[④]1939 年 5 月，该厂先后派员前往合川县东渡乡商购房屋作为办公场所，"商议卖价七千元，拨粮五钱"，随后在 5 月 22 日缮写有"草约"一纸。由于签约时不够谨慎，误以为"拨粮五钱，必属出卖房屋本身应完之粮"，实际上却是张冠李戴，"五钱之粮，系属龙洞场地方田亩所应完者"，房东卖房似有"飞粮"之嫌。

1939 年 8 月 6 日，史悠明致函饶甫臣，要求其"不再坚持飞粮五钱"，[⑤] 而饶氏却借口房契失窃，已无从查考，但他坚持要求该厂购房后承担拨粮事项，认为该厂"借条约问题，背约揩价"，进而联合义渡会代表胡伯初等人，请合川县第二区东渡乡联保办公处居中调停，另邀史悠明以及相关人证公开调解。[⑥] 此处"背约揩价"的指责并不属实，因

---

① 钱益民、颜志渊：《颜福庆传》，复旦大学出版社，2007，第 174 页。

② 〔美〕华璋：《悬壶济乱世：医疗改革者如何于战乱与疫情中建立起中国现代医疗卫生体系（1928—1945）》，第 188 页。

③ 还需注意的是，同时期尚有军医署陆军卫生用具修造厂，1940 年 7 月 2 日军医署派连瑞琦任厂长。见于《陆军卫生用具修造厂公函第 12 号》（1940 年 7 月 2 日），《卫生署向卫生用具修造厂抄发各项法规章则的训令汇集》（1940 年 5—8 月），中国第二历史档案馆藏，一二 /1/3561。

④ 姚克方：《回忆国民党政府卫生部》，《文史资料存稿选编·文化》，第 781 页。

⑤ 《史悠明致函饶甫臣》（标题为引者自拟，1939 年 8 月 7 日），《卫生署卫生实验处、卫生用具修造厂、合川县政府关于东渡乡中街房地契纠纷的函、指令》（1939 年 7 月），上海市档案馆藏，Q580-25-659-1。

⑥ 《事由：为据饶辅臣等以借粮揩价等情请予函转咨询调解一案由》（1939 年 8 月 7 日），《卫生署卫生实验处、卫生用具修造厂、合川县政府关于东渡乡中街房地契纠纷的函、指令》（1939 年 7 月），上海市档案馆藏，Q580-25-659-1。

为该厂已经支付大部分房价。对于此案涉及的三处房产，从三份契约中亦可证实史氏的说法：饶辅臣房价 7000 元，意图飞粮五钱，饶同兴房价 4000 元，飞粮三钱，义渡会房价 3000 元，飞粮二钱。据该厂核算此三份钱粮，"每两一年须征正副税，共计国币一百八十余元"。①

史悠明认为所欠购房款"为数甚微"，该案延宕不结，其责任不在厂方，而是饶氏等人阴谋"飞粮"。②除以上三块房产外，1939 年 7 月 23 日，卫生用具修造厂还购买了正顺和大笺作坊的房屋，手续相对顺利，但对方在收到房款后迟迟不腾屋。③至此，合川用具修造厂征地案陷入困境。1939 年 11 月 3 日，颜福庆、林可胜合令卫生用具修造厂转呈合川县，要求其秉公处理此次购房飞粮争议，"仰于署文到县后查案妥速了结，勿过争执苛细，以重中央迭次申令征用房地，力避发生纠纷之意"。④同年 11 月 30 日，卫生署再次表示飞粮一事"碍难接受"，催促合川县政府妥善"速办"。⑤1939 年 11 月 7 日，内政部卫生署函请四川省民政厅转令合川县政府会同卫生用具修造厂"秉公处理"。⑥

---

① 《内政部卫生署致函合川县政府》(1939 年 11 月 7 日)，《卫生署卫生实验处、卫生用具修造厂、合川县政府关于东渡乡中街房地契纠纷的函、指令》(1939 年 7 月)，上海市档案馆藏，Q580-25-659-1。

② 《争议始末概要》(引者自拟)，《卫生署卫生实验处、卫生用具修造厂、合川县政府关于东渡乡中街房地契纠纷的函、指令》(1939 年 7 月)，上海市档案馆藏，Q580-25-659-1。

③ 《卫生用具修造厂致函正顺和大笺作坊》(1939 年 7 月 23 日)，《卫生署卫生实验处、卫生用具修造厂、合川县政府关于东渡乡中街房地契纠纷的函、指令》(1939 年 7 月)，上海市档案馆藏，Q580-25-659-1。

④ 《内政部卫生署卫生实验处指令》(1939 年 11 月 3 日)，《卫生署卫生实验处、卫生用具修造厂、合川县政府关于东渡乡中街房地契纠纷的函、指令》(1939 年 7 月)，上海市档案馆藏，Q580-25-659-1。

⑤ 《内政部卫生署卫生实验处指令》(1939 年 11 月 3 日)，《卫生署卫生实验处、卫生用具修造厂、合川县政府关于东渡乡中街房地契纠纷的函、指令》(1939 年 7 月)，上海市档案馆藏，Q580-25-659-1。

⑥ 《内政部卫生署致函合川县政府》(1939 年 11 月 7 日)，《卫生署卫生实验处、卫生用具修造厂、合川县政府关于东渡乡中街房地契纠纷的函、指令》(1939 年 7 月)，上海市档案馆藏，Q580-25-659-1。

　　然而，合川县政府和四川省民政厅并不给卫生署"面子"。1939年11月20日，针对卫生署卫生用具修造厂购买饶辅臣等人房产引发拨粮纠纷一案，合川县县长谢天民召集有关人等调解此事。调解的结果是合川县政府希望卫生署能够妥协，承担飞粮一事。①或许在四川省民政厅和合川县政府眼里，卫生署不过是行政院内政部下设的一个署而已，行政级别和政治地位均大不如从前，所以地方政府宁愿维护地方利益，不愿得罪地方权势。因此，征地一案看似小事一桩，实则反映出所谓的"中央"卫生行政机关到了合川县这种"地方"社会，因挤占了地方资源，反而不受地方权势待见。1940年4月，继任卫生署署长金宝善对于合川县的处理意见表示部分接受，特别批示"付尾款时应由卖主重写各契"。②1941年11月26日，行政院命令卫生署和卫生用具修造厂应根据四川省政府的意见照契拨粮五钱，③金宝善只好遵命而行。④行政院和四川省政府为合川县政府撑腰的做法，令卫生署十分不满，但此事终究以卫生署的妥协而告终。

　　合川征地飞粮一事，无关钱粮多少，实涉原则问题，妥协与否殊难

① 《事由：为准卫生署函嘱处理贵厂买饶同兴等房业拨粮纠纷一案情形函请查照由》，《卫生署卫生实验处、卫生用具修造厂、合川县政府关于东渡乡中街房地契纠纷的函、指令》（1939年7月），上海市档案馆藏，Q580-25-659-1。

② 《事由：为准卫生署函嘱处理贵厂买饶同兴等房业拨粮纠纷一案情形函请查照由》，《卫生署卫生实验处、卫生用具修造厂、合川县政府关于东渡乡中街房地契纠纷的函、指令》（1939年7月），上海市档案馆藏，Q580-25-659-1。

③ 《奉令抄发四川省政府呈复为该厂价购合川房地纠纷解决情形转令知照由》（1941年11月26日—12月2日），《卫生署卫生实验处、卫生用具修造厂、合川县政府关于东渡乡中街房地契纠纷的函、指令》（1939年7月），上海市档案馆藏，Q580-25-659-3；《抄发四川省政府呈行政院原文一件》（1941年12月2日），《卫生署卫生实验处、卫生用具修造厂、合川县政府关于东渡乡中街房地契纠纷的函、指令》（1939年7月），上海市档案馆藏，Q580-25-659-3。

④ 《为拨粮事由》（1941年12月19日），《卫生署卫生实验处、卫生用具修造厂、合川县政府关于东渡乡中街房地契纠纷的函、指令》（1939年7月），上海市档案馆藏，Q580-25-659-3。

把握，从不久颜福庆辞职一事来看，显然他不愿迁就。1940 年 4 月 13
日颜惠庆便在香港听说颜福庆已辞职。^① 时隔月余，5 月 15 日颜福庆由
重庆抵达香港，次日便向颜惠庆叙述了"有人阴谋反对他"，企图争夺
制造补给品之权。^②20 日下午，^③ 摆脱官场旋涡的颜福庆由香港赴美接受
治疗。^④ 从以上可知，颜福庆辞职原因颇为复杂，最根本的原因是他担
任卫生署署长以后，遭受各种掣肘，先是行政院竭力缩减卫生署的规模
和编制，后有卫生署内部人事纷争不断，再者合川征地诸事不顺，卫生
署卫生行政事业似乎得不到地方政府和势力的支持，加上他本人的身体
原因，颜福庆只好称病请辞。

　　1940 年 4 月 16 日，行政院正式批准卫生署署长颜福庆因病辞职。^⑤国
民政府转而将卫生署改隶行政院，任命金宝善为署长，沈克非为副署长，
是为卫生部（署）第六次改组。在 1940 年 4 月 17 日公布的《修正内政部
组织法》中已无卫生署，但禁烟委员会依然隶属于内政部。^⑥同时颁布的
《卫生署组织法》还规定卫生署掌理全国卫生行政事务，署内下设总务、医
政、保健、防疫四处，及会计、统计二室，另辖有中医委员会，^⑦卫生署原

---

① 《颜惠庆日记》第 3 卷，上海市档案馆译，中国档案出版社，1996，第 284 页。

② 《颜惠庆日记》第 3 卷，第 293 页。

③ 《颜惠庆日记》第 3 卷，第 295 页。

④ 钱益民、颜志渊:《颜福庆传》，第 174 页。

⑤ 《行政院决议特任邵力子为驻苏大使任金宝善为内政部卫生署长准卫生署设中央制药公
司》，《申报》1940 年 4 月 17 日，第 3 版。

⑥ 《奉令公布修正内政部组织法第四条第六条条文转行知照由》(1940 年 4 月 17 日)，《海军部、
军政部、农林部、内政部、经济部、交通部等机构组织法》(1937 年 1 月—1942 年 12 月)，
中国第二历史档案馆藏，一二 /1/1469。

⑦ 《奉令抄发卫生署组织法转行知照由》(1940 年 5 月 3 日)，《海军部、军政部、农林部、内
政部、经济部、交通部等机构组织法》(1937 年 1 月—1942 年 12 月)，中国第二历史档案
馆藏，一二 /1/1469。

有职能各科均改为处（室），[①] 署长可列席行政院会议。这一点与卫生署第一次直属行政院时稍有不同，此前署长刘瑞恒是特任官，可直接出席行政院会议，列席与出席虽一字之差，但实际地位和话语权颇有差距。

严格来说，金宝善算是刘瑞恒的重要班底之一，[②]"刘去金仍在，颜辞金升职"的现象值得玩味。金氏本人在民国卫生行政部门耕耘多年，善于处理错综复杂的人际关系。金宝善首先邀请刘瑞恒、颜福庆、林可胜等"前任官长"担当卫生署顾问，以示尊重之意；还对英美派的离职人员孟目的、陈宗贤等人多有照顾。加之金宝善兼具留日和留美双重学术背景，易于为法德日派和英美派绝大部分医界人士所接受，自然是此时署长的最佳人选。与此同时，他对法德日派卫生技术人员多有吸纳，聘用祝绍煌（留德）任职卫生署，对原为法德日派的高级卫生医务人员如陈万里、陆涤寰、左吉、翁之龙等人均予以适当安排。金宝善、沈克非上台后，"卫生署一直在积极地重建自己"，[③]一方面扩大卫生署内部组织，增聘得力人员，任命严镜清代理保健处处长，容启荣为防疫处处长；另一方面建立新的卫生行政组织，以适应持久抗战需要。

然而副署长人选却遭遇了国民政府内部派系争斗。CC 系不满于英美派长期占据中央卫生部门领导层的局面，此时国民党中央调查统计局见卫生系统中尚有可插足之处，便推荐陈果夫的亲戚俞松筠担任卫生署

---

① 各处（室）负责人为中医委员会（主任委员陈郁）、秘书室（秘书许世瑾）、总务处（处长许世瑾）、医政处（处长汤蠡舟）、统计室（主任王士奇）、防疫处（处长严镜清）、技术室（主任许世瑾）、人事处（处长戴芳澜）、会计处（处长龚树森）等。引自傅惠、邓宗禹《旧卫生部组织的变迁》，《北京文史资料选编》第 37 辑，第 268 页。

② Grant, John B. (John Black), 1890-1962, Rockefeller Foundation Oral History Collection, Columbia Center for Oral History, Columbia University, p.177a.

③ Grant, John B. (John Black), 1890-1962, Rockefeller Foundation Oral History Collection, Columbia Center for Oral History, Columbia University, pp.485.

医政处处长。俞在到职后，曾在"总理纪念周"上公开演讲他在上海如何利用自营的同德医院掩护地下工作人员，炫耀"丰功伟绩"，意欲夺取副署长之职。CC系此举遭到孔祥熙、金宝善等人的抵制。金宝善称，"当我去见孔祥熙时，他交一下一个任俞松筠为副署长的条子，说是陈果夫交来的。我回来考虑以后，就去向他辞署长的职，他同意撤回，任沈克非为副署长"。[①] 由于不得手，此后俞经常给金出难题、唱高调，使金穷于应付，经金、沈二人合力应对，又有卫生系统"元老"许世瑾出谋划策，最终共同消解了俞氏夺权行为，[②]CC系亦未能如愿。

1940年5月16日，行政院明确表示卫生署此前颁布的有关中央卫生行政法规继续有效，不必拘泥于名称问题。[③]1941年9月，行政院正式公布《修正卫生署组织法》。较之以往，卫生署职能与主管事项并无变化，但下辖各处顺序有所变化，医政处、保健处、防疫处、总务处职掌亦有变动，而在人员编制上并无变动。[④] 到了1942年6月8日，国民政府修正《内政部组织法》，仍设五司一会，卫生署仍隶属行政院。[⑤] 此后组织机构和人员编制再无大动。此次调整后卫生署地位有所提升，科（室）改处后，人员编制比之颜福庆主政时期扩大不少，直至1947年以前，卫生署长期属于行政院直辖性质，在此期间卫生署的卫生行政事业取得了不小的进展。

---

① 《金宝善文集（样本）》，第3页。

② 白由道：《卫生机关的人事矛盾》，《文史资料存稿选编》第12辑《政府·政党》，第606页。

③ 《事由：令知卫生法规有内政部字样奉令准继续有效仰知照由》（1940年6月5日），《卫生署向卫生用具修造厂抄发各项法规章则的训令汇集》（1940年5—8月），中国第二历史档案馆藏，一二/1/3561。

④ 《卫生署组织法》（1941年9月），《卫生部暨所属机关组织法规》（1941年9月—1948年6月），中国第二历史档案馆藏，一二/1/2489。

⑤ 《奉令抄发修正内政部组织法饬令知照由》（1942年6月15日），《海军部、军政部、农林部、内政部、经济部、交通部等机构组织法》（1937年1月—1942年12月），中国第二历史档案馆藏，一二/1/1469。

四 战后离乱：从恢复部名到人心涣散

1945 年 8 月日本宣布无条件投降后，卫生署和其他国民党党政机关一样筹划复员工作，卫生署于 1946 年搬回南京，中央卫生实验院也由重庆迁回南京。[1] 与此同时，1945—1946 年该署进行了部分人事调整，原副署长沈克非改任上海中山医院院长，继任的是原江西卫生处处长方颐积。原医政处处长俞松筠亦辞职回到上海，遗缺则由汤蠡舟接替。原保健处处长陈万里出任江苏省卫生处处长，空缺职位由原贵州省卫生处处长施正信接任，中级干部也有较多变动。

1946 年，国民政府召开"国民大会"，通过"宪法"，选举总统，并对各院、部、会进行改组。1947 年 5 月 1 日，卫生署改为卫生部，是为其第七次改组。同年 6 月 27 日，《卫生部组织法》正式颁行，规定卫生部设置医政司、药政司、防疫司、保健司、地方卫生司、总务司等六司，另设有中医委员会、会计处、人事室、统计室，但因经费所限，药政司、地方卫生司暂不设置。截至 1948 年春，卫生部实际已设有 30 余个直属机关。[2] 此次由署改部距离第一次设立卫生部前后相隔 18 年之久。

然而卫生署再次升为卫生部，却是国民政府为了安置政学系[3]的成员。周诒春曾在"国大"召开期间任农林部部长，但不久为了照顾其他党派利益，"地盘不够分配"，必须将农林部让出。考虑到周曾任北平协和医学院董事长，而卫生部门主要成员中以"协和系"势力最大，由周

---

① 《金宝善文集（样本）》，第 4 页。

② 《中华年鉴（1948）》（3），第 384 页；《卫生行政组织系统表》（1948 年 5 月），卫生部总务司编《卫生法规汇编》（1948 年 6 月），中国第二历史档案馆藏，一二（1）/1/4300。

③ 林绪武：《由政学会到新政学系：国民党体制内的资产阶级自由派研究》，天津人民出版社，2009。

出任署长，较为合适。① 于是把卫生署扩大为卫生部，以周诒春为部长，周的心腹严慎予为常务次长，金宝善为政务次长，方颐积为技监。设医政、保健、防疫三个业务司，汤蠡舟为医政司司长，施正信为保健司司长，容启荣为防疫司司长。②

随着解放战争进展迅猛，国民党政府呈土崩瓦解之势，身处南京的卫生部官员也纷纷向外逃窜。1948 年 10 月卫生部部长周诒春辞职，前往香港担任植物油公司董事长，③ 其在卫生部的班底亦随之离去。金宝善赴美国担任联合国善后救济总署儿童急救基金会医学总顾问。保健司司长施正信辞职去香港，任教于香港大学医学院。技监容启荣加入联合国世界卫生组织，后任该组织驻新加坡、马来西亚、文莱的代表。专门委员韩立民举家迁往香港，任职于轮船公司。参事兼中央国医馆副馆长陈郁亦逃往香港，在穷苦潦倒中度过余生。其他离职而未出国人员亦复不少，如姚承政因感到参事职务无事可做而辞职，先在沪上开设私人化验所，后被同济大学聘为寄生虫学教授。在卫生部工作 20 余年的郑康书同样感到参事无聊，返回杭州做开业医师。④

直接逃离卫生部的职员毕竟是少数，实际上卫生部大量人员愿意领遣散费还乡，而这些人的安置与遣散工作亟待解决。此后国民党政府先是任命林可胜为卫生部部长，而此时林早赴台湾，拒不承命，又转而发表由金宝善继任的声明。⑤ 金对新任命亦坚辞不就，1948 年春到上海医

---

① 　白由道：《卫生机关的人事矛盾》，《文史资料存稿选编》第 12 辑《政府·政党》，第 606—607 页。

② 　姚克方：《回忆国民党政府卫生部》，《文史资料存稿选编·文化》，第 782 页。

③ 　金富军编《周诒春文集》，中国言实出版社，2017，第 217、420 页。

④ 　白由道：《卫生部瓦解纪实》，《文史资料存稿选编》第 12 辑《政府·政党》，第 608—609 页。

⑤ 　姚克方：《回忆国民党政府卫生部》，《文史资料存稿选编·文化》，第 782 页。

学院任教, 后又去联合国儿童急救基金会当医务顾问。[①]1948 年 9 月 16 日国民党政府复任命袁贻瑾继任,[②]袁氏坚持做到 1949 年 1 月 13 日亦辞职。此后又不得不改派原中央卫生实验院院长朱章赓担任卫生部政务次长, 代理部务。"金拒袁、朱代"表明卫生部此时部长人选相当混乱。

有鉴于此, 有后路的人都选择离开了卫生部, 没有退路的暂留在卫生部, 此部分人员的去向又可分为两种: 一部分随同卫生部南迁广州, 一小部分待在南京"留守"。1949 年 1 月 25 — 28 日, 南迁人员连带家属百余人, 乘火车赴沪。[③]他们抵达上海后, 由上海市卫生局负责照料, 寄住在上海市传染病医院里, 每人分得由药品供应处提供的两条床毯。南京留守人员见状, 便派代表赴沪要求增加"应变费"和生活物资。其后暂住上海的大部分人员乘船到达广州, 但也有少数高级职员仍在沪上观望, 企图另谋生路。

朱章赓与王祖祥从南京直飞广州后, 发现不少重要人员未抵达。虽朱一再函催, 并不见有人回应。朱不得已, 又飞沪重金邀约, 答应凡到粤者, 除正薪以外, 另给美金津贴, 至此才有人响应启行。此时的个人去留已无关乎政治局势抑或卫生行政, 只有为生计所迫的现实抉择。[④]

1949 年初跑到广州的国民党政府便以紧缩行政机构为由, 把卫生部改为内政部卫生署, 宣布王祖祥为常务次长,[⑤]是为卫生部 (署) 第八次改组。由于正副署长处于空缺状态, 所以王虽无署长之名分, 却有署长之实权, 统筹安排卫生署从南京向广州撤退。此后迁至广州的卫生署

---

①　《金宝善文集 (样本)》, 第 7 页。

②　《卫生部关于金宝善辞职并派袁贻瑾接充给陪都中医院的代电》(1948 年 10 月 11 日), 重庆市档案馆藏, 0163000100002000228000。

③　白由道:《卫生部瓦解纪实》,《文史资料存稿选编》第 12 辑《政府·政党》, 第 609 页。

④　白由道:《卫生部瓦解纪实》,《文史资料存稿选编》第 12 辑《政府·政党》, 第 610 页。

⑤　傅惠、邓宗禹:《旧卫生部组织的变迁》,《北京文史资料选编》第 37 辑, 第 278 页。

还遇到两个难题，一是办公处所难寻觅，二是职员生活难保障。朱原想依靠广州中央医院来解决办公场所，恰好时任院长钟世藩与朱为协和医学院的同学，但他对这个流亡的领导机关并不买账，反而觉得是一种拖累，在物资、经费、办公处所等方面均不通融。无奈之下，限于经费，卫生署只好搬迁到郊外的一所宗祠内办公，大部分职员和家属则住在广州海港检疫所新建的隔离医院里，颇为拥挤。实际上，卫生署早已无公可办，每天不过是应付医事人员请领证书，承转附属单位的人事任免和经费预算等例行事项。

　　对于高级职员而言，一开始生活并未如此困顿不堪，朱章赓基本兑现了此前的承诺，从他掌握的洛克菲勒基金会补助款项下划分三等美元津贴，其中规定王祖祥每月45元，处级技术人员每月35元，非技术的简任人员每月25元。一般科级人员无此项津贴，仅陈世昌一人因曾到美国留学，在广州的英文文件多由他经手办理，照例领25元。这项津贴共发过4个月，到9月份朱章赓交卸署长职务后，即不再发放。① 此批津贴的覆盖面比较有限，主要面向卫生部中层干部以及高级技术人员发放，底层职员仍然为生计挣扎不已，每月跑到城里领取薪水和兑换港币是职员们忙活的要事。金圆券贬值过快，很快就造成实际薪水减少，为了对抗通胀，此时广州市面上的硬通货已是港币，金圆券只不过是一种交换工具，即便如此反复、迅速兑换，仍赶不上迅猛上涨的物价。

　　1949年8月间，国民党政府再度紧缩机构，卫生署改成内政部卫生司，是为其第九次改组。司内设六科，朱章赓不愿降级去当司长，本想交给他的协和同学李文铭接任，但因王祖祥先前已任副署长，按理说

① 　白由道:《卫生部瓦解纪实》，《文史资料存稿选编》第12辑《政府·政党》，第611—612页。

朱应让王接任。最后朱征求王的意见，王表示同意担任司长，因而将李文铭任为卫生司帮办，9 月朱去职离开中国。与此同时，卫生署又疏散大量人员，国民党政府再迁重庆并改变币制，开始施行银元券。公务员薪俸按银元券重定等级，每级差距只有一块钱，原有特别办公费一律取消。此项制度开始影响到高级职员的生活，因而纷纷登记，要求遣散。遣散费规定一般发三个月薪水，家在外省的加发一个月，在职 10 年以上者加一个月，15 年以上的加两个月。

　　经过广州疏散后的卫生署职员只剩 30 余人，连同家属分乘两架飞机先后飞往重庆。在此期间，王祖祥亦留台未归，具体迁移疏散工作无人负责，①卫生署亦降格为卫生司。卫生司迁到重庆后，除了参与朝天门大火的救治工作以外，其他方面毫无建树，作为其上级主管部门的内政部只知道变本加厉地敦促卫生司变卖库存药品，进而变现转移到台湾。到了 1949 年 11 月下旬，"内政部"又进行了人员疏散，部分人员陆续逃往成都，此次遣散，不分级别，一律只领三个月的薪水。到最后，"内政部"认为警政司人员要比卫生司的人重要，最终卫生司只有郎荣山河和李人虎登机逃往台湾，其余领了遣散费的人员就地在重庆迎接解放。②

小　结

　　"宁汉合流""东北易帜"以后，中国的未来前景看起来十分"光

---

① 　白由道：《卫生部瓦解纪实》，《文史资料存稿选编》第 12 辑《政府·政党》，第 612 页。

② 　白由道：《卫生部瓦解纪实》，《文史资料存稿选编》第 12 辑《政府·政党》，第 613—614 页。

明"，①但实际上国民政府只是形式上统一了全国，新旧军阀内部仍斗争不断，这也造成国民政府建政初期的制度设计和人事安排往往掺杂了复杂的政治利益。1928 年 10 月 25 日，国民政府正式发布设置卫生部的命令，此次"府令"首先简述设立卫生部的必要性："卫生行政之良否，不唯关系国民体质之强弱，抑且关系国家民族之盛衰，吾国对于卫生，向多忽视。际兹时代，健全身体，锻炼精神，消除疢疫，洵属要图。"②进而作出重要安排，令内政部将卫生行政事宜移交给卫生部，③这表明卫生部本身不是"无中生有"，而是在继承中发展。

　　然而，若将此"府令"与 10 月 26 日发表的《国民政府宣言》内容进行对比，不难发现此时国民政府并未言及"卫生行政"。具体言之，"宣言"首先宣布国家进入训政阶段，紧接着提出进行国家建设的两个先决条件和实际建设开展的三个条件。先决条件一为"抚绥社会，消除伏莽，以为进行建设之基础"，二为"裁兵节饷与整理财政"。进而提出实际建设首先在于政治建设，其次在于经济建设，最后有赖于教育建设。组建国民政府的终极目标是为"民族求生存"和为"人类求进化"。④此宣言仅在教育建设环节提及应"注重学生体格之训练"以收"强国保种"之效，言外之意，"卫生行政"既不是"先决条件"，也不是"实际建设"当务之急。

---

① 〔美〕费正清编《剑桥中华民国史》上卷，杨品泉等译，中国社会科学出版社，1994，第708 页。

② 《国民政府训令》，《卫生公报》第 1 卷第 1 期，1929 年 1 月 1 日，第 1 页。

③ 《案：呈报遵令将本部卫生司暨中央防疫处前卫生试验所案卷、文件、器具、药品等分别移交卫生部接收情鉴核备案》（1928 年 10 月 27 日），《内政部奉令将本部卫生司职员名单暨中央防疫处前卫生试验所案卷文书、器具、药品等移交卫生部等文书》（1928 年 10 月至12 月），中国第二历史档案馆藏，一二（2）/2/1388。

④ 《国民政府宣言（十月二十六日发表）》，《国闻周报》第 5 卷第 43 期，1928 年 11 月 4 日，第 1—2 页。

虽然全面抗战爆发前国民政府卫生部经历了从"一套班子，一套机构"到"一套班子，两套机构"再到"一套班子，三套机构"的演变，但是全面抗战爆发以后，国民政府取消卫生勤务部，卫生署"以小事大"，以缩编的中央机构应对此前横逸斜出的诸多部门，变得更加左支右绌。加之，卫生部总体上"升少降多"，而制约卫生部发展的因素又有很多，一方面因时势所需，另一方面因法德日派西医与英美派西医长期斗争，国民政府中央卫生行政主管部门前后经历九次大的改组。金宝善认为，"中央卫生政权随着蒋介石的拨弄政治，忽而直属行政院，忽而改隶内政部，忽而扩大，忽而缩小。但在人事方面，蒋政权始终抓着亲美派西医不放，作为亲美政策的构成部分"。[1] 但也应注意，历览整个国民政府时期卫生部部长（卫生署署长）人选，只有薛笃弼和周诒春是行政官僚出身，刘瑞恒、颜福庆、金宝善、林可胜、朱章赓等人均是民国医界翘楚。所以从整个卫生部（署）人事变迁来看，一开始"专业人做专业事"的文人理想，难免被政治力量撕扯，历任部长均难逃此命运。但能够韬光养晦、左右逢源的恐怕只有刘瑞恒、金宝善、朱章赓三人，颜福庆和林可胜不愿舍弃自己的书生意气，也只能选择离开政治旋涡。

从整体上看，国民政府前后两次设立卫生部，几乎都是为了政治拉拢和安抚政客，这与国民政府1928年设立卫生部时的宣言大相径庭，没有从大局上为卫生行政留下一席之地。而且历次改组与官长更易都存在因人设事和任人唯亲的情况，尤其是对英美派西医群体的争取和扶持，不仅是基于个人私交的人情之道，还是国民政府亲英美政策的有机组成部分，更与整个国民政府权力分配有莫大关系。

最后，国民政府中央卫生行政部门存在的"班底跟走"与派系斗争

---

① 金宝善：《旧中国的西医派别与卫生事业的演变》，《文史资料选辑》第1辑，第135页。

之间的关系同样值得重视。所谓"班底"与"派系"存在一定区别，在整个国民政府内部高层往往表现为黄埔系、CC 系、政学系、西山会议派、亲英美派、亲日派等派系之间的党同伐异，[①]但实际上各派系自身的班底问题同样值得关注，班底往往因权势起伏而流动，派系也因班底的伸缩扩张而变得更加具象化。

---

① 金以林:《国民党高层的派系政治：蒋介石"最高领袖"地位是如何确立的》，社会科学文献出版社，2009。

第三章

近代中国公医制的演化、生成与困境

清末民初已有人关心县乡卫生建设问题，并率先选择若干个县进行卫生试验。南京国民政府卫生部成立后，接手县乡卫生行政事业，转而开始推动县卫生院的铺设。需要注意的是，南京国民政府时期县乡卫生行政组织大多只到县一级，很难深入乡村地区。全面抗战爆发后，国民政府西迁，西南大后方过于落后的医疗卫生条件，引起国民政府高层的重视，此后卫生署以"公医制"之名开展了县卫生行政组织建设，却过于注重增加县卫生院的数量，相对忽略了提升其质量。战后复员阶段，卫生署虽有重新规划全国公医事业之举，但限于人力、物力、财力，加之时局急转直下，公医制最终潦草收场。公医制是中国近代卫生行政制度史上无法绕开的核心问题之一，20世纪三四十年代曾引发社会各界广泛讨论，全面抗战时期在部分地区得以试行，虽然无疾而终，但作为一场由国民政府主导的失败的卫生行政试验，其成效与不足之处仍然值得再议。

近年来学界对民国时期基层卫生事业多有关注，总体上呈现出从乡村建设运动视野下的公共卫生研究逐渐转向对公医制本身的探讨。乡村卫生建设是南京国民政府时期乡村建设运动的重要内容，已有不少学者探究了乡村基督教医疗、公共卫生、公医制等重要议题。①此后有学者进一步揭示了 20 世纪 30 年代社会各界对公医制的认知，相继提到了公医制的实施概况，②但相对忽略了公医制在 40 年代的试行过程。③应当首先厘清公医制的整体认知与实践面相，再进一步挖掘以"公医"之名铺设的县级卫生院与地方政治生态的互动关系。④

事实上，认知与实践是民国时期公医制的一体两面。公医制大体上经历了从最初的"全民医疗"到"中央卫生管理体系"的认知演进过程，⑤亦可视公医制为一种政治话语与实践。⑥由此也就不难理解兰安生为何是在公共卫生建设框架下提出公医制，⑦且公医制还与清末以来的

① 主要有 Ka-che Yip, *Healthand National Reconstruction in Nationalist China, the Development of Modern Health Services,1928-1937*, Ann Arbor:Association for Asia Studies, 1995, pp.67-99；郑大华：《民国乡村建设运动之"公共卫生"研究》，《天津社会科学》2007 年第 3 期；李传斌：《南京国民政府乡村卫生建设研究（1927—1937）》，《民国研究》2015 年春季号，社会科学文献出版社，2015；李传斌：《教会·乡村·医疗：南京国民政府时期的基督教乡村卫生建设》，《晋阳学刊》2015 年第 3 期；李传斌：《大学·乡村·卫生：1927—1937 年间中国大学的乡村卫生建设》，《晋阳学刊》2016 年第 4 期；李传斌：《南京国民政府时期乡村卫生建设的路径选择（1927—1937）》，《求索》2017 年第 11 期；崔军锋、武小力：《民国定县、邹平卫生试验区比较研究》，《中国社会历史评论》第 18 卷，天津古籍出版社，2017；等等。

② 主要有吴郁琴《公共卫生视野下的国家政治与社会变迁——以民国时期的江西及苏区为中心》，中国社会科学出版社，2012；史经霞：《民国医疗制度变革的理想与实践（1930—1949）》，《中州学刊》2017 年第 10 期；郝先中：《近代中国西医本土化与职业化研究》。

③ 主要有黄庆林《国民政府时期的公医制度》，《南都学坛》2005 年第 1 期；慕景强：《民国时期"公医制"思想及其现代启示》，《西北医学教育》2007 年第 5 期。

④ 李哲：《公医制度的地方困境——以四川省县级卫生院为例（1939—1949）》，张勇安主编《医疗社会史研究》第 11 辑第 1 期，社会科学文献出版社，2021，第 249—270 页。

⑤ Xi Gao, "Between the State and the Private Sphere: The Chinese State Medicine Movement, 1930-1949," Liping Bu, ed., *Science, Public Health, and the State in Modern Asia*, London and New York: Routledge, 2012, pp.144-160.

⑥ 杨念群：《再造"病人"：中西医冲突下的空间政治（1832—1985）》，第 366—368 页。

⑦ 〔美〕卜丽萍：《兰安生与中国公共卫生和公医制》，〔美〕吴章、玛丽·布朗·布洛克编《中国医疗卫生事业在二十世纪的变迁》，第 223—239 页。

地方自治存在联系。① 此外，也有学者认识到公医制与国家医疗有所不同。② 但就本质而言，此种异同点只不过是公医制认知与实践历史进程的表征之一。

不难发现，在乡村建设视野下研究农村医疗卫生，和在卫生行政视野下探讨公医制，实际上是"花开两朵，各表一枝"，根源在于近代中国卫生行政制度成长颇为艰难，这一点客观上也是自清末新政以后"小政府和大政府的紧张"关系拉扯作用下的历史产物，③ 因此有必要探讨卫生行政制度成长的复杂过程及其遭遇的历史困境。职是之故，本章旨在整合既有思路，利用新近史料，尽可能凸显公医制的整体意涵，注重挖掘公医制形成与演变的内在逻辑，用"进行时"重建公医制的生成过程，用"过去时"检讨全面抗战时期公医制的推行困境，同时注意观照历史的延续性与阶段性，或可进一步深化中国近代乡村建设运动史与卫生行政制度史研究。

一 公医制的内涵演化

自古以来中国传统社会便有"鳏寡孤独废疾者皆有所养"的理想建构，于是有医师之设，"掌医之政令……凡邦之有疾病者、疕疡者造焉，则使医分而治之……疾医，掌养万民之疾病……凡民之有疾病者，分而治之，死终则各书其所以而入于医师"。④ "医师"与"疾医"皆是为国

---

① Sean Hsiang-lin Lei, *Neither Donkey nor Horse: Medicine in the Struggle over China's Modernity*, Chicago and London:The University of Chicago Press, 2014, pp.223-257.

② 〔美〕华璋：《悬壶济乱世：医疗改革者如何于战乱与疫情中建立起中国现代医疗卫生体系（1928—1945）》，第26—28页。

③ 罗志田：《革命的形成：清季十年的转折》，商务印书馆，2021，第35页。

④ 马伯英：《中国医学文化史》，上海人民出版社，1994，第499—500页。

家和民众而设的官职，疗治对象本没有贵贱、贫富之别。秦汉以降，历朝职官所载仅有太医，民间疾苦往往自受。海通以还，国人体弱多病的形象被西人建构，西方公共卫生随医学传教士渐次入华，医师逐渐成为一种自由职业，生老病死问题亦成为国家、社会与个人三者之间的重要连接点，政府与非政府组织开始将医疗卫生问题纳入治理视野。

近代中国"公医"概念由来已久，言人人殊。早在 1902 年,《新民丛报》上便有此说："讲卫生，洁净室屋道路，俾免疠疫，疾病则设公医院医之。"[1]清末民初曾有广东公医校院之设，[2]此时"公医"既是公立医院也是公立医药学校的简称。不难发现，起初时人言说的基本角度是将"公医"与"私医"进行或对立或结合的表述，并不涉及中西医二分问题。而所谓的"私医"也并不是指自私自利的医师，而是指具有自由职业属性的开业医师，实际上他们也会不定期免费施医送药。[3]又如，1921 年 5 月，北京当地中西医名家出面自发组织"公医社"，以"汇通中西医学医术、慎重人命、保全健康"为原则，采取中西医结合会诊，收取低价诊金和药本，"本社未备手术室，如需施用手术时，由西医各在其本医院担任施治"，西医成员有周英、顾洵、马志道，中医代表有施今墨、姚季英、施光致，[4]但民初此种民间自设的"公医"组织往往难成规模。

换言之，"私医"相对容易界定，公医与公医制概念则因带有"公"的色彩，社会文化意涵更为丰富，大体上经历了一个从晚清医学传教士入华免费施诊以及官医院、官医局、施医局、施医院并存，到民初医疗

①　明夷:《公民自治篇（续第6号）》,《新民丛报》第7号，1902年4月1日，"政治"，第8页。

②　马允清编《中国卫生制度变迁史》，第139页。

③　参见尹倩《民国时期的医师群体研究（1912—1937）：以上海为讨论中心》；何小莲:《近代上海的医师生活》。

④　《公医社社章》,《顺天时报》1921年5月8日，第7版。

大众化的发展趋势，①在此一时期公医制表现为"小政府、大社会"的特点。到了南京国民政府时期，开始转变为"大政府、小社会"的学理讨论与制度尝试。就事实而论，20世纪20年代美国的医疗卫生体系建设举世瞩目。流行于世的欧美式医疗卫生与南京国民政府初步建政后的百废待举形成鲜明对比，此后怀揣此类理想的有识之士继续围绕公医制展开讨论。

1928年1月，兰安生在中华医学会第七届会议上，发表了题为《公医制——一项合乎中国国情的政策》的演讲，首次系统提出公医制的基本构想。其中举出澳大利亚、英国、美国诸国医疗体系的建设经验，最后主张中国应在国际联盟卫生组织的帮助下，按照国家、省市、城乡的地域范围，培养数量和质量均属上乘的医学人才，方能在中国初步建立起公医制。②必须指出，兰安生对中国公医制的设计理念，思路仍然无法脱离当时欧美各国盛行的相对精英化的医学发展路径。正如同期社论所言，公医制也许会如同中国警察制度一样逐渐行之于市县，诚然自来水工程、防治疟疾运动亟应在公医制框架下推行，但公共卫生与人口增长、中西医数量与分布不均等难题仍需结合中国比较贫弱的实际情形去解决。③

1930年，浙籍名医毛咸提出应由政府设置"公医"兼办卫生行政事业。他系统阐释了"公医"的历史沿革、人员选任、设置标准、职权责任等内容，认为"公医"制度系源于美国，"昔美国傅理满氏主张有人民千万之市，应设卫生局，倘在较僻小之地方，只须聘请医师与护士各

---

① 参见高晞《德贞传：一个英国传教士与晚清医学近代化》，复旦大学出版社，2009；李传斌：《条约特权制度下的医疗事业：基督教在华医疗事业研究（1835—1937）》。

② John B. Grant, "State Medicine—A Logical Policy for China",《中华医学杂志》第14卷第2期，1928年春季，第65—80页。

③ J.W.H.C, "Editorial—State Medicine for China",《中华医学杂志》第14卷第2期，1928年春季，第119—120页。

一位，主持当地卫生行政，即可收驾轻就熟之效"，但在德国得以实践，"德国地方卫生行政，全国共分为九百五十卫生区，每区各设卫生医官一人，办理诊疗、预防及化验等卫生事项"，进而指出中国正规医师总数不及五千人，又大半集中城市独自开业，"风气未开之县市，尤感医事人才之缺乏，乡村更无论矣"，倡导仿效欧美，设置公医。①

同年，卫生部技正梅贻琳在南京市卫生局作了一次关于"公医"的学术演讲，进一步阐发了"公医"的内涵。"国家经营医学事业，此之谓公医"，他认为虽然中国人均病床数远不及欧美国家，"但此尤不足惧，为今之计，所最要者，厥惟指正全国上下对于医学卫生之观念，示以正当之方针，纳准确之思想于正轨，共策进行"。② 实际上，当时英、美等国施行公医制确实卓有成效，③ 但尚不及苏联。苏联成立不久便实行国家经营的医疗卫生模式，"凡百设施，皆以国内男女老幼之健康为目的，故疾病之预防及治疗皆完全置于国家负担之下。国家对于国民之疾病、伤残、失业、妇人生产，及孕妇护卫等，皆绝对负责"，但也存在人才缺乏、设备老旧等问题，④ 例如莫斯科市卫生局成立之初仅有6辆救护车，却要负责300万人口的救护转运工作，病人往往要等数周才有可能被运送到医院。⑤

---

① 毛咸：《设置公医兼办卫生行政的意见》，《浙江民政旬刊》第 14 期，1930 年 2 月 21 日，第 37 页。

② 梅贻琳：《医学上之新建设——公医》，《中央日报》1930 年 6 月 29 日，"医学周刊"，第 3 张第 3 版；梅贻琳、黄贻清：《医学上之新建设——公医》，《首都市政公报》第 64 期，1930 年 7 月 31 日，"言论"，第 1—11 页。

③ 梁崇朴：《公医制度与民族主义》，《国立中正医学院院刊》第 1 卷第 1 期，1942 年 12 月，第 10—12 页。

④ 王子玕：《公医制度与现代中国医学教育》，《国立中正医学院院刊》第 1 卷第 1 期，1942 年 12 月，第 5—6 页。

⑤ "Socialized Medicine in Russia: Overcrowded Hospitals," *The North China Daily News*, 1931.2.16.

1934 年 3 月 5 日，傅斯年在《大公报》上发表《所谓国医》一文，明确表示反对中医，提倡西医。[1] 此举引起了各界广泛讨论。[2] 该文又被《独立评论》转载，同期亦刊载了傅斯年的回应文章《再论所谓国医》，在反驳中医界的言论基础上，呼吁推广医药学和公共卫生。[3] 医界人士陈志潜回应了傅斯年的说法，"知识界领袖对于应用科学以改良生活，有如此深切的认识，是一件最可庆幸的事"，进而借机提出应由国家主持医学教育，注重医事人员的训练与养成。[4] 胡适对陈氏的主张大加赞赏，"陈志潜先生在定县的事业，是凡到定县参观过的人都赞赏的。他在《公医与医学教育》这篇文章中，提出一个关系我国民族前途的大问题"。[5]

对于这种新旧医药的笔墨官司，医界人士还有其他看法。庞京周指出，在中国广大乡村地区，不但新医缺乏，就连旧医也不多，认为中国

---

[1]　傅孟真：《所谓国医》，《大公报》1934 年 8 月 5 日，"星期论文"，第 1 张第 2 版；《所谓国医（转载）》，《独立评论》第 115 号，1934 年 8 月 26 日，第 17—20 页；《所谓国医》，《文化月刊》第 1 卷第 9 期，1934 年 10 月，第 99—102 页。

[2]　赵寒松：《再评傅孟真"再论国医"（未完）》，《国医正言》（天津）第 5 期，1934 年 5 月，第 9—13 页；赵寒松：《再评傅孟真"再论国医"（续）》，《国医正言》（天津）第 6 期，1934 年 6 月，第 14—21 页；赵寒松：《再评傅孟真"再论国医"（下）》，《国医正言》（天津）第 7 期，1934 年 7 月，第 7—10 页；猷先：《写在"所谓国医"之后》，《中央日报》1934 年 8 月 19 日，第 3 张第 2 版；适之：《编辑后记》，《独立评论》第 115 号，1934 年 8 月 26 日，第 20 页；王合三：《异哉傅孟真之"所谓国医"》，《现代中医》第 1 卷第 9 期，1934 年 9 月 1 日，第 2—3 页；潘兆鹏：《且慢谈"所谓国医"》，《大公报》1934 年 9 月 11 日，第 11 版；适之：《编辑后记》，《独立评论》第 118 号，1934 年 9 月 16 日，第 20 页；金正愚：《驳傅孟真"所谓国医"》，《中医新生命》第 2 期，1934 年 10 月，第 1—10 页；刘学濬：《关于"国医"问题的讨论（二）》，《独立评论》第 121 号，1934 年 10 月 7 日，第 14—18 页；孟真：《附答》，《独立评论》第 121 号，1934 年 10 月 7 日，第 18—21 页；适之：《编辑后记》，《独立评论》第 121 号，1934 年 10 月 7 日，第 21 页；张文元：《读"写在'所谓国医'之后"感言》，《医学杂志》（太原）第 79 期，1934 年 10 月，第 33—36 页；等等。

[3]　傅孟真：《再论所谓国医（上）》，《独立评论》第 115 号，1934 年 8 月 26 日，第 2—8 页；《再论所谓国医（下）》，《独立评论》第 118 号，1934 年第 9 月 16 日，第 2—5 页。

[4]　陈志潜：《公医与医学教育》，《独立评论》第 138 号，1935 年 2 月 17 日，第 5—11 页。

[5]　编者：《编辑后记》，《独立评论》138 号，1935 年第 2 月 17 日，第 21 页。

"科学医药"的普及不能"拿都市做背景，唱物质高调"，只有实行公医制才能改变整体落后的局面，可先在富庶地区建立新医施诊所，然后逐渐推广，而不是急于求成从大医院入手。① 长期关心中国医事问题的宋国宾则进一步说明了何为公医制，"由政府设立国、省、市、县、乡各医院，而将全国之医师按其资格学识分配于此五项官立之医院"。②1934年12月，时任驻德大使程天放在江苏省立医政学院的演讲中指出，"这种以'医为国有'的真正公医制，不但中国相距甚远，就是欧美各国也没有实现"。③ 这种"反调"之论实际上是为公医制背书，同时也得到了当时医界的随声附和。④

1935年8月，范守渊在《申报》上发表《医疗大众化与公医制》一文。他认为医疗大众化的办法不适合中国，"免费施诊表面上似乎很好听，是在替无力医疗的大众方个便，解决他们的诊病问题。事实上，仍需要有最低限度的经济能力的大众（或者只能说是小众了），才能享受得到"。⑤ 也就是说，家庭经济因素直接制约医疗大众化与普惠化在基层社会的实现，或许由国家主办的公医制才是解决医疗大众化的根本办法，"然在此民穷财尽的局面，现社会的经济状态"，⑥ 要使理想化为事实谈何容易。

---

① 庞京周：《从赣南新复匪区中之救护工作谈到公家施诊制（三）》，《申报》1934年11月12日，第4张第15版。

② 宋国宾：《公医刍议》，《医药评论》（上海）第7卷第3期，1935年3月15日，"评论"，第1页。

③ 季南：《我也来谈谈公医制》，《医事公论》（镇江）第2卷第9期，1935年2月16日，第23页。

④ 叶劲秋：《关于公医制的话》，《医学杂志》（太原）第92期，1936年12月，第5—6页。

⑤ 范守渊：《医疗大众化与公医制（上）》，《申报》1935年8月12日，第4张第15版。

⑥ 范守渊：《医疗大众化与公医制（下）》，《申报》1935年8月19日，第4张第15版。

1936 年，卫生署代理署长金宝善在《公医制度》一文中阐明一战以来欧美医事制度的优劣，着重说明了何为公医制："'公医制度'英文名'State Medicine'，为近十余年来医学界的思想家所讨论的一种理想的医事设施制度。但关于其意义和内容，颇有分歧的见解，有的仅指政府管理或举办的一部医事事业，有的以为它仅是一个抽象的名称，有的是彻底指着有计划有组织的整个保障全民健康的一种，由国家主办医事设施，我们所承认的'公医制度'的意义，是属于最后的一种。"最终，他提出中国公医制应该按照"五个原则"和"三个阶段"稳步推进。①

一种新的主张出现必然伴随反对的声音，医界围绕要不要实行公医制、如何改造私医等问题展开了激烈辩驳。1936 年，"涛鸣"率先在《独立评论》上发难，认为实行公医制，必须"经费"与"人才"兼备方可，否则时机不够成熟。②面对唱衰公医的论调，陈志潜随即作出回应，他认为卫生问题虽与社会经济发展密切相关，但健康问题仍可从教育与经济方面入手，并以民国时期教育经费为例，主张利用现有的教育组织与经费，普及卫生方法，"则许多人民的基本卫生习惯，如爱清洁，不随地吐痰，避传染，利用简单科学医药设施如种痘、消毒等等，均可大部养成。在积极维护健康上，固不必因经费尚未提高而毫无进步"。③同年一位署名为"宾"的作者毫不客气地认为，所谓的公医制虽倡行日久，却难以协调公义与私利，④但其仅从公私难衡的角度去指摘医政部门不够秉持公心未免过于武断。

如果说卫生经费问题尚可与教育事业协同推进，那么缺乏"新医"

①　金宝善:《公医制度》,《行政研究》创刊号，1936 年 10 月 5 日，第 129—133 页。

②　涛鸣:《与友人论医务书》,《独立评论》第 201 号，1936 年 5 月 17 日，第 39—43 页。

③　陈志潜:《和涛鸣先生谈医务》,《独立评论》第 205 号，1936 年 6 月 14 日，第 10 页。

④　宾:《公医之弊》,《医药评论》第 8 卷第 9 期，1936 年 9 月 15 日，"评论"，第 2—3 页。

人才确实难以在短期内克服。对此，伍连德不无担忧地谈道："按现今之情况，据此理想之境地尚远。新医之数目太少，实不能胜此重任。英国每八百人中有一医者，美国每千人中有一医者；而中国则三万人中方有一医者，且多集于少数之大城市中。上海一市，即占百分之二二，且于大城中，新医亦不能普及。如南京有三分之一之人口，未能获得相当之注意。即于甚形发展之乡村区域，患者百分之六五，仍由旧医诊治，其百分之二六，竟毫未受医治。"[1] 因此也有人提出亟应提倡农村护士，就地选择初中毕业或同等资格的人士，通过适当的学习和考试后即可任职，负责本村民众的疾病预防与治疗工作，同时为推行公医制储备人才。

　　至此，不难发现时人关于公医制的讨论基本分为两派，一派对其赞誉有加，视其为改善缺医少药的救世良方；一派视其为缓不济急的理想空谈。就公医制的含义而言，亦是众说纷纭，"有的仅为'公共卫生'的变称，有的仅指政府所管理、所举办的一部分医学事业，有的以为它仅是一个抽象的名称，有的是彻底的指有计划、有组织的整个保障全民健康的一种由国家主办医事设施而说的"。[2] 有鉴于此，1937年，《医药评论》编辑部曾公开征文，将此争论推向社会大众，"愿以本刊之园地，为本问题讨论之中心，为利为害，自待公评，何去何从，将观众见"。[3] 他们还将此征文启事刊登在《时事新报》上。[4] 随着抗战日深，到了30年代末40年代初，大部分人开始视公医制为"抗战建国"的重要内容，讨论的主题从讨论公医制为何逐渐转向公医制何为。

---

① 《卫生署海港检疫处伍处长连德演词：公医制度之概要（四月二日上午十时半在大会堂讲）》，《中华医学杂志》第23卷第5期，1937年5月，第575页。

② 金宝善：《公医制度（一月二日在中央电台播讲）》，《广播周报》第124期，1937年2月13日，第18页。

③ 《讨论公医制度》，《医药评论》第9卷第5期，1937年5月15日，"本刊征文启"，无页码。

④ 《征文启：讨论公医制度》，《时事新报》1937年6月18日，第3张第3版。

显然，仅靠口号式的宣传无法建立起行之有效的公医制，倘若落实到具体实践，公医生的培养、津贴、进修、管理、调整等方面都需要政府制定切实可行的方案予以保障。[1]边远省份的公医教育也是很大的问题，[2]还有一些连带问题也需要考虑：公医制应否包括预防与治疗，以及传染病的防治？医学教育制度应如何改组？在公医制之下开业医师、护士、助产士以及学校教员应在国家和社会上占何种地位？中医旧医问题如何妥善解决？是否应该推行健康保险制度？[3]诸多问题自然有待更多切实有效的学理讨论与身体力行。

1937 年，朱章赓认为，参照美国经验，中国推行公医制，需要政府制定专门规制加以保障，训练理想坚定、工作务实的公医人员，加大对社会民众的宣传力度，具体可分为五步推行："一，组织'公医建设'协会，不是宣传的，是推行的；二，举办'公医制度'实验省；三，举办公医实验学校；四，举办《公医建设》刊物，为智识交换之场所；五，筹备公医服务人员登记及保险。"[4]

1939 年，国民党五届八中全会正式通过"实施公医制以保障全民健康案"。1940 年前后，卫生署正式提出实施公医制的设想，不少卫生界人士对此表现出浓厚的兴趣，"所谓公医制，大体是主张实行全体国民都享受免费医疗保健服务"。[5]时任广东省卫生处第二科科长的苏六昭便认为公医制长期处于"雷声大雨点小"的窘境，根源在于对如何实际推行

①　胡定安：《准备推行公医新趋势中之几个关联问题》，《医育》（重庆）第 4 卷第 4 期，1940 年 12 月，第 2—3 页。

②　张查理、毕天民：《边省综合系统下之公医教育计划》，《医育》（重庆）第 4 卷第 4 期，1940 年 12 月，第 4—8 页。

③　老恩赐：《公医制度之检讨》，《中华医学杂志》第 23 卷第 5 期，1937 年 5 月，第 645 页。

④　朱季青讲，蒯文泉记《推行公医制度之先决条件（下）》，《申报》1937 年 3 月 16 日，第 3 张第 11 版。

⑤　傅惠、邓宗禹：《旧卫生部组织的变迁》，《北京文史资料选编》第 37 辑，第 268 页。

缺乏必要的思考和实践，进而提出应加强医事人才的培养，规定公医生的职责，明确公医生的考选任用，提高公医生的待遇及奖励。[①] 由此可见，公医制不仅是一种静态概念，还应是一个动态的实践过程。

1939 年，长期从事地方卫生行政工作的黄子方，从政府的职责与作用角度，结合苏联和英国的公医制建设情况，谈及中国公医制应包括：公用水源的供给和管理；粪便及其他排泄物的处理；卫生教育；传染病的防治，如鼠疫、霍乱、天花、白喉、狂犬病等；贫苦人民的医药卫生；公共医院的设立；等等。[②] 同年，曾任江苏省立医院院长的汪元臣，通过反思长期存在的医师自由职业制度，认为医师往往陷入追名逐利的怪圈，集中于大都市开业，收取诊金，价高不菲，无助于改善中国广大农村地区医药卫生事业长期落后的局面。他进而提出应该实行公医制，由国家培养公医人员，分配其工作，发放其薪水，使其与公务人员享有同等福利待遇，进而使广大老百姓均能享受到医疗救治。[③] 换言之，医院的分布数量与所在地人口总数的比例是公医制的核心议题，[④] 而这一点确实需要政府通过加强医事管理的方式加以协调。

1940 年，时任湖南省卫生实验处处长的张维进一步提出公医制在地方推行的具体方案。他首先开列十一条实行公医制的理由，[⑤] 进而从公医制的"对象与里程""工作大纲""实施要点"等三个角度，开列出应兴应办的诸多医疗卫生事项。[⑥] 同时他也坚定地认为推行公医制是世界潮流所趋，"时代随着地球旋转而变迁，文化随着时代而演进，医事职业也

---

① 苏六昭：《施行公医制度管见》，《广东卫生》第 2 期，1939 年 8 月 15 日，第 3—6 页。

② 黄子方：《何谓公医制度》，《中华健康杂志》第 1 卷第 3 期，1939 年 11 月，第 1—2 页。

③ 汪元臣：《我国应实行公医制度》，《医育》第 3 卷第 4 期，1939 年 12 月，第 1—2 页。

④ 方子川：《上海医院之鸟瞰》，《申报》1939 年 7 月 2 日，"上海特辑"，第 3 张第 12 版。

⑤ 张维：《介绍"公医制度"》，《湖南卫生通讯》第 4 期，1940 年 6 月 1 日，第 26—28 页。

⑥ 张维：《介绍"公医制度"（续）》，《湖南卫生通讯》第 5 期，1940 年 7 月 1 日，第 33—35 页。

就一代一代的趋于昌明"。① 需要指出的是，张氏的乐观态度并非个例，私立湘雅医学院学生刘树焱便主张将公医制建设与"抗战建国"联系起来，进而改变"贫愚弱私"的社会弊病。② 此种议论亦得到其他医界人士的唱和。③

关于公医制先在城市还是农村推行的问题，时任广东省卫生处处长的黄雯便认为应首先在城市推行"公医家医制"，改变长期以来私医仅为城市中上层人士服务，让城市中的贫苦百姓也能享受到物美价廉的基本医疗待遇，④ 并提出系统的实施计划。⑤ 王秉锥主张在农村推行公医制，加强乡村卫生建设。⑥ 实际上，不管是公医家医制度还是乡村卫生均有赖于政府财政的大量投入，平时尚且难以筹措，战时状态之下财政更为吃紧。此后有人主张"把中央省县三方面的财力凑合起来，以奠定公医制强有力之经济基础"，⑦ 显然有些不切实际。还有人呼吁国民政府注重维持"医界公务人员"的生活保障，避免"公医"因迫于生计而重操"私医"旧业。⑧

至此，经过 20 世纪三四十年代的广泛讨论，公医制的内涵与外延

---

① 张维：《随着时代前进——献身公医制度》，《湖南卫生通讯》第 3 期，1940 年 5 月 1 日，第 22—23 页。

② 刘树焱：《公医制度与新中国》，《医育》（重庆）第 4 卷第 4 期，1940 年 12 月，第 19—29 页。

③ 余龙生：《抗战建国与公医制度》，《医育》（重庆）第 4 卷第 4 期，1940 年 12 月，第 8—14 页；李继贤：《医药卫生与抗战建国的关系及今后我国应行之公医制度》，《医育》（重庆）第 4 卷第 4 期，1940 年 12 月，第 15—19 页。

④ 黄雯：《推行城市公医家医制度刍议》，《中华医学杂志》第 27 卷第 5 期，1941 年 5 月，第 267—270 页。

⑤ 黄雯：《创立公医的家医制度计划刍议》，《广东卫生》第 29、30 期合刊，1941 年 12 月 15 日，第 2—3 页。

⑥ 王秉锥：《公医制度与农村卫生》，《国立中正医学院院刊》第 1 卷第 1 期，1942 年 12 月，第 12—14 页。

⑦ 廖子禾：《公医制度之检讨》，《战时医政》（长沙）第 3 卷第 3 期，1942 年 4 月 10 日，第 8 页。

⑧ 陈德默：《从病人在西方文化发展中的地位谈到公医制度》，《社会卫生》第 1 卷第 3 期，1944 年 9 月 1 日，第 27—31 页。

基本清晰："公医制度乃系由政府组织大规模而普遍之医疗机构，免费为人民治疗疾病，不分富贵贫贱，皆可有病得医，以补充预防医学之不足，使公共卫生达到理想目的之一种尽善尽美的制度。"[①] 简单来说，所谓的公医制是国家医学的一种，主要由政府负责经费划拨、药械供给、人员调配等事项，但不同于一般意义上的公共卫生建设，相对偏重疗治，旨在重点解决城乡医药普及化问题。到了 20 世纪 40 年代，"公医"制度不再是新名词，"此四字出诸卫生人员之口，似已历有年所，中央全会及国民参政会亦曾迭有讨论"，[②] 俨然成为朝野之间老生常谈的时政话题，逐渐形成了"中国命运—强国保民—抗战建国—卫生建设—公医制"的施政逻辑。[③]

二　公医制的制度生成

中国公医制的历史特点在于推展公医制与构建卫生行政体系相耦合，具体表现为县乡卫生院、卫生所、卫生室的设立。南京国民政府时期由政府或民间主导的县乡卫生事业大体可分为两类：一种重在试验，主要研究何种制度及方法最能普遍适应中国地方情形；另一种则根据各地试验结果，设立各种乡村卫生实验区，或者直接推行卫生工作，设立各县县立医院、卫生院或乡村诊疗所等，主要有江宁自治实验县、河北定县清河试验区、高桥乡村卫生模范区、山东邹平、陕西华县等地。金宝善曾评价道："关于保健制度的整个实验，当首推河北定县。在城市

---

① 刘河清：《公共卫生与公医制度》，《政治前线》第 1 卷第 4、5 期合刊，1946 年 5 月 1 日，第 51 页。

② 高德明：《论公医制展》，《东方杂志》第 40 卷第 13 号，1944 年 7 月 15 日，第 36 页。

③ 严霭章：《医学教育与卫生建设》，《东方杂志》第 40 卷第 15 号，1944 年 8 月 15 日，第 28—30 页。

方面，上海、南京二处亦有相当的成绩，但是如果要有具体制度的实现，尚有待于各方面的努力。"①20世纪20—40年代，在国联卫生技术合作、国内乡村建设运动、南京国民政府卫生行政建设等多方力量的作用下，公医制得到一定程度上的试行。与其说是卫生署学习了"南斯拉夫模式"，倒不如说是主要结合此前国内社会各界的广泛讨论与各地试验县的卫生行政建设经验，逐渐提出了"县卫生院—区卫生所—村卫生员"的发展思路。因此，在检讨公医制的成效与不足之前，需要先对其制度生成过程进行考察。

1930年2月，中央卫生委员会第二次会议通过了公医制提案，②同年8月，卫生部决定依照此方案，在全国推行公医制。③反过来说，政界决策亦鼓舞了医界发声。在第二次全国医师代表大会国字第10号提案中，便有人呼吁政府在各市县从速推行公医制。④1932年12月，第二次全国内政会议决议，"依照各地方经济情形设立县卫生医药机关，以为办理医药救济及县卫生事业之中心"，并经内政部通令各级地方政府。到1934年，全国各地先后设立县立医院的有江苏省9个县、浙江省7个县、江西省22个县、广西省5个县，以及河南省77个县，而多数县立医院的设备和组织与卫生部制定的标准相去甚远。⑤以河南为例，各县县立医院以"保护民众健康，促进公共卫生"为宗旨，每院设院长1人，医员2人，助手1—2人，三等县县立医院院长由医员兼任，起初由中西医共同组织，若无西医的偏僻穷陋县份则暂以中医组织。经费从

---

① 金宝善：《公医制度》，《行政研究》创刊号，1936年10月5日，第133页。

② 《中央卫生会议昨日举行闭会式》，《申报》1930年2月13日，第2张第8版。

③ 《公医制度卫生部将实施》，《中央日报》1930年8月4日，第2张第3版。

④ 《第二次全国医师代表大会提案：国字第十号提案：请当局于各市县从速推行公医制度案》，《医事汇刊》第9期，1931年11月，第5—6页。

⑤ 《内政年鉴（4）》（2），第338页。

地方款项中支出，一等县每月200元，二等县每月150元，三等县每月100元，其他医药、临时费可呈准上级，实报实销。[1] 实际上，有些县立医院的院长与医生均非医学专门人才，[2] 还有些县立医院的院长、医师另设诊所或药房，兼营私业，"精神涣散，难免贻误"，[3] 经过整顿，"逐步改进者，固属不少，而因陋就简，希图塞责者，亦所在多有"。[4] 更有甚者如江苏省无锡县，全面抗战前基本是破旧不堪的状态，迟至抗战胜利后，得益于联合国善后救济总署医药器械物资的援助，才在1947年春建成一所拥有100张病床且合乎近代水准的无锡公医院。[5] 但也必须指出，河北省定县、江苏省江宁县等少数实验县不在此列。因此，从整体上改善县乡卫生事业的落后局面就显得刻不容缓，但又难以做到位。

1934年4月9日，第一次全国卫生行政技术会议通过了"县卫生行政方案"，其中规定县设卫生院，区设卫生所，较大村设卫生分所，村设卫生员。[6] 与此同时，在第二次内政会议上，内政部通过了关于设立县卫生医疗机关的具体办法，但实际上并没有按计划执行。[7] 同年4月12日卫生行政技术会议第四次会议召开，通过了公医制筹备案，并提交

---

[1] 《本省法规：河南各县县立医院简章》，《河南民政月刊》第4期，1933年4月，第31—32页。

[2] 《重要公牍：卫生：训令各县县长：第七九号（二月廿八日）》，《河南民政月刊》第14期，1934年3月，第30页。

[3] 《民政：令饬各县县立医院无论院长或医师不得兼营私业》，《河南省政府公报》第1225期，1935年1月12日，第4页。

[4] 《河南省政府年刊》，河南省政府秘书处编译处，1933，"工作报告"，第31页。

[5] 高景泰：《筹设无锡公医院之回忆》，江苏省无锡市委员会文史资料委员会编印《海鸿乡音：江苏文史资料》第37辑，1990，第176页。

[6] 燕南：《谈谈全国卫生会议的县卫生行政方案》，《医事公论》第18期，1934年7月1日，第17—20页。

[7] 《内政年鉴（4）》（2），第338—339页。

给卫生署参考。[①]1937 年卫生署公布《修正县卫生行政实施办法纲要》，规定了县各级卫生机关的组织标准、经费标准，以及人员和职掌情形。[②]县卫生院具体任务为办理全县卫生行政事务、开展防疫治疗、管理环境卫生等，抗战期间兼顾空袭救护等任务。根据各县卫生事业状况和规模分为甲、乙、丙、丁四种卫生院。全面抗战爆发前后，江西、福建、广西、湖南、贵州五省的县卫生机关已遍布全省，但云南、四川、重庆、甘肃、青海、新疆、西藏等省份仍亟待创设和完善。全面抗战爆发后，全国中央和地方卫生行政机关布局已由华中和华东地区逐渐转向东南、西南和西北地区。[③]需要指出的是，各省各县卫生院大多数徒有虚表，即便是在县卫生院设立密度非常大的江西省亦是如此。江西省经济并不发达，之所以设立数量如此众多的县卫生院，与国民政府长期以来针对"剿匪区"的政策有关，"三分军事，七分政治"，[④]厉行保甲制度与改善基层医疗相配合。

1939 年，卫生署正式出版《县卫生行政实施办法纲要》一书，系统阐述县级卫生行政如何开展，附有县各级组织关系图及卫生院方案。实际上该方案是在 1937 年《县卫生行政实施办法纲要》基础上修改而来，并附《卫生员方案》等。1937 年《县卫生行政实施办法纲要》的基本设想是在县政府下设立卫生院，与警察局等行政部门平级并列，区署下设卫生所与警察所同级，乡以下推行保甲制，暂不设卫生机关。[⑤]与 1937

① 《卫生行政技术会议》，《申报》1934 年 4 月 13 日，第 3 张第 9 版。

② 《修正县卫生行政实施办法纲要》，《公共卫生月刊》第 2 卷第 10 期，1937 年 4 月 1 日，"附录"，第 805—810 页。

③ 金宝善、许世瑾：《我国战时卫生设施之概况》，《中华医学杂志》第 27 卷第 3 期，1941 年 3 月，第 135 页。

④ 肖如平等：《民国时期的保甲与乡村社会治理——以浙江龙泉县为中心的分析》，社会科学文献出版社，2017，第 15—19 页。

⑤ 内政部卫生署编印《县卫生行政实施办法纲要》第 1 册，1939，无页码。

年方案相比，1939 年公布的方案取消了乡镇设卫生所、农村设卫生员的表述，[①]这一点昭示出县卫生行政制度设计的局促与不足。然而此方案亦成为后来战时推行公医制的重要蓝本，从此便开始了以公医制名义推行县级卫生院的尝试。

1940 年 5 月，国民政府正式颁布《县各级卫生组织大纲》，确立县级卫生组织。依此大纲规定，县设卫生院，掌理全县卫生行政及技术工作，如医药管理、医疗工作、传染病管理、环境卫生、妇婴卫生、学校卫生、卫生教育、生命统计及一般卫生行政，并应设病床 20—40 张。至于县以下卫生机关，区应设卫生分院，乡镇设卫生所，保设卫生员。大纲并对各级卫生架构应行应办之事进行了详细擘画。[②]与 1939 年的《县卫生行政实施办法纲要》对比可知，很明显国民政府增添了乡、保两级的卫生机关建设规划。

按照《县各级卫生组织大纲》的规定，县各级卫生组织应以县卫生院为中心，各级卫生组织依次分期推进，卫生经费列入县预算，县各级卫生组织经费分为四类：（1）县卫生院，包括建筑费 10000—20000 元（原建筑费筹足以前，可利用旧有房屋加修缮费 2000—3000 元），设备费 3000—5000 元，经常费（月计）1000—2000 元；（2）区卫生分院，房屋以利用公产为原则，包括设备费 400—800 元，经常费（月计）300—500 元；（3）乡镇卫生所，房屋以利用公产为原则，包括设备费 300—400 元，经常费（月计）50—100 元；（4）保卫生员，配备一只药箱，包括设备费 50 元，经常费（月计）2—5 元。以上各级卫生组织

---

① 《中央法规：县卫生行政实施办法纲要（附表）》，《云南省政府公报》第 9 卷第 37 期，1937 年 5 月 12 日，第 1—7 页。

② 《内部注意卫生事业》，《申报》1940 年 5 月 3 日，第 2 张第 8 版。

的临时费统一在预备款项下拨给，至于特别事业费数额则视需要另筹。[①]

为了与大纲的政策相配套，1940 年 8 月 11 日，教育部与卫生署共同制定了《公医学生待遇暂行办法》，旨在扶持和培养公医人员。[②]1941 年 6 月 10 日，行政院颁布了由教育部与卫生署会同制定的《公医学生服务暂行办法》，进一步细化了补贴政策内容。[③]11 月 25—29 日，卫生署又举行了卫生行政技术会议，[④]共议决 18 项重要提案，其中比较重要的有：（1）战时国民营养的标准；（2）1941 年防治霍乱、疟疾的准备；（3）花柳病防治计划；（4）民众救护工作的实施；（5）药品器材的统筹制造和取缔；（6）公医学生服务办法及确立公医制。[⑤]紧接着，12 月 9 日，卫生署公布了《县卫生工作实施纲领》，12 月 23 日内政部又以训令形式发布，该纲领再次明确了县各级卫生机关组织与职权。不久国民政府相继颁布《中心卫生院组织通则》《县卫生工作人员待遇标准》等法规。[⑥]以上举措再次明确了公医制的核心政策内容，同时也表明国民政府和卫生署"移花接木"，已将关注的重点放在县级卫生行政系统的构建上。

根据时人统计，截至 1942 年 12 月底，后方 18 省中已成立卫生处的有 16 省，设立了 848 个县卫生院，开办了 214 个卫生分院，创立了

---

① 《事由：抄发县卫生工作实施纲领令仰知照由》（1939 年 12 月 23 日），中国第二历史档案馆藏，一二 /1/1469。

② 《教育消息：中央部份：一、关于高等教育者：教育部订定公医学生待遇暂行办法》，《教育通讯》（汉口）第 3 卷第 31 期，1940 年 8 月 17 日，第 4—6 页。

③ 《指令：勇陆字第九一七四号》，《行政院公报》第 4 卷第 12 期，1941 年 6 月 15 日，第 19—20 页。

④ 《卫生署召开卫生技术会议廿五日开幕会期七日孔祥熙昨日前往训话》，《申报》1940 年 11 月 28 日，第 2 张第 6 版。

⑤ 《卫生署召开之技术会议已闭幕重要提案计有十八项》，《申报》1940 年 12 月 4 日，第 2 张第 6 版。

⑥ 高德明：《论公医制展》，《东方杂志》第 40 卷第 13 号，1944 年 7 月 15 日，第 37—38 页。

1131 个乡卫生所，另有 3 个市成立了卫生局。① 公医制的迅速推展引起蒋介石的重视。8 月 21 日，蒋介石在给中国卫生教育社的致辞中，明确谈及公医制的未来设想："估计全国应设卫生院之数，计大院二百所，县卫生院二千所，乡镇卫生院十六万所，最近十年内以先设半数为目标，所需卫生医药人才之众，为各部门事业之冠。"② 他还提倡应从实施劳动保险、发行土地券、扶助自耕农、国民教育免费、普及公共卫生、乡村公产归保民大会、抚恤军人及遗族等方面综合入手。③1943 年 10 月，蒋介石令卫生署署长金宝善按照《中国之命运》里的设想制定战后十年普及卫生行政计划。④

1943 年蒋介石出任国民政府主席后，继续加强对社会卫生事业的关注。11 月 15 日，他令行政院秘书长张厉生、司法行政部部长谢冠生、卫生署署长金宝善注意县级行政工作，特别是改良监狱环境和推行县级公共卫生。⑤11 月 18 日，行政院表示立即执行。⑥12 月 30 日，卫生署向行政院呈交"各县市普设公医院五年计划"，同日司法行政部亦呈送"筹设新监及改建旧监所五年计划"，次日行政院秘书处将卫生署所拟筹设县市公医院的五年计划抄呈至军事委员会委员长侍从室第二处。⑦

这里特别需要注意卫生署所拟的五年计划。首先，卫生署开列 1944

① 刘冠生：《战后我国公医制度的展望》，《东方杂志》第 40 卷第 11 号，1944 年 6 月 15 日，第 26 页。

② 高素兰编《事略稿本》第 54 册，台北："国史馆"，2011，第 351—353 页。

③ 《郝柏村解读蒋公八年抗战日记（1937—1945）》下册，台北：远见天下文化，2013，第 1143 页。

④ 高素兰编《事略稿本》第 55 册，台北："国史馆"，2011，第 65 页。

⑤ 《国民政府军事委员会委员长侍从室第二处代电》（1943 年 11 月 15 日），台北"国史馆"藏，001-133130-00001。亦见于高素兰编《事略稿本》第 55 册，第 394—395 页。

⑥ 《张厉生呈蒋介石》（1943 年 11 月 18 日），台北"国史馆"藏，001-133130-00001。

⑦ 《国民政府军事委员会委员长侍从室第二处致行政院秘书处公函》（1943 年 12 月 31 日），台北"国史馆"藏，001-133130-00001。

年度经费预算为 5552 万余元；其次，分年设立县公医院，以每县市成立公医院一所为标准，合计约 2000 所，分五年实施，即第一年 300 所、第二年 350 所、第三年 400 所、第四年 450 所、第五年 500 所；最后，县公医院所需开办费，在县则由中央补助三分之二，在市则由中央补助三分之一，其余由县市负担，预计约需开办费 3 亿元，国民政府计需补助 2 亿元。显然卫生署无力负担此项经费开支，"本署原经费须兼顾保健、防疫、医药各项工作，已嫌过少，且均核定用途，自属无款补助，如不予追加预算，此项计划无法实施"，[1] 故只能寄希望于国民政府增加预算和补助经费来开展公医事业。

1944 年 1 月 7 日，蒋介石要求社会部部长谷正纲在年度工作中加入实施公医制内容，包括奖励地方及设立公立医院、产科医院、婴儿保育院等。[2] 同日，蒋介石还令金宝善将 1944 年工作重心定为协同社会、内政二部，推行公共卫生与公医制。公医方面要求设立公立医院、产科医院等，公共卫生方面则要求从清洁与保健两项工作做起，并先于重庆及其附近各实验区进行试验，再推广至四川省乃至全国其他各省份。[3] 经行政院 2 月初核查后，张厉生认为卫生署呈拟的铺设县市公医院五年计划"颇欠周密"，令其重新拟定，[4] 并提出五点要求。[5]

1944 年 1 月 27 日，卫生署将奉令编写的"三十二年度施政报告"呈送给蒋介石。[6] 同日，行政院则将卫生署此前已呈报的 1944 年工作

① 《卫生署呈行政院秘书处公函》（1943 年 12 月 31 日），台北"国史馆"藏，001-133130-00001。
② 叶惠芬编《事略稿本》第 56 册，台北："国史馆"，2011，第 81—83 页。
③ 叶惠芬编《事略稿本》第 56 册，第 87—88 页。
④ 《行政院秘书处呈国民政府军事委员会委员长侍从室第二处公函》（1944 年 2 月 9 日），台北"国史馆"藏，001-133130-00001。
⑤ 《抄行政院致卫生署训令》（1944 年 2 月 9 日），台北"国史馆"藏，001-133130-00001。
⑥ 《奉令编具本署三十二年度施政报告一份呈请鉴核祗遵由》（1944 年 1 月 27 日），台北"国史馆"藏，001-133130-00001。

计划与该署 1943 年度施政报告进行对比，表示无法看出卫生署工作进展情况，"此件系专报告去年度工作成绩，征引数字颇为详备，惟未与三十二年度工作计划对照检讨，是否确符进度，尚难臆断"。①1944 年 2 月，卫生署又将反复修改的 1944 年度推行公共卫生与公医制实施办法呈报给蒋介石。②前后两份报告内容均颇为庞杂，对此蒋介石批复道，"施政报告原油印件太长，不便呈阅"，③要求作出"简版"再报。

事实上，原 1943 年度施政报告全文分为基层卫生、医药、防疫、人才训练及研究实验、中医中药等五个部分，每部分体量过于庞大，确实导致篇幅过长。④需要注意的是，各个部分内容的多少并不能说明其重要程度有所差别，更多的是限于当时的历史条件，卫生署能够真正开展的工作其实比较有限。1944 年 2 月 24 日，金宝善将 1943 年度施政报告进行删改，编写成"三十二年度简要工作报告"，内容精简为基层卫生、医药、防疫、训练及研究实验五部分。⑤此后，1944 年度施政报告参考 1943 年度简要工作报告也进行了精简。

需要指出的是，1944 年 2 月 21 日，行政院再次指示卫生署，公医计划的内容应与该署 1944 年度施政计划及预算相配套。⑥6 月 30 日，张厉生重申了 2 月 9 日给出的指导意见，最终蒋介石于 7 月 14 日正式批

① 《奉令编具本署三十二年度施政报告呈请核示》（1944 年 1 月 27 日），台北"国史馆"藏，001-133130-00001。

② 《为呈报本署三十三年推行公共卫生与公医制实施办法祈鉴核备查由》（1944 年 2 月 17 日），台北"国史馆"藏，001-133130-00001。

③ 《蒋介石手令》（1944 年 2 月），台北"国史馆"藏，001-133130-00001。

④ 《卫生署三十二年度施政报告》（1944 年 1 月 27 日），台北"国史馆"藏，001-133130-00001。

⑤ 《奉令编具本署三十二年度施政报告一份呈请鉴核祗遵由》（1944 年 1 月 27 日），台北"国史馆"藏，001-133130-00001。

⑥ 《事由：呈报三十三年推行公共卫生与公医制度实施办法》（1944 年 2 月 17 日），台北"国史馆"藏，001-133130-00001。

准卫生署执行。[①] 如此三令五申，一方面表明在收复区推行公共卫生与公医制确实是卫生署 1944 年度工作的重中之重，另一方面反映出国民政府高层希望卫生署计划与预算能够切合实际需求，隐约透露出国民政府财政经费窘迫的实情。国民政府最终议定："（1）1944 年度依照原有县各级卫生组织大纲之规定，增设 20 至 40 病床之县卫生院及市立医院共 100 所，由行政院一次补助每所 30 万至 60 万元，充实已设之县卫生院 100 所，由行政院一次补助每所 10 万至 30 万元，以后逐年增设或充实；（2）凡已设省立医院地方，不再重设县卫生院；（3）由院补助之经费，俟各省将充实与增设计划概算呈行政院后，再行一次核拨。"[②]

此后各省市公报所载的《1944 年推行公共卫生与公医制实施办法》即为此前经蒋介石批示的"删简版"。[③]透过此"办法"的文本制作过程便可窥知国民政府高层推行公医制"宣传大于实践"的施政基调。此外，与之相配套的尚有《卫生署派遣推行公医制人员暂行办法》下发各省、市、县。[④]需要说明的是，中央行政机关定期编定工作年度报告本属分内之事，但蒋介石会对各机关的年度工作予以圈定，"整个政府的工作计划哪能是一个人的时间能力所能裁夺得当的呢？"[⑤]此种做法在平时还好，在抗战大后方如此照做，则不免反而影响工作开展。

---

① 《国民政府军事委员会委员长侍从室第二处代电》（1944 年 7 月 14 日），台北"国史馆"藏，001-133130-00001。

② 《奉饬改进公共卫生一案遵版情形签请鉴核由》（1944 年 6 月 2 日），台北"国史馆"藏，001-133130-00001。

③ 《江西省政府训令：社三管字第二四六三号》，《江西省政府公报》第 1315 号，1944 年 7 月 20 日，"公牍"，第 90—92 页。

④ 《卫生署派遣推行公医制度人员暂行办法》，《瑞安县政府公报》第 44 期，1944 年 7 月 15 日，"法规"，第 11—12 页。

⑤ 陈方正编辑、校订《陈克文日记（1937—1952）》下册，第 861 页。

三　公医制的试行困境

卫生署作为连接高层与基层的中间环节，既要回应高层对公医制的持续关注，也要解决基层推行公医制遭遇的困境。两相作用下，署长金宝善在 1944 年以后逐渐将卫生署的工作重心转移到推行公医制上，为此专门召开过三次县卫生建设座谈会，编辑出版《公医》月刊，旨在"研讨公医制理论、增进中央地方联系、交换实地工作经验、介绍医药卫生新知"。[1]通过三次座谈会内容和相关讨论，或可进一步了解县乡一级推行公医制的复杂性与艰难性。

自 1940 年起，国民政府设置推行公医制专款，任用推行公医制人员，分赴各省协助创办公医制。据金宝善所言，截至 1944 年 7 月，抗战大后方 20 个省中设置卫生处的有 18 个，省级卫生事业机关达到 231 家，1361 个县中有 938 个设有县卫生院，另有 95 个已设卫生机构的县尚需调整，合计达到 1033 县，占总数的 76%。此外还有部分县设立的卫生分院 196 所，乡镇卫生所 1561 所，保卫生员人数达到 1577 人，"进展之速，于斯可见"。[2]按照 1944 年度工作计划原定推进公医事业方案，卫生署首先选择重庆市及江北、巴县、璧山三县作为实验地区，人员、药品、器材及推进公医事业费和补助费共计 120 万元。至于其他经费来源，则由各市县局通盘编列自治预算解决，倘若实在不敷应用，则由国民政府主管的县市建设经费项下"酌拨"。[3]那么，此次卫生署、行政院

---

①　金宝善:《〈公医〉之使命》,《公医》第 1 卷第 1 期, 1945 年 1 月, 第 1—2 页。

②　金宝善:《〈公医〉之使命》,《公医》第 1 卷第 1 期, 1945 年 1 月, 第 1 页。

③　《事由: 奉饬核议卫生署呈拟卅三年推行公共卫生与公医制度实施办法一案遵将核议情形答复鉴核由》(1944 年 3 月 16 日), 台北"国史馆"藏, 001-133130-00001。

与各省反复审议的补助是否真正到位了呢？

　　实际上，即便是在重庆附近的实验区，部分县卫生院也没有收到此项补助费，具体原因较为复杂。例如重庆附近的江北县，款项进了县会计室便不再往下发，"款子到了县政府而被搁置在会计室，没有发到县卫生院去，后来不知道什么内幕，听说这笔补助费，是退回去了"。此外，四川黔江县政府还将这笔补助费挪用到了别的地方。以上行径引发了推行公医人员的强烈不满："为什么中央原定的补助计划是如此，而推行的结果会变质到这般地步，我们真想不出原因所在，是地方上不需要补助费么？是补助办法要不得么？我们真是有些不懂。我们总觉得此种补助办法，在中央核定了以后，发到省库，转到县地方去，应该赶快地利用。因为今天的物价，比之昨天已经涨了许多，此种微乎其微的补助费，实在经不起一再的延迟不发。"①

　　截至 1945 年 2 月，卫生署先后派遣的公医人员，包括医师、药师、卫生工程师、护士等，人数在百人以上，散布在四川、湖南、湖北、云南、贵州、广东、广西、江西、福建、浙江、安徽、河南、陕西、甘肃、西康、重庆等 17 个省市，平均每省市为 5.8 人，此平均数相较于各省市人口基数来说，无异于杯水车薪。因此，坚定公医人员对公医事业的热情和信心就很有必要，金宝善曾对公医人员的职责和精神加以概括，或可视为此种努力之一。他认为公医职责包括"树立制度之基、推行科学的医学、研究公医制之理论"，公医人员应具备拓荒、殉道、服务、研究的精神。②

---

① 郑介安：《卫生署县卫生院补助政策之办理经过》，《公医》第 1 卷第 6、7 期合刊，1945 年 7 月，第 5—7 页。

② 金宝善：《推行公医制度人员之职责及其应有之精神》，《公医》第 1 卷第 2 期，1945 年 2 月，第 1—2 页。

为了总结和反思以往各县推行公医制的成效与不足，1944 年 10 月 2—3 日，卫生署在重庆召开县卫生建设第一次座谈会。出席人员有张崇德、王士奇、胡克成、郑介安、赖斗岩、李希圣、陈万里、陈世昌、邓宗禹、吴益生、黄良骏、赵兴让、相德权、高梅芳等人，会议主席为陈万里。从这份名单可以看出，卫生署高级行政人员参与较少，主要与会者大多具有或长或短的县乡卫生工作经验，故其所发表意见多数是从实地工作中总结而来，对于县乡卫生建设极具参考价值。①

会议原本打算重点检讨县卫生实施情况和县卫生将来应如何建设的问题，实际上因时间关系，发言多集中在县乡两级的卫生设施问题上，似乎表明此问题较为突出。与会者对县卫生院的地位、职权、组织、设备、人事、工作，以及卫生所、卫生员的设置进行了反思，各种论点颇多，可概括为八项主要内容：（1）行政院认为卫生院是一个纯技术机关，卫生院兼办行政于法无据；（2）将卫生院改为县政府内部组织，似不可能；（3）行政与技术打成一片，事实上已不能走得通；（4）现状已然发展到一个需要变更的阶段；（5）变更的办法是把行政与技术分开，行政方面由县政府设卫生科或室或指导员，规定宜有弹性，以适应各地的特殊情况；（6）技术方面设县立医院，而共同的趋向是公医院，同时公医院可以设置董事会，人员待遇方面也可以有办法；（7）行政与事业双方不能合作，乃一般的病态，任何部门在所难免，非独卫生方面如此，将来地方行政渐上轨道，这些困难亦可逐渐克服；（8）卫生行政人员由医师担任最好，但不必一定需要医师，如教育方面学制系统上设卫生行政科以及考试制度，利用训练或考取的人才做行政工作，都是很好的解决方法，倘若任命一般毫无卫生知识的行政人员主持卫生行政，实

---

① 《编辑后记》，《公医》第 1 卷第 1 期，1945 年 1 月，第 62 页。

不相宜。①

第一次座谈会所谈八点问题基本上切中了要害，陈万里认为县医院眼前所处的困境非一日之功，所谓"诞生未久的县医院，就患着先天不足后天失调的毛病"，除了经费短缺问题外，还要在复杂的地方社会环境下应对棘手的人事纷争。对于如何打破此种困境，除了要坚定公医人员信念外，还要在实质问题上加以改善，对于人事问题可以采取搁置争议的办法，增加县卫生工作人员的薪津和公粮从而坚定其职业选择。其次，党政机关应担当起责任，协力解决过境伤病士兵的收容问题，因为各地规模较小的县卫生院无法独力承担繁重的伤兵救济工作。②曾在四川璧山县卫生院主持过工作的张兴华也持有类似观点，他认为首先要提高卫生院和县卫生人员的地位和待遇，其他问题都可做内部调整和改善。③卫生署公医制推行医师周肇岐还主张应唤起民众的卫生意识，重视卫生事业，扩大卫生院职权，提高卫生人员政治地位，完善人事任用制度，县卫生院与县政府应同级并列。④

县卫生建设的共性问题具体表现为行政与临床不易兼长、业务与编制不能配合、经费与业务难以配套、县府与公法团体摩擦、特殊民众摩擦。这里所谈到县府与公法团体的摩擦问题，根源在于将县卫生院列入县行政系统之下，进而县府视其为下属机关，"各级职员及其眷属，无不视卫生院为家庭御用机关"。特殊民众摩擦集中表现在兵役检查和烟民调验上，涉及抓壮丁和禁烟毒两项，极易生出事端。⑤

---

① 《县卫生建设座谈会记录》，《公医》第1卷第1期，1945年1月，第53—60页。

② 陈万里：《打破县卫生院困难的局面》，《公医》第1卷第2期，1945年2月，第3—5页。

③ 张兴华：《县卫生如何建设问题浅见》，《公医》第1卷第3期，1945年3月，第51—52页。

④ 周肇岐：《关于县卫生建设之管见》，《公医》第1卷第3期，1945年3月，第52—54页。

⑤ 阮步蟾：《办理县卫生几个实际问题之商榷》，《公医》第1卷第4期，1945年4月，第40—42页。

实际上，除了设立县级卫生院外，对于中国广大乡村地区的卫生事业该如何铺展，卫生署始终没有太好的规划，更多是从防疫、医药救济、妇婴卫生、环境卫生等方面泛泛而谈。[1]深入县级尚属艰难，扎根乡村谈何容易。时人在探讨公医制理论时，也倾向将重点放在省市级架构，县乡以下很少触及："我们所要的卫生行政机构，在中央为卫生部，在省（市）为卫生处（局），在县（市）为卫生院（局），在乡镇为卫生所，在保为卫生员及接生员，此五级卫生行政机构中，以县及市为主体，为直接负责执行实际业务之组织……县市以下之组织，系在县市机构直接指导之下从事工作，故县市卫生院（局），为全部卫生组织中之最重要的部分。"[2]简言之，县卫生院在地方行政机关层级定位中被赋予了承上启下的角色，但在实际工作中，县卫生院经常是应付"承上"，难以"启下"。

除了客观上的制度设计问题，为何县卫生院工作人员主观上也不情愿深入乡村开展工作呢？张曦明认为中国的卫生问题其实在农村，"现在县级卫生机构职权划分不清，工作推动困难，县级技术人员待遇微薄，人事任用规程尚未建立，重上轻下的观念盛行，县卫生院设备不完善，都是阻碍优秀分子不愿下乡最重要的原因"。[3]也有人指出，各县卫生院院长"唱独角戏"太多，地方上医师、护士、药剂员、助产士又不易找寻，出现"拿着黄牛当马骑"的现象，再者药材匮乏，设备简陋，工作确实不易推进。[4]侯子明则批评县卫生院工作人员主观上"不作为"，客观上能力有限，"我们每到一个卫生行政机关去参观，一定可听到经费、人才缺乏，设备相差

① 金宝善：《我国于抗战胜利在望中应积极实施农村卫生》，《公医》第 1 卷第 3 期，1945 年 3 月，第 1—4 页。

② 侯子明：《论我国应如何实施公医制度》，《公医》第 1 卷第 4 期，1945 年 4 月，第 23—24 页。

③ 张曦明：《县级卫生问题改进之商讨》，《公医》第 1 卷第 4 期，1945 年 4 月，第 46 页。

④ 陈谟禹：《县卫生建设的改进》，《公医》第 1 卷第 4 期，1945 年 4 月，第 46—47 页。

尚远等等的报告,而本身的工作能力则多不谈及,好似现有的工作人员极为能干,皆因其他条件不齐,未能达到应有的目的"。①

但也必须指出,以上张曦明、侯子明、陈谟禹等人多为卫生行政系统高级职员,"自上而下"看问题居多,缺乏基层工作经验和理念,有可能导致其所发言论不及实情。例如苏淮特别区行政公署发现该署医务室虽然组织规模"简陋",但每月采购药品的开支"为数颇巨",于是命令公医刘涣纲停止施医给药的做法,要求向病人收取"药本",以便维持收支平衡。②倘若富庶之地尚且如此,那么偏僻落后的地区又是何种情形呢?

曾在贵州省赤水县卫生院工作两年有余的汪章藻便指出,县级主管人员不重视卫生行政事业固然严重阻碍县卫生院的创设,但县卫生院工作人员可以通过提高"服务"意识来增加民众对"公医"的好感,尽量避免病人"找医生",而应该去主动"找病人"。他认为,"一种初生的新兴卫生事业,在人家对你还没有发生好评时,尤其是在乡村化的县份工作,我们定要采用欧美人'我们为你服务吗'的态度,才能收到绝大的效果"。③同位于贵州省的剑河县在1940年12月设立卫生所之前,仅有一间中药铺,到了1942年7月才勉强将县卫生所改组为县卫生院,与此同时陈象滋亦从所长升为院长。他认为目前基层工作的中心任务仍为补充干部和充裕经费,主张"实事求是"地开展工作,反对过多的"贴标语""喊口号",努力推行"口头宣传""集体运动""健康比赛""免费医疗""家庭访问"等措施,进而打破民间的迷信观念。④更

---

① 侯子明:《论我国卫生人员应有的训练》,《公医》第1卷第5期,1945年5月,第1页。

② 《苏淮特别区行政公署训令》,《苏淮特别区行政公署公报》第10期,1942年9月15日,第92页。

③ 汪章藻:《我在赤水的两年》,《公医》第1卷第5期,1945年5月,第35—38页。

④ 陈象滋:《西南"剑河"五年卫生工作概况》,《公医》第1卷第5期,1945年5月,第38—39页。

麻烦的是穷乡僻壤之地土匪横行，1942年冬土匪攻入剑河县城，该县卫生院所有药械和私人衣物被洗劫一空，两年来的成绩付之东流。[①]

位于黔北与合川搭界的鳛水县虽更为贫穷，但因1943年秋省卫生处强推公医制，加之人才规整，硬是将一个三等的县卫生院作出了战前"江宁卫生实验区"的气象，该院举办的儿童健康比赛和营养展览会"麻雀虽小，五脏俱全"。总体上来说，该院医务人员踏实肯干，但也确实面临"预算紧，编制小，事情多"的诸多困难，也正如时人走访观察所言，"有的县有钱无人，有的县有人有钱而不肯用"。[②]当然还有一些极端贫困的县既无钱也无人，例如宜川县卫生院虽奉令成立，却形同虚设。卫生院公职人员均由地方头面人物出任，毫无卫生行政知识和工作经验，就连县政府都要看地方士绅脸色行事，县财政尚且揭不开锅，"县属各机关员工的食粮，积欠五个多月，各员工纷纷请辞"，遑论推行公医制，"县卫生工作要在偏僻的县份推行，真是困难到了万分"。[③]

那么，在更为偏远的西北边疆地区又该如何推行公医制呢？曾在伊克昭盟卫生院任职的顾学箕认为，首先服务边疆的公医人员应当具备热忱的服务精神、健全的体魄、充实的学识并熟悉疆地的风情，原因在于边疆工作人员缺乏保障，生活也比较苦闷，如不具备以上素质，恐怕难以开展工作。边疆地区只能因地制宜和就地取材，同时也应该注意适当给边疆地区多一些晋升和培训机会，从而激发卫生人员和实习人员的工作热情。[④]

鉴于上述情形，1945年5月23日，卫生署在重庆召开县卫生建设第二次座谈会，与会者有侯子明、文汉长、檀树芬、张兆统、王世霖、

① 陈象滋：《边区公医四年记》，《光杂志》第21期，1947年4月，第113—114页。

② 贾湛：《鳛水儿童健康比赛及营养展览会》，《公医》第1卷第5期，1945年5月，第40—41页。

③ 何蔚：《办理宜川县卫生院之困难》，《公医》第1卷第8、9期合刊，1945年9月，第28—29页。

④ 顾学箕：《边疆公医与干部》，《公医》第1卷第4期，1945年4月，第34—36页。

陈万里、郑介安、阮步蟾、邓宗禹、朱孝文、陈先遽、杨瑛，会议主席仍为陈万里。此次座谈会重点探讨如何克服当前县卫生工作上的困难，如何建设及健全基层卫生工作。

而后署长金宝善提出的解决方案是，首先应设立卫生人才的技术标准，其次根据"同工同酬"的原则寻求改善待遇，再次每年对于县级卫生人员预留一定的进修名额，最后县院院长必须由医师充任。陈万里则认为眼下县卫生建设在"有比无好"的思想下设置得越来越多，进而导致财力、人力、物力严重跟不上设立县医院的节奏，"跑得太快了，人才不能适应"。他主张立即暂停增设，应在已设立的 900 余县基础上思考"如何使之担负起责任来"，"否则基层卫生组织，必致崩溃不可收拾"。至于《中国之命运》里提出的"大卫生院"计划，应由国民政府出面逐年依次分级办理，不应由卫生署及下属机关独自苦撑。①

1945 年 5 月，国民党在重庆召开了第六次全国代表大会，其中关于医药卫生方面决议有六项。"此次大会对于医药卫生事业的重视程度可以说为以前历次全国代表大会所未有"，②由此可见国民政府将医药卫生事业作为"抗战建国"和战后复员的重要内容之一。紧接着，1945 年 6 月 9 日，为了督促公医制的实际推行，考核公医人员，卫生署颁布"公医人员考核办法"，要求公医人员每季度需要向卫生署填报一次"公医人员工作季报表"，内容包括"本季重要工作""工作地区（全省或全县）卫生之动态""建议意见"等，以及公医人员工作考核表和视察报告，进而据此评定等级，一共分甲、乙、丙、丁四级，作为奖惩的依据。③

① 《县卫生建设第二次座谈会纪录》，《公医》第 1 卷第 6、7 期合刊，1945 年 7 月，第 37—39 页。
② 邓宗禹：《如何实施六全代会关于医药卫生方面的指示》，《公医》第 1 卷第 6、7 期合刊，1945 年 7 月，第 1 页。
③ 《事由：抄发卫生署公医人员考核办法仰知照由》（1945 年 6 月 9 日），中国第二历史档案馆藏，一二 /1/3562。

综上所述，不难发现战时公医制的推行几乎等于县级卫生行政的推广，而前后所颁布的规章制度皆冠以"公医"之名，实际上却导致"公医"制度本身含义在具体地方实践中逐渐褪色。如果认为公医制就是国家设置医师免费治疗贫民疾病的一种医疗制度，那么这种制度与医疗救济行为又有什么不同呢？既然战前"公医"制度大部分时间停留在讨论阶段，战时"公医制"在抗战大后方有所推广，那么国民政府在战后复员过程中如何继续推行公医制将是一个更为复杂的历史问题。

四　公医制的战后情形

1945 年 8 月 1 日，抗战胜利在望，行政院在《收复区施政纲要》中特意明确了收复区卫生行政事业重建和收复区救济事业开展的工作内容。救济事业包括完善救济行政工作、实施难民救济、收容教养难童等方面，①卫生行政事业恢复主要分三步：第一步，收回或重设卫生行政机关；第二步，恢复医疗防疫工作；第三步，增加医疗药械储备。

抗战胜利后，卫生署迁回南京。1945 年 10 月 17 日，卫生署在南京召开县卫生建设工作第三次座谈会，与会者有杨尚鸿、陈万里、邓俊民、徐铠、朱孝文、杨瑛、郑介安、许同庆、陆祖仁、胡德权、高梅芳、邓宗禹、李希圣，会议仍由陈万里主持。此次会议主要讨论医药卫生如何在乡村普及。会上有人认为，应当明确乡村卫生的工作范围、乡村界限、普及程度，否则工作难以开展。也有人认为服务乡村的卫生工作人员应当合并训练，诸如护士与助产士本应由二人担任，可考虑训练一人充任。至于乡村环境卫生情况，私人坑厕亟待改善，提倡建筑公

---

① 中国第二历史档案馆编《中华民国史档案资料汇编》第 5 辑第 3 编 "政治"（1），江苏古籍出版社，1999，第 47—52 页。

厕。另须增加入乡工作的医护人员工资待遇。更有人认为只有县级卫生做好了，才有能力去建设乡村卫生，主张自上而下推行。[1]

首先，推广公医制度，公医协助地方推展卫生事业。由于经费困难，公医生与一般公费生待遇"区别甚微"，而且公医生毕业后还要受到修业年限、服务年限的约束，[2] 实际上难以进行下去。[3]1945 年 11 月 28 日，教育部与卫生署共同废止了《公医学生待遇暂行办法》及《公医学生服务暂行办法》。[4]同年 11 月，卫生署将此前 1945 年 3 月修订的《卫生署派遣推行公医制度人员暂行办法》正式命名为《卫生署派遣推行公医制度人员办法》，并下发到各级卫生行政机关。该办法旨在选派德才兼备的医事人员深入各地办理地方卫生行政事业，所有负责推行公医制的人员由卫生署派驻各地的行政机关长官直接领导，其薪津、生活补助费、米代金比照公务员待遇，分别按照工作地区规定标准，"由卫生署在实施公医制经费内统筹拨发"，以上人员每三个月需要向卫生署报告一次工作近况。[5]1946 年 1 月，卫生署又下发了《卫生署派遣推行公医制度人员办法补充规定》，"兹以原办法尚有未尽之处，经订定补充规定三项"。[6] 任何事业都需要人来做工作，派遣公医人员到收复区自然是恢复战后卫生行政的第一步骤，但公医具体应如何在地方开展工作是颇为棘

① 《县卫生建设第三次座谈会记录》，《公医》第 1 卷第 12 期，1945 年 12 月，第 26—27 页。

② 《教育部训令第二二二七号》（1946 年 1 月 14 日），《教育部公报》第 18 卷第 1 期，1946 年 1 月 31 日，第 13 页。

③ 金兵：《医疗与人才：国民政府时期公医学生的培养、统制及变迁》，《南京医科大学学报》（社会科学版）2024 年第 1 期。

④ 《教育部卫生署会令第六〇三八八号》，《教育部公报》第 17 卷第 11 期，1945 年 11 月 31 日，"部令"，第 6 页。

⑤ 《上海市卫生局关于卫生署派遣推行公医制人员办法》（1945 年 11 月），上海市档案馆藏，Q400-1-2743。

⑥ 《卫生：省政府训令：华字第四一〇一九号》（1946 年 1 月 26 日），《浙江省政府公报》第 3396 期，1946 年 2 月 1 日，第 30 页。

手的问题。

　　其次，到了1946年，抗战胜利虽已有一年，但国内元气远未恢复，"尤以农村残破，人民多为疾病所乘，困苦呻吟，亟待救治"，[①]需要重新规划全国卫生行政事业才能更好地推行公医制度。1946年11月1日，卫生署在南京召开全国卫生行政会议，商讨今后卫生业务如何推进、善后救济物资如何运用、卫生设施如何设计与执行。[②]此次会议共有30余家卫生行政机关[③]提交124个议案，涵盖组织机构、经费、人事、制度、考核、统计、医事人员、防疫检疫、妇婴卫生、药品器材、卫生教育、学校卫生、工厂卫生、环境卫生、善后救济卫生业务等内容，其中绝大部分照原案批准，此外还有卫生署及个人临时提出的6项议案。[④]或如时评所言，"此为我国卫生界十余年未有之重要集会"。[⑤]此后各省市卫生行政机关逐渐恢复，主要有江苏省（陈万里）、浙江省（郑介安）、福建省（陆涤寰）、安徽省（蒋增勋）、河北省（侯子明）、山东省（王福溢）、山西省（王吉民）、陕西省（杨鹤庆）、湖南省（邓一韪）、湖北省（左吉）、绥远省（张崇德）、四川省（陈志潜）、甘肃省（杨树信）、云南省

---

① 《全国卫生行政会议》（1946年10月），台北"国史馆"藏，001-130030-0001。

② 《摘由：为举行全国卫生行政会议请转陈主席赐颁训词》，台北"国史馆"藏，001-130030-0001。

③ 它们是广西省卫生处、北平市卫生局、青海省卫生处、宁夏省卫生处、热河省卫生处、湖北省卫生处、北平市卫生局、中央卫生实验院、广西省卫生处、安徽省卫生处、甘肃省卫生处、河南省卫生处、贵州省卫生处、江西省卫生处、重庆中央医院、热河省卫生处、宁夏省卫生处、广州省卫生处、浙江省卫生处、云南省卫生处、南京中央医院、天津市卫生局、四川省卫生处、新疆省卫生处、江苏省卫生处、广州市卫生局、重庆市卫生局、陕西省卫生处、山西省卫生处、军医署、上海市卫生局、上海海港检疫所、西康省卫生处等。引自《卫生署关于全国卫生行政会议的通知、记录》（1946年10月至12月），上海市档案馆藏，Q584-1-117-2。

④ 《卫生署关于全国卫生行政会议的通知、记录》（1946年10月至12月），上海市档案馆藏，Q584-1-117-2；卫生署编印《全国卫生行政会议报告》，1946，第16—24页。

⑤ 《卫生署举行全国卫生行政会议》，《健康医报》1946年11月7日，第4版。

（缪安成）、上海市（张维）、北平市（韩云峰）、重庆市（李之郁）等。①

　　以江苏省为例，全面抗战前江苏省政府的组织机构中并无专管卫生的行政单位，长期以来卫生工作属民政厅的职责，并由该厅第二科办理。从1928年江苏省政府迁往镇江算起，直至1937年镇江沦陷的九年时间里，不断因需而设大量医疗单位，计有设在镇江的胜利医院1所，各县先后设立的县立医院35所，分设于镇江和淮阴的两个卫生实验区，以及设在苏北地区的黑热病防治大队及其下辖的4个巡回防治分队。省会虽设有卫生事务所，负责省会范围内的防疫、保健以及医事管理等工作，但是该省所有医疗单位的人事任免、经费拨付、工作监督检查均由民政厅直接主持。全面抗战期间部分省份曾相继建立卫生处，却仍为民政厅的下属单位，江苏省政府机关则由于流亡苏北，随后远走皖省，机构再三紧缩，卫生事业在省政府逃迁期间不复存在。抗战胜利后，依靠联合国善后救济总署的医药物资援助，江苏省政府逐渐复员，组织机构作出较大调整，除原有各厅外，增设卫生处，至此卫生处才成为江苏省政府直属机关。

　　省市一级卫生行政机关恢复已属不易，公医制度在收复区的广大乡村地区建立与推广更为困难。从各县公医的卫生工作内容来看，卫生院一级负责计划、卫生行政、预算决算、训练、医药管理、研究防治地方病等事项，分院一级负责指导协助，所一级负责妇婴卫生、学校卫生，卫生员一级负责医疗、预防接种、环境卫生、生命统计、卫生教育等事项。不难发现，公医的工作十分繁重。时人"千里"便认为："以如此繁重的责任压在一无能力的公医肩上，他能够胜任吗？他不能胜任，但又不能不办，于是'等因奉此'敷衍塞责。生命统计只是宣传标语，很少

---

①　傅惠、邓宗禹：《旧卫生部组织的变迁》，《北京文史资料选编》第37辑，第277页。

的卫生院能做到。环境卫生、医药管理两项，真正的工作不会做，徒增敲诈勒索、害民之机会。学校卫生多说是学校不合作，没法可做。事实上工作先须得人信仰，始可获得人们的同情与合作。卫生院所以无权办理卫生事宜者，只是无能办理罢了。"①在"千里"看来，公医制度困难重重，公医素质不高、经费支持过少才是问题的症结所在。而公医制度推行过程中出现的困难与缺点，"完全是领导错误的结果"，②对于广大公医而言，"有许多地方的事业需要他们来开创，他们不知道应该设备些什么。他们没有在实验区工作过，更没有一套完整的业务法令可供他们的参考。这个错误的责任应该加在领导者的肩上，因为他们于实验尚未成熟时就去扩展，自然处处碰壁了"。③实际上，县公医院的公医多数是由乡间中医担任，如广东张家边的公医便是如此，得益于吴洪氏热心慈善，自愿捐款施药，方有一定的成效。④但乡民赤贫如洗、营养不良等问题却不是公医能够妥善解决的，这显然超出了医疗卫生的范围，更是经济、社会、文化的发展问题。

贾魁在华北地区从事县乡公共卫生工作多年，他认为公医制度的最大障碍首推私医开业制度，"公与私势如水火之不相容，在今日卫生行政机关以及社会团体对于私医开业漫无限制之状态下，而在另一方面空言推行公医制度，实属滑稽之尤"。而人才缺乏是公医制度的另一大障碍，"如何加紧训练，固为重要解决办法，而即时禁止私医营业制度，实属

---

① 千里:《吾国推行公医制度之困难与错误（待续）》,《社会卫生》第2卷第10期，1947年6月1日，第1—2页。

② 千里:《吾国推行公医制度之困难与错误（待续）》,《社会卫生》第2卷第10期，1947年6月1日，第3页。

③ 千里:《吾国推行公医制度之困难与错误（续完）》,《社会卫生》第2卷第11、12期合刊，1947年12月1日，第10页。

④ 吴逸然:《公医院暑期赠医两个月来的检讨》,《张家边月刊》第19期，1947年8月1日，第3页。

刻不容缓。一则以促令现有之医务人员全体从公，再则以节制将来之医务人员流于营业，俾国家造就一人才，即多一人服务"。[1]1946年8月16日此文还在《申报》副刊的"卫生与医药"栏目第11号上刊载，时人"审行"读罢后，对于贾氏提出的直接禁绝私医提出异议，"不过在禁止之前，必须有几件准备的工作，如确立公医人事制度，充实各级医疗机关，而这些准备工作，无论如何在短时间内是无法实现的。如果贸然明令禁止，则禁止后的开业医师如何安插，便是一个重大而难解决的问题，而如何安插现有开业医师之所以成为问题者，最大原因莫过于公医人事制度之未曾确立"。[2]

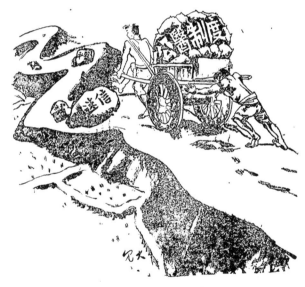

图 3-1 "公医制度之障碍"

资料来源：见大《公医制度之障碍》，《医潮月刊》第1卷第2期，1947年6月5日，第11页。

---

[1] 贾魁：《公医制度之障碍》，《实验卫生》第3卷第2期，1945年6月，第1—3页。

[2] 审行：《读〈公医制度之障碍〉》，《浙江卫生》第6卷第5期，1946年10月16日，第83—84页。

　　对此，颜福庆发表文章，呼吁化阻力为助力，推动公医制度建设，最关键的便是"效仿传教士的传教精神"，克服艰难险阻，"博得地方人士之同情与敬仰，而予以协助。地方协助之潜伏力颇强，此一助力之开拓，完全视吾人之情绪与成就而定，虽穷乡僻壤亦不难收得其充裕之协助"。① 而曾任贵州剑河县卫生院院长的陈象滋基于基层工作经验，也认为应该处理好与地方的关系，他总结出八条经验："1. 公医人员应与当地人士和睦相处；2. 门诊治疗应由医师护士人员亲自诊断；3. 应照成本收药费；4. 防疫工作初次推行，首重宣传，医师更应对众示范，使大家信服；5. 收支经济公开账目，报销清楚；6. 用人公开，处理一切要正大；7. 关于外国助我的药品，要对患者说明领谢，不可任意收费；8. 不能盗卖药品。"② 相较于推动地方以及偏远地区的公医制度建设，也有人主张采用缴交医疗保险的方式构建"公医网"，"我们希望当局赶速建立公医网制度，仿行保险办法，相信每年必可救活因无钱医病而冤死的无数生命，替国族保存活力，也是建国途中最要紧的事"。③ 有感于此，1947年，胡定安呼吁全国医界协助公医制的推行。④

　　不难发现，在公医眼中，私医是最大的障碍。而在私医看来，公医虚有其表，难堪大用。"今日中国医院大抵可分三类：第一类教会医院，作为传道工具，慈善性的机关；第二类是私人医院或诊所，一种商店；第三类是公立医院，施政计划中的一个附带项目，一种装饰品。"而要

---

①　颜福庆：《化阻力为助力完成公医建设》，《安徽卫生》第1卷第3期，1946年9月15日，"专载"，第1—2页。

②　陈象滋：《奋斗出来的公医》，《田家半月报》第20卷第17、18期合刊，1946年4月1日，第22页。

③　成：《创建公医网》，《新福建》第9卷第6期，1946年3月15日，"短评"，第4页。

④　胡定安：《全国医药师在行宪时共同努力的趋向》，《申报》1947年11月23日，"星期论坛"，第1张第2版。

求一个吃不饱饭、营养不良的医师有所进业、发明，亦属苛求，"因此多数医师跑去开业，是商店了，故必选择人口集中的城市，且无钱不必问津，只少在穷人方面比有施诊的公立医院或教会医院要坏一点"，本质上教会医院、公立医院、开业私医是五十步笑百步，"唯有在人民利益为前提的新的医药制度之下均获解决"。① 既然公私利益难以调和，便有时人主张国家应该出面解决，统制、分配全国医师，"在推行公医制度之始，必须由政府统制全国医事人员，以地域之大小、人口之密度作适当之分配，并提高卫生技术人员待遇，使无枵腹之处及后顾之忧，使安分守己的寻出一切有关人民健康之缺点，而无代价的予以补救，使所有不健康的人民恢复其健康，使所有已健康的人民更要增进在坚强。要在既经济又易收效的目标下，达到死亡减少、寿命延长、民族繁延、康乐无疆的目的"。② 这当然表达的是公医制度臻于理想的状态，而时人的实际观感是"在斯时斯地而要提倡公医制度，简直有些像在凶年里劝人何不食肉糜一样可笑"，唯有"一切都属于人，一切都为了人"，公医制度才能为期不远。③

1948 年 1 月 17 日，行政院颁布《县各级卫生机关设置办法》，规定县设卫生院，乡镇设卫生所，保设卫生室，试图进一步改革。但很快2 月 9 日，卫生部部长周诒春便下令废止了1940 年 5 月颁行的《县各级卫生组织大纲》，认为该大纲施行日久，"已不合目前实际情形"，④ 不再推展县各级卫生组织，也意味着附着其上的公医制度不再推行，至此国

---

① 蒋达生：《论迫切需要的公医制度》，《群言》复刊第10 期，1948 年 1 月 20 日，第8—10 页。
② 邱宜农：《推行公医制度之管见》，《汉口卫生》第 1 期，1948 年 1 月，第 24—25 页。
③ 卢叔达：《公医制度的建议：是否还要等一个时期呢》，《医药世界》第 2 卷第 3 期，1949 年5 月 25 日，第 10—11 页。
④ 《事由：本案前法院令发布业已府令转发并分别指示各级市政府查照在案》（1948 年 2 月 9日），江苏省档案馆藏，1010-32-乙-1。

民政府卫生主管部门实际上放弃推行公医制。到了 1949 年，形势急转，卫生部长期处于名存实亡的状态，各级地方卫生行政机关不再收到来自上级关于加强县级卫生建设的指令。实际上，乱世之下民生问题反而更为尖锐，当时有人指出贫苦百姓想进医院看病，"比骆驼穿针眼还难"，因此大声疾呼建立公医制，[①]"医学应该为人民大众服务，营业性的医学必须根除，服务全体人民的公医制应迅速建立"，[②] 这似乎又回到 20 世纪三四十年代公医制论争的起点。不过当时更多人愿意相信功不唐捐，"对于这个优良的社会制度当然需要，不过时机未到罢了"，[③]"我们处此历史转形期间，应当像个垦荒者，努力播种，待解放战争完成，封建势力摧毁，国家步向建设大道时，我们的医事便得与其他的文化建设事业并肩前进，使种子开花结实了"。[④]

小　结

中国近代，由于政局纷扰，加之卫生人才和开办经费短缺，全国大部分县乡基层社会没有建立起行之有效的卫生行政机构，经常处于缺医少药的状态，总体上呈现出"总量不多，分布不均"的特点。在此背景下，20 世纪三四十年代公医制开始重新进入国人视野，社会各界人士围绕公医为何、公医何为、公医优劣、公医教育、公医经费等方面展开了热烈讨论，公医制的内涵逐渐从模糊不清变得相对明晰。简言之，公医

① 燕父：《公医制》，《申报》1948 年 4 月 23 日，"自由谈"，第 7 版。

② 张纯亮：《医学新路：公医制度的建立》，《科学时代》（上海）第 4 卷第 2 期，1949 年 2 月 28 日，第 34 页。

③ 赵子训：《论公医制度》，《医药世界》第 2 卷第 5 期，1949 年 7 月 25 日，第 7 页。

④ 季鸿：《科学医者与公医制度：从推行公医制度的困难说到我们的态度》，《大众医学》第 2 卷第 6 期，1949 年 10 月，第 176—177 页。

制是国家医学的一种，主要由政府负责经费划拨、药械供给、人员调配等事项，但不同于一般意义上的公共卫生建设，相对偏重疗治，旨在重点解决城乡医药普及化问题。

公医制问题虽起于理论探讨，却须着眼于实践成效。实际上，南京国民政府卫生部（署）从 20 世纪 30 年代便开始筹划推行公医制，但真正开始投入资金试行是在全面抗战时期。全面抗战爆发以后，卫生署借助国民政府"抗战建国"之声势，在抗战大后方试行公医制，遭遇了种种困境。国民政府的初步构想是把集中在大城市的医疗资源导向广大贫苦的农村地区，但由于实施起来困难重重而最终流产。总之，国家积贫积弱、民众教育水平低下、医疗卫生机构缺乏等因素之间极易形成恶性循环，这就决定了当时即便公医制有局部试行成效，恐怕也很难真实高效地向全国推展。

抗日战争是公医制制度生成的重要拐点。全面抗战爆发前，县乡卫生事业大体上经历了从县卫生试验到县立医院的发展过程，此后随着国民政府迁渝，改变西南、西北地区落后的医疗卫生状况更是迫在眉睫，国民政府不得不予以回应。七七事变以后，卫生署转入战时体制，既有的卫生行政事业继续推展。此时对于中国这样一个积贫积弱的国家来说，如何迅速构建起卫生行政系统，提高战时医疗卫生业务水平就显得至关重要。特殊时局之下，公医制再次被提上议程，成为国民政府高层眼中改善后方医疗卫生水平的"灵丹妙药"。此后国民政府当局基本认为只有构建起县一级卫生行政机关才能建立完整意义上的公医制。抗战胜利后国民政府虽有全国推展公医制度之举，但实际上困难重重，人员、经费、制度等方面的缺陷导致公医制难以真正落地。

放开来说，公医制是一个颇具现实感与历史感的双重问题，关系到城市稳定与乡村振兴。"小政府、大社会"式公医制，对社会自我消化、调解能力要求较高，可能会因医疗卫生问题而产生更多的社会问题；"大政府、小社会"式公医制，政府须承担更多责任，意味着面临更为沉重的施政成本；"中政府、中社会"式公医制，政府与社会之间是合作、协调的关系。进一步来说，自上而下与自下而上往往是改革的两种常见模式，但上下结合与互动才是带有普惠性的公医制得以实现的根本之道。此外，公医制毕竟是国民政府进行诸多卫生行政建设的一种，仍须将公医制置于中央与地方卫生行政、内政与外交、政治与经济、社会与文化等多重视角下综合深入探析，方能强化中国近代卫生行政制度史研究的整体史意义。

第四章

近代中国医学教育制度从分立走向统合

民初法德日派和英美派关于医学教育领域的话语权争夺推动了中国医界的思考，医学教育统一之问题早已成为时代默认之议题。20世纪初的教育主权收回运动为国民政府整顿医学教育创造了条件，在国联的推动下，卫生部和教育部成立了医学教育委员会，缓和了卫生行政与教育改革之间的矛盾。此外，在华专家费博尔和国联教育考察团的报告相继得到国联的通过，使中国医学教育改革有了国际法的保障。两级制的确立使精英化和大众化的教育宗旨并存，培养方案的争端折射出医派之间的矛盾，在1927—1937年的医学教育改革中，存在官方与民间、国内与国外以及医派之间的需求，呈现出一幅竞争与妥协相融合的画面。可以说在医学教育改革过程中，中国难以摆脱国联的"引导"，其改革带有浓厚的英美医学教育体制的色彩。

西方医学入华，首先是医疗技术的传入，再到医学教育的扩展，随着医学教育的不断改革与发展，中国的西医教育体系发生了结构性变化。在民国时期，中国的西医教育成为医学教育的主体，并逐步建立近代医学教育体系，开始了本土化进程。首先，对于医学教育改革的描述，往往会在有关民国医派斗争、卫生行政等文章中，作为附属内容零星呈现，①或者在从宏观方面论述民国教育改革的文章中略有涉及，②更多的著作是以一个微观的角度去描述这个过程。③其次，近年来也有学者认为 1927—1937 年是西医教育本土化的阶段，也是近代西医教育的鼎盛阶段。④对于医学教育的统一，有学者认为这是一个外来力量占主导的过程，指出这是一个模仿或抄袭各国学制的过程，⑤更有玛丽·布洛克直接指出中国医学教育的发展属于移植—反应—融合模式。⑥郝先中指出，中国医学教育改革的实践最终还是处于东道国对外来文化的认同。⑦夏媛媛则进一步提出了移植—反应—选择模式，指出在中国医学本土化改革中，国内需求是主要因素，国外力量是次要因素。⑧

　　总体而言，学界虽有部分论著专门论述近代医学教育改革，但是对于南京国民政府时期的医学教育研究尚少，且大多都是一笔带过，或是

①　高晞：《卫生之道与卫生政治化——20 世纪中国西医体系的确立与演变》，《史林》2014 年第 5 期；郝先中：《同道之间——民国时期西医本土化进程中的派系斗争》，《皖西学院学报》2015 年第 6 期；夏媛媛：《民国时期医派纷争的原因及影响》，《医学与社会》2016 年第 9 期；郗万富：《刘瑞恒与南京国民政府时期的西医派系之争》，《河南大学学报》（社会科学版）2017 年第 6 期；张蒙：《洛克菲勒基金会与北京留日医界的竞争与合作》，《北京社会科学》2020 年第 5 期。

②　〔加〕许美德等：《中外比较教育史》，朱维铮译，上海人民出版社，1990；〔加〕许美德：《中国大学 1895—1995：一个文化冲突的世纪》，许洁英主译，科学教育出版社，2000；黄启兵：《我国高校设置变迁的制度分析》，博士学位论文，南京师范大学，2006。

③　夏媛媛：《民国时期两级制医校的形成》，中华医学会医学史分会第十三届一次学术年会论文集，2011 年 7 月 30 日；彭浩晟：《民国医学高等教育的创办》，《中国高等医学教育》2011 年第 7 期；牛桂晓：《徘徊于医疗与传教之间——近代中国教会医学教育的语言之争》，《医学与哲学》2022 年第 17 期。

④　慕景强：《西医往事——民国西医教育本土化之路》，中国协和医科大学出版社，2010。

⑤　如金干：《西方医学教育的传入发展及历史经验（上）》，《中国高等医学教育》1992 年第 6 期；金干：《西方医学教育的传入发展及历史经验（下）》，《中国高等医学教育》1993 年第 1 期；龚纯：《中国历代卫生组织及医学教育》，世界图书出版公司，1998。

⑥　Mary Brown Bullock, *An American Transplant-the Rockefeller Foundation and Peking Union Medical College*, University of California Press, 1980.

⑦　郝先中：《近代中国西医本土化与职业化研究》。

⑧　夏媛媛：《民国初期西医教育的建构研究（1912—1937）》，科学出版社，2014。

从微观的角度叙述，如以某一学校或某一地区为对象，而且由于资料有限，这些论述更多地是从国内视角来关注医学教育改革。南京国民政府时期形成的医学教育的基本架构（两级制）与培养方案，是医学教育中最基本、最有争议的两个方面，同时也是国联与国民政府较为关注的方面。本章依据目前所披露的史料，结合国联档案，梳理南京国民政府时期医学教育体系一的历史进程，从中窥探国联与国民政府的互动、官方与民间的互动，以及各派系之间的纷争。基本认为整个医学教育改革进程呈现了从冲突到调和再到形式上统一的历史面貌。中国的医学教育改革，与其说是简单抄袭美国医学教育体制，不如说是在国联的引导下，进行理性的判断与选择，从而"美国化"与"本土化"并行，创立了带有美国色彩的本土医学教育制度。

一　收回医学教育主权

在清末学制改革中，清廷仿照日本教育制度，制定了壬寅学制、癸卯学制与壬子癸丑学制，将医学正式纳入教育系统。但中国医学教育此时并无标准，虽有医学堂的设立，其毕业年限、教授方法全由学堂任意决定，并无统一的医学管辖机构进行考核。1914 年，伍连德上书政府呼吁改组全国医学教育，民国医学教育改革之进程由此起步。[1]1922 年，北京政府制定以美国学制为蓝本的壬戌学制，[2]意味着中国的医学教育从借鉴日本转向美国，医学教育改革的面貌基本奠定。

---

[1] 伍连德：《上政府拟改组全国医学教育之条陈》，《通问报·耶稣教家庭新闻》第 592 期，1914 年 3 月，第 54—57 页。

[2] 李海萍：《清末民初大学内部职权研究》，教育科学出版社，2014 年，第 79—83 页。

（一）教育主权的收回

一战之后，国际形势的变化，民族主义的发展，再加上国人主权意识的觉醒，在教育主权方面与外国人奋争，许多医学院收归国人自办。随着非基督教运动的展开，1925 年，北京政府颁布《外人捐资设立学校认可办法》，要求外国人所办的学校一律向政府立案。1929 年，教育部颁布《私立学校规程》，明确规定"教会医院须改组董事会，华人董事须占三分之二，主席或董事长不得由外国人担任；校长必须由中国人担任，如遇特殊情况，得另聘外国人为顾问"。[①] 该法令规定 1931 年 6 月 30 日为最后立案期限，否则一律加以取缔。此规一出，全国各地的教会医学院纷纷注册立案，为统一中国医学教育提供了权力上的基础。

表 4-1　20 世纪 30 年代教会与私立医学校立案情况调查

立案情况	名称	隶属
已立案	齐鲁大学医学院	教会
已立案	私立震旦大学医学院	教会
已立案	辽宁医科专门学院	教会
已立案	南通学院	私立
已立案	湘雅医学院	私立
已立案	协和医学院	美国
已立案	夏葛医学院	教会
已立案	同德医学院	私立
已立案	华西协和医学院	教会

---

① 《私立学校规程（国民政府教育行政委员会公布），学校立案规程（国民政府行政委员会公布）》，《江宁县教育行政月刊》第 1 期，1927 年 8 月 16 日，第 15—16 页。

续表

立案情况	名称	隶属
未立案	山西川至医学专科学校	私立
未立案	东南医学院	私立
未立案	圣约翰大学医学院	教会
未立案	满洲医科大学	日本
未立案	哈尔滨医学专门学校	私立
未立案	上海女子医学院	教会

资料来源：李涛《民国二十一年度的医学教育》，《中华医学杂志》第 19 卷第 5 期，1933 年，第 681—700 页；《全国中西医药调查报告》，《中西医药》第 1 卷第 4 期，1935 年 12 月 1 日，第 60—79 页。

圣约翰大学医学院和上海女子医学院是在美国注册立案的，前者拒绝立案的主要原因是担心立案后会背离培养牧师的宗教教育宗旨，[①]而上海女子医学院未立案之缘由为 1924 年 9 月至 1933 年该院院长由美国人劳合理担任，直到 1933 年院长改为中国女士王淑贞，才准许在国民政府立案。[②]

私立医学院中，东南医学院 1930 年由东南医科大学改称而来，1 月便备文向教育部立案，2 月奉教育部批示准予设立，但由于设备等原因，直到 1935 年才核准立案。[③]1929 年，第一届中央卫生委员会议提出废止中医案，次年教育部发布第 351 号训令，要求中医学校一律改为学社。[④]山西川至医学专科学院则以西医为主，兼授中医，当学校向教育部申请备案时，当局以不承认中医为由拒绝了备案。但 1930 年《私立

① 陈小卡：《西方传入中国史》，中山大学出版社，2020，第 470 页。

② 苏智良：《上海：城市变迁、文明演进与现代性》，上海人民出版社，2011，第 157 页。

③ 张晓丽编著《近代西医传播与社会变迁》，东南大学出版社，2015，第 180 页。

④ 《指令：第三五一号》，《行政院公报》第 123 期，1930 年 2 月 4 日，第 56 页。

学校章程》第七条规定"私立学校之名称，应明确标示学校之种类，并须冠以'私立'二字"。[1] 同年教育部第八号训令要求"凡已经设立之私立学校，无论曾否报经前北京教育部核准有案，均应遵照《私立学校规程》，重新立案"。[2] 阎锡山抓住了漏洞，将"山西医学专科学校"改名为"私立山西川至医学专科学校"，专授西医，于 1933 年得以立案。[3]

虽然哈尔滨医学专门学校是由东北地区国人自办，但是该校与满洲医科大学一样，其地理位置处于伪满，学校受到政治势力的侵扰，中日之间争夺主权的矛盾自然也不会令其向国民政府立案，因此本章暂不讨论伪满医学教育的情况。

（二）医学、教育与卫生行政

1927 年，南京国民政府设置内政部卫生司，为全国最高卫生行政机关。1928 年，卫生部成立，由冯玉祥的亲信薛笃弼就任第一任部长，而兰安生通过冯玉祥夫人李德全的关系，推荐北平协和医学院院长刘瑞恒担任卫生部副部长，[4] 掌握卫生部的实际大权。此后为了确保新政权倾向美国医学，洛克菲勒基金会在幕后运筹帷幄，通过刘瑞恒，将"协和系"医师安排进入卫生部担任要职。[5] 至此，洛克菲勒基金会初步完成取代留日医学生，左右中国卫生行政的计划，卫生行政开始走向英美道

---

① 《教育部最近公布之各种学校规程》，《教育杂志》第 21 卷第 9 号，1929 年，第 135—136 页。

② 《教育部布告：私立学校在立案以前毕业生及肄业生资格之追认办法》，《天津特别市教育局教育公报》第 31 期，1930 年 6 月 14 日，第 68 页。

③ 《教育部训令山西教育厅》，《教育部公报》第 5 卷第 43、44 期合刊，1933 年 11 月，第 17 页。

④ 参见 Xi Gao, "Between the State and the Private Sphere: The Chinese State Medicine Movement, 1930-1949," Liping Bu, Darwin H. Stapleton and Ka-che Yip, eds., *Science, Public Health and the State in Modern Asia*, Routledge, 2011, pp.146-147.

⑤ Liping Bu, *Public Health and the Modernization of China*, *1865-2015,* New York: Routledge, 2017, pp.92-97.

路。卫生部于 1928 年颁布《全国卫生行政系统大纲》，规定各省、市、县各设卫生机构，企图将卫生行政体系由中央推广至地方。[①]1929 年 2 月，全国卫生会议召开，决议实施城市卫生防疫工作重心的转移，即把卫生工作的中心从街道清洁和清除垃圾转移到更科学、更现代化的卫生措施上，以便开展疾病防治工作。[②] 随后，卫生部在《各县公众卫生行政计划》中规定各县应有的卫生专员与稽查员人数，并指出卫生专员需要有医学专门学校以上毕业者资格。[③] 卫生部在推行更科学、更高效、更广泛的卫生行政时，势必需要更多的医学人才。

在 20 世纪初，中医被包含在卫生行政体制之中，呈现出"西医在朝，中医在野"的格局。[④] 但是 1929 年 1 月政府公布"废止旧医以扫除医事卫生之障碍案"，严重地打击了中医人士，在一定程度上也影响到基层卫生行政的发展。卫生教育也是卫生部关注的一个领域，其在制定卫生教育实施方案时就强调，卫生教育关乎学生学力优劣、身心强弱，但目前实行卫生教育又受制于现状。[⑤] 所以无论是发展卫生行政还是发展卫生教育，对于医师的巨大需求，再加上"废止中医案"的影响，更是要弥补卫生行政的空缺。

早在 1927 年，卫生部与教育部合作商讨制定全国统一的医学教育课程，却因为双方的目标不同，难以形成定案。蒋梦麟在美国的留学经历，使他深受实用主义与精英主义的影响，他在给胡适的信中谈到自己

---

① 《全国卫生行政系统大纲》，《行政院公报》第 8 期，1928 年 12 月 26 日，第 11—12 页。

② 张大庆：《中国近代疾病社会史（1912—1937）》，第 109 页。

③ 《各县公众卫生行政计划》，《广济医刊》第 4 卷第 9 期，1927 年，114—116 页。

④ 郝先中：《近代中医存废之争研究》，第 67 页。

⑤ 《卫生部颁布卫生教育实施方案》，《浙江教育行政周刊》第 11 期，1929 年 11 月 16 日，第 16 页。

的教育理念，即用美国的教育尺度来衡量中国的教育。[1] 蒋梦麟在任教育部部长后，便大刀阔斧改革教育制度，提高教育质量。1930 年的《改进高等教育计划案》中就提到，在训政六年期间，对于高等教育只作质量上的改进，不作数量上的扩充。[2] 1929 年，教育部颁布废止医学专科之法案，认为欧美各国对于医生培养年限长质量高，但是我国医专修业年限短且成效未著，影响到了教育效能，训令各地取消医学专门学校。[3] 在一定程度上讲，这确实保障了医学教育质量的提升，但是医校的减少又导致了医师的不足，使卫生部的卫生行政计划难以推进。

卫生部在卫生行政方面遇到的困难，根源在于医学教育体制的混乱。当时并没有完善的卫生行政系统，医学教育、医学学术均由教育部管辖，所以卫生部迫切需要与教育部建立联系，以推进卫生行政事业发展。1929 年，在国联的建议下，卫生部与教育部联合成立了医学教育委员会。[4] 随后，卫生部召开卫生委员会第一次会议，规定亟须设法增加全国医师人数，以利卫生行政，请求与教育部商议。[5] 次年卫生部公布1—3 月行政计划，明确指出筹设医学教育委员会的原因，即"本部以医事人才非常缺陷，卫生事业不易发展，非医育教育上之根本解决，则一切设施，难收实效"。[6]

---

① 沈云龙辑注《胡适与蒋梦麟来往书信（下）》，《传记文学》（台北）第 43 卷第 2 期，1983 年 8 月，第 71—78 页。

② 《第一次中国教育年鉴》上册丙编"教育概况"，开明书店出版社，1934，第 4—5 页。

③ 《训令：第九四六号》，《教育部公报》第 1 卷第 8 期，1929 年 7 月 19 日，第 106—107 页。

④ 《令：部令：第一五六号：为派赵迺摶等医学教育委员由》，《教育部公报》第 1 卷第 12 期，1929 年 12 月 20 日，第 68 页。

⑤ 《公牍：咨：卫生部咨：第五二号：咨教育部：咨送中央卫生委员会议决与教育部有关之三案请查核由》，《卫生公报》第 2 卷第 1 期，1929 年 12 月 12 日，第 179—180 页。

⑥ 《卫生部最近三月行政计划》，《时事新报》1930 年 1 月 9 日，第 2 张第 1 版。

（三）国联考察团访华

1929 年 12 月，根据国联与国民政府在卫生事务上的合作计划，教育部部长蒋梦麟和卫生部部长刘瑞恒联合请求国联派一位专家考察中国医学教育情况，并联合医学教育委员会一起改善中国医学教育情况。[①]其中，贯穿费博尔医学教育方针的主要思想为"中国的医学校应该根据中国条件以及经济状况组织教学，而不是根据美国、英国、法国或德国的模式教学"。

具体实施方案如下。首先，关于中国医学教育的宗旨是否多元化的问题，费博尔认为，中国目前所面对的问题主要是医生供不应求，而造成这一状况的主要有三点：年轻人对医学并不感兴趣；追求精英化的培养导致年制过长，花费巨大；入学要求过高，大量申请者难以通过。同时，部分医学教育者认为培养经受过良好训练的医生是应有的责任，而且这样也可以维护现代医学的基本原则，但往往忽略了培养大量医生来缓解中国对医生的需求也是目前的职责之一。其次，关于语言问题，费博尔指出，"中文应尽快成为所有医学院的教学语言，但学生应根据学院或国家的选择，至少学习一门或两门外语，至于具体外语，应由中国自己决定"。再次，关于课程问题，费博尔认为"医学院在安排课程和在必要时修改课程方面应有一定的自由度，而目前最主要的问题是确保临床实践的开展"，并为医专拟定了临床课程教学课表。[②]

1931 年，教育部请求国联协助中国教育事业，国联决定派出由

---

① The Letter from Medical Director to J. Heng Liu, June 30,1931, UNAG, File R5907/8A/10595/20541/Jacket2.

② Report on Medical School on China by Professor Kund Faber, 1931, COHP23.7, Box 23, Folder 7, Columbia University Archives.

德国、法国、英国、波兰专家组成的教育考察团对中国教育进行考察。[①] 该考察团一针见血地指出了中国教育问题，即近代影响中国教育之新潮流，大抵来自日本与美国，但是此种教育体系的传入，不仅没有促成中国教育根本上的改造，反而将学校视为独立个体，不能形成与社会相适应的整体，再加上留学生归国后，一旦在国内取得地位与势力，即欲将外国学校之模型，移植于本国教育制度本身，造成了学制的混乱。[②] 国联教育考察团更多的是从宏观角度出发，为中国教育改革提出建议。对于高等教育，在教授语言、理论与实践的关系上，该考察团与费博尔的建议并无二致，并且双方都强调教育本土化的重要性。

　　《费博尔报告》与《国联教育考察团报告》分别在第 17 届国际卫生健康委员会会议和第 14 届国际文化合作委员会会议上得到通过，国联表示愿意向中国政府提供其所需要的任何资料和技术研究服务，为中国医学教育改革提供了现成的范本，而中国医学教育改革方向从此以后便与此密切相关。[③] 医学教育委员会的成立是在国联的引导下进行的，由亲美派西医任委员及主任秘书，为医学教育统一提供了制度上的保障，但是该委员会直至 1935 年改组，并入护士及助产两教育委员会后，工作才积极推进。国联两次派出的考察团所形成的报告，相继得到通过，为医学教育改革提供了国际法上的保障。但是，国联在医学教育改革中

---

①　Proposal for The Collaboration of the International Institute of Intellectual Co-operation in an Enquiry into the Utilisation of Workers' Spare Time, April 25th, 1931, UNAG, Item C-471-M-201-1931-XII_EN.

②　Reorganisation of Education in China, 1932, UNAG, Item C-I-C-I-315_BI.

③　Mission of Educational Experts to China, August 20th, 1932, UNAG, File R2226/5B/38567/2423; Health Committee Minutes of the Seventeenth Session, May 4 to 8, 1931, UNAG, Item C-398-M-160-1931-III_EN.

充当"白手套"的角色，介入医学教育改革之中，无形中也给改革带来压力，引导中国走上国联所认为"正确"之道路。

二　确立医学教育宗旨

20 世纪初，日本教育学界就计划取代欧美传教士，企图在中国医学界占据主导地位。嘉纳仕说道："我国教育专家陆续前往中国，以开发清国为己任，传教士等几十年所取得的成果，我们能在一二年之内做到。"[①] 于是大批日本教习出现在中国医学堂，1909 年在华日本医学教习多达 50 人。[②]1915 年美国洛克菲勒基金会在华调查时发现，除了北洋医学堂和广东的光华医学校，中国的公立和私立医学校几乎都受到日本影响，他们的职员要么是在日本受过教育，要么是日本教习。[③] 而此时的美国医学界正值变革时期，建立了约翰斯霍普金斯模式（Johns Hopkins Nursing EBP Model, JHNEBP），推动了美国医学的迅速发展，领导洛克菲勒基金会中国医学项目的正是推动美国医学变革的医学精英，其目标是将美国的医学精英教育模式引入中国。[④] 中国医学界早已设法谋求医学教育的统一，美国这一做法引起了中国的极大关注，并在医学教育的目标和途径上与其产生了分歧，演化为"质"与"量"之争。

（一）"质"与"量"之争

1929 年，立法院通过《大学组织法》与《专科学校组织法》，规

---

① 《嘉纳氏的清国教育谈》，《教育界》1902 年第 1 号。

② 吉野作造：《在清国服务之日本教师》，《国家学会杂志》第 23 卷第 5 号，明治 42 年 5 月。

③ China Medical Commission of the Rockefeller Foundation, *Medicine in China*, The University of Chicago, 1914, p.8.

④ 马秋莎：《改变中国：洛克菲勒基金会在华百年》，第 201 页。

定医科独存于大学，[①]并由教育部通令，各省市医科专门学校限期停办。1930 年，戴季陶在中央政治会议席上提出"扩充医药卫生教育案"，[②]希望借助政府的力量普及新医。戴氏的提议首次将两级制的主张推到台前，引发了两级制争论的高潮。

首先，从中国国情来看，卫生行政与民众医疗对于医师需求量大。在中国，由于现代医学起步较晚，医疗设施非常匮乏，早期的发病率为 4%，死亡率为 25‰。[③]据费博尔 1930 年的调查，在中国，每名医生需要负责 8 万—10 万人的卫生健康。1927 年，在美国和欧洲每名医生对应的居民人数见表 4-2。

表 4-2 1927 年美国和欧洲每名医生对应的居民人数

国家	1927 年每名医生对应的治疗人数
美国	800
瑞士	1250
英格兰和威尔士	1490
德国	1560
法国	1690
荷兰	1820
瑞典	2860

资料来源: Faber K., Report on Medical School on China, Series of League of Nations Publications Ⅲ Health, 3(8).

---

① 《专科学校组织法与规程》，《申报》1929 年 8 月 22 日，第 5 张第 7 版。

② 戴季陶:《扩充医药卫生教育案》(1931 年)，浙江大学蒋介石研究中心藏，001-090003-0002。

③ 兰安生 (John B. Grant):《中华全国医学会会议记录》，北京，1928 年 1 月 27 日，转引自 Report on Medical School on China by Professor Kund Faber, 1931, COHP 23.7, Box 23, Folder 7, Columbia University Archives。

因此，如果认为在中国每 8000 名居民中至少有一名医生是可取的，那么在短时间内就必须培训约 5 万名医生。但是按中国当时的医学状况，只有 13 所医校能培养出合格的现代医学人才，而这 13 所医校 1929 年仅有 180 名医生毕业。[①]

其次，两级制支持者认为通过广设医学院来满足医师需求不切实际，原因如下。就招生人数而言，大学招生少，医专招生多，如中央大学医学院 1928 年新生报名仅为 34 人，录取 2 人；1929 年招生两次，报名者共计 64 人，仅录取 10 人。[②] 当浙江医专有改大学之意时，报名者仅有 3 人；国立中山大学医学院，1928 年仅有医学生 27 人，但医专招生时，往往逾额。[③] 此现象出现之原因主要是大多数家庭负担不起时间和财力上的消耗。而且由于内战，国内多数学校停闭或者是欠款甚多，从经费上来说，开设医专所需经费远远低于开设大学医学院。[④] 支持者认为，近代中国医学不仅缺乏执业医生，而且缺乏医学精英，培养医生以资救济与推进医学现代化是两方面的需求，医学作为一门高深之学问，过度缩短年限则是牺牲现代化的需求以满足执业救济的需求，若建立两级制医校，专科培养职业医师，医大培养精英医师，此种方案最适宜国情。而反对者指出，中国医学不振之原因主要在于西医分配不均、面临挑战极多，大城市的中国人往往会倾向于西医，而农村的中国人则

---

① 13 所学校分别为同济大学医学院、北平国立大学医学院、中山大学医学院、吴淞中央大学医学院、上海大学医学院、北平协和医学院、日本满洲医学院、沈阳满铁医科大学、济南齐鲁大学医科、上海妇孺女医专、上海震旦大学医科、成都华西大学医科、广州夏葛女医专。

② 《全字第二十号议案》，《医事汇刊》第 2 期，1930 年 2 月，第 115 页。

③ 谢筠寿：《吾国医学教育前途之希望》，《医药评论》第 6 卷第 1 期，1934 年 1 月 15 日，第 26—27 页。

④ 谢筠寿：《吾国医学教育前途之希望》，《医药评论》第 6 卷第 1 期，1934 年 1 月 15 日，第 28 页。

往往会倾向于中医。① 而且从经费上来说，若要办成一所完善的医专，就必须有足够好的设备、充足的医院与合格的教师，其所需经费并不比医学院少，所不同的只是程度较低、年限较短而已。② 因此，当时有人主张中国的医学教育改革应首先改良普通教育，其次改良大学文科分科教育，最后选择相对完善的医学院校培养医学教育人才。③ 反对者强调培植中国的医学教育，必须从根本入手，应该在全国筹设规模宏大、设备完善的医学院，对医学研究人才进行系统严密的训练，准备养成师资和研究家。

但是两级制在近代中国的定位也是应该讨论的问题，部分医师提出适应过渡时期的具体办法是根据中央与各省能力，扩充或者建设医学院，能力不足之地则暂时建设医专，但须在一定年限之内，提高办学程度，改为医大。④ 这种提议实际上将医专视为临时性质，在原则上终归于医学院之单级制。

此外，专科是否独立也是两级制中争议很大的一个问题。在医专尚未恢复之时，教育部就对所有专科院校进行规定"令凡设有大学之地，应在大学内设专科院校，不必另起炉灶"，⑤ 实际上就是将专科附属于大学。对此，医学教育委员会第一次会议决定，在训政期间内，未设有大

---

① 戈绍龙：《振兴医学教育之商榷》，《大公报》1931 年 2 月 10 日，第 1 张第 2 版。

② 《医学教育标准问题》，《医药评论》第 27 期，1930 年 2 月 1 日，第 21 页。

③ 《改进中国医学教育之计划》，《医药评论》第 27 期，1930 年 2 月 1 日，第 19—20 页。

④ 李涛：《现在我国医学应采之过渡办法》，《中华医学杂志》第 16 卷第 1 期，1930 年 2 月，第 1—3 页；陈飞英：《关于医学校学制的我见》，《医学周刊集》第 5 卷，1932 年 1 月，第 28—30 页；友松：《过渡时代两级医学制之需要》，《医学周刊集》第 5 卷，1932 年 1 月，第 31—32 页；憩南：《对于我国医学教育制度之我见》，《医学周刊集》第 5 卷，1932 年 1 月，第 26—27 页。

⑤ 《教育消息：教育部规定筹设专科学校办法》，《浙江教育行政周刊》第 45 期，1930 年 7 月 12 日，第 1 页。

学医学院的地区，先添设医学院，医学院再附设医专。① 彼时国内设有医科大学之地甚少，而且分布集中，如果要设立医专，就要处处设立医学院，对于财穷民困的中国来说不切实际。② 费博尔也指出，国内没有一所医学院在设施、教学体系、教学方法上能同时满足医学院和医专的需求，这种附属性质的医专只会导致教学的混乱。③ 随即多数医师联合上书提出医专独立之请求，④ 对于医专的存废与定位改革迫在眉睫。

（二）官方与国际的态度

南京国民政府内部对该问题争论不休，难以形成统一的意见。1931年3月2日，17名专家出席关于《费博尔报告》的讨论会，对医学教育是否应设立两级制展开了激烈的讨论。专家内部也分成了两派，⑤ 从争论的内容来看，赞成设立医专的是站在民众需求与卫生行政的角度上考虑，而反对医专之设立的则是站在教育水平这一角度上考虑，双方对此问题尚无定论。

国际层面对于专科的讨论也异常激烈。福瑞斯特（G. Forestier）对《费博尔报告》中的两级制表示支持。他指出，两级制的医学教育体系，无疑满足了中国当下的需要，但要通过多种途径来延长学习时间，以提

---

① 《教育部医学教育委员会第一次会议录》，《中华医学杂志》第16卷第2、3期合刊，1930年4月，第234—235页。

② 《全字第十九号议案》，《医事汇刊》第2期，1930年2月，第114页。

③ Report on Medical School on China by Professor Kund Faber, 1931, COHP 23.7, Box 23, Folder 7, Columbia University Archives.

④ 《全国医师联合会对于医事教育宣言》，《讨论议案第二类关于医事教育问题》，《医事汇刊》第2期，1930年2月，第114—115页。

⑤ 赞成医专设立的有余云岫、朱家骅、林可胜、宋子文、拉西曼、狄瑞德（F. R. Dieuaide），反对医专设立的有朱恒璧、林宗扬、牛惠生。

高医术。[1]但一般而言，反对设立专科的声音远远大于提倡设立专科。首先，在现代医学发展初期之中国，随意降低医学标准会让现代医学蒙羞，而这些培养出来的低水平的西医很有可能被中医吸纳，造成中医与西医的融合，并不利于现代医学的进一步发展。[2]其次，医专虽然能培养出大量医师，但是很容易造成低级与高级的对立、传统与现代的对立，也许会让中国出现三级制的状况，加剧中国医学教育局面之混乱。[3]西医在中国作为一新兴事物，若从维护西医尊严来说，必将培养高级医师，尊严得以维护，西医才得以发展，否则旧医卷土重来，将直接威胁到西医的生存。国际卫生委员会主席虽然赞同两级制，但也指出中国开始医专目的之一是发展医疗保障工作。而这一工作势必要大量医生到达基层来完成卫生行政工作，但是满足中国需求的最佳方式应该是通过政府在社区设立机构来发展医疗保障，而不是为整个中国提供大量医生。[4]不过最终国联通过了《费博尔报告》，说明虽有争端，但国联内部对两级制达成了统一。

戴季陶"扩充医药卫生教育案"于 1931 年 1 月 28 日经中央政治会议通过，[5]同年 6 月国民政府又出台了《中华民国训政时期约法》。[6]有论者提出中国即应采用公医制，关于医事人才训练，应当坚守公医制的

---

[1] Note Confidentielie Sur L'Enseignement De La Medecine En Chine, March 8, 1931, UNAG, File R5907/8A/10595/20541/Jacket2.

[2] Commentaires Du Professeur R. Debre Sur Le Rapport Du Dr. Faber, May 5, 1931, UNAG, File R5907/8A/10595/20541/Jacket2.

[3] Quelques Reflexions A Propos Du Rapport Du Professeur Kund Sur L'enseignement De La Medecine En Chine, Octorber 29, 1931, UNAG, File R5907/8A/10595/20541/Jacket2.

[4] Note by the Medical Director on the Report on Medical Education in China Prepared by Prof. K. Faber, April 17, 1931, UNAG, File R5907/8A/10595/20541/Jacket1.

[5] 《扩充医药教育案通过》,《中华医学杂志》第 17 卷第 1 期, 1931 年 2 月, 第 101 页。

[6] 《中华民国训政临时约法》,《时事月报》第 5 卷第 2 期, 1931 年, 第 5—7 页。

两个原则：其一，借政府之力，提倡医学研究，促成医事进步；其二，借政府之力，设立普遍的有组织的诊疗及保健机关，使全民众均得受同等的健康保障。[①] 前者是质的提升，后者是量的需求，中华医学会趁机提出恢复民国旧制，添设医学专门学校一级的主张。[②] 随后，教育部正式发布恢复医学专科的批示，使医专以法律的形式确立下来，[③] 并训令各省应于省会城市设立医专一所，医专的地位也不再附属于医学院。[④] 此后两级制基本定型。中国的医学教育学制有了官方的统一标准：一是精英化的长学制；二是大众化的短学制。

（三）学制的统一

在医专恢复之前，对于医学教育学制的争论主要在大学医学院上。1929 年 7 月 1 日，教育部公布《大学组织法》，规定医学的入学资格为在公立或已立案之私立高级中学或同等学校毕业经入学试验及格者，修业年限为 5 年。[⑤] 但同年 8 月，中华医学会提出，医学教育关乎民族盛衰、民生强弱，各国都在不断提高医学修业年限，严格标准，以期造就有真才实学的人才。但是如今立法院所制定的医学教育学制，不问本科预科，也不问国立省立私立独立，修业年限全部定为 5 年。医学要以科学为基础，五年制的医学教育，学生难以掌握医学真谛，请求延长医学

---

① 朱季青：《论我国医学教育》，《医学周刊集》第 5 卷，1932 年 1 月，第 21—25 页。

② 《公牍：公函：卫生部公函：第七九二号：函教育部：函达据中华医学会等呈请说明医育部令公布医育计划等情请查核由》，《卫生公报》第 10 期，1929 年 9 月 9 日，第 161—162 页。

③ 《教育部对请恢复医学专校之批示》，《时事新报》1931 年 6 月 9 日，第 2 张第 1 版。

④ 《国府令各省市筹设农医工专科学校》，《中华医学杂志》第 17 卷第 4 期，1931 年 8 月，第 398 页。

⑤ 《大学组织法》，《申报》1929 年 7 月 1 日，第 3 张第 12 版。

学制，提高修学标准。[1]1929 年费博尔访华，认为中国中学教育质量难以得到保障，设立医学预科是必要的，但是鉴于中国对于医生的急剧需求，对于医学预科的年限应该进行严肃考虑，所以他建议设立 2 年预科，再进行 5 年医学本科，本科中有 1 年完全用作实习。[2]医学教育委员会采取了费博尔的建议，训令医学生在入大学之前须在理学院修业 2 年，本科修业为 4 年再加上 1 年实习，1931 年正式颁布条例规定。[3]如此医学院学制就变为 7 年。

法规颁布后不久，翁之龙就指出，在当时西欧各国，德国的医科年限为 5 年，法国为 6 年，就算是邻国日本，医科也仅有 5 年。只有中国医学学制达到 7 年，实际上是在仿照美国的教育体系。中国正值缺乏医学人才、经济窘迫之际，医学修业年限不减反增，实际上是一种"自杀"的政策。[4]预科的设立实际上是为了弥补医学生基础科学知识的不足，国联教育考察团指出学生基础不足，应该从中学入手进行改革，而非设置预科，预科的设置，对于优良中学毕业生来说属于徒耗光阴。[5]

医学专科的建设是为了缩短修业年限以造就执业医生，自 1931 年恢复医专之后，对于医专学制的争论也提上了日程。有学者提出医专入学者应以新制四年初中毕业程度为宜，[6]朱家骅也提出，对于专科医师的入学要求应为初中毕业，修业年限为 3 年加 1 年实习，而且医学

---

① 《中华医学会之申请》，《申报》1929 年 8 月 9 日，第 3 张第 11 版。

② League of Nations – Health Organisatton Informat Meeting on the Discussion of Dr. Faber's Report on Medical Education in China, March 2, 1931, COHP 23.7, Box 23, Folder 7, Columbia University Archives.

③ 《教育部公布医学教育修学程序》，《民国日报》1930 年 6 月 29 日，第 2 张第 4 版。

④ 翁之龙：《办理医学教育的管见：贡献给医学教育行政当局》，《民众医报》第 8 期，1931 年 3 月 10 日，第 1—12 页。

⑤ Reorganisation of Education in China, 1932, UNAG, Item C–I–C–I–315_BI.

⑥ 友松：《过渡时代两级医学制之需要》，《医学周刊集》第 5 卷，1932 年 1 月，第 31—32 页。

预科的教学或多或少属于初中培训，很容易纳入 4 年医学课程的教学计划。[①] 但是此种提议遭到国联的彻底否定，因为此时中国国情甚为复杂。中国企图模仿日本用国家政治力量废止中医，但是政令一出台就旋即流产。主要原因还是在于中医与西医之间难分伯仲，就如赵洪钧所描述的那样，西医并不像其他近代科学那样具有全面的优势，能在短时间内立足并毫无修改地被全盘接受，中医的发达程度是近代自然科学从来没有遇到的。[②] 所以对于中国的医学教育改革，国联更关注的是现代医学在中国立足的问题，这也就涉及中西医之争。国联专家强调，在改革过程中，必须防止中西医之间的对立，以保证西医的成功，[③] 而为了促进西医的渗透，就需要培养高级医师。[④] 在与中医的斗争中，既要考虑西医在人数上的优势，也要保证西医在水准上能得到民众的认可，否则低水平的西医只会在一定程度上抬高中医的地位。考虑到上述两方面的需求，国联通过了两级制的方针，但是为了保证西医的优势，国联也规定医专的最低限度，一是至少需要从高中毕业，二是不能损害西医的科学性。[⑤]

　　1929 年到 1930 年初，医学教育委员会对于医学学制的改革，一方面是增设预科来提高学生的入学水平，另一方面是延长修业年限来推动精

---

① League of Nations—Health Organisatton Informat Meeting on the Discussion of Dr.Faber'S Report on Medical Education in China, March 2, 1931, COHP 23.7, Box 23, Folder 7, Columbia University Archives.

② 赵洪钧:《近代中西医论争史》，第 26 页。

③ Note Confidentielie Sur L'Enseignement De La Medecine En Chine, March 8, 1931, UNAG, File R5907/8A/10595/20541/Jacket2.

④ Quelques Reflexions a Propos Du Rapport Du Professeur Kund Sur L'enseignement De La Medecine En Chine, Octorber 29, 1931, UNAG, File R5907/8A/10595/20541/Jacket2.

⑤ Extrait Du Rapport Du Comite D'Hygiene Sur Les Travaux De Sa Dix—Sepiteme Session, May 4-8, 1931, UNAG, Item C-398-M-160-1931-III_EN.

英化培养，本质上是向着美国医学模式靠拢。新学制并未实行多久，北平大学医学院呈请变更医学教育制度，医学教育委员会认为中国医学教育应以两级制为前提（医学专科学院和医学院修业年限应当相差两年以上），再加上目前对于医生的急切需要，以及国联与社会的双重压力，在1931年6月24日教育部医学教育委员会第二次常委会上，决议医学教育废止预科及先修科，按照大学组织法招收高级中学毕业生，修业期为5年，再加1年实习，医学专科学校定为3年再加1年实习，[①]并呈请国民政府进行改革。同年9月15日，教育部正式决定废除先修科，改革修业年限。[②]自此，在官方层面，对于医学教育学制的改革基本稳定。

三 修订医学教育培养方案

最初，自各国移植而来的医学教育体系往往会将培养方案也照搬过来，特殊的是英美派所建立的教会大学，它们更多的是主张用中文开展医学教育，因为嘉约翰（John Glasgow Kerr）从传教的角度出发，认为中文的系统的医学教育更有利于传教。[③]但是文恒理（Henry William Boone）从培养医学人才的角度出发，指出中文教学很难达到英文教学的水平，而且不能与现代医学保持同步。[④]随着洛克菲勒基金会来到中国，纯粹外语教学成了优势。在民国初期的医学教学中，各派在语言和

---

① 何敬煌：《教育部医学教育委员第二次常务委员会记录》，《教育部公报》第3卷第24期，1931年6月24日，第58—60页。

② 《通令废止医学预科及先修科》，《教育部二十年九月工作报告》，1931年9月，第26页。

③ J. G. Kerr, "Training Medical Students," *The China Medical Missionary Journal*, Vol. 4, No. 2,1890, pp.135-138.

④ H. W. Boone, "The Education and Training of Chinese Medical Students," *The China Medical Missionary Journal*, Vol. 15, No. 3, 1901, pp.173-175.

课程中的不统一，使培养出来的学生差异巨大，再加上各派培养医学人才时往往会将语言作为划分派系的工具，所以统一培养方案极关重要。

（一）国文与外语之争

教学用语统一超越了派系斗争，无论是英美派还是法德日派都主张用国语教学。当时就有医师认识到教学用语的"特殊功能"，指出教学用语是医学派别划分的关键因素之一，也是教学效能推进的一大障碍，还加剧了医学界党同伐异之风。[①] 褚民谊也提出，医学作为世界公共学术，并非一国所独有的，要将公共学术介绍至中国，就应该用中国语言来教导中国人，否则容易给人误解，将运用某国文字的医学称为某国医学。[②] 彼时医界对于国文教学的呼吁此起彼伏，教育部也意识到统一语言对于医学教育的重要性，所以医学教育委员会第一次会议决定，医学院课程除外国人设立者外，均须用国语讲授。[③] 但此决定尚未实行。1934 年，全国医师联合会上书，称中国提倡西医五十年，但收效甚微，主要原因还在于尚未本土化，而要想在短期内收获事半功倍的成效，就应该提倡国文教学。[④]

既然中文教学对于近代医学教育如此重要，为何教育部始终没有颁布明确法规统一教学用语？主要原因为以下两点：其一，现代医学是舶来品，大多由外国人教授，兼通中文者极少；其二，中文在科学方面尚

---

① 朱恒璧：《中国医学教育应用语文之我见》，《中华医学杂志》第 17 期第 5 卷，1931 年 10 月，第 491—493 页。

② 褚民谊：《中国医学教育之前途》，《医事汇刊》第 3 期，1930 年 5 月，第 12—15 页。

③ 《教育部医学教育委员会第一次会议录》，《中华医学杂志》第 16 卷第 2、3 期合刊，1930 年 4 月，第 234—235 页。

④ 《本会呈卫生署请规定医用文字以国文为主体文》，《医事汇刊》第 20 期，1934 年 7 月，第 86—87 页。

未完善，对医学名词缺乏解释能力。此外，中国各地方言不同也是教授医学所面临的问题，就如彼时的北平协和医学院，学生来自各方，如果用中文教学，则极不方便。随着教育主权的收回以及留学生的归来，医学教育逐渐回到中国人手中，为国语教学创造了条件。所以当时国人就提出，统一医学教育用语的第一步，应该是使泰西之语与中文能够互通，那么就需要主管医界的当局能够着手整理外国文字，一律译为本国文字。[①] 当双方语言互通后，才能把改革重点放在教学上。在当时有专家建议应添办"中文"一科，使毕业生能够运用中文解释各种科学名词，在口说或者笔述时，不至于感到难以表达。[②]1935 年 6 月，教育部制定颁发了《大学医学院及医科暂行课目表》和《医学专科学校暂行课目表》，其中并没有对教学用语进行强制性的统一，唯一的改进就是在课程中加入了"国文"一科，[③]该课程是医学仅有的，法科、农科、工科皆未开设国文一科。该"国文"课主要是教授西医名词及术语，但由于医界对此并不明晰，所以有医师呼吁废除国文，[④]或是将"国文"一科改为"公文程式"，以利卫生行政之便。[⑤]

　　教育部虽然未强制规定改用国文教学，但是其多次派出人员考察各校医学教育，对各校提出了关于教学用语的训示。就如对北平协和医学院的训示为"该院教学，未免过重英文，应逐渐为适当之纠正，在行政方面，所用文字，尤应力求以中文为主"，对夏葛医学院的训示为

① 姜振勋：《统一国内新医教育之吾见》，《医事汇刊》第 4 期，1930 年 8 月，第 35—38 页。

② 《医学教育标准问题》，《医药评论》第 27 期，1930 年 2 月 1 日，第 21—22 页。

③ 《大学医学院及医科暂行课目表》，《中华医学杂志》第 21 卷第 7 期，1935 年 7 月，第 801—807 页。

④ 如《汤蠡舟医师之意见》，《医事汇刊》第 7 卷第 2 期，1935 年 4 月，第 41—42 页；《蔡禹门医师之意见》，《医事汇刊》第 7 卷第 2 期，1935 年 4 月，第 42 页。

⑤ 黄曼欧：《对于教育部医学教育委员会所拟大学医学院及医科暂行科目表与教材大纲之意见》，《南通学院医刊》第 2 卷第 1 期，1936 年 12 月，第 6 页。

"外籍教授以粤语教授，未能发挥学理，应进行改善"，对齐鲁大学的训示为"讲授及行政方面，应力求以中文为主，养成其服务社会之适应力"。①1927—1937年间，医学教育还未有统一教学用语的基础，无论是医学用语还是医学教师，都尚未实现真正的本土化，但是随着医学名词的翻译以及本土医学教师的培养，国语教学终将实现，而"国文"一科是统一国语教学的过渡。

中国医学教育应以国文为主，始无疑义，但事实上不能专用国文，因为西医作为高等教育之一，也是舶来品，求学医学不能局限于讲义，必须旁征博引，与世界接轨。故中国医学教育，须采用一种外国文字，以推动中国医学之现代化。用何种外语进行辅助教学是一个非常棘手的问题，国联卫生委员会成员与教育考察团仅陈述了用国语教学的重要性，对于外语的采用，双方则主张应该由中国自己决定，于是在医学教育方面，第一外语成为派系角逐的方向。

法德日派医师指出，若从难易角度来看，自然应该以学习日文为宜，因为华人学习日文，极少困难，数月即通，并且日文对医学典籍多有翻译，中国可以借助日文与世界医学接轨。②但朱恒璧认为，若借助日文与现代西方医学联系，必然受限，中国所采取的外语，应该是世界所通行的外语，是社会所熟悉的、推之四海而皆准的外语，所以应取英文为宜。③最主要是，一旦选用英文，学生升入医学院，前后衔接，自然事半功倍。④

---

① 《全国中西医药学校调查报告》，《中西医药》第2卷第1期，1936年1月，第57、66页。

② 《医学教育标准问题》，《医药评论》第27期，1930年2月1日，第22页。

③ 《教育部医学教育委员会第一次会议记录》，《中华医学杂志》第16卷第2、3期合刊，1930年4月，第234—235页。

④ 朱恒璧：《中国医学教育应用语文之我见》，《中华医学杂志》第17期第5卷，1931年10月，第493页。

医学教育委员会第一次会议只决议了应用国语教学一事，对于第一第二外语，由各院自定之。此方案给了各派系可以操控的空间，但是 1935 年 6 月，教育部制定颁发了《大学医学院及医科暂行课目表》和《医学专科学校暂行课目表》，其中对第一第二外国语的课时进行了规定，"第一外国语时间不得少于外国语全部时间的三分之二"，也就是说，第一外国语要学习 180 小时，而第二外语至多能学习 90 小时，此种规定引起了法德日派的批驳。他们指出，这种安排实际上是政府运用此种巧妙的手段，拥护纯用英语教学的学校，而压迫用其他语言教学的学校，实则是英美派假借政府之名抹杀他国。[①] 随后，德日派提出了自己的主张：首先，学生在中学即已习得英语知识，对此的进一步学习似乎不再需要太多时间；[②] 其次，美国的医学参考书，大多是由德国翻译过来的，而美国尚处于一个比较幼稚的时期。他们强调如将德语作为第一外语，则不必借他人之手，即可与世界接轨。[③]

1927—1937 年，教育部对此教学用语的改革还是处于酝酿阶段，大多数工作为组织医学书籍的翻译与编辑。英美人在华所办的学校用英语教授，德人所办的学校用德语教授，日人所办的学校用日语教授，语言实际上成为各派标榜门户的工具。运用国语教学的重要性上文已有叙述，但中国毕竟作为后发型国家，必须采用一种外语拉进与现代医学之间的距离，而这种外语的采用又会使其对其他国家的文化带有一定的排斥性。

---

① 《西京医事公会对于南京医学教育委员会所拟医学院课程大纲评议点大要》，《医事汇刊》第 7 卷第 2 期，1935 年 4 月，第 40—41 页。

② 黄曼欧：《对于教育部医学教育委员会所拟大学医学院及医科暂行科目表与教材大纲之意见》，《南通学院医刊》第 2 卷第 1 期，1936 年，第 6 页。

③ 李赋京：《评论南京医学教育委员会及其所拟医学院课程大纲》，《医药评论》第 7 卷第 2 期，1935 年 2 月 15 日，第 22 页。

（二）第一份课表的出台

在医学教育委员会第二届第二次会议上，刘瑞恒推选亲美派的吴祥凤、林可胜、胡定安、朱章赓、赵士卿、翁之龙、朱恒璧等七人为医学院及医学专科学校课程标准草案审查委员会委员，委员会的活动费用来自洛克菲勒基金会的"资助"。[①] 此外，医学教育委员会聘请美国专家胡美（Edward Hicks Hume）赞助进行医事改革，其讨论研究范围"包罗极为详尽，且注意切合实用、提高标准，即课程规定亦将有一巨册云"。[②] 这种布局和行动方案对于中国医学教育的改革方向有很大的影响力，具体可以通过培养方案的变化看出。

1931 年 8 月，医学教育委员会拟定医学专科课程，大部分课在入学后三年内完成，第四年则完全注重实习。此课程是南京国民政府颁布的第一份有关医学教育的课程表（见表 4-3），与壬子癸丑规定高度相似，但实际上课程有所增多。

表 4-3　医学专科学校课程

课目	修读时数（小时）
物理	108
化学	216
解剖学及组织学	360
外国语（英文或法文或德文）	144
党义、国文	斟酌
生理（包括生理化学）	252

---

① 《第二届医学教育委员会开会》，《卫生半月刊》第 1 卷第 5 期，1934 年 9 月 15 日，第 69—70 页。

② 《医学教育委员会议决推行医事要案》，《申报》1934 年 9 月 9 日，第 5 张第 12 版。

续表

课目	修读时数（小时）
细菌学及寄生虫学	216
病理学（包括法医）	252
药理学及治疗学	216
卫生学	216
内科（包括小儿科、神经、皮肤、梅毒）	1152
外科（耳鼻喉、X 光、泌尿）	832
产妇科	432
共计	4572

资料来源：《医学教育委员会第二次会议》，《中华医学杂志》第 17 卷第 5 期，1931 年 10 月，第 512—513 页。

首先，关于课程设置的争论焦点在基础学科与临床学科的关系上。该课程表并未完善，仅规定了三年各科修读总时数，而且还有 324 小时的教学时数未进行分配，教育部规定以上课程须在三年内修完，第四年为纯粹的医院实习。[①] 在费博尔拟定的医专课程中，四年的学时约为 4000 小时，其中仅有 1600 小时用于理论课目教学，而医学教育委员会所拟课程，内容极为繁杂，仅三年的学习时长就达到 4500 多小时，其中理论课目教学大概为 2000 小时，余下为临床课目教学，而且没有具体区分讲授与实验，单从课程总时数来看，这种安排既不标准，也很难真正付诸实践。在课程设计上，该课表与费博尔制定的所差无几，缺少了法医学和医学史，公共卫生课程时数大大增加，这当然是为了卫生行政。其实该课表与 1931 年由狄瑞德拟作并上交给国联的那份课表高度相似，更像是费博尔与狄瑞德的结合。最典型的就是课程的分类，该课

---

① 《医学教育委员会第二次会议》，《中华医学杂志》第 17 卷第 5 期，1931 年 10 月，第 512—513 页。

表与狄瑞德所拟定的课表，均将解剖学类中的"解剖学"与"组织学"合在一起列入，并且都有模仿协和的精英主义与实用主义倾向，将总课时与实习时间大大延长以提高学生医学水平。究其原因，还是拟定课表的是北平协和医学院医师，而通过课表的又是英美派人士。

国民党强调以党治国，加强思想控制。而教育作为国之大计，国民党政府尤为重视，企图将教育作为其实现政治目的的工具。1931年9月，国民党中央执行委员会通过了《三民主义教育实施原则》，将实施纲要分为课程、训育和设施三大方面，对高等教育进行了详细规定，强调带有浓厚政治底色的训育教学，所以医专课表中会有"党义"一科。但是由于训育制度尚未成熟规范，故第一份课表方案对于党义的课时尚未明确规定，仅提出参考其他学科设置课程的决议。[①] 虽然在19世纪末，博医会已经开始进行医学名词统一工作，并且取得了一定的进展，但是由于其翻译工作过于生硬，并不符合中国人的用语习惯，故未能很好地推动医学名词的统一。直到1932年，教育部成立国立编译馆，将学术名词的厘定作为最紧要的工作内容，医学名词的编译才开始进入本土化阶段。所以1931年颁布的医专课表，也因为医学名词尚未审定完善，未规定"国文"具体学时。

（三）基础、临床与实习

1935年，教育部公布了医学院及医专暂行课目表，此份课表是南京国民政府公布的第一部规范的课表。首先，在该课表中基础课程时间增多。大学医学院中，基础课程几乎占了教学总时长的五分之三，医专中基础课程也占了大半，特别是第一学年，两者基本上都是普通科

---

① 谢树英：《医学教育委员会医学课程大纲起草委员会会议记录》，《教育部公报》第3卷第34期，1931年9月6日，第44—45页。

及基础类科学，比如，大学医学院暂行课表上仅化学一科（有机、无机与分析）就有 476 小时，而学时最多、最为重要的内科学便有 460 小时。[①] 此种课表的安排，实际上是各方相互妥协的结果。国联教育考察团指出，"中国新旧学制并存，对于中学教育来说，即使是同样得到教育部承认的，培养出来的学生水平相差极大，而各大学间所设之预科，以补助程度不足之新生者"，[②] 所以最初中国设立医预科来进行过渡，不过预科一旦设立，医学年限又会过度延长。因此在 1931 年 6 月，教育部训令取消先修科，而考虑到医学基础尚有不足的情况，国联建议取消预科后，适当延长教学时间以提高学生水平。[③] 随后起草委员会决议酌量增加与医学有关之基本科学钟点，若时间不敷分配，可将专门实习课目分配于实习期间内。[④] 如此就造成基础课程总时数大幅提高。

其次，医学教育中讲授与实习之间的关系也是争论的重点。国联教育考察团访华，指出中国教育偏重形式，教授钟点过多，特别以讲授为主要的教育方法——有时几乎认为是唯一的方法。[⑤] 讲授若能应用得当，作为其他教学法及独立研究的补助，确实能给学生充分的刺激与指导，但是现在的讲授，耗费师生大量时间，实属大而无当。关于讲授与实习之间的分配问题，大学院曾拟定的课表对此没有

---

① 《汤蠡舟医师之意见》，《医事汇刊》第 7 卷第 2 期，1935 年 4 月，第 41—42 页；《昆明市医师公会来函》，《医事汇刊》第 7 卷第 3 期，1935 年 7 月；《吴县医师公会来函》，《医事汇刊》第 7 卷第 3 期，1935 年 7 月，第 390 页。

② Reorganisation of Education in China, 1932, UNAG, Item C–I–C–I–315_BI.

③ Note Confidentielie Sur L'Enseignement De La Medecine En Chine, March 8, 1931, UNAG, File R5907/8A/10595/20541/Jacket2.

④ 谢树英：《医学教育委员会医学课程大纲起草委员会议记录》，《教育部公报》第 3 卷第 34 期，1931 年 9 月 6 日，第 43 页。

⑤ Reorganisation of Education in China, 1932, UNAG, Item C–I–C–I–315_BI.

详细规定，费博尔来华考察报告建议实习的重要性大于理论，国联专家也提出"医学教学必须是实践的而不是理论的，医学教育必须给予临床教学最大的重视，然后是实验室实践教学，临床教学＞实验室教学＞理论教学"，[1] 医学教育改革严格遵守了国联的建议。1935 年颁布的医大和医专暂行课表中，对于实习时间的规定远远超过理论教学，医专在完成四年的学习之后，还要在医院服务一年，无疑是延长了教学时间，使医专的学制变为五年。医学院也一样，在前五年实习钟点已经超过理论钟点的一半，再加上第六年全年实习，更加延长了实习时长。

法德日派认为，教育部所制定的医学课表处处以实用为主，实验的钟点超过理论的一倍，更将理论极力缩短，而注重临床的美式医学，培养出来学生只能是依附于外国人之手，而不能成为医学领袖。[2] 但是法德日派仅提出一些细枝末节的问题，就比如"寄生虫学"不应该单独开课、用"公共卫生"代替"卫生学"不妥（法德日派称"卫生学"，英美派称"公共卫生学"）等。面对德日派的攻击，协和医学院的狄瑞德撰文辩护称，该方案是将理论与实验很好地结合在一起的，谈不上什么重实验而轻理论的问题。[3] 在培养方案中，法德日派对英美派的攻击大多都是指责其只重实用而不重理论，[4] 但实际上，从法德日派和英美派

---

① Quelques Reflexions A Propos Du Rapport Du Professeur Kund Sur L'enseignement De La Medecine En Chine, Octorber 29, 1931, UNAG, File R5907/8A/10595/20541/Jacket2.

② 李赋京:《评论南京医学教育委员会及其所拟医学院课程大纲》,《医药评论》第 7 卷第 2 期, 1935 年 2 月 15 日, 第 29 页。

③ 〔美〕狄瑞德:《医学教育与北平协和医学院之课程》,《中华医学杂志》第 20 卷第 12 期, 1934 年 12 月, 第 1544 页。

④ 就如侯宗濂《对于医学教育委员会代订课程细目之我见》,《京报》1933 年 11 月 12 日, 第 10 版; 李赋京、张静吾:《评论南京医学教育委员会及其所拟医学院课程大纲》,《医药评论》第 7 卷第 2 期, 1935 年 2 月 15 日, 第 12—21 页;《西京医事公会对于南京医学教育委员会所拟医学院课程大纲评议点大要》,《医事汇刊》第 7 卷第 2 期, 1935 年 4 月, 第 40—41 页。

在中国的教学来看，根本谈不上什么美国医学轻视理论而只重实用的问题。在法德日派与英美派的医校中，国立北京医学专门学校和私立北平协和医学院最具代表性，国立北京医学专门学校在1928年升格为医学院，与北平协和医学院处于同级地位，都属于两派之中教学水平较高的医校，具有较强的可比性（见表4-4）。

表4-4　20世纪30年代初北平大学医学院、北平协和医学院
与教育部拟定医学院课表比较

学校	医学课程门类	总课时数	基础课时数	临床课时数	学制
北平大学医学院	13门	3453	1617	1836	6年
北平协和医学院	16门	4000	1642	2358	5年
教育部拟定医学院	16门	5682	2279	3403	6年

资料来源：《私立北平协和医学院简章》，《民国时期高等教育史料汇刊》第10册，国家图书馆出版社，2014，第100页；夏媛媛：《民国初期西医教育的建构研究（1912—1937）》，第97—99页。

从课程情况来看，法德日派与英美派的基础课时只有25学时之差，主要还是在临床上拉开了差距，英美派确实是更注重实用，但并不能认为其不注重理论。相比较而言，协和精英化的趋势更明显，北平大学医学院则更趋向于大众化。

将教育部拟定医学院课表与北平协和医学院课表相比较，也可看出其抄袭协和的样本是比较明显的。首先是课时，教育部所拟定的课表与协和课表都在课时上大大超过了法德日派的医校，可见教育部也是追求精英化的培养方案。其次是在课程名称上，法德日派称为"卫生学"的课程，英美派称为"公共卫生"，法德日派称为"临床讲义"的课程，英美派称为"讲义与临床"。当然这种称法也给了法德日派攻击的机会，

例如"公共卫生只是卫生学的一个分支","'讲义与临床'实则只有临床没有讲义",但实际上双方在这些课程上的教学内容基本无差,教育部在这些课程名称上,采用的都是协和样本。再次,在课程安排上,教育部拟定课表中解剖学类就包括组织学、解剖学、胚胎学、神经系解剖学四门课,此方法实际上是将解剖学类看作一个机构,类似于协和的解剖学部。又如病理学一门,法德日派主张先学总论再到各论,由浅入深,而教育部所拟定的课表,则与北平协和医学院一样,将病理学分为直接与临床相关的三学科——细菌学、病理学和寄生虫学,要求在一学年之内修完。从北平协和医学院与教育部拟定的医学院课表来看,在课程名称甚至是课程安排上,都是与北平协和医学院直接相关的。

此份课表无论是基础课时、临床课时还是实习课时,都大大延长。这一方面是由于国联以及亲美派对临床与实习的重视,另一方面是因为中国教育水平参差不齐,预科的取消使医学生难以达到现代西医教育水平。此外,为医学院制定一个标准的示范课程十分困难,因为它们的组织方式迥然不同,有的效仿德国或日本,有的效仿英美体系,所以应该在安排和修改课程上给予各大学一定的自由度,教育部允许各医学院讲授、实验以及临床课时在 20% 的范围内改变,但是须呈报教育部核定。[①] 此方案与国联制定的培养方案最大的不同就在于公共卫生学和医学史两门课程上。首先,公共卫生学在 1935 年颁布的培养方案中总时长增加,该课表特别提出要重视预防医学及公共卫生的观念,以符合治疗与预防并重的原则;[②] 同时,将医学史这一门列为选修科目,在必修科目学完之余,才可学医学史。医学史这一门课,非西医史,而

---

①　《大学医学院及医科暂行课目表》,《医事汇刊》第 7 卷第 3 期,1935 年 7 月,第 47—54 页。

②　谢树英:《医学教育委员会医学课程大纲起草委员会会议记录》,《教育部公报》第 3 卷第 34 期,1931 年 9 月 6 日,第 43 页。

是纯粹的中医史或者是中西医史，《费博尔报告》中提到，医学史一门课主要是有关中医历史、哲学与理论，目的是让西医学生认识到今后会面临什么样的竞争。[①] 但鉴于当时的实际情况，并没有将医学史列入必修课。

事实上，各学派间的学术分歧并不大，只是不愿接受以协和为模本的课程表。首先，在民众心中，德国医学还是优于美国医学的。在北京和上海，德国医生颇受欢迎，当时在上海一位有钱人去世后的讣文有"曾经请过德国公使医官狄博尔（Edmund Dipper）、克利博士（Carl Zedelius）等医治，不幸药石无灵而逝世"等字句。[②] 实际上，在20世纪30年代，美国医学已经形成相对完整的体系，在医学水平上可与德国相媲美，但是由于认知的错位，民众甚至是医师对于美国医学带有一定的偏见。再者，美国的医学教育是19世纪中期从德国移植过来并加以改造的，所以各派认为美国的教育体系并未成熟，[③] 在教育上各派都强调要借鉴世界各种教育模式，应该参考德、奥、瑞、荷、丹等国家的医学教育模式，包括苏联教育模式，如"我国的医学专科学校，正宜参考俄国的医学教育制度，分为若干科，如此则节约时间，同时成绩亦较佳，对于医师缺乏之中国仍有一线光明"，[④] 再加上协和追求精英化的培养，大量资金与时间的投入也难以适应中国医学教育现状，改革不切实际。后续医学教育委员会对课程的改革，仅为某某课程增加时间，或者

---

① League of Nations - Health Organisatton Informat Meeting on the Discussion of Dr. Faber's Report on Medical Education in China, March 2, 1931, COHP 23.7, Box 23, Folder 7, Columbia University Archives.

② 金宝善：《旧中国的西医派别与卫生事业的演变》，《文史资料选辑》第1辑，第127页。

③ 李涛：《世界各国的医学教育》，《中华医学杂志》第19卷第3期，1933年6月，第949页；李赋京：《评论南京医学教育委员会及其所拟医学院课程大纲》，《医药评论》第7卷第2期，1935年2月15日，第22页。

④ 佚名：《中国的医学教育》，《中华医学杂志》第19卷第2期，1933年4月，第204页。

是增加某某课目，以时数之多寡来定课程之优劣，用增加课程时数这一方法来"改善"课程，甚为可悲。①

四　医学教育改革难以落地

至 1935 年底，南京国民政府对于医学教育的改革在官方上得到了确定，中国医学教育完成了形式上的统一。医学教育模式第二次制定的主导者是以欧美派为主的医学精英，他们一致反对全面模仿外国模式，提出外国模式必须在知识与业务方面适应中国国情。②医学教育在借鉴外国模式的基础上，创建了本土制度，但在模式选择上又将医学界的流派之争和学术分歧推到社会和公众面前，"揭示出了'西医'并非一个笼统简单的'西方概念'，是有国家之别、区域特征的，更是有方法和技艺差别的，创造了医学界百家争鸣的局面"。③医学教育改革裹挟着各方的利益，主动与妥协交融，国际与国内互动，形成了一个特殊的格局。

（一）未能落地的改革

在医学教育进入中国之时，往往各派会将本国的医学教育体系移入中国，所以在民国初期，各校的教育体系千差万别，一部分是按照德日医学教育体系，一部分则按照英美医学教育体系，另外，还有少部分医校按照法国的课程。1935 年培养方案颁布后，在形式上完成了医学教育

---

① 〔美〕狄瑞德：《医学教育与北平协和医学院之课程》，《中华医学杂志》第 20 卷第 12 期，1934 年 12 月，第 1545—1546 页。

② 《呈复中华医学会长林可胜对于医校两级制之建议一案已转咨教部核办由》，《卫生公报》第 9 期，1929 年 9 月 1 日，第 135—136 页。

③ 高晞：《卫生之道与卫生政治化——20 世纪中国西医体系的确立与演变（1900—1949）》，《史林》2014 年第 10 期。

的统一，入学标准与修学年限、培养方案都得到了详细规定，但各校对于政令作出的反应并没有推动改革措施的落地，积极应对与消极抵抗并存，只能说是形式上扩大了统一的范围而未能实现真正意义上的统一。

表4-5　1935年中国医校情况调查

隶属	名称	入学资格	修业年限	语言
国立	同济大学医学院	高级中学	六	德语
国立	北平大学医学院	高级中学	六	国语
国立	上海医学院	高级中学	六	国语、英语
国立	中山大学医学院	高级中学	五	国语、德语
国立	陆军军医学院	高级中学	五	国语、德语
国立	云南军医学院	高级中学	四	国语、德语、日语、拉丁语
省立	浙江医药专科学院	高级中学	五	国语
省立	江西医学专科学院	高级中学	五	国语、德语
省立	河南大学医学院	高级中学	六	国语、德语
省立	河北医学院	高级中学	六	国语、德语、日语、拉丁语
省立	山东医学专科学校	高级中学	五	国语
私立	广州夏葛医学院	高级中学	六	国语、英语
私立	广东光华医学院	高级中学	六	国语
私立	东南医学院	高级中学	六	国语、德语
私立	山西川至医学专科学校	高级中学	五	国语
私立	东南医学院	高级中学	六	国语、德语
私立	南通学院	高级中学	六	国语、德语
私立	湘雅医学院	高级中学	六	英语
私立	哈尔滨医学专门学校	高级中学	四	国语
私立	同德医学院	高级中学	六	国语
教会	华西协和医学院	高级中学	五	国语
教会	齐鲁大学医学院	大学二年	五	国语
教会	私立震旦大学医学院	高级中学	六	法语

续表

隶属	名称	入学资格	修业年限	语言
教会	圣约翰大学医学院	大学二年	五	英语
教会	上海女子医学院	大学二年	六	英语
教会	辽宁医科专门学院	高级中学	七	国语、英语
美国	协和医学院	大学三年	六	英语
英国	香港大学	英高中学	五	英语
日本	满洲医科大学	大学二年	四	日语

资料来源：李涛《民国二十一年度的医学教育》，《中华医学杂志》第19卷第5期，1933年10月，第681—700页；陶善敏：《中国女子医学教育》，《中华医学杂志》第19卷第6期，1933年12月，第849—864页；《全国中西医药学校调查报告》，《中西医药》第1卷第4期，1935年12月1日，第60—79页。

就入学程度而言，国立省立各医校入学资格皆为高中毕业，不过中山、同济两校，均须通晓德语。至于私立各校，则参差不齐，协和须大学三年级以上程度，上海女子、齐鲁、圣约翰须大学二年级程度，其余皆高中毕业程度，浙江医专、同德、哈尔滨医专及川至则限制更宽，仅需高中毕业同等学力即可入学。此外，协和、同济、上海、圣约翰、齐鲁大学等医学院，报考的学生均须在理学院肄业满二年或三年，医学先修科名废而实存。就修业年限而言，国立大学中，中山大学修业五年，其余则皆为六年。除河北、河南外，其他各省省立医校均为修业四年及实习一年。而私立医校中，则有四年、五年、六年三种，不过修业六年者都包括了先修科的课程。至于教学用语，在当时的医校中，就有国语、英语、日语、德语等，少数地方还用方言教学。英美人在华所办的学校用英语教授，德人所办的学校用德语教授，日人所办的学校用日语教授，甚至连中国人自办的学校也用英语直接教授，[①]由于国家没有统一

---

① 金宝善：《旧中国的西医派别与卫生事业的演变》，《文史资料选辑》第1辑，第130页。

的语言文字法规，各派以不同的语系来教育自己的学生。英美派和法德日派医师间颇有界隙与角力，因而无法形成有规范力的专业共识。[1]

在这些医校中，最为特殊的是同济大学医学院。同济大学作为唯一不用国语教学的国立医科大学，最初是由德国科佩尔基金会、促进在华德国文化工作委员会、普鲁士文化部、外交部、财政部筹建和运作的。[2]1927 年，同济大学经历多方运行困境，在蔡元培的奔走下，被纳入国立大学。作为全国唯一的德奥学派大学，其用德语教材和德语教学的传统被保留下来，主要原因还是政府高层对德国医学的青睐。早在1926 年，对民国教育有重大影响的国民党元老张静江提出"现在世界上医学最进步最发达的就是德国"，"主张全学德国"；[3]蔡元培认为中国的医学教育，大多采用美、日模式，而同济是德国模式，而美日的高等教育又受到德国的影响，"医工两科，则德之教学法，尤全世界所推许也"，他希望同济能够成为我国"最新式医工大学"。[4]最重要的还是蒋介石对德国医学的青睐，还有一部分原因是蒋介石与他的德国顾问们的良好关系。

1921 年 11 月，美国教育考察团曾来华考察与美国有关的医科院校的教学质量情况，确认湘雅与北京协和医学院均为全国医学院校教育质量的最高，[5]故有"北协和，南湘雅"之美誉。两者都是模仿约翰斯霍普金斯教育体系，湘雅医学院在 1931 年已立案，但是在语言上还是用英

---

① 雷祥麟:《负责人的医生和有信仰的病人》,《新史学》(台北) 第 14 卷第 1 期, 2003 年。

② 王杰、张世轶编《学府史论: 中国近代大学校史研究论文选编》, 天津大学出版社, 2017, 第 227 页。

③ 陈小卡:《西方医学传入中国史》, 第 495 页。

④ 《国立同济大学 20 周年纪念册序言》,《老同济的故事》, 江苏文艺出版社, 2007, 第 489—490 页。

⑤ 周义生:《近代史上湖南境内教会大学与两湖高等教育发展》, 硕士学位论文, 湖南师范大学, 2009, 第 149 页。

语教学，这主要是因为该校外籍教职员占比较大，1924 年该校外籍教师占在校教师人数的 60% 以上。[①]1935 年，教育部首先肯定了湘雅医学院英语教学的优点，但是也提出英语教学是否能达到最初教学的目的。[②]随着学校毕业生的留校任教或出国进修再回校教书，中国籍教师的人数也逐渐增加，达到了相当比例，于是双语教学也成了大势所趋。协和医学院也同湘雅医学院一样，都是全方位模仿美国的医学教育模式，只不过协和医学院的教学资金要比湘雅多，有洛克菲勒基金会的资助，能更加不受教育部的束缚，独立办学。而震旦大学医学院资金来源于中法庚款、耶稣会资助以及学费的收入，[③]其教学资金与学校行政几乎掌握在外人手中，教育部对其管辖较少。

如前所示，圣约翰大学并未向教育部立案，其自然也不会受到教育部的限制，香港大学、满洲医科大学、哈尔滨医学专门学校已经超出教育部所能直接管辖的范围，故不再论述。虽然部分医校立案较晚，但在立案之后也跟上了改革的步伐，就如同德医学院、上海女子医学院、北平协和医学院，在立案后将学制由五年改为六年，并且在语言上逐渐用中文教学。培养方案上的本土化是一个循序渐进的过程，在这个过程中，本土化的措施尚未落地，只是在混乱的医学教育体系中达到了制度层面的本土化。

（二）医学教育难以统一

教育部在制度层面积极推动医学教育的统一，但是落实到实践层面却是积极执行与消极应对并存。在 1927—1937 年，改革措施尚未落地，

---

① 刘笑春、李俊杰主编《湘雅春秋八十年》，中南工业大学出版社，1994，第 34—35 页。

② 《全国中西医药学校调查报告》，《中西医药》第 2 卷第 1 期，1936 年 1 月，第 63—64 页。

③ 《全国中西医药学校调查报告》，《中西医药》第 2 卷第 1 期，1936 年 1 月，第 68 页。

主要原因如下。

首先是过度强调统一而不切实际。施思明指出，教育部统一医学教育，如果制定最低标准来执行，没有人会提出异议。遗憾的是，教育部热衷于统一标准，但是又受到了有限资金的影响，因此要求标准较高的学院降低一些标准，以便和官方课程保持一致，这自然遭到了相当大的反对。[①]当时还有人建议把重点放在根据每所学校的需要以不同方式提供帮助和激励的政策上，而不是放在严格的控制和管理上。[②]1935年颁布的《大学医学院医科及医学专科学校设备标准》规定，医学院的开办费至少20万到30万元，但是1935年官方调查的15所大学医学院中，仅有8所经费达到20万元，而且部分医校还是靠洛克菲勒基金会或者雅理会的资助，而1936年教育部对南通大学的补助是最多的，也仅为4万元，[③]远远不够医学院开支。此外，教育部虽为各医校制定了详细的课表，但是实行起来难度颇大。就如寄生物学一门课，由于缺乏专门人才，各校难以开设，[④]耳鼻喉等专科同样如此，更有人提出聘用执业医生来进行教学，[⑤]甚至大多数医校在基础设备上都达不到教育部所制定的要求，无法正常开展课程。在医学教育财政面临如此危机的情况下，教育部却追求北平协和医学院的高标准教学，这对于大多数医学院来说难以实行。

其次是派系斗争白热化。1928年，在兰安生的策划下，中国开始

[①] Szeming SZE, *China's Health Problems,* Washington: Chinese Medical Assoc, 1944, pp.38−39.

[②] Roger Greene, "General Considerations For Medical Curriculum Requirements in China," *Chinese Medical Journal*, Vol. 49, 1935, pp.59−62.

[③] 《教部发表各私立医学院校补助费》，《中华医学杂志》第22卷第8期，1936年8月，第727页。

[④] 陶善敏：《寄生物学在医学课程上应居之地位》，《中华医学杂志》第20卷第10期，1934年10月，第1309页。

[⑤] 顾临：《高级医学校最低限度课程之泛想》，《中华医学杂志》第20卷第12期，1934年12月，第1524页。

走国家医学模式，希望统一医权。第一步便是合并中华民国医药学会和中华医学会，但是前者对此并不积极，认为合并无异于吞并。1929年初，中国医学会与中国博医会达成共识，并于1932年率先合并，使中华医学会的实力迅速膨胀，并因获得博医会的成员身份，在民国卫生行政部门中的影响大大增强，这令法德日派与英美派的关系趋于紧张。再到1933年，中华医学会在主办的《中华医学杂志》发表《中国的医学教育》一文，[①]对法德日派医师进行贬低，这让两派矛盾白热化，双方剑拔弩张。在1932年统计的17所医学校中，由法德日派主办的有11所之多。[②]从表面上看，法德日派建立的医学校大多为医学专门学校，[③]英美派建立的学校大多为独立医学院或大学的医科。在医学教育统一进程中派系斗争最典型的就体现在两级制之争上，两级制实际上就是是否取消医专的问题，法德日派对此争论异常激烈。[④]在改革过程中，制定政策的是英美派，而执行政策的主要是法德日派，由于双方对医学话语权

① 主要为"民国初年所办之医学校：如陆军军医学校及北京、江苏、浙江、直隶等医专学校，皆以毕业日本之人充当校长及教员。此辈毕业生留学时，日本医学尚未发达；而日本学校当局对于中国留学生，又向取放任主义；是以多数皆学无专长。回国后，仅一普通医学士，并无所谓专门。当时因人才缺乏，故荣任教授，主讲大学。当讲书时，仅以自己之讲义，向学生背诵。'讲'之一字，已谈不到；其不称职，可想而知。民十以后，各医校时时发生风潮，虽然由于学风不良，但教员的尸位，也是一个主因……此辈主办之医学校，教员及设备，皆极不良，应加改革。但若辈势力，根深蒂固，改革实不易言！"《中国的医学教育》，《中华医学杂志》第19卷第2期，1933年4月。

② 李涛：《民国二十一年度的医学教育》，《中华医学杂志》第19卷第5期，1933年10月，第682页。

③ "专门学校"也就是"专科学校"，1930年第二次全国教育会议议定将旧有公私、农业、工业、商业等专门学校改名为专科学校。《教育建议与报告》，中国第二历史档案馆编《中华民国史档案资料汇编》第5辑第1编《教育》，江苏古籍出版社，1994，第129页。

④ 就比如"在1928年，作为德日派的代表团体，中华民国医药学会在全国教育会议上就主张两级制，在面对教育部单级制之法规，德日派代表余岩更是进一步提出拥护两级制之倡议"。《全字第一号议案：医学教育方针》，《医事汇刊》第1卷第1期，1919年11月，第108—109页。"全国医师联合会根据各省市上书议题，在第一届代表大会决议力争两级制。"《特载：处理第一届代表大会决议各案状况表》，《医事汇刊》第7卷第3期，1935年7月，第357页。

的争夺，再加上法德日派医校有的已经形成完整的教学体系，医学教育统一工作自然会遭到抵抗。

最后是教育主权并未完全收回。南京国民政府时期，教会医学院校及外人所办的医学院校，在中国的医学教育中仍发挥重要作用。虽然当时国内掀起收回教育主权的运动，至 30 年代教会办的医学院校迫不得已在国民政府教育部立案注册，但医校实权仍掌握在外人手中。因为教会学校和外人所办的学校受到外国财团的支持，具有经济实力。据 1936 年资料，美国教育及救济机关在中国的总投资中，医药和教育费用占52.9%。1936 年前后，全国三十几所医学院校经费共为 8735068 元，而外人设立的北平协和医学院等三所医学院校的经费竟达 6201015 元。[1] 时人也已经意识到这一问题，指出过去和现在的中国医学教育，大半受到外人的支配，主持医育的人，他们的头脑多少是受着外人的麻痹。五十年来的中国医育的问题，可以说是被动的、异化的，而不是主动的、同化的。说明白点，中国的医育简直就是外国的医育。[2] 宋国宾医师督促政府收回教育权，"是以教育权一日不收回，新医学之中国本位建设即一日不能实现"。[3]

国联和英美派可谓是在医学教育改革中占有重要地位。在 1927—1937 年南京国民政府的医学教育改革过程中，从医学教育中的两级制到培养方案的规范，再到医学院与医专的设备标准的制定，都离不开国联的援助。一方面，国联通过派出专家为中国医学教育改革提供智力

---

① 邓铁涛、程之范主编《中国医学通史（近代卷）》，人民卫生出版社，2000，第 494—495 页。

② 志功辑《最难解决的几个问题》，《社会医药》第 2 卷第 4 期，1935 年 1 月 15 日，第 3 页。

③ 宋国宾：《中国本位之医药建设：旧医药科学化，新医药中国化》，《医药评论》第 8 卷第 2 期，1936 年 2 月 15 日，第 24 页。

上的支持，另一方面，国联对华的经济援助在一定程度上影响了改革的方向。①国联看似是一个"中立"组织，为各国提供援助，但实际上美国势力已经介入国联卫生组织活动。威克利夫·罗斯（Wickliffe Rose）曾任国联卫生组织总干事，也是洛克菲勒基金会和中国医学部（China Medical Board）的成员，他指出当时的美国虽然未正式加入国联，但私下通过自己与国联卫生组织取得联系并开展合作。②国联理事会第19次会议决议与洛克菲勒基金会共同推动卫生运动的开展，双方协定的草案中有一条规定"定期向洛克菲勒基金会提交使用这笔基金的卫生组织的年度工作报告，并密切地向洛克菲勒基金会代表报告卫生工作情况"，③这种捐款在一定程度上会影响国联的行动。在关于《费博尔报告》的评论中，就有专家指出，当该报告谈到德国时，只有负面评论，给人错误的印象，认为德国式的医学是水平低的而美国式的医学是水平高的。④甚至有专家直接提出，中国医学教育改革最重要的是要避免苏联的影响，保证美国的文化渗透。⑤可见，该报告的客观性值得怀疑。

在1927—1937年的医学教育改革中，派系斗争实际上就是国民政府内部的政治斗争，英美派医师的主要靠山是宋子文、孔祥熙，法德日派医师的主要靠山是CC系。⑥在医学教育改革中，英美派与法德日派

---

① 参见白晴涧《拉西曼报告书批判》，《国防论坛》（上海）第2卷第4期，1934年6月，第6页；《全国经济委员会中央卫生设施试验处组织章程》（1932年8月31日），全国经济委员会编印《全国经济委员会章则汇编》第1集，1932，第16页。

② Wickliffe Rose, Epidemic Control in Europe and the League, 1922, UNAG, File R839/12B/21836/26117/Jacket2.

③ Collaboration between the Health Organisation and the Rockefeller Foundation, 1922, UNAG, File R839/12B/21836/21836/Jacket1.

④ Sehr Geehrter Herr Kollege, April 25, 1931, UNAG, File R5907/8A/10595/20541/Jacket2.

⑤ Note Confidentielie Sur L'Enseignement De La Medecine En Chine, March 8, 1931, UNAG, File R5907/8A/10595/20541/Jacket2.

⑥ 金宝善：《旧中国的西医派别与卫生事业的演变》，《文史资料选辑》第1辑，第127页。

的对立随着蒋介石政权中英美派与 CC 系的对立而趋于尖锐，呈现出官随派换的局面。在当时胡定安就指出"今日中国医界派别之开端也，吾不曰在社会服务之医师，而曰在政之医事当局"。[1]纵观这一时期的医学教育改革，可以看出英美派取得了阶段性的胜利，教育部与卫生部中大多为亲美人士，委员会的活动主要由洛克菲勒基金会支持。此外，英美派在教育体系中也占据了优势。根据 1935 年的统计，全国医学校的教员 964 人中曾留学美国的有 142 人、留学英国的有 87 人，北平协和医学院毕业的有 70 人，三者合计，在医学校中英美派医师人数多达 299人，占全部教员数的 31%。[2]医学教育是卫生事业人才培养的重要手段，洛克菲勒基金会多次派出考察团到中国考察医学教育，将协和这种美国式的精英医学教育样本带入中国，并为医学教育改革提供资金，可见其对于中国医学教育事业的关注。但洛克菲勒基金会为中国提供资金与技术支持，是为了进行医学拓疆而非真正推动中国医学教育的现代化。最典型的就是 1938 年法德日派的靠山陈立夫任教育部部长，改组医学教育委员会，医学教育委员会不再由英美派人士掌控，[3]洛克菲勒基金会便停止了对医学教育委员会的资助。[4]需要指出的是，虽然英美派在1927—1937 年医学教育统一中取得了胜利，但这并不意味着美国医学取得了胜利，各派实力的强弱与经济实力有很大关系，而各派的医学教育水平与所属派别没有根本关联。

---

① 胡定安：《中国医事前途急待解决之几个根本问题》，《医事公论》第 6 号，1934 年 1 月 1 日，第 17 页。

② 武文忠：《我国医药学院校之初步统计》，《医育》周年纪念刊，1930 年 10 月。

③ 《王世杰日记》（上），第 117 页。

④ 金宝善：《旧中国的西医派别与卫生事业的演变》，《文史资料选辑》第 1 辑，第 127 页。

小　结

首先，民国时期医学教育改革是一个在西方医学移植的基础上思考本土化的过程。毋庸置疑的是，1927—1937 年的医学教育改革，基本上操纵在英美派手中，大多还是模仿美国的医学教育体系，在改革过程中邀请美国医学专家作为顾问或直接参与教育方案的制定，如胡美、狄瑞德、顾临等。但这并不意味着盲目的移植，教育部在"精英化"与"大众化"医学教育宗旨中，便选择了适合国情的"两级制"道路。再考虑到中国缺医少药的实际情况，教育部便不再追求完全美国式的长学制教育，而是将预科融入本科教学之中。但是在培养方案的统一问题上，教育部不顾实际，追求协和式的高水平医学教育，较长的学时与繁杂的课程安排，也给各医校带来了不便。在考察医学教育转变的过程中，过往的移植—反应—融合模式并不能完全概括中国医学教育改革的整个过程，改革并不是一个完全被动的状态，将各方医学教育特征"融合"在一起，形成所谓的中国医学教育体制。虽然移植—反应—选择模式能够较好地反映医学教育改革的路径，但是如果过于拔高中国政府的自主选择性，而忽略了国际层面的影响，也不利于我们了解医学教育改革的整个面貌。实际上，此时的医学教育改革大体上是沿着国联为中国制定的方案执行，在这十年间，主要是选择其中易于改变、能在短期内取得成效的方面进行改革，并未能在全局上统一医学教育。

其次，医学教育只是高等教育的一支。虽然本章仅论述了 1927—1937 年的医学教育改革，但也折射出南京国民政府教育改革的困境，高等教育改革徘徊于"美国化"与"本土化"之间，同时也受国联的影响。纵观南京国民政府对整个高等教育体系的改革，或多或少都会受到美国的无形影响。与美国接触的知识分子或政界精英,试图将美国教育体制移植到中国,对于高等教育改革,他们大都将中国的本土教育视为陈旧腐朽之物,而将美国的教授与方法捧为是现代化之途。恰如1937年陈立夫对中国教育发表的长篇攻击之词,谓中国教育为美国式教育,而教育部部长王世杰的反驳称"余意谓中国教育之病,在尚未能彻底现代化"。①

值得反思的是,1927—1937年这十年间,中央卫生机构名称摇摆不定,经历了从卫生部到卫生署的组织演变,时而隶属内政,时而归属行政院,卫生部(署)官长变动频繁,受政治、军事局势扰动极大。在卫生机构的人事方面,蒋介石始终抓住亲美派西医不放,作为亲美政策的组成部分,其势必会影响到医学教育方面,使教育改革成为政治斗争的领域,甚是可悲。南京国民政府既没有政治实力将医学教育完全置于自己的管控之下,也没有经济实力支撑医学教育的正常发展,所以其寻求国联的援助,诉诸国联的力量,使中国的医学教育改革沿着国联制定的方向进行。而国联自称为一中立组织,其背后的实际运作力量还是英美。

---

① 《王世杰日记》(上),第38页。

第五章

近代中国药品管理、经营与监管体制的演变

晚清以降，"洋药"入华倾销不仅构成"漏卮"之一端，还逐渐演变为"药政"的一部分。近代中国历届政府曾陆续出台相关法规对药品加以管束，就其实际情形看，最为关心的便是成药登记、战时药品供应、麻醉药品专营等重要议题，它们彼此之间又存在千丝万缕的联系。对成药管理法规的出台与反对、战时普通药品的市价与平价、麻醉药品的管控与专营加以考察，有助于初步把握中国近代药品管理政策演变的历史基调，也有助于更好地理解药品与医疗、经济、政治、法律、社会、文化等历史因素之间的广泛联系。

一　中央与地方：成药管理政策的表达与实践

近代药品管理是考察卫生行政的重要面相，由于药品种类繁多不易梳理，也不可能面面俱到。药品管理至少涉及原料制剂管理、成药管理、麻醉药品管理、国产药物管理、取缔假冒伪劣药品等方面。目前学界比较关注近代药品的区域与全球贸易，[1]药商的企业家精神，[2]药

---

① 蒋竹山：《人参帝国：清代人参的生产、消费与医疗》。
② 高家龙：《中华药商：中国和东南亚的消费文化》。

品商标争讼，①药商广告、消费文化与政治文化之间的复杂关系，②战时国产药物的制造与研究，③药商和成药的监管，④等等。倘若较多关注市场、文化、精神等"无形的手"，而相对忽略了政府、政策、监管机构等"有形的手"，那么学人所努力建构起来的"近代药物史"将变得不完整。基于此，本节从监管与反监管的角度，梳理近代中国成药管理的复杂性。

（一）《管理药商规则》与《管理成药规则》的出台

早在 1915 年 10 月，北京政府便颁有"药商管理章程"，规定"凡药店、卖药行商、制药者，均谓之药商"，⑤此后不少药商遵章领用药商营业执照。虽然该章程涉及药品管理，不过并未制定专门的药品管理办法。南京国民政府成立后不久，上海市卫生局便以拟定"管理药品规则"一事请示刚刚成立的卫生部。1928 年 9 月，卫生部函告上海市卫生

---

① 代表性著作有李培德《日本仁丹在华的市场策略及其与中国人丹的竞争》，《"中央研究院"近代史研究所集刊》第 89 期，2015 年；张宁《阿司匹灵在中国——民国时期中国新药业与德国拜耳药厂间的商标争讼》，《"中央研究院"近代史研究所集刊》第 59 期，2008 年。

② 以张仲民的系列研究最具代表性，主要包括《晚清民国偶读名流这样做医药广告》，《廉政瞭望》（上半月）2016 年第 10 期；《近代中国"东亚病夫"形象的商业建构与再现政治——以医药广告为中心》，《史林》2015 年第 4 期；《近代上海的名人医药广告——以文人诙药为中心》，《学术月刊》2015 年第 7 期；《"卫生"的商业建构——以晚清卫生商品的广告为中心》，《历史教学问题》2013 年第 5 期；《补脑的政治学："艾罗补脑汁"与晚清消费文化的建构》，《学术月刊》2011 年第 9 期；张仲民、潘光哲：《卫生、种族与晚清的消费文化——以报刊广告为中心的讨论》，《学术月刊》2008 年第 4 期；等等。

③ 皮国立：《"国药"或"代用西药"？——战时国产药物的制造与研究》，高晞、何安娜主编《本草环球记：5 世纪以来全球市场上的药物、贸易与健康知识生产》，中华书局，2023。

④ 芦笛：《民国时期药商和普通药品管理法规的制定与推行》，《近代中国》第 27 辑，上海社会科学院出版社，2017；董志鹏：《药品立法与利益纷争——南京国民政府〈管理成药规则〉的制定与修正》，《南京中医药大学学报》（社会科学版）2023 年第 1 期。

⑤ 《内务部呈拟订管理药商及限制药用鸦片吗啡等品章程二种缮具条文请训示文并批令·附清单二件》（1915 年 10 月 10 日），《政府公报》第 1234 号，1915 年 10 月 15 日，第 22 页。

局已拟定《管理药商规则》，"公布后即可援用，以免纷歧"。[①]1929 年 8 月，卫生部正式颁布《管理药商规则》。首先，《管理药商规则》第一条规定"本规则所称之药商，包括中西各药之批发门售及制药或调剂者而言，但沿途或设摊零售者不在此限，沿途或设摊零售之管理规则由各省市卫生官署拟订呈部核定"；其次，由该规则第四条可知，并未明确由何种卫生行政机关开具颁发营业执照；再次，该规则第三条第四项规定中国药商不得兼售西药，"但其药虽产在外国，向系供中药之用者不在此限"。[②]卫生部明令该规则通行全国。然而在国内卫生行政体系尚未建立、《中华药典》尚未制颁、毒品泛滥成灾、中药商多于西药商、流动摊贩多于药商的复杂情形下，该规则关于药商定性、中西药营售、药商雇用药剂师、麻醉药品登记等的规定显然过于西化、理想化，很快便遭到各地的反对。

1929 年，南通医学协会呈请卫生部，反对《管理药商规则》第三条第四项规定"中国药商不得兼售西药"，要求加以修正。[③]接着，1930 年 1 月，杭州市商民协会参药业分会呈请卫生部修正《管理药商规则》，卫生部对于其所列诸条并不赞同。[④]同年 11 月，全国医药团体总联合会申请暂缓执行《管理药商规则》。[⑤]卫生部对此统统予以拒绝。于是部分省市采取折中调适的办法，颁行"地方版"《管理零售药商暂

---

① 《令卫生局准内政部函称管理药商规则将公布卫生局所拟者毋庸备案仰知照由》，《上海特别市政府市政公报》第 15 期，1928 年 10 月，第 16 页。

② 《管理药商规则》，《卫生公报》第 1 卷第 9 期，1929 年 9 月 1 日，"法规"，第 1—6 页。

③ 《行政院训令第二九七四号》，《卫生公报》第 1 卷第 10 期，1929 年 10 月，第 1—2 页。

④ 《卫生部指令第一五二号》，《卫生公报》第 2 卷第 2 期，1930 年 2 月，"指令"，第 39—41 页。

⑤ 《批全国医药团体总联合会据电请对于管理药商规则暂缓执行一节本部早经遵令办理未便照准文》（1929 年 11 月 16 日），《卫生公报》第 1 卷第 12 期，1929 年 12 月 1 日，第 44 页。

行规则》。[①] 中央版与地方版并行不悖，卫生部（署）对此也是睁一只眼闭一只眼。不难发现，卫生部执行《管理药商规则》的态度十分坚决，此后长期并未删改，直至1944年2月卫生署才公布了修正后的《管理药商规则》29条，其中对药商的定义始终未变，只是根据抗战情形，提高了营业执照费和罚款额度，放宽了旧照换新的期限，删去了《中华药典》颁行前有关该药典的早期规定，限制了药商配制含有麻醉及毒剧药方的次数。[②]

与《管理药商规则》相比，《管理成药规则》引起了更大的反对之声。就在《管理药商规则》公布后不久，鉴于市面在售成药良莠不齐，"或贩自外洋，或私自配制，对于所采原料、成分、容量均无明确说明，仅借虚伪夸诞广告之力，诱人购服"，1929年9月，卫生部向行政院提交了《管理成药规则》草案。[③] 后经行政院审核、卫生部修订，1930年4月26日，卫生部正式颁布《管理成药规则》，试图从源头入手，将市面上销售的成药纳入监管范围。

管理成药规则

第一条 凡用两种以上之药料加工配合另立名称，或以一种药料加工调制不用其原有名称，不待医师指示即供服用者为成药。其调制或输入以供营业之用及贩卖者，应依本规则之规定。其根据中国固有成方配制之九散膏丹等不在此限，丹无方案可资依据，或新出之药剂仍以成药论。

---

① 《浙江省民政厅训令日字第一二四二号》，《浙江民政月刊》第35期，1930年10月20日，第167页；《北平特别市公安局管理零售药商暂行规则》，《北平市市政公报》第67期，1930年10月20日，第12—14页。

② 《管理药商规则》，《国民政府公报》第603期，1944年2月18日，第4—6页。

③ 《呈行政院呈送拟订管理成药规则草案请鉴核令遵由》（1929年9月3日），《卫生公报》第1卷第10期，1929年10月，第2—3页。

第二条　调制或输入成药者，须将该成药名称、原料、品名、分量、用法、用量、效能容器种类并容量及其仿单印刷品等各事项，依照规定格式详细填明，连同样品呈请卫生部查验核准后，给予成药许可证，始准营业，各该事项有变更时亦同。

第三条　呈请查验给予许可证时每种成药应预缴证书费二元，并照章缴纳试验费及印花费。呈验成药经部核驳时前项预缴费用仍予发还，但在化验后核驳其预缴之试验费不发还。

第四条　调制或输入成药者领得许可证营业时应向营业所在地该管官署呈请注册，开设两处以上之营业所者，应各于所在地呈请注册。

第五条　在本规则施行前已发卖之各种成药须于施行后六个月内依第二条规定补请查验给予许可证。

第六条　调制或输入成药者限于药商，其调制成药之西药商并须任用药师。

第七条　成药中不得掺用麻醉药品。

第八条　成药中掺用毒剧药品之限制如左。

甲、内用

一、部颁毒药品目表第一类及剧药品目表第二类之药品不得掺用。

二、掺用部颁毒药品目表第二类及剧药品目表第一类之药品时，其每二十四小时之用量不得过各表中所列该药品之一日极量。

乙、外用

一、部颁毒药品目表第一类之药品不得掺用。

二、掺用部颁毒药品目表第二类剧药品目表第一、第二两类之药品时，其分量以用者不受毒害为限。

第九条　外用成药须用蓝色容器标明外用不可吞服字样，其掺用毒剧药品者，并须标明毒剧二字。

第十条　凡核准制成药须将所含主要药料、名称及其用量并许可证号数以国文明载于容器标签或包裹仿单上，方得陈列销售。前项主要药料由部于核准给证时指定之。

第十一条　凡成药之广告、仿单及附加于容器包纸之记载，不得有左列情事。

一、涉及猥亵或壮阳种子之文字及图画。

二、暗示避孕或堕胎等之语句。

三、虚伪夸张及以他人名义保证效能。

四、暗示医疗之无效或含有讥谤医者之词意。

五、用量不当之指示。

第十二条　欲以曾得部颁许可证表示其营业之适法，或中央卫生试验所试验成绩表示其药品之性质功用者，得照录许可证或成绩报告书原文，不得增减变更，并不得用卫生部或试验所保证等字样。

第十三条　该管官署得随时派遣检查员赴调制输入或贩卖成药场所实地检查，卫生部于必要时得直接派员检查之。

第十四条　检查时于试验之必要分量上得以无代价提取其成药或原料品之一部，以供试验之用，但须给以收据。

第十五条　调制或输入成药者违反本规则及依据本规则所发之命令或处分时，除合于他条所定罚则者适用其罚则外，该管官署得将其成药销毁或施行其他适宜之处分，并得呈请卫生部撤销该项许可证。

第十六条　未依第二条、第五条请领或补领许可证而擅自营业，或违反第七条、第八条之规定者，处五百元以下之罚锾。

第十七条　违反第六条、第十条至第十二条之规定，及拒绝第十三条之检查者，处二百元以下之罚锾。

第十八条　第二条所载事项变更而不另行呈报，或违反第四条、第九条之规定者，处百元以下之罚锾。

第十九条　关于成药营业本规则已有特别规定者外，余依管理药商规则之规定，成药检查人员并准用管理药商规则第二十八条之规定。

第二十条　本规则自公布日施行，如有未尽事宜，得随时修正之。[1]

此规则末尾附有麻醉药品、毒药、剧药目录，[2]以及"成药与非成药说明"，该说明原文如下：

一、凡用两种以上之药料加工配合另立名称商标不待医师指示即供服用者为成药，例如百龄机红色补丸、自来血、兜安氏保肾丸、帕勒托（Palatol）等是，又如解百勒（Kepler）、麦精、鱼肝油，其名称虽近似药典中之复方制剂，但其广于民众之方法与其他成药完全相同，是亦当以成药论。

二、凡用一种药料加工调制另立名称商标不待医师指示即供服用者为成药，例如凡内宗［Phenazonum（Phenyldimethyliso Pyrazolon）］片，如改名称为退热片或头痛片，而将其效能、用法、用量记载仿单容器或包裹上者是。

---

[1]　《中央法令：管理成药规则（附表）》，《浙江民政月刊》第105期，1930年5月12日，第337—343页。

[2]　小野得一郎：《中华民国医事综览》，日本同仁会，1935，第39—45页，上海市档案馆藏，Y8-1-41。

三、凡用两种以上之药料加工配合另立名称商标或用一种药料加工调制仍用原有名称，虽表示须经医师指示而仍以普通用语记载其效能、用法、用量于仿单容器或包裹上及刊登于普通报纸或其他方法广告于一般民众者，仍为成药。

四、中华药典所录入之药品及制剂医师、药师周知之成方，医院、药房为调剂便利起见之制剂，不为成药，但有一二三款情形者仍为成药。

五、凡用药物原有名称或主要药物名称或毫无意义之缩写名称，以医药专门语记载其效能、用法、用量，经医师之指示方可供服用，不为成药。[①]

1930 年 4 月 28 日，卫生部发布命令，要求各级主管部门加强对成药的监管，"从前政府对于此项成药，向无专则管理，又无合法化验，故其制法是否适宜，原料是否精良，以及广告仿单有无夸诞之弊，均属无从考核，殊非慎重民命之道"，[②] 还配套制定了《管理注射器、注射针暂行规则》。[③] 稍后，1930 年 5 月 8 日，国民政府第 74 次国务会议作出决议，《中华药典》"应以部令公布"。[④]5 月 15 日，卫生部正式公布《中华药典》。[⑤] 该药典共收药品 708 种，但内容多抄录英美等国药典，结合

---

① 《章则汇刊：成药与非成药之说明》，中央卫生试验所编印《中央卫生试验所年报》，1930，第 29—30 页。

② 《卫生部训令第三四〇号·令各省民政厅、各特别市卫生局、直辖各机关》，《卫生公报》第 2 卷第 5 期，1930 年 5 月，"训令"，第 53—54 页。

③ 《法规：中央法令：管理注射器、注射针暂行规则》（1930 年 3 月 21 日行政院颁发），《市政月刊》第 3 卷第 4 期，1930 年 4 月 20 日，第 14—15 页。

④ 《训令第一七九九号》，《卫生公报》第 2 卷第 6 期，1930 年 6 月，"院令"，第 4 页。

⑤ 《公布令》，《卫生公报》第 2 卷第 6 期，1930 年 6 月，"部令"，第 9 页。

国情不够。① 只能说，《中华药典》的颁布，给国民政府卫生部的成药管理工作提供了一定的参考文本，但实际参考性并不大。而施政者试图加强药品管控之举，却引发了不小的风波。

查验成药真伪和是否掺杂毒剧药品是考核成药的重点内容，"因其所含药品本甚通套，而药商每多巧立名称，扩大宣传，以推广销售"，而患者往往因其无须医嘱即可服用，"贪图便利，过信其效力"。病情轻微的患者服用并无大碍，病重之人往往适得其反，延误治疗，因此有必要对成药是否合格加以鉴定。需要注意的是，以上《管理成药规则》草案中第十三条原文规定，"凡成药经查验核准后，应领用部制监查证，于容器或包裹之缄口上严密粘贴。其未贴用监查证者不得陈列销售，成药监查证贴用规则另定之"。考虑到监查证成本，征收药价百分之五作手续费，"虽形似捐税而与印花税性质有别，实含有取缔限制之意"。行政院认为此举"大致尚妥"，只是粘贴监查证的办法似乎手续较为繁杂，"成药之质量有大小不同，其价亦贵贱不等，若概免缴费则恐供给不胜其烦，若进而缴费则近于捐税性质"，最终行政院建议删除第十三条规定。②

当《管理成药规则》正式颁布时，第十三条内容变成由主管官署随时派员实地检查。行政院仅从行政效率和征税问题角度出发，大肆干涉药品管理法规出台，显然不利于"规则"的制定，最终导致成药的定义纷繁多歧，以及成药的监督稍显松懈。除了中央层面，行政院干涉《管

---

① 关于《中华药典》的制颁过程和存在的缺陷，参见芦笛《国民政府的药物标准统一工作——以药典的筹备、编纂和推行为中心》，《福建师范大学学报》（哲学社会科学版）2017年第1期。

② 《函财政部设计委员会秘书处函复解释贴用成药监查证原因并遵令将该规则第十三条删除情形文》（1929年11月21日），《卫生公报》第1卷第12期，1929年12月，第80页。

理成药规则》的制定外，地方卫生主管部门、各药业同业公会等反应激烈，尤以制药工业比较发达的上海为甚。

（二）各地药商、药业的反对与卫生行政部门的应对

《管理成药规则》虽已颁发，但实际执行起来并不容易，各地纷纷以手续烦琐为由变相反对该项规则，称"手续至为繁赜，该管官署执行恐有未尽了解"。针对各地方反馈的情况，卫生部对于该规则第四、第五条两条关于注册及补请许可证事项，只作原则性解释，坚持不作修改，并进一步辩解道："一、管理成药规则施行前，凡已发卖之各种成药，由调制或输入之药商，遵照本规则第二条之规定补领许可证后，应在营业所在地主管官署呈请注册，庶足以资考核，故每种药品毋须单独列报，致涉繁琐，只将成药之种类汇集一表，呈请发一总执照，俾便稽考，如该药商愿分别领照者，亦可听其自便。零星贩卖之药商亦照此办理，至该项注册章程由该管官署拟呈卫生部核准行之；二、管理成药规则施行前已发卖之各种成药，依第二条之规定请领许可证时，可免预缴试验费。如本部认为该药品有化验之必要时，当由本部另行通知照章补缴化验费，以便发交中央卫生试验所化验。"①

杭州药商则认为该规则第五条规定六个月内按第二条规定限期整改，"手续纷繁，一时不及赶办"，请求暂缓限期。对此，卫生部认为尚属实情，将原定期限改为届满后再延长六个月，实际上截止日期改为1931年4月26日。②上海药商不以为然，对于《管理药商规则》与《管理成药规则》均提出异议，要求卫生部通盘修改。1930年9月4日，上

---

① 《训令：卫生部训令第三六八号·令各省民政厅各特别市卫生局青岛特别市社会局中央卫生试验所》，《卫生公报》第2卷第6期，1930年6月，第24页。

② 《公牍：卫生：杭州市政府布告卫字第六号》，《市政月刊》第3卷第11期，1930年11月20日，第25页。

海市新药同业公会 ① 主席委员黄楚九及常务委员屠开徵、袁鹤松、章显达、张光铺等人，对于《管理药商规则》《管理成药规则》提出异议，希望能够"补商条文，暂缓执行"。他们认为卫生部所颁两个规则，"疏密似觉失调，宽猛稍嫌失济"，问题的根源在于规则制定者"未能周详药商习惯及其环境"，呈现出"水土不服"的特点，进而提出针对相关条文的系统修改意见。

　　该会综合所列各项，称"良以吾国有此法规，尚属创举，欲其完美合法，自非多次增删不可"，还以美国药典的修订为例，进而引用美国药典第十次修订委员会会长何克氏所著《实用药学》一书中的观点，指出"许多有见识的立法者与事业改进家所提出的法案，从表面上来看，似乎于任何一方均无妨碍，而且依照药学专家的见解进行修改大有裨益，但即便经过如此静密的思考，每次修订仍有缺陷。《管理成药规则》一旦制定，并不意味着它可以长久不变，如果它与药商经营习惯和药物市场规律相冲突，则它的出台起到了适得其反的效果。所以医药团体成员和立法委员在制定此项法规时，必须时常保持警惕之心，此项工作的顺利进行，也有赖于药商、个人及团体的适度介入"。②

---

①　上海市新药业同业公会成立于 1927 年 2 月，初名"上海新药业公会"，1930 年改称"上海特别市新药业同业公会"，1936 年改称"上海市新药业同业公会"。

②　柯氏原文为：Many well-meaning legislators and professional reformers introduce...measures that on the surface seem harmless to any particular group and beneficient in their general intent,whereas close analysis well often show that if enacted into law such measures many not only seriously interfere with established customs and business methods, but may even go as far as to have an effect directly opposite to that which is desired. "Eternal vigilance" must therefore be observed by the officers and legislative committees of pharmaceutical association during legislative sessions and their activities can only be successful when they are backed by the moral and material support of the memebers of the profession, both individually and collectively. P.1292 7th ed. Remington's practice of pharmacy. 引自《上海市新药商业同业公会对管理药商及管理成药规则向党政机关提出修改意见及与卫生部门、外埠同业和会员等各有关方面的来往文书》(1930 年 9 月—1939 年 8 月)，上海市档案馆藏，S284-1-90。

在上海市新药同业公会看来，美国是药业先进之邦，中国难以望其项背，卫生部此时抛出的登记规则，实在显得过于激进，草率成文，因此他们主张"在此修订期内及本国药典尚未颁行之前，所有药商注册及成药登记等项，均请暂缓执行"。①

1930 年 12 月 8 日，卫生部部长刘瑞恒作出批复："核阅胪举个点，其中虽不无出于误会，或非行政程序所许之处，然其余或根据学术，或征诸事，实可资参考之处，亦正不少。应候各该规则修改时斟酌采纳，以利推行。"②然而此处并未言明何时修改。此后，上海市新药业同业公会制定"本地"登记成药条例，规定上海市无论会员还是非会员，自 1931 年 1 月起，凡是委托该会会员经销与售卖的新出成药，"不论中外，均须先向本会登记"。③此举表明，中央与地方各行其是，在成药登记问题上尚未达成一致，此事拖延至 1935 年才重新协商解决。

令人意想不到的是，1930 年 12 月卫生部奉令裁并，另组卫生署，所有规章法令移交卫生署继续办理。此次改组导致卫生行政事项中断数月，而《管理成药规则》亦未能贯彻执行。各地药商继续力陈困境："该规则未经公布以前，各药商已发卖之各种成药种类繁夥，行销市上，阅时已久。自与新出之药品情形不同，若在短时间内均须逐一修正，在事

---

① 《上海市新药商业同业公会对管理药商及管理成药规则向党政机关提出修改意见及与卫生部门、外埠同业和会员等各有关方面的来往文书》（1930 年 9 月—1939 年 8 月），上海市档案馆藏，S284-1-90。

② 《事由：据呈请解释管理药商管理成药各规则疑义并补充意见应候各项规则修改时斟酌采纳仰知照由》（1930 年 12 月 8 日），《上海市新药商业同业公会对管理药商及管理成药规则向党政机关提出修改意见及与卫生部门、外埠同业和会员等各有关方面的来往文书》（1930 年 9 月—1939 年 8 月），上海市档案馆藏，S284-1-90。

③ 该条例档案中有缺失，特此说明，参见《登记成药条例》，《上海市新药商业同业公会登记成药条例、上海市卫生局"成药注册规则""成药登记办法"和卫生署关于存药总登记的各项规定以及本会提供建议和请求简化手续、展缓期限等有关文书》（1930 年—1948 年 3 月），上海市档案馆藏，S284-1-115。

实上非常困难，且前在外洋输入之药品中，其仿单、说明书等亦多未曾修改，与管理成药规则第五条之规定，不免均有违背之处，恳垂念商艰，仍请展缓期限。"由于卫生署尚未正式成立，只好由卫生署的上级内政部下令，"准再展缓六个月"，延长至1931年10月26日。① 实际上，从1931年到1934年卫生署长期处于"筹而难设"的"停摆"状态，更是无暇顾及此事。

1935年6月8日，刘瑞恒约见上海新药业代表许晓初、周邦俊等人，商讨管理成药商问题，对于两公会所提修正意见，允予采纳，② 但仍未交代何时采纳，何时修改。上海市新药业同业公会吸取此前教训，决定再次给出明确修改意见。1935年6月19日，内政部卫生署改组为行政院卫生署，这标志着卫生署重新运转。见此，7月11日，该会提出改进《管理成药规则》四条意见，再次呈请国民政府相关部门。7月31日，蒋介石以国民政府军事委员会委员长名义作出批示："二十四年七月十一日呈暨附件均悉。据称所请各节，业经分呈行政院请饬卫生署办理在案，仰即静候行政院核示，遵行可也。"③

卫生署署长刘瑞恒认为该会所提各点不无见地，1935年8月9日初步给出三条回应意见："一、自即日起至本年12月31日为成药总登记期限，在此期内检验费为每种15元，证书印花费仍照规定呈缴，如汇请查验之成药种类较多，并准予先缴证书印花费，俟领发许可证时再缴检

---

① 《令文：浙江省民政厅训令：政字第677号：令各县县长：奉内政部令为管理成药规则第五条规定期限一层再展缓六个月等因通饬遵照》，《浙江民政月刊》第180期，1931年8月7日，第525页。

② 《刘瑞恒接见沪新药业代表》，《申报》1935年6月9日，第2张第6版。

③ 《国民政府军事委员会委员长行营批》（1935年7月31日），《上海市新药商业同业公会对管理药商及管理成药规则向党政机关提出修改意见及与卫生部门、外埠同业和会员等各有关方面的来往文书》（1930年9月—1939年8月），上海市档案馆藏，S284-1-90。

验费；二、成药总登记以出品场所之登记为限；三、管理成药规则第八条毒剧药品之限制，改定如次：（一）掺用中华药典记载之毒剧药品，其内用药每次之用量，不得过药典中所列该药品一次药用量三分之一，其外用药不在此限，另行核定；（二）掺用中华药典所不载之毒剧药品，其每次及每日之用量，由本署核定之。"①

1935年8月15日，卫生署正式发布通告，要求进行全国成药总登记，并在上海市卫生局卫生试验所内设立成药登记临时收件处。该通告主要内容为："一、自即日起至本年12月31日止，为成药总登记期限。在此期内检验费减为每种15元，证书费（2元）、印花费（1元）仍照规定呈缴，如汇请查验之成药种类较多，并准予先缴证书、印花费，俟领发许可证时再缴检验费；二、成药总登记以出品场所之登记为限；三、管理成药规则第八条毒剧药品之限制改定如次：（一）掺用中华药典记载之毒剧药品，其内用药每次之用量不得过药典中所列该药品一次药用量三分之一，外用药不在此限，另行核定；（二）掺用中华药典所不载之毒剧药品，其每次之用量，由本署核定之。"② 不难发现，该通告是在8月9日刘瑞恒给上海新药业同业公会的回函基础上修改而来。

通告一出，上海新药业同业公会、制药厂业同业公会继续呈请卫生署修改《管理成药规则》，提出"酌减费用，从宽审核，变通登记，以恤商艰"。卫生署认为"呈举各点，尚属实情"，在原定登记期限保持不变的前提下，"准予酌量情形，从宽办理"，并将检验费由15元减少为10元。至于成药登记，卫生署则坚持认为应由制造或输入商号依照规则

① 《行政院卫生署批》（1935年8月9日），《上海市新药商业同业公会对管理药商及管理成药规则向党政机关提出修改意见及与卫生部门、外埠同业和会员等各有关方面的来往文书》（1930年9月—1939年8月），上海市档案馆藏，S284-1-90。
② 《卫生署通告》，《卫生署医药证照公告月刊》第1期，1936年1月，第8页。

呈请。^①显然卫生署已经作出较大让步，但各地药商反应不一。浙江省政府第一时间转告杭州市政府，要求杭州市国药业同业公会、新药业同业公会遵照执行。^②与之相反，广东省汕头市西药业同业公会则对《管理成药规则》的第二条和第四条大为不满，指出"药从外来，何由知其原料、分量，各项无从办理，候转知各出品家自行前来注册"。1935 年9 月 7 日，该会还就此事专门致函上海市新药业同业公会，"函请贵会烦为转知贵会员与敝埠有关系之制药商查照，并恳将贵埠对于部颁规则如何办理，乞为详示"。^③言外之意，希望由上海新药业同业公会代表全国药商进一步抗争。

针对成药注册问题，1935 年 10 月 24 日卫生署另行制定了四项《成药注册手续原则》："一、办理注册机关在省为卫生处或卫生实验处，未设上述机关省份为民政厅，在直隶行政院之市为市政府，或其直属之卫生主管机关，至省属各市县政府及公安局，或市县主管卫生机关，不得重行注册；二、调制或输入成药者，于领得成药许可证后，应即将许可证或卫生署发给之许可证之副本，呈请其营业所在地之该管官署（即前项所订定之办理注册机关）注册；三、核准注册手续，应以批示送达以期简捷，并通饬所属各市县政府及主管官署知照，不必另发注册证照；四、办理注册机关不得收注册手续等费，以恤商艰。"^④至此，管理成药

---

① 《浙江省政府训令民字第二七八八号》(1935 年 8 月 23 日)，《浙江省政府公报》第 2418 期，1935 年，第 12—13 页。

② 《杭州市政府训令卫字第七五号》，《杭州市政季刊》第 3 卷第 4 期，1935 年 11 月 30 日，"公牍"，第 27—28 页。

③ 《汕头市西药业同业公会主席陈崧波致函上海市新药业同业公会》(1935 年 9 月 7 日)，《上海市新药商业同业公会对管理药商及管理成药规则向党政机关提出修改意见及与卫生部门、外埠同业和会员等各有关方面的来往文书》(1930 年 9 月—1939 年 8 月)，上海市档案馆藏，S284-1-90。

④ 《浙江省政府训令民字第三七三五号》(1935 年 10 月 31 日)，《浙江省政府公报》第 2475 期，1935 年 11 月 2 日，第 12—14 页。

问题演变为成药注册问题，而成药注册问题又转到地方卫生主管机关手里。1935 年 12 月 4 日，上海市卫生局根据卫生署所提的成药注册手续原则，呈准修正《上海市成药注册规则》，并于 12 月 31 日转饬上海市新药业同业公会遵守，具体如下：

上海市成药注册规则

一、本规则依照行政院卫生署管理成药规则第四条之规定订定之。

二、凡在本市区内制造或输入、贩卖成药者，除遵照管理成药规则外，并应遵照本规则之规定办理。

三、每种成药于呈奉行政院卫生署化验合格领得许可证后，应即呈请本市卫生局注册。

四、呈请注册时，每种成药除应分别填具声请书外，并应附缴下列各件：（一）署颁成药许可证及原证六寸照片各一件；（二）样品及附属印刷品等各三份，经审查合格始得准予注册。

五、任何一种成药非领有署颁许可证者不予注册，非经核准注册者，不得在本市区内发售。

六、呈请注册之成药，经审查合格准予注册时，由本市卫生局批示声请人知照，不另给注册执照。

七、凡成药之广告仿单及附加于容器包纸之记载，除应遵照管理成药规则第九条至第十二条之规定外，不得用卫生局保证等字样。

八、违反本规则时得按照管理成药规则之规定处罚。

九、本规则如有未尽事宜，得随时修正之。

十、本规则自公布之日施行。①

1936 年 7—8 月，上海市卫生局修订了《上海市成药注册规则》中的重复、抵触之处，主要是对第四条、第七条进行了修正。修改后的第四条内容为："呈请注册时，每种成药除应分别填具'声请书'外，并应附缴下列各件：（一）署颁成药许可证或许可证副本；（二）样品及附属印刷品等各三份，经审查无讹始得准予注册。"修改后的第七条内容为："凡成药之广告之记载，除应遵照管理成药规则第九条至第十二条之规定外，不得用卫生局保证等字样。"②对比前后内容可知，第四条"及原证六寸照片"七字改为"或许可证副本"六字，"合格"二字改为"无讹"。第七条"仿单及附加于容器包纸之"十一字被删去，"以符行政执行法规定"。③同年 10 月，上海市卫生局又根据中华民国全国新药业同业公会联合会的建议，将注册规则中第四条的第二点删去，准予免除缴存样品及附属印刷品各三份，"以恤商艰"。④

① 《上海市成药注册规则 1935 年 12 月 4 日呈准修正》，《上海市新药商业同业公会登记成药条例、上海市卫生局"成药注册规则""成药登记办法"和卫生署关于存药总登记的各项规定以及本会提供建议和请求简化手续、展缓期限等有关文书》（1930 年—1948 年 3 月），上海市档案馆藏，S284-1-115。

② 《上海成药注册规则 1936 年 7 月 20 日奉令修正》，《上海市新药商业同业公会登记成药条例、上海市卫生局"成药注册规则""成药登记办法"和卫生署关于存药总登记的各项规定以及本会提供建议和请求简化手续、展缓期限等有关文书》（1930 年—1948 年 3 月），上海市档案馆藏，S284-1-115。

③ 《上海市卫生局训令》（1936 年 8 月 5 日），《上海市新药商业同业公会登记成药条例、上海市卫生局"成药注册规则""成药登记办法"和卫生署关于存药总登记的各项规定以及本会提供建议和请求简化手续、展缓期限等有关文书》（1930 年—1948 年 3 月），上海市档案馆藏，S284-1-115。

④ 《上海市卫生局致上海市新药业同业公会、中华民国全国新药业同业公会联合会》，《上海市新药商业同业公会登记成药条例、上海市卫生局"成药注册规则""成药登记办法"和卫生署关于存药总登记的各项规定以及本会提供建议和请求简化手续、展缓期限等有关文书》（1930 年—1948 年 3 月），上海市档案馆藏，S284-1-115。

　　总体而言，1936 年的《上海市成药注册规则》比 1935 年卫生署的四项《成药注册手续原则》更为宽松，事实上形成了"上海版"管理成药、成药注册政策。卫生署对此并未斥责，而是默许了上海市卫生局与上海新药业同业公会的做法。但就全国而言，像上海当局如此分庭抗礼的还是少数，绝大多数各地药商虽对卫生署的管理成药政策颇有不满，但碍于现实原因往往妥协照办。

表 5-1　1930—1937 年卫生部（署）成药注册登记发给许可证数量一览

年份	1930	1931	1932	1933	1934	1935	1936	1937
数量	8	7	80	84	41	58	600	21
总计	899							

　　资料来源：《卫生署医药证照公告月刊》第 1—13 期（1936 年 1 月—1937 年 1 月）的《成药许可证一览》。

　　由表 5-1 可知，1930—1937 年卫生部（署）总计登记、注册、发放了 899 张成药许可证。在成药总登记的高压政策下，1935 年 8 月 15 日至 12 月 31 日仅登记、注册、发放了 38 张许可证。[1] 由于各地药商的抵制，1930—1935 年成药登记、注册、发放许可证数量很少，实际上《管理成药规则》没有得到执行。随着 1936 年登记、注册、发放许可证政策变宽，加之限期成药总登记的影响，当年成药登记、注册、发放许可证数量达到 600 张。问题是 1937 年成药登记、注册、发放许可证数量又变得很少，这与 1936 年底《修正管理成药规则》的颁布密切相关。

　　1936 年 12 月 15 日，卫生署颁布了《修正管理成药规则》，定于 1937 年 1 月 1 日起施行。

---

[1]　《成药许可证一览》，《卫生署医药证照公告月刊》第 2 期，1936 年 2 月，第 53—56 页。

修正管理成药规则

第一条　凡药科经加工调制不用其原有名称，意在不待医师指示，即供治疗疾病之用，明示效能用量，径行出售者为成药。

第二条　调制或输入成药者，应填具成药查验请求书，连同样品及仿单等件，呈请卫生署查验、核准、给予许可证后始准出售。

前项成药查验请求书式另定之。

第三条　呈请查验、给予许可证时，每种成药应预缴证书费二元，并照章缴纳试验费及印花税费。

呈验之成药未经卫生署核准时，前项预缴费用仍予发还，但业经化验者，不发还试验费。

第四条　调制或输入成药者，领得许可证营业时，应即将许可证或卫生署发给之许可证副本分别向营业所在地之省市（直隶行政院之市）主管卫生官署呈报。

省市（直隶行政院之市）主管卫生官署审核前项呈请文件无误，应即以批示送达，准予营业，不得征收费用。

第五条　调制或输入成药者，限于药商，其调制成药之西药商，并须任用药师。

第六条　成药中掺用麻醉药品、吗啡，应在千分之二以下，高根应在千分之一以下，其他麻醉药品之掺用量，由卫生署核定，但不得掺用海落英。

调制或输入含有麻醉药品之成药者，应另备簿册，按日详记数量及出售处所、名称、地址，以备查考。

第七条　成药中掺用毒剧药品，如为《中华药典》所载者，不得超过其剂量三分之一，不为《中华药典》所载者，由卫生署核定之。

第八条　凡核准之成药，须将其用量及所含主要药料、名称、商号及许可证号数，载于容器标签或包装、仿单，方得陈列销售。

前项主要药料由卫生署于核准给证时指定之。

第九条　凡成药之广告、仿单及附加于容器或包纸之记载，不得有左列情事。

一、述及猥亵或壮阳种子之文字及图画

二、暗示堕胎等语句

三、虚伪夸张迷信及以他人名义保证效能，使人易生误解之记载

四、暗示医疗之无效或含有讥谤医者之词意

五、用量不当之指示

第十条　营业所在地主管卫生官署得随时派遣药学专门人员赴调制、输入或贩卖成药场所实地调查。

卫生署于必要时直接派员检查之。

第十一条　调制或输入成药者，违反本规则及依据本规则所发之命令或处分时，除合于他条所定罚则者适用其罚则外，营业所在地主管卫生官署，得将其违反情形报请卫生署撤销该项许可证。

第十二条　未依第二条请领成药许可证，而擅自出售或违反第六条、第七条之规定者，营业所在地主管卫生官署得报经卫生署之核准，处以三十元以下之罚锾，并将违反规则之成药禁止出售或予以没收。

第十三条　违反第五条、第八条、第九条之规定，及拒绝第十条之检查者，处二十元以下之罚锾。

第十四条　关于成药营业除本规则有规定外，余依管理药商规则之规定。

第十五条　本规则施行日期由卫生署以署令定之。[①]

　　此次《修正管理成药规则》修改幅度较大，"兼采各方意见，将条文重加修正"，[②] 综合采纳了 1930—1936 年各方药商反馈意见，尤其是吸纳了上海新药业同业公会的修改建议，也参照了《上海市成药注册规则》相关修订内容。然而第十二条内容又引起了全国新药业同业公会联合会的反对，认为第十二条所用"得"字有问题。对此，1937 年 1 月 12 日卫生署向全国解释道："关于修正规则第十二条之规定，即属中央核定处分之一种，至该条条文中之用'得'字，系以案情之性质，原属地方事件之故。"后续如遇到涉及第十二条规定的事情，应由地方主管官署先将案情向卫生署详细交代清楚，然后交由卫生署定夺。[③] 即便是在上海沦陷、国民政府西迁重庆以后，1939 年上海新药业与制药业同业公会仍自发组织审查委员会，督促会员遵守《药商管理规则》及 1936 年版《修正管理成药规则》。[④] 由此可见，上海新药业与制药业比较拥护 1936 年版《修正管理成药规则》。

　　1936 年版《修正管理成药规则》虽然满足了新药业的诉求，但导致注册、登记、发给许可证的相关规定过于偏重西药，对于中药来说较为苛刻。1937 年 2 月 15—22 日，各地中医药团体乘国民党第五届中央

---

① 《报告：国内卫生事业新闻：一、卫生署公布修正管理成药规则》，《公共卫生月刊》第 2 卷第 6 期，1936 年 12 月 1 日，第 510—511 页；《命令：训令卫生局准卫生署咨达解释修正管理成药规则第十二条意义一案令仰知照由》，《北平市市政公报》第 389 期，1937 年 1 月 25 日，第 16—17 页。

② 《卫生署修正管理成药规则》，《中华医学杂志》第 23 卷第 1 期，1936 年，第 118 页。

③ 《杭州市政府训令卫字第 216 号》，《民生医药》第 32 期，1937 年 3 月，第 31 页。

④ 《新药业与制药业组审查委员会督促会员严守法令》，《申报》1939 年 2 月 3 日，第 4 张第 14 版。

执行委员会三届全会（简称国民党三中全会）召开之机齐聚南京，向国民政府请愿，要求政府平等对待中西医。其中中药业请愿代表指出八点反对意见：（1）国产中药类成药（以下简称中成药）历史悠久，有口皆碑，无须查验；（2）普通人民依靠汤剂、中成药治疗疾病，药不能断，不堪查验；（3）偏远农村信仰中医，往往从乡村药肆购取中成药，西医远水不解近渴；（4）灵丹妙药往往始于家传秘方，秘不示人，药物成分不宜公开；（5）每种成药缴纳、登记、查验的各项费用超过配制成本；（6）大药店资本雄厚，尚能应对，而小药店本小利微，负担不起；（7）局方历史悠久，已经历代太医院署审定，卫生署不懂中医，如强行查验，则画蛇添足；（8）查验成药中是否含有麻醉药品适用于西药而不适用于中成药，而查验成药中是否含有毒剧药品，更不适用于中成药，中成药"以毒为药"不在少数。最后认为"登记查验等办法之国药苛扰太甚，阳借慎重民命之虚名，暗用铲除国药之毒计"，要求废除《修正管理成药规则》。[①]最终国民党三中全会通过了"中西医平等待遇等案"，保存中医药，[②]这又导致1937年成药登记、注册、发放许可证数量变得寥寥无几，《修正管理成药规则》实际难以推行。

（三）全面抗战前后《管理成药规则》与《管理药商规则》的修订

淞沪会战以后，上海沦陷，卫生署的法规无法管束上海。随着沿海沿江地区的大量沦陷，《修正管理成药规则》更是形同虚设。1942年2月

---

① 《各地中医药团体代表集京向三全会请愿要求实行五全决议案：国药业请愿为反对卫生署管理成药规则》，《中医世界》第11卷第6期，第1—7页。

② 《三中全会通过中西医平等待遇等案》，《中医科学》第1卷第9期，1937年3月1日，第597—598页。

5 日，卫生署在大后方颁布了新修订的《修正管理成药规则》。[①] 这次特别增加了中成药管理、注册的相关规定，争取中医药界的意图十分明显。

修正管理成药规则

第一条 凡药料经加工调制不用其原有名还曾明示效能、用量、用法，意在不待医师指示即供治疗疾病之用者为成药，依本规则管理之。

第二条 调制或输入成药者，除缴纳证书费五元及法定印花税费、试验费外，应备具左列各件呈请卫生署查验合格，给予成药许可证后，方准销售。

一、成药查验请求书一份（附书式）

二、成药样品五份

三、成药仿单及附加于容器之标签、包纸等各二份

前项成药经查验不合格时，其原缴费用，概予发还，但已经化验者不发还试验费。

前项成药之试验费以署令另定之。

第三条 凡根据我国固有成方调制而仍用原名之九散膏丹，经卫生署之许可得不适用前条之规定。

第四条 调制或输入成药者，限于药商，其调制成药之西药商并须任用药师，中药商并须任用中医。

第五条 领得成药许可证之药商欲在某地销售该种成药时，应先向当地卫生主管官署呈验许可证或许可证副本。

第六条 成药中掺用麻醉药品、吗啡应千分之二以下，可卡因

---

① 《卫生署快邮代电》（1942 年 2 月 13 日），《卫生署关于内外部事务的各项训令》（1941 年 12 月—1942 年 1 月），中国第二历史档案馆藏，一二 /1/3565。

在千分之一以下，其他麻醉药品之掺用量由卫生署核定，但不得掺用海洛英。

调整或输入前项成药之药商应另立簿册逐日详记数量及出售处所、名称、地址备查。

第七条　成药中掺用毒剧药品如为《中华药典》所载者，不得超过其剂量三分之一，不为《中华药典》所载者，由卫生署核定。

第八条　查验许可之成药须将其用量所含主要药料、商号及许可证字号载明于仿单或附加于容器之标签包纸上方得陈列销售。

前项主要药料由卫生署于给证时指定之。

第九条　成药之广告仿单及附加于容器之标签包纸等不得有左列之记载：

一、设计猥亵或壮阳种子之文字及图画

二、暗示堕胎等语句

三、虚伪夸张迷信及以他人名义保证效能使人易生误解之文字

四、暗示医疗之无效或含有讥谤医师之词意

五、用量不当之指示

六、刊登与许可证时应用药名或仿单文字不符之广告

第十条　当地卫生主管官署得随时指派药学人员实地视查各调制输入或销售成药之场所，并得抽验其药品卫生署于必要时得直接派员检查之。

第十一条　未依本规则请领成药许可证而擅自销售成药者，当地卫生主管官署除禁止其出售外，并得处以二十元以下之罚镪。

第十二条　违反本规则第五条至第九条之规定，及拒绝第十条之检查者，除由当地卫生主管官署处以二十元以下之罚镪外，其情节较重者，得呈请卫生署撤销其许可证并登报公告之。

第十三条　关于成药营业事项，除本规则已由规定者外，依管理药商规则之规定。

第十四条　本规则自公布日施行。

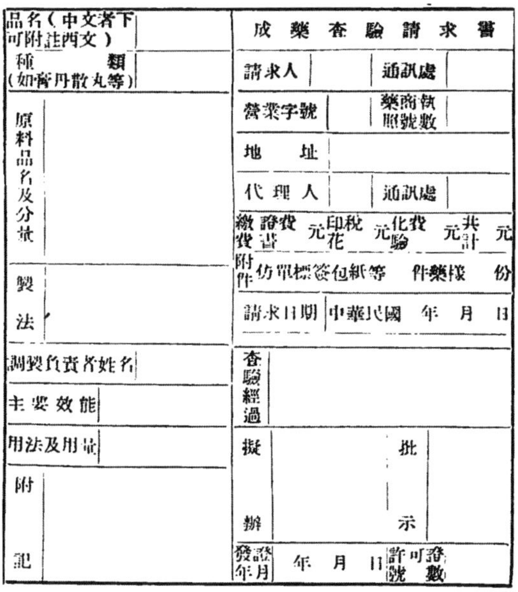

品名（中文者下可附註西文）	
種類（如膏丹散丸等）	
原料品名及分量	
製法	
調製負責者姓名	
主要效能	
用法及用量	
附記	

成藥查驗請求書

請求人		通訊處	
營業字號		藥商執照號數	
地址			
代理人		通訊處	
繳費	證書費　元　印花稅　元　化驗費　元　共計　元		
附件	仿單標簽包紙等　件　藥樣　份		
請求日期	中華民國　年　月　日		
查驗經過			
擬辦		批示	
發證年月	年　月　日	許可證號數	

图 5–1　成药查验请求书

资料来源：《修正管理成药规则（1942 年 2 月 5 日修正公布）附表》，《江苏卫生》第 1 卷第 8 期，1947 年 12 月 1 日，第 9 页。

1943 年，云南省全省卫生实验处另行颁发《云南全省卫生实验处修正管理成药规则》，此举招致卫生署的反对。卫生署要求云南省执行该署颁发的 1942 年版《修正管理成药规则》，“不必另定规则，以免重复”，且成药许可证应由卫生署核发，云南当局不得另行发证。[①] 有鉴于此，

① 《准卫生署函送修正管理成药规则一案令仰饬遵照》，《云南省政府公报》第 15 卷第 40 期，1943 年 10 月 11 日，第 19 页。

1944 年 10 月卫生署再次向全国颁行 1942 年版《修正管理成药规则》。①

抗战胜利后，卫生署试图将成药重新纳入监管范围。1946 年 5 月 5 日，上海市卫生局函告上海市新药业公会，根据卫生署《管理成药规则》第五条，"领得成药许可证之药商欲在某地销售该种成药时，应先向当地卫生主管官署呈验许可证，查验无误准许销售"，要求该会通知各会员对于领有署颁许可证的成药随即来局领取成药登记声请书，申请登记。② 新的《上海市卫生局成药登记办法》完全配合了卫生署 1942 年版《修正管理成药规则》。③1947 年 1 月 22 日，卫生署再次颁布了 1942 年版《修正管理成药规则》，通令全国。④

1947 年 2 月 15 日，上海市制药工业同业公会会同上海特别市新药业同业公会提出若干修改意见，并转呈卫生署，择其要点言之，包括："一、确定制药商之资格；二、确立成药定义；三、统一成药登记机构；四、确定成药登记至给证所需之时间；五、中外药品一律查验。"此外还提出若干条实施方案，包括："一、各药厂出品成药，责由各地同业公会整个办理，通知各厂呈由公会汇案呈请查验，以免疏漏。二、至呈验期中已在市场销售之成药暂行通融，不予取缔，未上

① 《修正管理成药规则》（1944 年 10 月卫生署颁行），《中国医药月刊》第 1 卷第 5 期，1944 年 11 月 25 日，第 11 页。

② 《上海市卫生局致上海市新药业公会》，《上海市新药商业同业公会登记成药条例、上海市卫生局"成药注册规则""成药登记办法"和卫生署关于存药总登记的各项规定以及本会提供建议和请求简化手续、展缓期限等有关文书》（1930 年—1948 年 3 月），上海市档案馆藏，S284-1-115。

③ 《上海市卫生局成药登记办法》，《上海市新药商业同业公会登记成药条例、上海市卫生局"成药注册规则""成药登记办法"和卫生署关于存药总登记的各项规定以及本会提供建议和请求简化手续、展缓期限等有关文书》（1930 年—1948 年 3 月），上海市档案馆藏，S284-1-115。

④ 《修正管理成药规则》，《上海市新药商业同业公会登记成药条例、上海市卫生局"成药注册规则""成药登记办法"和卫生署关于存药总登记的各项规定以及本会提供建议和请求简化手续、展缓期限等有关文书》（1930 年—1948 年 3 月），上海市档案馆藏，S284-1-115。

市之成药在未奉给证之前，不准行销。三、呈验手续表格由署制定应予尽量便利，时间力求迅速，费用务请减省。四、凡已查验给证之成药，准许于包装上注明许可证号数行销，以资识别，毋须再向地方主管机关重行成药登记。"[1]对此，卫生署选择推倒重来，重新登记医师人员从业证书和成药许可证书。

1947年3月4日，卫生署在《新闻报》上发布《卫生署为举办医事人员及成药从新登记换发新证书通告》，规定凡是1947年以前领取的医事从业证书和成药许可证号，从1947年3月4日起开始办理重新换证，直至同年8月底结束。其给出的理由是："查医事从业证书之核发，及成药登记审核给证事项，自十八年办理以来，先后核发证照达三万余张，其中为内政部或前卫生部所发者，有为前内政部卫生署及本署核发者，因机构迭次变迁，所制证照式样至为庞杂，字号尤不一致，加以历年既久，中经抗战，一般医事人员迁徙死亡或因故不能执行业务者所在多有，亟应加以整理，以免发生弊端。"[2]

然而，此举很快招致上海药商的反对。1947年3月8日，中西大药房股份有限公司致函上海特别市新药业同业公会，认为"应缴费件一栏，手续似嫌繁琐"，要求简化重新登记手续，并请求该会将简化意见转呈卫生署。[3]具体四条意见如下："一、证件于从新登记换发新证书时，除缴销

---

① 《上海市制药工业同业公会、上海特别市新药业同业公会致函卫生署》，《上海市新药商业同业公会登记成药条例、上海市卫生局"成药注册规则""成药登记办法"和卫生署关于存药总登记的各项规定以及本会提供建议和请求简化手续、展缓期限等有关文书》（1930年—1948年3月），上海市档案馆藏，S284-1-115。

② 《卫生署为举办医事人员及成药从新登记换发新证书通告》，《新闻报》1947年3月4日，第11版。

③ 《中西大药房致函上海特别市新药业同业公会》，《上海市新药商业同业公会登记成药条例、上海市卫生局"成药注册规则""成药登记办法"和卫生署关于存药总登记的各项规定以及本会提供建议和请求简化手续、展缓期限等有关文书》（1930年—1948年3月），上海市档案馆藏，S284-1-115。

表5-2　医事人员从业证及成药许可证应缴费件一览（1934年）

类别	证件	证书费	印花税费	相片	声请书	备考
医师、牙医师、药剂师	原领中央颁发之医师或牙医师或药剂师证书或考试院考试及格证书	2000元	50元	最近脱帽正面半身大二寸相片三张	依式填写登记声请书一份	1. 领证请附回件挂号邮票1000元（有余退还），如须航寄请附邮票1900元。
护士、助产士、药剂生、镶牙生	原领中央颁发之护士或助产士或镶牙生证书或药剂生执照或考试院考试及格证书	1000元	50元	最近脱帽正面半身大二寸相片三张	依式填写登记声请书一份	2. 以上各件经寄南京黄埔路卫生署，无须附呈文。
成药许可证	原领中央颁发之成药许可证、药商执照、负责调制人开业执照	4000元	200元		依式填写成药查验请求书一份，并附药样、包盒、说明书等五份	3. 须用空白登记声请书或成药查验请求书，可经向卫生署医政处索取，函索须附足回件邮票。

资料来源：《卫生署为举办医事人员及成药从新登记换发新证书通告》，《新闻报》1947年3月4日，第11版。

原领中央颁发之成药许可证外，尚须附有药商执照及负责调制人开业执照，查上开两项执照，俱应于当地主管官署所核发并裁定，须悬于开业地点显明地位，如须缴验势必卸除，则事实上似有违当地主管官署之定章，可否将此项执照抄录副本送署，或规定摄成四寸相片缴验，庶与当地主管官署之法令无背，而免递寄延误或有遗失之意。二、声请书除依式填写成药查验请求书一份外，并附药样、包盒、说明书等五份，此项药样等件依照成药管理之规定，自应分别附呈，惟关于成药从新登记换发新证书一项，因原领成药许可证之颁发，自属查验合格有案可稽，为免物质损失，应请体恤商艰，免予重缴药样等附件。三、办理成药登记之各项手续，同业方面多不甚明了，每因手续不符之故，函件往返，诸多稽误，而六个月之限期转瞬即届，势将逾限被阻，困难非鲜，应请求援照上次办法在沪设一成药登记临时收件处，或交由市卫生局兼办，俾便汇集一处较为便利，且药商之有出品成药者，大半在沪，于咨询亦便，免致错舛之烦。四、关于附件之份数似觉太多，当此物品奇昂，如药样及包盒等每种五份，所费既多，面积亦大，于递寄方面尤为累赘，应请求依照上次办法，每件各附二份，以恤商艰。"①

　　1947年3月14日，上海特别市新药业同业公会召开理监事联席会议，讨论了中法大药房股份有限公司提交的四条简化意见，临时组织五人小组委员会，并于3月21日召开临时会议，酌情修改了四条简化意见。对比前后内容可知，第二条文末增加"如成药中之成分、包装略有变动者，则每件照上次申请办法各附二份附件，俾供应查核"；第三条删去"集一处较为便利"改为"转"字；第四条"关于"二字后增补"新登记之成药"。由此看来，四条简化意见的主要内容前后变动并不大，上海特别市新药业同业公会只是语言略加修饰，此后正式呈报给卫生署。②

　　总之，在1929—1947年的成药登记风波中，卫生署与新药业、制药业界经历了"监管与反监管"的调适过程。透过卫生署与上海市卫生当局和新药业、制药业同业公会之间的互动与博弈，不难发现中央的卫生监管政策到了地方会出现"水土不服"的现象。而且卫生署始终缺乏主动的协商沟通机制，因此无法实现切实有效的成药监管。也应该注意到，上海毕竟在近代中国有着特殊地位和意义，是医药界人士、药商、

---

① 《中西大药房致函上海特别市新药业同业公会》，《上海市新药商业同业公会登记成药条例、上海市卫生局"成药注册规则""成药登记办法"和卫生署关于存药总登记的各项规定以及本会提供建议和请求简化手续、展缓期限等有关文书》（1930年—1948年3月），上海市档案馆藏，S284-1-115。

② 《为成药从新登记换发新证书请求简化意见》，《上海市新药商业同业公会登记成药条例、上海市卫生局"成药注册规则""成药登记办法"和卫生署关于存药总登记的各项规定以及本会提供建议和请求简化手续、展缓期限等有关文书》（1930年—1948年3月），上海市档案馆藏，S284-1-115。

278 卫生成政：近代中国中央卫生行政制度研究（1905—1949）

药厂的聚集之地，并不是所有地方都能像上海一样，与中央分庭抗礼。但这场风波恰恰在一定程度上诠释了卫生行政制度化的复杂性。

二 政治与市场：普通药品的平价供应难题

1939 年 12 月 23 日午饭过后，陈克文来到重庆主城区的各西药房走了一遍，想买再也普通不过的石灰水给小孩子吃，"到底买不到，白白费了两三小时。昨夜买了一瓶 arsenic（砷酸盐），店员说是石灰水，一查原来不是，今日只好去退还。石灰水这样普通的西药都买不到了，重庆西药的缺乏情形可以想见"。[1] 身为国民政府高级职员竟然在陪都重庆难以购到普通药品，那么国民政府的普通"医疗药品"[2] 供应是否存在？如果成效不彰，又受制于哪些历史因素，其中又有怎样的困境？

近年来，妮可·巴恩斯、马秋莎、华璋、郭丽萍、张牧云等国内外学者均认为，国际社会的医药物资援助是战时中国医疗救护的重要保障。[3] 此类观点自有其合理之处，但也不能因此忽略中国自主产销医

---

[1] 陈方正编辑、校订《陈克文日记（1937—1952）》上册，第 496 页。

[2] 医疗药品的分类与剂量划分极其严格，往往可依据纯度、工艺、药性等标准做不同界定。民国时期西药一般可粗分为成药、生物制品、化学药品、麻醉药品、剧毒药物等大类，各类之中均有一部分属于市场上较为常见的普通医疗药品，种类繁多，称之为普通医疗药品。加之医疗器械涉及较少，所以为方便行文起见，文中往往简称为"药品"，如史料本身表述为药品、器械或药械时，则遵从原文用法，特此说明。

[3] Nicole Elizabeth Barnes, *Protecting the National Body: Gender and Public Health in Southwest China during the War with Japan, 1937-1945*, PhD diss., University of California, Irvine, 2012；马秋莎：《洛克菲勒基金会在华百年》；John R. Watt, *Saving Lives in Wartime China: How Medical Reformers Built Modern Healthcare Systems amid War and Epidemics, 1928-1945*, Leiden, Boston : Leiden Brill Publishing Company, 2013；郭莉萍：《美国医药助华会（1937—1949）的援华工作》，《中国科技史杂志》2016 年第 1 期；张牧云：《抗战时期中共与保卫中国同盟、美国援华会的医疗援助互动》，《党史研究与教学》2019 年第 5 期。

疗药品的"内因"作用。得益于地理、气候环境，西北、西南省份药材原料较为丰富。1937 年国民政府迁往重庆以后，卫生署和地方卫生行政部门在云、贵、川、渝、陇等地区创设或扩建了不少制药厂，这在一定程度上弥补了战时医疗药品的巨大供需缺口。[①] 既然自主产销与海外援助、购买多条线索并存，那么在实际研究中便不应有所偏废，须从整体视角认真加以梳理。如果说以上线索构成了理解战时药品供应的明线，那么贯穿其中的一条暗线便是药价。

值得注意的是，部分经济史领域学者虽已注意到战时物价飞涨的历史情形，但相对较易忽视战时物价指数编写类目设置的局限性。[②] 实际上这些编写类目的取材范围较小，基本以食料类、燃料类、衣着类、杂项类等生活必需品为主，"食料为不可或缺之消费品，需要弹性甚小，纵使物价高涨，其消费量亦不致有若何之减少"，[③] 甚至抗战后期还编有专门的粮食价格指数，[④] 这就不可避免地导致医疗药品的物价指数难以显

---

① 主要有杨静《抗战时期四川药品管理研究（1937—1945）》，硕士学位论文，四川师范大学，2017；姬凌辉：《南京国民政府时期卫生行政制度化的顿挫与嬗变》，博士学位论文，复旦大学，2019；邢功伟：《卫生署与全面抗战时期的医疗卫生动员》，硕士学位论文，南京师范大学，2021；刘萌萌：《全面抗战时期国民政府西药管理政策研究（1937—1945）》，硕士学位论文，湖南师范大学，2021。

② 主要有陈振东《抗日战争时期国统区的物价管理》，《四川大学学报》（哲学社会科学版）1988 年第 4 期；文苹：《抗日战争时期国统区的物价统计工作》，《四川大学学报》（哲学社会科学版）1990 年第 3 期；贾兴权：《抗战期间通货膨胀政策对中国社会的影响》，《中国经济史研究》1993 年第 1 期；王玉茹：《中国近代物价总水平变动趋势研究》，《中国经济史研究》1996 年第 2 期；杨菁：《试论抗战时期的通货膨胀》，《抗日战争研究》1999 年第 4 期；方勇：《蒋介石对战时物价问题的认识及其因应措施》，《安徽史学》2016 年第 2 期；杨福林、李中福：《抗战时期国民政府物价管制及其启示》，《江西社会科学》2017 年第 3 期；郑会欣：《从议价、平价到限价——试论战时国民政府管制物价的措施及其成效》，《史林》2021 年第 3 期；潘晓霞：《近代中国金融的非常与日常》，社会科学文献出版社，2022；等等。

③ 中国农民银行经济研究处编印《中国各重要城市零售物价指数专刊（1937 年 7 月—1941 年 6 月）》，1941，第 2 页。

④ 濮孟九主编《中国各重要城市粮食价格及指数专刊》，粮食部调查处印，1945。

现。有鉴于此，本节依据档案及其他史料，试以战时医疗药品经理委员会为抓手，通过重塑全面抗战时期国内普通医疗药品的供销过程，探讨此时普通医疗药品价格的平价、市价等情形，以期进一步理解政治、药品与市场之间的复杂关系。

（一）药经会成立后的购运困境与经费纾解

晚清以降，由于中国工业水平落后，加之历届政府不重视本土制药生产，所需药品十有八九"仰于舶来"。民初中央防疫处成立以后，本土生物制品的产销日益发展，此后南京国民政府时期生物制品的生产也主要由中央防疫处负责。全面抗战爆发前后，该处几经辗转，终迁昆明，与兰州的西北防疫处互相配合，共同担负着生产生物制品的重任，"抗战数年间，军民所需各种生物学制品，赖有该处等供应，幸无匮乏"。[1] 麻醉药品的生产与专营主要由麻醉药品经理处负责，医疗器械主要由卫生用具修造厂负责。卫生署于 1938 年在合川成立卫生用具修造厂，每年产量逐渐递增，但合川一地原料、动力及对外运输毕竟十分有限，全面抗战爆发后，"药品之需要日增，而来源日减"，加之欧战猝发，"愈益困难"。[2]

简单来说，全面抗战爆发前国民政府具备了一定的生物制品、麻醉药品生产能力，然而普通医疗药品的生产方面堪忧，"中国战前制药工业，仅在上海、杭州一带，略有工厂数家，除新亚、信谊稍具声望外，大都规模甚小。所制药品类皆将外国原料重行包装制成片剂、注射剂或

---

① 《中华年鉴（1948）》（3），第 404 页。

② 《中央制药厂创设》（1939 年 12 月 13 日），台北"国史馆"藏，001-130000-00005-001。

成药而已。制药工厂之基础太差，距离自给之途甚远"。[①] 全面抗战爆发后，"内地增设药厂为数不少，即以重庆一地而论，大小药厂不下二十余家之多，然大都规模甚小，设备简陋，仅能制备酊膏、丸散以及注射用安瓿等制剂而已"。[②] 因此战时药品供应还无法脱离海外医疗药品资源，其供销机制与网络的构建就变得十分关键。

1939 年 9 月德国闪击波兰，第二次世界大战爆发，日军同时加强了对中国东南沿海地区的侵略，国民政府开始加紧医疗药品物资的储备工作。在同年 12 月召开的第五届中央执行委员第六次全体会议上，王世杰、陈布雷、朱家骅、萧同兹、叶楚伧、吴敬恒、石瑛、张群、孔祥熙、秋锡朋、雷震、徐堪等委员联名提议，设立较大规模的制药厂和拨款购办国内外各项药品，即后来的中央制药公司（中央制药厂）与战时医疗药品经理委员会（以下简称"药经会"）。

提案大体上将战时药品供应方案分为基础建设与临时举措两类。就基础建设而言，"川、滇、黔、康等省均素产原药，应宜就地取材，如汞、铋、镁、钠等各金属，盐类、硼、碘、溴、卤等化合物，以及有机各化合物类，皆可以自制，后方人才亦尚充足，只须由政府拨款创办，就川省或其他适宜地点，设置制药厂大规模制造，以供应用"。但毕竟创办大规模药厂非朝夕之事，"且各项药品亦不能悉数自制"，因此还需要出台临时性举措来应对药品短缺问题。以奎宁为例，该药为荷属东印度所特产，亟应大量购置，至于"其他我国一时不能自制者，亦必须从早搜购、经理，以备不虞"。具体应对措施包括：（1）从 1940 年开始由内政部卫生署牵头成立中央制药厂，"由政府发给巨款为官本以资

---

① 李颖川：《中国制药工业不发达之原因及战时之困难》，《西南实业通讯》第 7 卷第 5 期，1943 年 5 月 31 日，第 10 页。

② 张昌绍：《战时药物问题》，《实验卫生》第 1 卷第 1 期，1943 年 3 月，第 13 页。

提倡，仍多招商本以广运用"；（2）制药厂可就四川省或其他产药地方分设，如产棉花地方可设药棉厂，产盐地方可设碘溴提制厂；（3）优先制造基本必需药品；（4）从1939年度内开始购办国内外各项药品，由政府续拨两百万元作为采购国外药品周转基金，"源源采购，分销各地方，以应需要"。[①]

不久，国民政府决定从1939年建设事业专款项下划拨100万元设立药经会，[②]负责对外购储药品、救济药荒、平抑市价。由于起初开办经费仅有100万元，此笔钱若放在战前尚属可观，可在战时环境下，"外汇高涨，物价飞腾，此种款额仍嫌过少。例如我国各省地方每年约需奎宁五吨，以现在市价合计，国币一百万元只可购奎宁两吨半，余可类推"，[③]久而久之"自属不敷周转"。[④]1940年2月，药经会正式在重庆成立，[⑤]同年3月，制颁《内政部卫生署战时医疗药品经理委员会办事组织规程》，先后由姚克方、王祖祥、戴芳渊、束昌誉担任主任委员。该会在香港、上海、昆明分设办事处，负责药品的运输、发售、保管、分装等工作，每旬须向药经会解缴所售药款，并上报销售情形。[⑥]至此，药经会成为当时"唯一"的国营药品供应机关，[⑦]初期主要经营普通药

---

① 《中央制药厂创设》（1939年12月13日），台北"国史馆"藏，001-130000-00005-001。

② 《战时医疗药品经理委员会药品发售办法》（1942年1月6日—1943年3月1日），台北"国史馆"藏，014-011101-0056。

③ 《中央制药厂创设》（1939年12月13日），台北"国史馆"藏，001-130000-00005-001。

④ 《训令：国民政府训令渝字第二七三号》，《国民政府公报》1944年渝字第673号，第6页。

⑤ 《指令：国民政府指令渝印第六八八号》，《国民政府公报》1940年渝字第232号，第13页；《指令：国民政府指令渝印第九九四号》，《国民政府公报》1940年渝字第237号，第19页。

⑥ 《战时医疗药品经理委员会办事处组织规程暨代销处及转售药商售药管理及处罚规则》（1940年），台北"国史馆"藏，014-011103-0116。

⑦ 张昌绍：《战时药物问题》，《实验卫生》第1卷第1期，1943年3月，第14页。

品，后期包括医疗器械和新近研制的药品。[①]

　　1940 年 3 月，药经会制定了《内政部卫生署战时医疗药品经理委员会代销处及转售药商售药管理及处罚规则》。如果说药经会与各地办事处是行政上下级关系的话，那么战时药经会与其各代销处的商人则是商业平等关系，故所定罚则恐难有效执行。何况商事活动本就复杂，战时环境下变数较多，更不易协商处理。为此，1940 年 4 月 25 日，行政院专门召开了一次审查会，陈以刚（中央建设事业专款审核委员会）、吕祖深（内政部）、姚克方（卫生署）、汪汉滔（财政部）、陈郁（经济部）、张纯明（行政院）等人出席。与会者认为该规则所定各项处罚，"于法无据，执行必多困难"，应"由双方订立契约，即将代销处商应行遵守事项及违反时之罚则作为条件，订入契约之内，实际较为妥便，管理目的仍可贯彻"。[②] 如此说来，药经会与各代销处先订立商约后代理经销，既能减少利益纠纷，又能起到约束商事行为的效果。

---

①　普通药品包括：亚拉伯胶粉、醋柳酸、硼酸、柳酸、鞣酸、无水羊水脂、卤二烷、精制醚、肾上腺素安瓿、安息香钠咖啡因安瓿、毛地黄安瓿、盐酸吐根素安瓿、卤化铔、鱼石脂、二盐酸奎宁、酒石酸锑钾、硝酸银、强蛋白银、弱蛋白银、硫酸阿托品、巴比特鲁、炭酸铋、次硝酸铋、卤化钙、乳酸钙、安息香钠咖啡因、含卤石灰、腹空胶囊、骨炭末、水化卤醛、氯仿、硫酸铜棒、来苏、葡萄糖粉、葡萄糖液、盐酸吐根素、盐酸麻黄素、麦角流浸膏、甘油、六丁一烯四铔、黄氧化高汞、碘仿、碘片、白陶土、乳糖、二氧化氢、阿托品安瓿、氧化镁、硫酸镁、薄荷脑、汞溴红、新尔凡散、新阿斯凡纳明、鱼肝油、蓖麻油、松节油、柯柯豆油、液状石腊、白石脂、黄石脂、酸晴酶、非纳宗、石炭酸、柳酸毒扁豆素、柳酸因、醋酸铝、溴化钾、卤碘钾、枸橼酸钾、氢氧化钾、碘化钾、过锰酸钾、毛地黄粉、吐根粉、二烷炭酸奎宁、重硫酸奎宁、二盐酸奎宁、盐酸奎宁、硫酸奎宁、雷琐辛、雷伐奴、山道宁、重炭酸钠、硼砂、重磷酸钠、卤化钠、柳酸钠、疟涤平锭、扑疟母星片、波希鼠季片、滑石粉、西黄蓍胶、药特灵、氧化锌等。引自《战时医疗药品经委会药品售价单及改订价目表》（1940—1945 年），台北"国史馆"藏，014-011104-0023。

②　《战时医疗药品经理委员会办事处组织规程暨代销处及转售药商售药管理及处罚规则》（1940 年），台北"国史馆"藏，014-011103-0116。

1940 年 7 月 10 日，卫生署署长金宝善根据总务处呈报得知，"本署所发各附属机关药械，间有短收缺少情事，经详查后，或仍点收忽略，或仍无着落"，认为各职能部门应从抗战大局出发，妥善点收、保管药品，"嗣后各机关点收药材，应由主管者督率负责之医师，认真点检，不得轻意假手于人，以免流弊"。[①]这反而说明，抗战大后方药材和器械的保管工作有些不尽如人意。对此，药经会依据《中央各机关特种基金收支处理暂行办法》《购储医疗药品周金稽核办法》《战时医疗药品经理委员会办事处组织规程》等法规，一方面继续加强日常管理，另一方面采取代销与转售的办法，相当于制定了一套药品售价盈利方案。

1939 年以后，药品来源日渐困难，药经会开始加紧在香港搜购医疗药品器械。一方面将开办经费 100 万元全部用于购买外汇，并将购得的美元直接交由中央信托局代为陆续订购药品器械；另一方面派遣王祖祥、沈阶民、林兰森等人赶赴香港、昆明、河内、西贡、海防等地，开展采购、抢运药品器械。

自 1940 年 2 月至 5 月底，药经会收入总计 1574890 元，包括周转金 100 万元、预购药款 36 万元、借卫生署款项 7 万元、售货款 144890 元，而支出共计 1573209.52 元，包括购外汇款 1059914.81 元（312674.89 美元）、上海及河内购药款 84574.73 元、重庆购药品敷料款 127413.17 元、运费 178314.50 元、房产金 38548.26 元、薪资及办公费 84444.05 元，尚有余额 1680.48 元。[②]单从上述账目来看，药经会并不亏损，然而该会却在 1940 年 6 月多次请求卫生署和行政院加拨款项，

---

① 《事由：令饬对于药械点收保管使用应妥慎遵节由》（1940 年 7 月 10 日），《卫生署向卫生用具修造厂抄发各项法规章则的训令汇集》（1940 年 5—8 月），中国第二历史档案馆藏，一二 /1/3561。

② 《拨款抢运战时医疗药品经委会购存昆明及香港之药品器械案》（1940—1943 年），台北"国史馆"藏，014-011104-0017。

申请金额高达 158 万元。原来所购药品 4995 件中，有 3646 件滞留在香港、仰光、西贡等处，仅有 1347 件运到重庆、海防、昆明等地，甚至从香港发往昆明的药品中还有 2 件遗失。[1] 接近 73% 的药品滞留原地，无法启运，导致药经会资金周转不灵，最终影响了采购、代购、承运等各方垫付资金的清偿。

以中央信托局为例，截至 1940 年 5 月底，"已由中信局垫付药品二千余件，由香港至昆明之运费港币十三万元，尚未偿还"。为解决经费困境，药经会先是与"四行"商借 50 万元，用于偿还中信局垫款。虽然行政院已经批准，然而"四行"表示须抵押才能借款，"目下存滇、存港药品，无款起运，故无提单可以押借，以致此款不能借得，中信局垫付运费款项遂亦不能偿付"。1940 年 6 月药经会又转呈行政院，希望加拨 100 万元用于转运已购药品。[2] 行政院认为该项请求"适用公库法第十三条之规定，并依国防最高委员会第十七次常务会议关于颁发紧急命令之决议，令仰饬库迅即如数拨交"，[3] 用于继续抢运药品物资。

然而，这笔百万资金的汇兑业务出现了脱节。虽然重庆中国银行于 1940 年 7 月 10 日已将 60 万元电汇香港，并由在港的药经会主任委员王祖祥负责接收，然而截至 7 月 25 日，香港中国银行始终拒绝兑付这笔款项，"属会派员屡往商洽，亦经无效"。好在存港药品 1000 余箱已先行装运，另派药经会总干事沈阶民前往昆明督运昆明所存药品，后沈氏又赶赴河内、西贡、海防各地调查接洽转口内运情况。药经会一面雇车

---

[1] 《拨款抢运战时医疗药品经委会购存昆明及香港之药品器械案》（1940—1943 年），台北"国史馆"藏，014-011104-0017。

[2] 《拨款抢运战时医疗药品经委会购存昆明及香港之药品器械案》（1940—1943 年），台北"国史馆"藏，014-011104-0017。

[3] 《拨款抢运战时医疗药品经委会购存昆明及香港之药品器械案》（1940—1943 年），台北"国史馆"藏，014-011104-0017。

代运，一面购油自运，"本会派赴昆明车辆，现已有一车，于七月十五日运抵会中，其余尚有五车在昆略予修理机件，购妥汽油，亦正装车内驶，余俟商车雇妥，即予运渝"。[①]

通过 1940 年 1—11 月药经会办理抢运药物旬报情况可知，药经会开办经费、抢运经费各达 100 万元。[②] 但这些钱也仅能维持 1940 年的运转，如需更多药品物资，则仍有较大资金缺口，如何进一步维持运转成为关键问题。与此同时，由于药品供应时断时续，药经会的销售量和利润额此时处于缓慢增长的状态。以 1940 年药经会供销情形为例，此年有 150.5 吨药品运抵重庆，向 313 家单位供销 191 种药品，销售金额为 254387.61 元，为卫生署代加工保健药箱和救济包各 600 个，价值128881 元，两项共计 383268.61 元。因公立性质所限，该会成立初期仅能在成本价基础上加价 15% 作为其利润，因此成本价约为 333277.05 元，加价约为 49991.56 元，全年实际销售盈利为 57489.3 元，盈利金额与加价金额基本持平。此年还有一笔"汇水盈余"高达 259853 元，系由此前购买的 312674 美元所得，"由美金套换港币，港币再折合国币，是以有余润"。[③] 结合药经会每年至少需要 20 万元经费来看，1940 年尚能周转，且略有盈余。

再结合 1940—1941 年情况来看，药经会之所以出现经营困难的局面，至少有以下三点原因：一为货物积压，周转不灵，"药库存货极多，

① 《拨款抢运战时医疗药品经委会购存昆明及香港之药品器械案》（1940—1943 年），台北"国史馆"藏，014-011104-0017。

② 《拨款抢运战时医疗药品经委会购存昆明及香港之药品器械案》（1940—1943 年），台北"国史馆"藏，014-011104-0017。

③ 卫生署编印《卫生署二十九年度工作成绩考察报告》，1940，第 29—30 页，重庆市图书馆藏。

未能尽量发售，以致资金周转亦极有欠灵活"；^①二为经费管理和使用不规范，仅驻港办事专员林兰森经手的款项，截至 1941 年 12 月初高达 2900803.93 元，"所报结存数字不足为据"，其中 9 月与 10 月报销单据"尚有不合处"，11 月有关收支报告"亦未叙明"，甚至有 49684.77 元不知所踪；^②三为战争进程影响药品购运，因日军不断侵占中国东南沿海地区，作为国际物资中转港口的香港，所能发挥的作用越来越小。

　　1941 年 12 月 8 日，日军偷袭珍珠港，给美军造成巨大损失，随后急攻东南，12 月 25 日香港亦沦于敌手。^③香港是抗战大后方物资输送的重要港口，香港一旦沦陷，不仅军用物资、外汇等短缺无措，医疗药品与器械械亦难以购运。而此时林兰森亦下落不明，"该员经手洽运之药品，其中一〇三六件虽已离港，惟所有新绥公司承运手续均未清了，此外在港未运出者，计有七十八件（内有代运二十一件），及航运未离港药品六种"。此后药经会一面积极抢运滞港药品，"一〇三六件药品，除四百五十五件业经前后运抵新桥本会外，其余五百八十一件现尚滞留昆明，以运输困难，现正积极设法抢运中"，^④一面开始积极寻求向其他国家大量搜购药品。

　　1942 年 2 月初，药经会要求向印度、苏联及其他各国采购药品，维持市面供应，为此申请增拨购储经费 500 万元。2 月 5 日，国民政府军事委员会党政工作考核委员会与中央建设事业专款审核委员会联合审议后，同意了该项请求："该会基金过少，继续订购，恒感款不应手，应由

①　《卫生署二十九年度工作成绩考察报告》，第 30 页，重庆市图书馆藏。

②　《拨款抢运战时医疗药品经委会购存昆明及香港之药品器械案》（1940—1943 年），台北"国史馆"藏，014-011104-0017。

③　《国外大事：美政府彻查珍珠港被袭案》，《田家半月刊》第 9 卷第 1 期，1942 年，第 4 页。

④　《拨款抢运战时医疗药品经委会购存昆明及香港之药品器械案》（1940—1943 年），台北"国史馆"藏，014-011104-0017。

卫生署核请政府加拨基金，以供周转，借免供应中断。"2月24日，卫生署向行政院递交了此项请款。①

然而，1942年3月18日，行政院认为增拨500万元并无真凭实据，"目前药品市场之混乱，是否单以增拨五百万元基金，而不改进其经费方式，即能达到普遍庶价供应，似不无疑问，且该署所请增拨基金五百万元，此数系从何报拟计算而得？此项基金拨足后，每月供应能力如何？均未叙明，或须达到普遍供应，增加五百万元是否足以办理，似亦待商讨"，要求国民政府主计处、中央建设事业专款审核委员会、财政部、卫生署等部门会同审查。②除中央建设事业专款审核委员会因"归并在即"不派员参加审查会外，③3月30日，其余相关部门在位于曾家岩的行政院开会讨论此事，虽然认为药经会现有资金难以周转"尚属实情"，但考虑到该会业务"既系营运性质，似可向四行贷款办理，不必再请政府加拨"，拟请行政院与四联总处沟通，"在一千万元范围内予以透支借款，俾资周转，所有借款应负利息开支，并准计入成本核算"。至于1940年度内原由财政部垫借100万元运费，"应即在此项借款内拨还"。④5月23日，药经会与四联总处重庆分处订立借款500万元的合约。

由于药品与一般物品不同，封存抵押过久可能影响药品的储运与分销。1942年5月，药经会提出应改抵押借款为信用透支："所有保管人员及分装工人均分在各库工作，每日取药发售并无定时，且又有一部

---

① 《拨款抢运战时医疗药品经委会购存昆明及香港之药品器械案》（1940—1943年），台北"国史馆"藏，014-011104-0017。

② 《拨款抢运战时医疗药品经委会购存昆明及香港之药品器械案》（1940—1943年），台北"国史馆"藏，014-011104-0017。

③ 《拨款抢运战时医疗药品经委会购存昆明及香港之药品器械案》（1940—1943年），台北"国史馆"藏，014-011104-0017。

④ 《拨款抢运战时医疗药品经委会购存昆明及香港之药品器械案》（1940—1943年），台北"国史馆"藏，014-011104-0017。

份药品并须随时检查有无化学变质情形，若依照抵押透支规定，不但本会工作困难，未便接受抵押透支办法，即该行亦未必能依照本会繁杂规定，双方保管均难负责。"① 此后药经会与四联总处重庆分处多次协商借款具体事宜，"经派员与农民银行商洽，须以现存药品抵押，随售随还，并由代表行派员保管，该会感觉工作不便"。1942 年 6 月财政部亦主张改为信用透支："即以现存药品抵押透支，定期偿还，不限于随手随还，在款未偿清以前，可由'代表行'随时派员严密稽查该会账目，亦不必保管药品，以免影响该会工作。"② 7 月，行政院综合各方意见，同意改为信用透支，③ 最终由卫生署出面担保。11 月 20 日，药经会与四联总处重庆分处重新签了修订后的合同，药经会经费问题得以解决。

可是前后两份合同的借款或透支期限均为半年，即自 1942 年 5 月 23 日起至 11 月 23 日止，"滞期后甲方应将透支款本息如数清偿"。④ 这就给实际还款带来了压力，到了 1942 年 11 月底，药经会表示难以按期清偿全部借款，因此 1943 年 2 月该会向四联总处重庆分处申请延期还款。经多次商讨后，最终双方订立了"合同展期批注"，"甲方因继续购运需款，经商得乙方同意，将上项透支展期六个月"，即截止到 1943 年 5 月 23 日。⑤

截至 1943 年 6 月，药经会实际借款为 420 余万元，尚有额度 70 万元。

---

① 《拨款抢运战时医疗药品经委会购存昆明及香港之药品器械案》（1940—1943 年），台北"国史馆"藏，014-011104-0017。

② 《拨款抢运战时医疗药品经委会购存昆明及香港之药品器械案》（1940—1943 年），台北"国史馆"藏，014-011104-0017。

③ 《拨款抢运战时医疗药品经委会购存昆明及香港之药品器械案》（1940—1943 年），台北"国史馆"藏，014-011104-0017。

④ 《拨款抢运战时医疗药品经委会购存昆明及香港之药品器械案》（1940—1943 年），台北"国史馆"藏，014-011104-0017。

⑤ 《拨款抢运战时医疗药品经委会购存昆明及香港之药品器械案》（1940—1943 年），台北"国史馆"藏，014-011104-0017。

其中除随借随还一部分款项外，比较大的开支有三笔：其一，收购南方贸易行药品约 110 万元；其二，汇印度转周立将军购药款 120 余万元；其三，汇美购药款 246 余万元。结合此前 1940—1941 年药经会将 200 万元经费大多用于抢购药品，1942 年的借款主要用于拓展海内外购运渠道，直接导致仅 1942 年度便积压了 510 余万元的药品盘存，而 1943 年第十二、十三两批药品又因故愆期，"现在尚未发售，以是周转益感困难"。[①]

对此，药经会一方面经卫生署申请，向四联总处继续借钱，希望仍就"原案"（1000 万元信用透支）内加借 500 万元，"俾资应付所有奉令向美购药，及办理英贷款药品转运需款"。一周后行政院初步同意此项借款："该会本年工作扩展，收益颇多，所请仍照原案加借五百万元，似属可行，拟令财政部转四联总处查照办理。"7 月财政部正式批准借款，8 月四联总处表示"核准照办"。[②] 另一方面药经会向四联总处申请原 500 万元借款二次展期，使原已展期至 1943 年 5 月 23 日的借款，再延期到 1943 年 11 月 23 日。[③] 实际上，国民政府是将平价借款集中到平价食油、医疗药品、长沙土布等生活资料的购销上，而这笔 1000 万元的借款约占 1943 年四联总处平价借款总额的 16.13%。[④] 这表明四联总处的支持力度还是比较大的，但此后陷入"越平越涨"的怪圈，[⑤] 当然具体到普通医疗药品的供销问题上更为复杂。

---

①　《拨款抢运战时医疗药品经委会购存昆明及香港之药品器械案》（1940—1943 年），台北"国史馆"藏，014-011104-0017。

②　《拨款抢运战时医疗药品经委会购存昆明及香港之药品器械案》（1940—1943 年），台北"国史馆"藏，014-011104-0017。

③　《拨款抢运战时医疗药品经委会购存昆明及香港之药品器械案》（1940—1943 年），台北"国史馆"藏，014-011104-0017。

④　重庆市档案馆、重庆市人民银行金融研究所合编《四联总处史料》中册，档案出版社，1993，第 482 页。

⑤　黄立人：《四联总处的产生、发展和衰亡》，《中国经济史研究》1991 年第 2 期。

综上所述，药经会在抢购、抢运医疗药品上作用显著，但在经费用度上存在不少问题，而且其经费来源从财政预算逐渐过渡到银行借款。考虑到四联总处及其重庆分行的特殊性，实际上仍然属于"公款"性质，既有政府兜底，又有百姓买单，或许基于此，药经会才敢三番五次找四联总处借钱，并且一再延期，意图拆东墙补西墙。从购运的角度来说，药经会毕竟积累了大量药品，加之该会设立初衷是平价售药，这也就意味着该会不得不处理政治与市场之间的复杂关系，而这一点集中体现在药价的变动问题上。

（二）国民政府打击非法囤销与药经会逐年变价

全面抗战爆发以后，不断上浮的物价指数造成了药价大幅上涨。根据 1940 年第一、二、三批药品售价表可知，结算汇率以"中央信托局规定官率折合国币"，加价比例基本遵循了不超过 15% 的最初规定，比如拉伯胶粉的原价为 4.75 元，加价后约为 5.46 元，而市价为 15 元；又如醋柳酸（即阿司匹林）原价为 8.17—10.18 元，加价后为 9.40—11.70 元，而市价则为 25—28 元。[①] 如此说来，药经会给出的定价远比市价低，一方面体现了该会平价供应的初衷与原则，另一方面却滋生了商人制售伪劣、套购牟利的违法行为，"市上药房所卖出之价，竟有高出发行之价八九倍者"。[②]

太平洋战争爆发以后，日军迅速侵占中国东南沿海以及东南亚广大地区，"滇缅路中断，海口被敌封锁，药品来源断绝，国内需要益加迫切，

---

① 《战时医疗药品经委会药品售价单及改订价目表》（1940—1945 年），台北"国史馆"藏，014-011104-0023。

② 《战时医疗药品经委会经售药品改照商家外汇汇率计算成本加入必需用品核定售价案》（1940—1942 年），台北"国史馆"藏，014-011104-0022。

药价遂以暴涨"，[1] 不少商人铤而走险，开始大肆套购囤积医疗药品。面对日益猖獗的黑市贸易，行政院要求卫生署切实"查察"，并"严加取缔"。[2] 但是由于药经会本身不具备打击经济犯罪的权限和能力，"为确保全国伤病军民医疗所需，避免奸商囤积抬高价格起见"，[3]1941 年 12 月初卫生署开始与行政院制定应对办法，即《战时医疗药品销售登记管理办法》《非常时期取缔日用重要物品囤积居奇办法》。同时卫生署要求相关部门严格管理药品购用事宜，杜绝借机发国难财，"绝对不得有利用机会代其他私人或团体夹购套取利润之事，每日消耗药并须正确纪录以备查考，保管、使用方面亦均须严格管理，勿使有一分浪费"。[4]

上述两项办法经过 1942 年 2 月 17 日行政院经济会议之医药小组开会讨论，并由行政院层转传达。"根据战时医疗药品销售登记管理办法，实施管制存货，应订详细步骤及补充办法，电令全国办理，在重庆、成都各地并应与经济检察队切实联系，于登记限期届满以后，切实检举囤积居奇，依法严办。"此后卫生署提交了《战时医疗药品销售登记办法补充规定》，其中第一条规定登记期限为一个月，"以当地主管官署接到本办法之日起，一个月为限期，由当地主管官署公告之"。3 月 2 日，行政院明确将登记期限由一个月改为半个月。[5]

---

① 《战时医疗药品经理委员会三十二年度营业计划书及概算并分配预算》（1943 年 1 月 31 日—1944 年 5 月 19 日），台北"国史馆"藏，014-011102-0041。

② 《战时医疗药品经委会经售药品改照商家外汇汇率计算成本加入必需用品核定售价案》（1940 年—1942 年），台北"国史馆"藏，014-011104-0022。

③ 《战时医疗药品销售登记管理办法规则》（1941—1942 年），台北"国史馆"藏，014-011104-0024。

④ 《卫生署训令》（1942 年 1 月 30 日），《卫生署关于内外部事务的各项训令》（1941 年 12 月—1942 年 1 月），中国第二历史档案馆藏，一二/1/3565。

⑤ 《战时医疗药品销售登记管理办法规则》（1941—1942 年），台北"国史馆"藏，014-011104-0024。

1942 年 4 月，行政院经济会议秘书处重庆经济检察队查封了南方贸易行走私的一批西药，行政院议决交由卫生署派员收购。[①] 行政院秘书处派周全会同经济检察队督察魏冠中以及卫生署人员和检察组第三支队原办案人员，前往办理相关提货手续，并特别强调应由卫生署人员当场查验手续和药品成分。[②]4 月 8 日，周全与卫生署代表及检察组督察魏冠中和三支队原办人胡青等人，共同查验南方贸易行堆栈（南岸遵义路 34 号），并邀当地保长到场监视。查封西药均用木箱油桶装置，上面贴有侦缉大队封条。卫生署为了节省时间和避免麻烦，决定不再开箱查验，仅查看包装有无变化，"故未将封条揭去，似无再行加封之必要，但仍交当地保长继续看护，待启封之手续办理完毕后，当再行通知贵保长，会同办理"。[③]

4 月 21 日，卫生署召开评价收购南方贸易行囤存药品会议，参会人员有药经会代表许世瑾、行政院经济会议秘书处代表周全、行政院经济会议秘书处重庆经济检察队代表魏冠中、卫生署代表、南方贸易行代表等，议决如下："（一）南方贸易行药品二十九种（见附单）除（1）沃古林眼药水（2）四两宁坤水（3）一磅宁坤水（4）唐拾义发冷丸（5）益力多铁五种，交由南方贸易行自售外，其余二十四种决定全数售与卫生署战时医药药品经理委员会，评定给价一百一十万元正。（二）照收价百分之十计，一十一万元为奖金，由卫生署战时医疗药品经理委员会

---

① 《为南方贸易行西药经决由卫生署收购希会同卫生署及检察组第三支队、本队前往办理由》，《关于由卫生署收购南方贸易行西药的函、通知、报告》（1942 年 4 月 7 日），重庆市档案馆藏，0024000100800000034000。

② 《为南方贸易行西药经决由卫生署收购希会同卫生署及检察组组检字第 1849 号通知》，《关于由卫生署收购南方贸易行西药的函、通知、报告》（1942 年 4 月 7 日），重庆市档案馆藏，0024000100800000034000。

③ 《报告》（1942 年 4 月 8 日），《关于由卫生署收购南方贸易行西药的函、通知、报告》（1942 年 4 月 7 日），重庆市档案馆藏，0024000100800000034000。

送交行政院经济会议秘书处依法分配。"①不难发现，此次交易金额已属较大。会议上买卖双方争持不下，"尝因买卖双方索还，价格相差太远，至七时始得决议"。②此后便是相对漫长的行政审批流程，7 月 2 日，国家总动员会议检察组批准重庆经济监察队将查封的南方贸易行西药点交药经会收购，③总体上通过"评价"的方式实现了"平价"收购。不难发现，药经会"平价"收购尚属温和，私人非法运销的药品就没有那么好的境遇。

　　1942 年 7 月，一位名为郑学渊的人既非商行代表，亦非正式药商，却为暴利铤而走险，私运西药贩卖，"未依照战时医疗药品售销登记管理办法第六项补充规定办理登记，且已高价售出两箱"。重庆经济检察队发现之后，即将其剩余药品全部查收，共计两箱，依法没收后，解送卫生署。8 月 8 日，常务委员陈仪、贺耀祖批准检察队与卫生署沟通，"该项药品提送该署并会同查验、交接、取据、报核"。④8 月 13 日，国防总动员会议要求卫生署会同一支队执行组成员将中国航空公司包裹间存放的两箱走私药品提送卫生署验收，⑤实际移送药经会。此一时期打击非

---

① 《评价收购南方贸易行囤存药品会议决议》（1942 年 4 月 21 日），《关于会商卫生署收购南方贸易行囤存药品价格的报告（附会议决议）》（1942 年 4 月 23 日），重庆市档案馆藏，0024000100080000052000。

② 《行政院经济会议秘书处重庆经济检察队报告》（1942 年 4 月 23 日），《关于会商卫生署收购南方贸易行囤存药品价格的报告（附会议决议）》（1942 年 4 月 23 日），重庆市档案馆藏，0024000100080000052000。

③ 《关于启封南方贸易行囤存西药交卫生署收购致国家总动员会议重庆经济检察队的通知》（1942 年 7 月 2 日），重庆市档案馆藏，0024000100389000093000。

④ 《案准卫生署本年七月廿八日医字第 12609 号公函嘱办郑学渊违法贩运西药一案》（1942 年 8 月 8 日），《关于将郑学渊西药两箱提送卫生署验收的通知、函令》（1942 年 8 月 10 日），重庆市档案馆藏，0024000100389000093000。

⑤ 《为分收郑学渊违法贩运之西药两箱交卫生署后收取据报办由》（1942 年 8 月 13 日），《关于将郑学渊西药两箱提送卫生署验收的通知、函令》（1942 年 8 月 10 日），重庆市档案馆藏，0024000100389000093000。

法囤积和运销药品的工作"颇收效果","在陪都因得重庆经济检察队之协助更见成效,曾先后查获非法囤积药品案多起,均视情节轻重分别依法予以处办,市场药价因以稳定"。[①]值得进一步思考的是,囤积或走私药品原本属于经济犯罪行为,经缉私部门查封之后,这些药品往往交由药经会估价收购,进而化"非法"为"合法",亦不失为一种拓宽战时药品供应渠道的有效方式。

"救济药荒""平抑药价"原为药经会成立的初衷。所有售出药品按照成本上浮 15% 计价出售,[②]另按照药经会售药细则第二条规定,在正式发售前,该会应将拟售药品及其价目等登报公告,旨在便利医疗卫生机构与个人购买药品。截至 1940 年 9 月,药经会在《中央日报》上公布了三次价目公告。然而药经会很快发现"外汇有限,而周转次数无穷,长期以往,首应顾及此项外汇,必须源源供给,方不致有中断之虞。更以售价过廉,与市价相较悬殊太甚,易启奸商巧购囤积、转售牟利之弊",于是呈请卫生署改照"商家外汇汇率"计算成本,"至于药品所定售价,自当仍以低于市价为标准,俾仍贯彻平价济销之旨"。改定"商家汇率"计算后,行政院认为虽比按官价外汇折算的价格高,"但仍较市上药品售价低廉,当不致影响市价之增高,似可准如所请办理,惟既改照商家汇率计算成本,似亦无须再由部供给官价外汇","市上药房所卖出之价,竟有高出发行之价八九倍者",要求卫生署后续切实"查察",并"严加取缔"。[③]1940 年 10 月,药经会从第四批药品开

---

① 《战时医疗药品销售登记管理办法规则》(1941—1942 年),台北"国史馆"藏,014-011104-0024。

② 《战时医疗药品经委会经售药品改照商家外汇汇率计算成本加入必需用品核定售价案》(1940—1942 年),台北"国史馆"藏,014-011104-0022。

③ 《战时医疗药品经委会经售药品改照商家外汇汇率计算成本加入必需用品核定售价案》(1940—1942 年),台北"国史馆"藏,014-011104-0022。

始执行"商家汇率"折算药价，11 月财政部亦表示不再供给该会官价外汇。[①] 1941 年 4 月 12 日，药经会循例将第六批售药公告刊登在《中央日报》上。[②]

一方面，药经会调整了药品发售办法。该会第 28 次委员会讨论决定从第七批药品开始，"暂不售给药商"，并调整了分配比例，即医疗卫生机关 37.5%、门市部 25%、库存 37.5%，学校与其他机关"取销"直接分配，改在门市部售给各单位，每次购药金额不得超过 500 元。[③] 另一方面，1941 年 1 月，药经会呈请加价 30%，其称："查本会所售药品之价格，以订购在先，进货迟缓，以及限于定章种种原因，比较现在市价相差甚巨，往往由低减数倍至十倍者，以致争相购买，难免套购囤积，兹为杜防流弊起见，拟请准将本会药品之成本，按照现在外汇汇率计算，并将门市部售品按照药商经售本会药品加成办法，增至百分之三十。"卫生署、行政院均同意了此次加价，[④] 定于 3 月 1 日起实行新的药品器械改订价目表。[⑤]

若将 1941 年 3 月《药品器械改订价目表》《库存小量药品改订价目表》《门市部零售药品价目单"丙种表"》与《药品器械价目表（原价）》《库存小量药品价目表（原价）》《门市部零售药品价目表（原价）》进行

① 《战时医疗药品经委会经售药品改照商家外汇汇率计算成本加入必需用品核定售价案》（1940—1942 年），台北"国史馆"藏，014-011104-0022。

② 《卫生署战时医疗药品经理委员会公告第五号》，《中央日报》（重庆）1941 年 4 月 12 日，第 1 版。

③ 《战时医疗药品经理委员会药品发售办法》（1942 年 1 月 6 日—1943 年 3 月 1 日），台北"国史馆"藏，014-011101-0056。

④ 《战时医疗药品经委会经售药品改照商家外汇汇率计算成本加入必需用品核定售价案》（1940—1942 年），台北"国史馆"藏，014-011104-0022

⑤ 《战时医疗药品经委会药品售价单及改订价目表》（1940—1945 年），台北"国史馆"藏，014-011104-0023。

比较，可知改订价格约为原价的三倍，这显然超过了 30% 的加价比例。原因在于，"以战争影响，本会购买药品未及完全抢运出险，先后在香港、海防、西贡等处损失极巨，业经先后呈报在案，以及运输困难，在途日久多起化学变化、变质及蒸发，以致损耗甚巨，两项估计应约摊损耗百分之五十，又运储本会药品每月兵险二万六千余元，火险每年近九千元，估计约增百分之十一，又包装材料陡涨，应按现价计算"。并规定今后药经会加价五项原则：不得超过市价；在国内购运的药品、材料不计算外汇；在重庆市购进的药品、材料不计算外汇及损耗；同样药品如有从国外购进及国内购进，应分别计算成本；贵重药品可尽在核定标准以内予以提高售价，但不得超过原售价的三倍以上。[①] 此后药经会基本采取逐年加价的方式应对市场价格波动。

1943 年 1 月，因药经会药品采购及供应方式发生变更，且"卫生署早经改隶本院，故内容多不适合"，复经卫生署一再呈请修正组织规程，后行政院召集有关各机关开会审查，《卫生署战时医疗药品经理委员会组织规程》得以修正公布。与此前章程相比，药经会职责未变，组织规模有所扩大，分设总务组、购运组、发行组、材料组，增加零售业务，"得设置门市部，并得于国内外重要地方设置办事处或通讯处"，还特别规定该会会长和委员均由卫生署中高级职员充任。[②] 言外之意，药经会仍在卫生署实际掌控之下。此外，为便利民众配药起见，择适当地点开设"平价配方部"（后改为平价配方处），供应日常处方

---

① 《战时医疗药品经委会药品售价单及改订价目表》（1940—1945 年），台北"国史馆"藏，014—011104—0023。

② 《事由：为卫生署战时医疗药品经理委员会章程改为组织规程一案抄发该规程及纪录令仰知照由》（1943 年 1 月 11 日），《卫生署战时医疗药品经理委员会组织规程》（1943 年 1 月），中国第二历史档案馆藏，一二（6）/6/109。

所用药品。①

　　1943 年 3 月 19 日，行政院颁布《修正卫生署战时医疗药品经理委员会售药规则》，规定凡属公共卫生医疗机关、机关、法团、学校等，均可凭借正式公函，根据该会在报纸上发布的药品种类、单位及价目表，前往门市部审核购买。开业医师、普通民众及病人，既可向门市部零售处购买，也可向平价配方处零星购用。但无论是机关还是个人，购买时均以付现为原则，如果使用支票、汇票等支付方式，也须等到该会收到款项后方可发货，如果因银行托收产生手续费则由购主负担。该会售出的药品概不退换，逾期不提货，即认为自动放弃购买权利，由该会收回另售。发售药品的包装税和保险等费用，亦均由购主承担。该会一般不代理邮寄和代运，"其因途远或情形特殊者，本会得酌量办理，并核收运费，但一切损失，本会概不负责"。最后该规则对出售药品的加价问题进行了说明，所有药品将依照实际成本"酌量加成"，但不得高于"限价或市价"，所加成比例为实际成本的 40%，并且该会的管理费用即从加成部分拨充，但不能超过总营业收入的 15%。至于未经售出的药品则根据上级命令相应处置，不得随意赠送和私自买卖。②药经会向中央各机关每三个月供应一次医疗药品，发售期定为每年的 1 月、4 月、7月、10 月。③

　　1943 年 6 月，药经会在昆明、成都、西安、贵阳、兰州、衡阳、曲江等地添设平价配方处，具体由当地医疗卫生机关负责运转。所售药品

---

① "国民政府国史馆筹备委员会"编《中华民国史料长编·1942 年》，南京大学出版社，1993，第 455 页。

② 《修正卫生署战时医疗药品经理委员会售药细则》，《中华医学杂志》第 29 卷第 1 期，1943年，第 104—105 页。

③ 《卫生署供应中央各机关医疗药品办法》（1944 年 3 月 13 日行政院修正），《行政院公报》第 7 卷第 4 期，1944 年 4 月 30 日，第 27—28 页。

种类以卫生署战时医疗药品暂行标准表内所列药品为限，[①]"照批发价格供售之，用罄后可随时向本会请购补充"，药品的运输和运费由各平价配方处自理，为避免引起误解，各处不得按战时药经会原装发售，需要改换包装，与之相关的标签、账据、包装、纸张等均由各处自行解决。战时药经会增加上述七处药品零售分配数量二成，"以资供应"。[②]

　　1943 年 8 月，药经会向卫生署申请药品销售加价 40%，并定四项原则：（1）不论批售与非批售，一律照成本加 40%；（2）较限价或市价为高或所低不多的药品，一律减至比限价或市价低 10%—20%；（3）无限价或市价的药品酌量加价，但以不超过成本 40% 为限；（4）销路不旺的药品售价暂不调整。卫生署认为除第三点应予删除以免重复外，"余尚可行"。[③]实际上此次《药经会药品价目表》是从 1943 年 6 月 1 日起实行，具体加价情况是：（1）根据售药细则及卫生署当年 4 月 21 日卅二医字

---

①　战时医疗药品暂行标准表内所列普通药品为 104 种，包括：△ 非那西汀、醋柳酸、硼酸、石碳酸、盐酸、△ 柳酸、鞣酸、肾上腺素（副肾素）、醚、鞣酸蛋白、醇、蒜、明矾、卤化铋、淀粉、酒石酸锑钾、盐酸阿扑吗啡、硝酸银、强蛋白银、三氧化砒、硫酸阿托品、橙皮、△ 巴比特鲁、酒石酸铋钠、次碳酸铋、次没食子酸铋、安息香酸钠咖啡因、炉甘石、碳酸钙、卤化钙、乳酸钙、石灰、漂白粉、樟脑、香椒、活性炭、水化卤醛、卤仿、△ 盐酸可卡因、磷酸可卡因、黄连、煤溜油醇、硫酸铜、葡萄糖、洋地黄、△ 盐酸吐根素、盐酸麻黄素、△ 麦角、硫酸低铁、五倍子、龙胆、甘油、甘草、卤化高汞、卤化低汞、黄氧化高汞、汞、含铋卤化高汞、△ 碘、△ 碘仿、白陶土、碳酸镁、氧化镁、硫酸镁、薄荷脑、△ 新阿斯凡纳明、盐酸吗啡、番木鳖、桉叶油、△ 大枫子油、薄荷油、蓖麻子油、麻油、松节油、鸦片、黄凡士林、牵牛子、脑垂体粉、松溜油、醋酸铅、远志、醋酸钾、△ 碘化钾、高锰酸钾、△ 盐酸普鲁卡因、△ 重硫酸奎宁、△ 二盐酸奎宁、大黄、△ 山道宁、碳酸钠、焦性硼酸钠（硼砂）、溴化钠、卤化钠、枸橼酸钠、△ 柳酸钠、硫酸钠、次亚硫酸钠、曼陀罗、升华硫黄、滑石、△ 麝香草脑、氧化锌、硫酸锌、姜，其中带 △ 标识的是"目前原料无着之药物"。《战时医疗药品暂行标准表》，《实验卫生》第 1 卷第 1 期，1943 年 3 月，第 17—18 页。
②　《战时医疗药品经理委员会三十二年度营业计划书及概算并分配预算》（1943 年 1 月 31 日—1944 年 5 月 19 日），台北"国史馆"藏，014-011102-0041。
③　《战时医疗药品经委会药品售价单及改订价目表》（1940—1945 年），台北"国史馆"藏，014-011104-0023。

第 6519 号指令三项办法核算药品价格；（2）包装费因瓶软木塞暴涨，根据该会业务会议，决定照成本 40% 加成；（3）成本价格的老款药品照原售价除 1.4 计算（管理 30%，包装 10%）；（4）成本价格的新款药品，按新款成本乘数量与旧款成本乘数量，平均计算。同年 12 月药经会又向卫生署申请药品加价 55%—70%，只不过要到 1944 年 2 月才正式备案执行。[①]

上述根据市场价格逐年提高加成比例之举，使药经会逐渐扭亏为盈。以 1943 年度岁入预算分配为例，股东红利为 128384 元，政府官息为 60 万元，政府红利为 800 万元，预计缴解国库 860 万元。药经会 1943 年度营业收入为 12925061.55 元，营业支出为 3008553.39 元，盈余 9916508.16 元。最后减去股东红利、政府官息、政府红利，尚能盈利 1188124.16 元。[②]国民政府见此举既充裕了国库，又能实现平价购药，于是从国民政府总预算第二预备金项下动支 2000 万元，作为 1944 年度药经会经费。[③]

1944 年 9 月，药经会呈请卫生署调整部分药品售价，称"现有一部分药品，其售价较限价、议价或市价有低至数倍乃至数十倍者，若不予以调整，匪特易启套购之弊，抑且一经售出，即难再以同价购进，影响所及，本会资金不能周转，无法大量采购，而失普遍供应、便利公教人员暨民众之旨"，另呈有调整表一份。卫生署认为该会所言确属实情，"表内各药多系国内不能生产药品，年来交通困难，购运匪易，兹为防

---

①　《战时医疗药品经委会药品售价单及改订价目表》（1940—1945 年），台北"国史馆"藏，014-011104-0023。

②　《战时医疗药品经理委员会三十二年度营业计划书及概算并分配预算》（1943 年 1 月 31 日—1944 年 5 月 19 日），台北"国史馆"藏，014-011102-0041。

③　《训令：国民政府训令渝文字第二七三号（三十三年五月八日）》，《国民政府公报》1944 年渝字第 673 号，第 6 页。

止物资逃遁计，将售价酌予合理之调整，实切要之举"。行政院、国防总动员会议认为，该调整表所列各种药品原售价，均比 1943 年 8 月间行政院核定价格高，而且药经会在未向行政院报备的情况下，已私自加价两次，"在不超过百分之七十的加成原则下，于今年二月及六月，已准调整两次，本案内之原售价即系调整两次后之结果，而此两次加价，均未经呈院备"，"须另以私函向卫生署许处长（即许世瑾——引者注）查询"。①

1944 年 11 月 8 日，许氏致函陈大庆（字养浩），解释药价问题。首先表示"因分交各处查询，致称稽延"，三个月后才回复行政院。其次认为 1943 年 12 月申请的 55%—70% 加价，经备案后于 1944 年 2 月才开始实行。其间物价上涨，自然导致"核准之售价自较卅二年八月核准之价目为高"，言外之意 1944 年初基础药价已然高于 1943 年行政院核定售价。最后此次部分调整售价之举，符合 1944 年"修订售药细则"第 10 条规定，"其有特殊情形者，得专案呈请卫生署核定，转报行政院备案，惟所有售价不得超过议价、限价或呈准核定之价格"。② 行政院表示既然药经会已于 2 月、6 月两次加价，则此次部分药价调整，"似不应骤增巨额倍数，致失国营药品、普遍供应之旨"，"除有 △ 号之药品，因增高未及一倍不予更动外，其余各种其比原售价增高在五倍以下者，准照原价增一倍，增高在五倍以上者，准照原售价增二倍，另拟核定价附后，并准自十二月一日起施行"。最后还特别声明，"嗣后该署核定加

---

① 《战时医疗药品经委会药品售价单及改订价目表》（1940—1945 年），台北"国史馆"藏，014-011104-0023。

② 《战时医疗药品经委会药品售价单及改订价目表》（1940—1945 年），台北"国史馆"藏，014-011104-0023。

价, 非呈经本院备案后, 不得实施"。[①]

由《药经会售价特殊药品价目调整表》(1944 年 8 月 14 日) 可知,
此次调价药品大多数并非常用药品, 这意味着这些药品的价格不至于影
响其他药价, 行政院真正介意的是药经会此前两次私自加价行为, 正好
借此次部分药品调价之事加以敲打。那么又是什么原因让行政院如此在
意药经会两次私自加价之举? 原来经过 1944 年两次私自加价、一次部
分调价后, 药经会所售药品价格涨幅前所未有, 其中又以两次私自加价
较为关键。加价药品种类范围为 60 种, 其中 23 种药品价格翻腾数倍,
包括亚拉伯胶 (2.8 倍)、醋酸基氧二烷基困 (5.1 倍)、冰醋酸 (0.6
倍)、醋柳酸 (4.8 倍)、硼酸 (0.8 倍)、柳酸 (3.3 倍)、溴化铊 (0.6
倍)、重蒸馏水安瓿 (0.5 倍)、硫酸阿托品安瓿 (0.6 倍)、甘油 (3.1
倍)、红氧化高汞 (2.7 倍)、复方煤溜油醇溶液 (1.5 倍)、薄荷脑 (3.8
倍)、汞溴红 (1.5 倍)、困醇 (8.2 倍)、溴化钾 (0.4 倍)、枸橼酸钾
(7.9 倍)、山道年 (0.7 倍)、重碳酸钠 (0.4 倍)、焦性硼酸钠 (0.6 倍)、
巴比特鲁锭 (0.6 倍)、口用体温计 (7.4 倍)、肛门用体温计 (6 倍)。[②]
以上涨价药品约占总类数的 38.33%。此后, 药经会不再未经报备擅自加
价。从 1944 年 12 月两种肝浸膏的调价过程来看, 该会开始严格遵守行
政院给出的 2—5 倍限度。[③] 从根本上来说, 前次加价与调价已基本大
幅拉高药价, 也就没有必要再与行政院发生龃龉。

1945 年 3 月, 药经会以药品来源短缺、资金周转不灵、生活补助费

①　《战时医疗药品经委会药品售价单及改订价目表》(1940—1945 年), 台北"国史馆"藏,
　　014-011104-0023。

②　《战时医疗药品经委会药品售价单及改订价目表》(1940—1945 年), 台北"国史馆"藏,
　　014-011104-0023。

③　《战时医疗药品经委会药品售价单及改订价目表》(1940—1945 年), 台北"国史馆"藏,
　　014-011104-0023。

及米代金开支增加、贵州药品售价低于市场价为由，再次申请加价。此次加价与以往办法不同，之前均是在上一期药品原售价基础上作适当加成比例调整，而此次直接改为以市场为导向，"先予以调查市价，再酌予合理调整，以不超过市价百分之五十为原则"。① 由 1945 年 2 月《药经会药品调整价目表》可知，表中所列市价是根据重庆市社会局与药经会调查结果综合得出，调查范围包括重庆市亚光药厂、广大药房、太平洋药房、中央制药厂，另委托宽仁医院调查中央、协和、广大、华成四家药房的最低与最高售价，同月行政院批准了此次加价，自 4 月 1 日起施行。②

值得注意的是，此次调价药品种类仍为 60 种，价格虽比当时市价低一半，但远高于 1944 年底的售价，整体涨幅再创新高。具体言之，亚拉伯胶（2.7 倍）、醋酸基氧二烷基困（4.7 倍）、冰醋酸（0.7 倍）、醋柳酸（0.8 倍）、硼酸（5 倍）、枸橼酸（2.6 倍）、柳酸（1.1 倍）、溴化钾（4.5 倍）、重蒸馏水安瓿（1 倍）、硫酸阿托品安瓿（2.7 倍）、卤化钙安瓿（0.9 倍）、10% 浓度樟脑油安瓿（1 倍）、20% 浓度樟脑油安瓿（11 倍）、硫酸麻黄素安瓿（1.7 倍）、盐酸肾上腺素溶液安瓿（0.4 倍）、酒石酸锑钾（0.9 倍）、巴比特鲁粉（3.9 倍）、石油苯清（3.1 倍）、碳酸铋（4 倍）、柳酸铋（2.9 倍）、次没食子酸铋（5.2 倍）、葡萄糖钙（9.1 倍）、樟脑块（1.5 倍）、浓鱼肝油胶囊／鱼肝油精丸（1.3 倍）、甘油（2.8 倍）、红氧化高汞（1.1 倍）、复方煤溜油醇溶液（0.9 倍）、薄荷脑（3.1 倍）、汞溴红（1.9 倍）、汞溴红溶液（2.4

① 《战时医疗药品经委会药品售价单及改订价目表》（1940—1945 年），台北"国史馆"藏，014-011104-0023。

② 《战时医疗药品经委会药品售价单及改订价目表》（1940—1945 年），台北"国史馆"藏，014-011104-0023。

倍）、浓鱼肝油 / 鱼肝油精（2 倍）、白石脂（2 倍）、困醇（9.3 倍）、溴化钾（10.7 倍）、枸橼酸钾（3.7 倍）、盐酸普鲁卡因（0.6 倍）、重硫酸奎宁（0.2 倍）、二盐酸奎宁（1.2 倍）、硫酸奎宁（0.2 倍）、山道年（0.6 倍）、重碳酸钠（1.5 倍）、焦性硼酸钠（3.2 倍）、溴化钠（4.5 倍）、枸橼酸钠（1.3 倍）、柳酸钠（1.5 倍）、巴比特鲁锭（2.3 倍）、二厘重硫酸奎宁锭（1 倍）、胺基苯磺酸弧锭（1.9 倍）、药特灵锭（2.7 倍）、稀碘酊（1.5 倍）、碘酊（0.8 倍）、氯化锌（4.6 倍）、口用体温计（0.9 倍）、肛门用体温计（0.9 倍）。[①] 以上总计 54 种药品，占总类数的 90%。

　　1945 年 6 月，药经会再次申请加价，理由是 "三月余来，物价波动，尚形剧烈"，[②] 行政院批准了此次加价，定于同年 7 月 1 日实行。由此次《药经会药品售价表》可知，加价涉及 288 种药品，不少药品比 3 月间高出数倍，诸如亚拉伯胶（1.5 倍）、醋酸基氧二烷基困（1.5 倍）、冰醋酸（3 倍）、醋柳酸（1.8 倍）、硼酸（2.3 倍）、柳酸（2.3 倍）、溴化铊（1.7 倍）、巴比特鲁（0.4 倍）、碳酸铋（1 倍）、柳酸铋（1 倍）、次末食子酸铋（1 倍）、次硝酸铋（1 倍）、甘油（1 倍）、溴化钾（1.2 倍）、枸橼酸钾（0.09 倍）、山道年（1.4 倍）、枸橼酸钠（1.2 倍）、柳酸钠（1.3 倍）、氧化锌（0.7 倍）、口用体温表（2 倍）、肛用体温表（2 倍）。以上总计 21 种药品，约占总类数的 0.73%。同月行政院批准从 1945 年 7 月 1 日起施行此次新订价目表。[③]

---

①　《战时医疗药品经委会药品售价单及改订价目表》（1940—1945 年），台北"国史馆"藏，014–011104–0023。

②　《战时医疗药品经委会药品售价单及改订价目表》（1940—1945 年），台北"国史馆"藏，014–011104–0023。

③　《战时医疗药品经委会药品售价单及改订价目表》（1940—1945 年），台北"国史馆"藏，014–011104–0023。

　　全面抗战时期，药经会以相对较低的售价占据普通医疗药品供销的主导地位，一时间风头无两。当时有不少私人、行政部门千方百计申请优惠购药政策。还有机构负责人通过私人关系，直接请托卫生署署长关照购买。例如南开中学校长张伯苓曾私信金宝善，请求关照该校医院的购药申请，"希先生予以关照，特请尽量售给"。①1941 年 11 月 16 日，张伯苓再次致函金宝善，希望药经会能够批准其购买甘油、鱼肝油两项，"特派员携款前来洽购，请将三磅赐交来人带下"。②

　　陈方之也曾致信金宝善，要求供应磺胺类药品，"经查贵委员会已向战时药品经理委员会订购十九、二十批药品，内有该类药品，业经分配相当数量"，并询问盘尼西林对于治疗男女慢性淋病的药效情况。金宝善随即表示同意付款提货，并将盘尼西林的说明文字"稿录文献另纸奉上"。③此事表明，1943 年已经可以在重庆中央医院买到最新抗生药"苏化拉尼买"④。

　　1943 年 8 月，社会部向行政院提议将卫生署所属各公营事业诸如战时药经会等纳入职工福利，卫生署回绝了这一提议，认为药经会是"不

---

① 《关于请关照南开中学采购药品致金宝善的函》（1941 年 11 月 7 日），重庆市档案馆藏，01420001000160000017。
② 《关于请准予购买鱼肝油致金宝善的函》（1941 年 11 月 16 日），重庆市档案馆藏，01420001000160000017。
③ 《金宝善关于请付款提磺胺类药品及对于男女之慢性淋疾药效另送上致陈方之的函》，重庆市档案馆藏，01820001004190000031。
④ 此药应是氨基苯磺酰胺（Sulfanilamide）的音译，一般将氨基苯磺酰胺及其相关的化合物简称为磺胺，德国药物学家格哈德·多马克（Gerhard Domagk）在 1935 年发明该药。磺胺是盘尼西林（青霉素）出现之前世界上第一种抗生素，能够有效抑止细菌感染，多马克本人因此获颁 1939 年诺贝尔医学奖。其后由于受希特勒灭犹政策迫害，多马克流亡美国，将磺胺制造技术也带到美国，美国人如获至宝，将该项药品的制造技术视为军事机密。参见〔美〕托马斯·海格《显微镜下的恶魔——第一种抗生素的出现》，肖才德译，湖南科学技术出版社，2011，序言。

以营利为目的之公营事业"，"应不适用职工福利金条例"。[1]1945 年 5 月，卫生署第一制药厂驻渝办事处向药经会购买药品数种，要求其"开示最低价格"。[2]

以上主要是药经会在西南地区的售卖情形，至于东南各省和其他交通不便的省份又该如何应对呢？1945 年，在行政院第 40 次事务会议上，署长金宝善报告东南各省缺乏药品的情况，提出"曾纷电本署拨发，惟运输困难，药品无法运往，此后如各部会派员赴东南各省时，请代本署携带少量药品前往，以应该地之急需"。行政院批准了此项提议，同年4 月 16 日，行政院秘书处又将此事发文至西南办事处、战时生产局运输处等机关，以便通关行路。[3]

此外，药经会还与战时生产局、经济部工矿调整处、重庆市政府等围绕供应药品展开了一定的合作。1945 年 6 月 26 日，卫生署西北防疫处驻渝办事处为购买五金电料向战时生产局器材总库申请购买："查本厂承制军医署军用药品，急需在渝购买五金电料等项，希贵处准予购买而便运兰制造药品，交付军用药品。"[4]战时生产局除了自己生产军需物资外，还经营"代理购买"业务。此前有军政部军医署预拨款 2 亿元请代购药品，生产局将一部分药品及医疗器械分交四家生产，即卫生署西北制药厂、建始化学玻璃制造厂、土沱化学玻璃厂、经济部中央工业试

① 《公牍：社会部签呈》，《社会部公报》1943 年第 11 期，第 137 页。
② 《关于卫生署战时医疗药品经理委员会以最低价格购药的往来函》（1945 年 4 月 22 日），重庆市档案馆藏，0030001001370000135000。
③ 《关于派员赴东南各省代卫生署携带药品致战时生产局西南区办事处的函》（1945 年 4 月30 日），重庆市档案馆藏，00190001001070000078。
④ 《关于准予卫生署西北防疫处驻渝办事处购买五金电料致战时生产局器材总库的函》（1945 年6 月 26 日），重庆市档案馆藏，00190001013450000021。

验所陶业实验示范工厂。[1] 又如 1945 年 7 月，"因渝市霍乱流行"，药经会将购得的 3 吨漂白粉全部廉价发售，售价定为每吨 40 万元，其中售给美海军 1 吨，其余分三种包装售卖，即 15 公斤箱装 9000 元 / 箱，半磅瓶装 300 元 / 瓶，50 公分高瓶装 120 元 / 瓶。[2] 正如美籍顾问纳尔逊（Nelson）在一次演说中提到，中国在赢得生产和供应的战争胜利之前，目前处境暂时不会得到改善，因此政府部门间的合作十分重要。[3]

（三）战时药品多种渠道的供应与战后药经会的改组

透过战时药品经理委员会的经营情形可知，所谓的"向国内外采购，平价供应，售价较市价低廉数倍"，[4] 往往是官样文章，言过其实。况且对于整个抗战大局来说，尤其是在中国工业水平比较落后的大前提下，单靠药经会的供销机制难以实现医疗药品器械的自给自足，国民政府实际上是多管齐下，即努力提高本土生产能力，积极争取海外援助，拓展海外购买渠道。

1940 年 5 月，中央制药公司成立，朱恒璧担任总经理。该公司主要从事奎宁、磺胺类药物和砷以外的其他药物的批量生产，在重庆和成都设有药厂。但是，由 5 月 10 日朱氏写给常务董事浦心雅的信件，我们可以知道实际上此公司弊端丛生，主要表现在事务及会计两科职员敷衍塞责、争权夺利、聚众赌博、互殴谩骂、损坏公物、妒贤嫉能。朱

---

① 《关于交卫生署西北制药厂等厂承制药品及医疗器材上战时生产局的呈》（1945 年 8 月 4 日），重庆市档案馆藏，00190001016830000034。

② 《战时医疗药品经委会药品售价单及改订价目表》（1940—1945 年），台北"国史馆"藏，014-011104-0023。

③ Nelson's Speech，《关于请洽运不明物主物资致加尔各答的代电（附英文稿件）》（1944 年 10 月 20 日），重庆市档案馆藏，00190001022590000011。

④ 《中华年鉴（1948）》（3），第 399—405 页。

恒璧一怒之下，裁撤滋事人员，"有职员一人犯规，经训诫后，立提出辞职，璧当予照准，继其纷纷无故辞职者又四五人，出言不逊，顿时怠工，似此行动显系结党把持，合伙要挟，蔑视纪律，破坏公司，故一律准辞"。①此次裁撤之议，经董事金宝善转达各位常务董事，足可见当时想要在新的卫生领域开展工作也难免被人事纷争牵绊。即便是全面抗战时期，也并不是每一位参与者都能做到大公无私。1940年5月22日，中央制药公司在重庆村三号举行常务董事会议，专门讨论朱恒璧的人事改革方案，②基本上支持朱氏的做法。此后中央制药公司生产恢复正常。

　　1941年11月3日，卫生署明令公布《奖励医药技术条例》，鼓励利用国产原料发明新药和制造医疗器械。③1942年4月30日至5月2日，卫生署拟召集各省卫生机关代表及医药专家，在重庆广播大厦举行全国医疗药品生产会议，讨论药品增产计划。④1944年8月，卫生署在重庆成立第一制药厂，同年11月于兰州创设西北制药厂，"利用西北各省原料，并供给当地需要"。⑤该厂负责人为孟目的，致力于从油田残渣中提取矿脂，从肥皂荚等豆科植物中提取皂角苷，从青海湖卤水中提取精盐和硼砂，从软锰矿中提取高锰酸钾，从麻黄里提取麻黄素，从当归里提取当归素。⑥不难发现，这些药厂主要负责生产普通药品。

---

① 《金宝善关于告知处理中央制药厂股份有限公司内部人事经过情形致浦心雅的函》，重庆市档案馆藏，0288000100147000061000。

② 《金宝善关于召开中央制药股份有限公司常务董事会议致浦心雅的函》，重庆市档案馆藏，0288000100147000065000。

③ 《事由：抄发奖励医药技术条例令仰知照由》（1941年12月26日），《卫生署关于内外部事务的各项训令》（1941年12月—1942年1月），中国第二历史档案馆藏，一二/1/3565。

④ 《本报讯》，《中央日报》（重庆）1942年4月28日，第3版。

⑤ 《中华年鉴（1948）》（3），第403页。

⑥ 〔美〕李约瑟、〔英〕李大斐编著《李约瑟游记》，余廷明等译，贵州人民出版社，1999，第143页。

除了自行设厂制造药品和加强药品经营管理外，国民政府还向国际社会求援。与此同时，美国红十字会、美国医药援华会、英国红十字会、加拿大红十字会等非政府组织纷纷对华捐助大量医疗药品，国民政府专设"接收国外捐赠医疗药品器材委员会"负责接洽。自 1941 年起至 1945 年底止，上述团体捐助各种药品器材共达 837 吨，分发给各医药卫生机关及各党政教育机关的数量有 603 吨，约占捐赠总数的 72%。而 1941 年渝版《中央日报》上所说的美国红十字会 5 月援华医疗药品竟达 1200 吨，显系夸大宣传，不可轻信。①

由于战时转运物资十分困难，关卡甚多，手续繁杂，卫生署"所属各机关及各省市卫生主管机关自制或购办各种药品、器械，经由国内各埠运输或寄递，因经关卡查验，请予转请免税者时所恒有，每次请由本署核转手续纷繁，时间不复稽迟"。1941 年 10 月 6 日，卫生署会同财政部制定了《国内运输医疗器械药品免税证明书》，作为免税通关的凭证，"此项证明书专为沌口免税之用，其属于救护药品而系进口者，仍使用救护药品免税证明书"，②并希望各相关部门能够予以通融办理。

就在香港沦陷的同日，面对即将面临的海上交通阻断、药品来源困难，卫生署紧急向身处印度的兰安生求助，希望开辟新的购运渠道。1941 年 12 月 25 日，卫生署署长金宝善紧急致函卫生署顾问兰安生，请求其在印度代为购买一些最基本的医疗仪器和药物："我写信是想问一下，是否有可能从印度获得已批复的物品。我知道你会很好地调查这件事，如果印度的价格与附件清单上的估计价格相当接近的话，如果您能

---

① 《美赠我药品陆续运到，红会医疗队已抵滇南》，《中央日报》（重庆）1941 年 5 月 23 日，第 3 版。

② 《事由：令发国内运输医疗器械药品免税证明仰遵照慎重使用由》（1941 年 10 月 6 日），《内政部卫生署关于公务人员考绩、整理债务等给卫生用具修造厂的训令》（1941 年 1—12 月），中国第二历史档案馆藏，一二 /1/3558。

为我们订购这些产品，我将不胜感激。请尽快处理此事，以最快的速度发货。我一接到你的来信，就立即安排汇款。"①

此时兰氏正担任全印卫生学院（All India Institute of Public Health）院长一职，他与加尔各答市卫生官员成为非常要好的朋友，还结识了甘地的私人医生罗伊（B.C.Roy），此人是印度国大党的重要成员，②因此他获得采购医疗药品的印度当局批文并非难事。1942年1月11日，兰氏紧急复电，要求重庆的卫生署往其加尔各答中国银行账户中先期电汇6000美元，即可代购所需药品。③

实际上，此时卫生署根本无力支付6000美元，只好转而求助外汇管理委员会。1942年1月17日，卫生署以此前奉令在各公路沿线添设的25座公路卫生站急需外购药品为名，向外汇管理委员会申请外汇，"所需药品、器械甚多，衹以美英对日宣战之后，香港失陷，向国外采购药品极感困难，乃委托前本署顾问现任全印卫生学院院长兰安生博士在印度加尔加答搜购药品一批，计值美金一万二千元航寄来渝，以应急需"。④外汇管理委员会批准了此项美金申请，决定分两次汇入兰氏账户，"经查此项药品既已定购，自应迅即如数汇付，以便成交，除所需航寄等费，俟查明应需确数，再行申请外，现拟请贵会准予核结美元一万二千元，

---

① 《金宝善致函兰安生》（1941年12月25日），《关于核发兰安生在印度加尔各答收购医药器械价款美金的代电、通知书》（1941年12月25日—1942年1月17日），重庆市档案馆藏，0286000100742000043000。

② Grant, John B. (John Black), 1890-1962, Rockefeller Foundation Oral History Collection, Columbia Center for Oral History, Columbia University, p.611.

③ 《兰安生复函重庆卫生署》（1942年1月11日），《关于核发兰安生在印度加尔各答收购医药器械价款美金的代电、通知书》（1941年12月25日—1942年1月17日），重庆市档案馆藏，0286000100742000043000。

④ 《关于核发兰安生在印度加尔各答收购医药器械价款美金的代电、通知书》（1942年1月17日），重庆市档案馆藏，0286000100742000043000。

分两次电汇加尔加答中国银行收入全印卫生学院兰安生博士户收支领应用"。① 此后至少到 1943 年，金宝善与兰安生之间始终保持联系。②

随后，1942 年 1 月 20 日，卫生署请求财政部暨运输统制局命令沿途各关卡及检查站，对美国红十字会等慈善团体所捐赠的医药材料器械予以免税放行，"或予以协助，以期赶运"，③ 实际上是为了保障所有海外援购医疗物资能够更加顺利地进入前线后方。2 月，军医署先与卫生署商议进一步简化通关手续，"查国外赠献器材管理办法颁行未久，各慈善团体不明手续者尚多，兹为过渡期内已到国境器材入境便利起见，拟由本署预印空白入境护照，交本署驻畹町代表保管。遇必要时，由本署电饬该代表就近填发，以免往返费时"。④ 行政院复根据军医署的提议，为国外赠献卫生器材进口便利起见，批准由卫生署驻畹町代表就近填发入境护照，并准先进口后补清单，借以变通《国外赠献卫生器材管理办法》。⑤ 此举为医疗药品供应又提供了一层保障。

1943 年 11 月 9 日，联合国各成员国在华盛顿签订协定，成立联合国善后救济总署（简称"联总"），旨在计划、统筹、执行或设法执行

① 《拟请准予核给美金一万二千元分两次港汇加尔加达中国银行收入全印卫生学院兰安生博士户搜购药械由》（1942 年 1 月 17 日），《关于核发兰安生在印度加尔各答收购医药器械价款美金的代电、通知书》（1941 年 12 月 25 日—1942 年 1 月 17 日），重庆市档案馆藏，028600010074200000043000。

② 《关于告知兰安生急电已转发致金宝善的函》（1943 年 5 月 12 日），重庆市档案馆藏，00190001022360000002。

③ 《事由：令知美红会所赠药材器械运经沿途各关卡检察站应予免税放行或予协助业经呈准由》（1942 年 1 月 20 日），《卫生署关于内外部事务的各项训令》（1941 年 12 月—1942 年 1 月），中国第二历史档案馆藏，一二 /1/3565。

④ 《军医署致函重庆卫生署》，《卫生署关于内外部事务的各项训令》（1941 年 12 月—1942 年 1 月），中国第二历史档案馆藏，一二 /1/3565。

⑤ 《事由：准军医署代电为赠献卫生器材进口便利计准由该署驻畹町代表就近填发入境护照等由一案抄发原代电令仰知照由》（1942 年 2 月 9 日），《卫生署关于内外部事务的各项训令》（1941 年 12 月—1942 年 1 月），中国第二历史档案馆藏，一二 /1/3565。

若干办法，用于救济在联合国控制下任何地区内的战争受难者，向他们
提供粮食、燃料、衣服、房屋及其他基本必需品，并提供医疗和其他重
要服务，在一定限度上，推进恢复救济区域的生产、生活、交通运输等
事业。[①] 国民政府同意此项协定，成立行政院善后救济总署（简称"行
总"）。它是国民政府统筹善后救济事业的最高机构，国民政府任命蒋廷
黻为署长，以便与联总驻华办事处处长凯石协商具体事宜。[②] 此后在"联
总"和"行总"的有效运转下，大批盟国医疗药品、器械来华。

即使国民政府已为国外赠献卫生器材打开方便进入之门，但整个抗
战时期对外通信联络十分不便，从境外购买和转运医疗物资颇为不易。
1944 年 6 月 2 日，金宝善曾专门致信时任中、印、缅三区中国国防物资
供应公司总代表的陈长桐，希望代为拍发致兰安生的电报，妥善保障印
度物资转运抗战大后方事宜。[③]

1944 年 10 月 1 日，美 国 对 外 经 济 事 务 局（Foreign Economic
Administration of the United States of America, FEA ）的 莫 尼 卡 尔（R. J.
Monical, Acting Chief, Requirements & Supply Division in China ）向陈
长桐发来电文，提及有一批来历不明的医药物资滞留在加尔各答，其
中有一箱药品标明是 F.A.U.（Friends Ambulance Unit ）送给位于重
庆北碚的育才中学，收件人是陶行知博士，还有一纸板箱的磺胺噻唑
（Sulfathiazole）、三纸板箱的磺胺（Sulfanilamide ）。此外还特别说明，

---

① 《国民政府公布中国与联合国善后救济总署签订之基本协定》（1943 年 11 月 9 日），中国
　第二历史档案馆编《中华民国史档案资料汇编》第 5 辑第 2 编"外交"，江苏古籍出版社，
　1997，第 163—171 页。

② 关于抗战胜利后联合国善后救济总署援华医药物资问题，参见王德春《联合国善后救济总
　署与中国（1945—1947）》，人民出版社，2004，第 276—280 页；王春龙：《1945—1947
　年中国善后救济事业研究》，中国社会科学出版社，2020，第 457—480 页。

③ 《关于代为拍发兰安生电稿致陈长桐的函》（1944 年 6 月 2 日），重庆市档案馆藏，
　00190001022360000004。

此批药品不适合当作普通货物运输，而且他们不确定中方卫生署是否适合直接处置此事，倘若只有卫生署能够处理，美国方面希望卫生署能够通过常规的 BOTC 渠道转运。①

接到此信后，陈氏便向卫生署署长金宝善介绍了这批不明药品的基本情况，表明此批药品目前虽属于个人捐赠，但收货人信息不完整，同时也转达了美国对外经济事务局的建议，最后陈氏希望金宝善能够出面处理并安排相关运输事宜。②金宝善将此事交给副署长沈克非办理。1944 年 10 月 16 日，沈氏致函陈氏，告诉他将安排卫生署驻加尔各答代表徐荫棠负责安排通关文件和一切转运事项。③同年 10 月 30 日，交通部驻印度总代表办公处与加尔各答卫生署代表徐荫棠达成最终转运方案，"径洽英福公司代为清提东运，相应电请查照办理"。④

据狄卜鲁加驻印东区代表处报告，1945 年 7 月卫生署、中航机空运进口民用医药吨位共计 15 吨，由战时生产局渝运（重庆运输处）和昆明西南区办事处负责转运。⑤需要指出的是，海外援华药品器械一般经"驼峰航线"直运重庆、昆明等地，由国民政府军事委员会战时运输管理局负责援华物资运输调度，并派驻有"印东"代表负责查验货物。以美国医药学会（AMA）和美国援华医药会（ABMAC）的援华医疗物资

①　"R. J. Monical Write to Mr. R. C. Chen,"《关于请洽运不明物主物资致加尔各答的代电（附英文稿件）》（1944 年 10 月 20 日），重庆市档案馆藏，00190001022590000011。

②　"Mr. R. C. Chen Write to Dr. P. Z. King,"《关于请洽运不明物主物资致加尔各答的代电（附英文稿件）》（1944 年 10 月 20 日），重庆市档案馆藏，00190001022590000011。

③　"James K. Shen Write to Mr. R. C. Chen,"《关于请洽运不明物主物资致加尔各答的代电（附英文稿件）》，（1944 年 10 月 20 日），重庆市档案馆藏，00190001022590000011。

④　《交通部驻印度总代表办公处代电》（1944 年 10 月 30 日），《关于请洽运不明物主物资致加尔各答的代电（附英文稿件）》（1944 年 10 月 20 日），重庆市档案馆藏，00190001022590000011。

⑤　《关于核准卫生署开送配运清单致狄卜鲁加驻印东区代表处的代电（附配运清单）》（1945 年 6 月 22 日），重庆市档案馆藏，00190001015510000011。

为例，此批物资先从美国的"尼森小屋"（Nissenhut）空运到印度的汀江机场，再从汀江机场转运到中国昆明，最后从昆明集散到大后方。[①]

战时购买医疗器械如 X 光机的案例并不算多，笔者目前仅见陈志潜从美国进口 X 光机一事。抗战时期，陈志潜曾任重庆大学医学院院长，国民政府根据美方要求，任命陈志潜代表教育部参加美国红十字会华西区药品分配委员会，"所有原于本部范围内之药品分装分发等有关事宜，并由该校医院负责经管，该校应在医学院内指定专人一员，协助办理，其名额即在本部最近核增十人中支配，不另增加"。[②]陈志潜出任此职后，便掌握了一部分中美医疗药品物资购买渠道。陈志潜曾委托吴全信代为购买 X 光机，"如北碚医院在美购买 X 光透视机一座，并附估价单一纸，约计美金九千元"，由吴的公司在美外汇垫付。[③]同年 8 月 18 日陈志潜再次催促进口 X 光机相关手续。[④]显然，当时 X 光机非常昂贵，购买渠道亦较为狭窄。

抗战胜利后，海运逐渐畅通，医疗药品输入日见顺利，药经会已无存在必要。"对日战事结束，本署所属之战时医疗药品经理委员会应即结束。"1945 年 8 月 27 日，卫生署呈请行政院结束药经会，具体拟订六条结束办法：（1）自 9 月 15 日起，发行组新订单及门市部零售配方一律停售（旧案仍应继续发售，应尽量利用原装，避免分装）；（2）善后救济总署拟向药经会订购的器材，由卫生署代为接洽；（3）存货限

---

① 《配运清单》（1945 年 10 月 9 日），重庆市档案馆藏，00190001015170000089。

② 《关于派陈志潜代表本部参加美国红十字会华西区药械分配委员会负责药械分装分发等并派员协助的呈、训令》，重庆市档案馆藏，01200001004560000001000。

③ 《关于告知北碚医院在美订购各项医药物品均由陈志潜主持办理的致□子桑的函（附函）》，重庆市档案馆藏，0168001000240000016。

④ 《关于转北碚医院出具委托购买 X 光机申请证明书致陈志潜的函》，重庆市档案馆藏，0168001000240000022。

两个月内盘查清楚，并照现售价格分别估价列单呈核，剩余实有存货应加封，妥为保管，听候处置；（4）药经会所有技术人员应即造册存署，听候派用，其他一切与结束业务无关的人员应先行资遣；（5）应注意服务年资发给遣散人员遣散费；（6）应了未了事件应尽速于11月15日以前办理，其未了事件由卫生署接办。9月1日，行政院同意了该项方法。①

原定药经会停售药品时间为9月15日，但此后出于种种原因不断推迟，"现因日本签订投降书延迟，还都不能从早实行"。卫生署从保障各方药品供应的角度，提出延长半个月销售时间，改为9月30日起停止发售。考虑到药经会行将结束，仍需特别注意销售本利问题，此时已不适合做部分药品价格调整，"自应统盘调整，以资适合市价"。与以往逐渐加价调整不同，此次调整实为折扣减价处理。② 而此次折扣减价力度之大前所未有，在1945年7月1日实行的药品售价基础上，"除注有△号者，或其原价相同，或照原价减少百分之四十至六十（即打六折至四折），其余均照原价减少百分之三十（即打七折）"，诸如中性黄色素（优黄素）、盐酸普鲁卡因减价60%，汞溴红、米次蓝、酸晴酶均半价，山道年、喹碘磺锭、喹碘磺粉减价40%，X光机发电机减价32%，麦角流浸膏由750元改为525元，绊创膏从2500元改为315元。9月18日，行政院批准了此次调价。10月，又将鱼甘油精丸五十粒装的售价从525元改为750元，绊创膏从315元改回2500元。③

---

① 《战时医疗药品经委会药品售价单及改订价目表》（1940—1945年），台北"国史馆"藏，014-011104-0023。

② 《战时医疗药品经委会药品售价单及改订价目表》（1940—1945年），台北"国史馆"藏，014-011104-0023。

③ 《战时医疗药品经委会药品售价单及改订价目表》（1940—1945年），台北"国史馆"藏，014-011104-0023。

1945 年 10 月 2 日，卫生署呈请行政院修改前拟结束办法中第一、六两项，"政府还都尚未确定日期，各方对于药品之需要仍赖该会继续供应，俾不致影响医疗工作"，"根据目前情况，自应再行考虑变更"，另拟四项补充办法："一、该会城内夫子池平价药品配方处业务，仍遵前令于九月三十日结束，至新桥门市部配方业务，应于九月三十日结束外，其零售业务延至十一月三十日结束，发行组业务，因必须供应各方之需要，延至十二月三十一日结束；二、该会应了未了事件延期至十二月三十一日办理结束，其未了事件由本署另成立药品供应处接办，以期衔接而免供应中断，至成立药品供应处之组织规程、工作计划及概算等件，俟另案呈请；三、该会资遣员工，不问其服务久暂，一律依据钧院三十四年四月十八日平嘉字第八零八五号训令，发给三个月遣散费（包括薪津公粮），其被资遣人员中，原在本署服务或附属机关连续服务由南京随同退出者，念其战时服务之劳绩，拟请钧院准予加发两个月遣散费，以示体恤；四、被遣散人员之必须还都者，所需交通工具及旅运费等，拟请钧院准予照在职公务人员待遇办法办理。"①

由行政院草拟的签呈内容可知，其一则不希望药经会结束时间再往后延，二则也不愿意完全另立新的药品供应机构，三则照章开展遣散员工即可，尤其反对另立药品供应处。考虑到卫生署原本就有两个经理药品机构，即麻醉药品经理处与战时医疗药品经理委员会，行政院欲在药经会结束后，将其未了业务并入麻醉药品经理处办理，进而扩充麻醉药品经理处，使其成为一个药品供应机构。1945 年 10 月 12 日，行政院正式回复卫生署："一、该会城内夫子池平价药品配方处业务据呈于本年九月三十结束一节，准予备案，至新桥门市部零售业务暨发行组业务，应

---

① 《战时医疗药品经委会药品售价单及改订价目表》（1940—1945 年），台北"国史馆"藏，014-011104-0023。

准展期至本年十月卅一日结束，不得再延；二、该会应了未了事件，准宽限至本年十一月卅日以前办理结束，其未了事件应归麻醉药品经理处办理，麻醉药品经理处组织准酌加扩充，使成为一个药品供应新机构，该新机构之组织规程、工作计划及概算等，应即另拟呈核；三、关于该会资遣员工，请准予加发两个月遣散费一节，核与规定不合，该会被遣散员工应一律照三个月发给；四、还都奉准暂缓，所请对于该会被遣散员工之不变还都者，照在职公务人员待遇办法办理一节，应毋庸议。"①

令人意想不到的是，1945 年 10 月 27 日，卫生署表示难以服从部分院令，坚持认为结束办理时间应照此前所拟四项补充办法原案进行，尤其反对将麻醉药品经理处扩充为全国药品供应机构的方案，坚决主张另立药品供应处，并与麻醉药品经理处各理其事。卫生署具体提出了三点理由："一、查欧美诸国对于麻醉药品，多设专卖机构从事管理，良以管理之严密与否，关系国民健康至巨。本署麻醉药品经理处之职掌为麻醉药品之保管、稽核、输入、销售、鉴定及制造事项，实际即一麻醉药品之管理机构，与一般药之供应机关性质迥殊。该处在战时已感业务繁重，现战争结束，为敌毒化之沦陷地区次第收复，该处且须代制大量戒烟药剂，业务日渐加多，自宜集中精力，专办本身业务，未能兼办普通药品之供应，以免力量分散，影响其专管业务；二、推行公医制度为政府厉行之政策，本署为达到是项政策之要求，实有另设药品供应处，以资通盘筹划、大量供应医疗机关药品之必要；三、本署历年来对于国外捐赠之医疗药品，原设有接收委员会经办其事，将来拟设之药品供应处成立后，则该会业务及战时医疗药品经理委员会结束后未了事件，一并归入该处办理，如是则事权集中，人力、

---

① 《战时医疗药品经委会药品售价单及改订价目表》（1940—1945 年），台北"国史馆"藏，014-011104-0023。

财力亦多节省。"①

1945 年 10 月 30 日，行政院表示卫生署另立药品供应处一事已列入 1946 年预算，"该署明年度准设药品供应处，将原有之'接收美国红十字会捐赠医药材料管理委员会'并入，专办普通药品之供应，战时医疗药品经理委员会本年未了业务，应归并'供应处'办理，不必并入麻醉药品经理处，俾能集中事权，分别办理"，该署所列其他各条，"亦尚不无理由"。②1945 年 11 月 15 日，药经会正式停止营业，该会所属的药品接收站则由重庆迁至上海，另设药品供应处，继续办理普通药品器械的供应事宜。③ 1946 年 1 月 1 日，卫生署正式设立药品供应处，马基华兼代供应处处长，④按照成本供应各医疗卫生机关所需医疗药品。接收美国红十字会捐赠医药材料管理委员会亦并入该处，继续办理相关事宜。该处设在南京，并在重庆、上海、广州、天津等地各设供应站一处。解放战争爆发后，卫生部药品供应处很快并入战时轨道，1948 年度收入医疗药品计 65084 吨，售出与配发 162.282 吨。⑤ 随着业务往来频繁，为避免错漏，卫生署药品供应处曾提议各级机关申请捐赠药品时应附详细分配计划表及分配情况，并将相关报告按期交呈卫生署报销。⑥ 最终，

---

① 《战时医疗药品经委会药品售价单及改订价目表》(1940—1945 年), 台北"国史馆"藏，014-011104-0023。

② 《战时医疗药品经委会药品售价单及改订价目表》(1940—1945 年), 台北"国史馆"藏，014-011104-0023。

③ 《卫生署战时医疗药品经理委员会消息》,《公医》(重庆) 第 1 卷第 10、11 期合刊，1945 年，第 10 页。

④ 《关于卫生署药品供应处成立办公的函》, 重庆市档案馆藏，0053-0002-00482-0000-008-000。1946 年卫生署又成立了药物食品检验局，专门负责鉴定药物和食品，局长一职亦由马基华兼任。

⑤ 《中华年鉴 (1948)》(3), 第 399—405 页。

⑥ 《卫生署药品供应处关于各级机关申请捐赠药械应附分配计划表分配后应详填报表按期报销以利核配案》, 重庆市档案馆藏，00630003000200000008。

卫生部药品供应处在国民党败退大陆前后充当了抢运医疗药品赴台的不光彩角色。

三　禁而不能绝：近代麻醉药品的管控与专营

目前学界关于近代中国禁烟禁毒问题的研究成果颇丰，总体上呈现从通史向专门史、区域史、跨国史的转变，从法规政策转向政治、军事、社会、经济等具体层面的探讨。民国时期的相关论著多以烟毒为研究对象，尤其关注禁烟禁毒法律法规的颁布与推行情况。[①] 近年来，学界围绕鸦片进入中国、毒品泛滥情形、禁烟禁毒政策演变等主题展开讨论，使该问题的基本线索和轮廓逐渐清晰。[②] 新近研究则进一步围绕医药监管与西药管理、国统区鸦片与禁烟问题、日伪沦陷区的毒品与鸦片贸易、陕甘宁边区的毒品与鸦片问题等主题展开探讨。这些成果以地域性研究见长，关注对象仍以毒品、鸦片、大烟为主，相对忽略了民国时期麻醉药品的管控、生产及经营状况。[③]

---

① 罗运炎：《毒品问题》，商务印书馆，1936，第 123—248 页；于恩德编《中国禁烟法令变迁史》，沈云龙主编《近代中国史料丛刊》第 878 辑，台北：文海出版社，1973。

② 马模贞主编《毒品在中国》，北京出版社，1993；朱庆葆、蒋秋明、张士杰：《鸦片与近代中国》，江苏教育出版社，1995；王金香：《中国禁毒简史》，学习出版社，1996；张勇安：《变动社会中的政策选择：美国大麻政策研究》，东方出版中心，2009；张勇安：《万国改良会与国际禁毒合作的缘起——以 1909 年上海"万国禁烟会"的召开为中心》，《学术月刊》2009 年 8 期；尚季芳：《民国时期甘肃毒品危害与禁毒研究》，人民出版社，2010；王宏斌：《鸦片：日本侵华毒品政策五十年（1895—1945）》，上海社会科学院出版社，2016；张勇安：《科学与政治之间：美国医学会与毒品管制的缘起（1847—1973）》，上海人民出版社，2016；〔美〕周永明：《20 世纪中国禁毒史》，石琳译，商务印书馆，2016；苏智良：《中国毒品史》，上海社会科学院出版社，2017；邵雍：《中国近代贩毒史》，上海社会科学院出版社，2017。

③ 孙修福：《蒋介石与鸦片特税》，《近代史研究》1996 年 1 期；秦和平：《云南鸦片问题与禁烟运动（1840—1940）》，四川民族出版社，1998；王宏斌：《"毒品问题与近代中国"学术讨论会综述》，《近代史研究》2002 年 1 期；齐霁：《抗日根据地禁毒立法问题研究》，《抗日战争研究》2005 年第 1 期；高宇、燕红忠：《日本占领青岛期间的鸦片专卖与占领财政》，《中国经济史研究》2015 年 1 期；蒋杰：《战争与毒品：战时上海的毒品贸易与消费》，《抗日战争研究》2018 年第 4 期。

美国学者阿诺德·泰勒（Arnold H. Taylor）较早利用了国联和美国等的档案，从美国外交的角度审视 1900—1939 年的国际禁毒管制政策。[①] 唐启华重点探讨了国联与北京政府的外交关系，详细梳理了中国与国联禁烟委员会及国际禁烟大会的关系，初步注意到鸦片与麻醉药品政策有所不同。[②] 张力将关注时段下移，侧重研究南京国民政府与国联在文化、医疗、卫生、技术、禁毒及劳工等领域的合作，探讨了南京国民政府与国联禁烟委员会的关系，涉及禁毒与禁药的法律问题，但没有深究下去。[③]

近年来学界整理出版了大量关于禁烟禁毒运动的档案资料，也为深化和拓展近代中国麻醉药品问题研究提供了诸多可能。[④] 职是之故，本节拟在前人研究基础上，从政策演变与实际运作的角度，结合医疗史、毒品史与抗战史等研究视角，以麻醉药品经理处为中心，集中探讨南京国民政府管控麻醉药品的制度建设尝试，以及实行专营政策面临的困境，试图揭示中国近代禁烟禁毒史与卫生行政制度史的另一面。

（一）麻醉药品监管与专营政策的出台

近代中国麻醉药品管控，可从历届政府参与或主导的禁烟禁毒运动讲起。1908 年，清政府颁布《吗啡治罪条例》《禁运吗啡及药针章程》

---

① Arnold H.Taylor, *American Diplomacy and the Narcotics Traffic, 1900-1939: A Study in International Humanitarian Reform*, Durham, N. C.: Duke University Press, 1969.

② 唐启华：《北京政府与国际联盟（1919—1928）》，台北：东大图书公司，1998，第 285—321 页。

③ 张力：《国际合作在中国：国际联盟角色的考察（1919—1946）》，台北："中央研究院"近代史研究所，1999，第 193—266 页。

④ 邓一民主编《日本鸦片侵华资料集（1895—1945）》，中共河北省委党史研究室，2002；朱文原编《国民政府禁烟史料（1925—1948）》第 1—4 册，台北："国史馆"，2003—2006；国家图书馆编《民国时期禁烟禁毒资料汇编》，国家图书馆出版社，2017。

等法规，辛亥革命后南京临时政府加以延用。[①] 在三次海牙国际禁烟会议的推动下，1912 年北京政府与其他相关国家共同签订《海牙禁烟公约》，规定"中国政府与中国有条约关系之各国应取一致行动，以便禁止鸦片及麻醉品之流毒"。[②] 此后北京政府先后颁布《烟案罚金充赏办法》《禁种罂粟条例》《拿获吗啡案充赏办法》等法规，[③] 但实际执行力度一般。例如，1913 年，家住北京禁卫街的松姓人士曾私售吗啡，卫生司获悉后，命令北京右三区警察署严密查缉，但最后还是不了了之。[④]1915 年 10 月，北京政府制定《限制药用鸦片、吗啡等品营业章程》[⑤]，虽言"限制"，实际上逐渐演化成"通融"之策，商人假借医药名义贩运鸦片、吗啡之事层出不穷，到 1921 年该章程被废止。[⑥]

　　1920 年中国加入国联，成为其创始会员国之一。当时德、法、英、美、荷、瑞、印、日等国是麻醉药品出口较多的国家，印度和意大利出口较少，[⑦] 这可能与其制药工业较弱有关。[⑧] 而中国则是麻醉药品最大净输入国之一，仅次于土耳其。虽然此次统计数字只是南京国民政府卫生

---

① 于恩德编《中国禁烟法令变迁史》，138 页。

② 育干：《本年上半年的国际联盟活动事业》，《东方杂志》第 27 卷第 13 号，1930 年，第 5 页。

③ 王宏斌：《民国初年禁烟运动述论》，《民国档案》1996 年第 1 期。

④ 《卫生司关于查覆京话日报载私卖吗啡一则的函》(1913 年 1 月 1 日)，北京市档案馆藏，J181-018-01378。

⑤ 《法令：限制药用鸦片吗啡等品营业章程》，《东方杂志》第 12 卷第 12 号，1915 年，第 11—12 页。

⑥ 《训令：江苏省长公署训令第四千六百四十九号训令》，《江苏省公报》第 2647 期，1921 年 5 月 16 日，第 4—5 页。

⑦ 《附表：各国每年制造麻醉药品统计表 (1925—1929)》，《禁烟委员会公报》(增刊)，1931 年，第 40—42 页；《附表：消用国每年麻醉药品入口统计表 (1925—1929)》，《禁烟委员会公报》(增刊)，1931 年，第 42—44 页。

⑧ 《各国麻醉药品制造厂数统计图》，《禁烟委员会公报》(增刊)，1931 年，第 37 页。

部后来粗略估计的结果，①但至少表明中国每年要从海外进口大量的麻醉药品。

　　1924 年，国联禁烟委员会在日内瓦召开国际禁烟大会，计划通过缔结公约，共同禁止种烟或制造含有麻醉药性的物品。最终，除中美两国拒绝签约外，其他与会国于 1925 年正式签署《日内瓦禁烟公约》（亦称《日来弗禁烟公约》），规定各国均应设立禁烟委员会。②此后中国虽多次继续派代表参加国联禁烟委员会会议，但北京政府对国联禁烟委员会的态度日趋消极。③1928 年 7 月 18 日，南京国民政府颁布《禁烟委员会组织条例》《全国禁烟会议组织条例》，其中规定：行营驻在地设禁烟委员会总会，聘任各地士绅为委员；各省市设禁烟委员会，各县设禁烟分会，将豫、鄂、皖、赣、湘、苏、浙、闽、冀、鲁、晋划为绝对禁种省份，把川、滇、黔、陕、甘、察、绥、宁划为分年减种省份。④1928 年 9 月 17 日又公布《禁烟法实施条例》。1929 年 6 月 6 日，立法院正式通过《禁烟法》，⑤这标志着禁烟禁毒成为"国策"。

　　1930 年，国民政府卫生部参照《日内瓦禁烟公约》中的麻醉药品目录，将欧克达（Eucodal）、二氢化可待因醌（Dicodide）、盐酸二氢吗啡酮（Dilaudide）、苯甲酰（Benzoyl）、吗啡（Morphine）与其他酯类吗啡（Esters of Morphine）定为麻醉药品。⑥1931 年 7 月 13 日，南京国民政府按照国联制定的《限制制造及调节分配麻醉药品公约》，每

---

① 《卫生部公函第五七九号》，《卫生公报》第 2 卷第 8 期，1930 年 8 月，第 124—125 页。

② 《日内瓦三月五日电云国际禁烟委员会本日开会》，《来复》第 288 号，1924 年 3 月 16 日，第 10 页。

③ 唐启华：《北京政府与国际联盟（1919—1928）》，第 307—322 页。

④ 《中华民国国民政府训令第三六四号》，《国民政府公报》1928 年第 76 期，第 13 页。

⑤ 吴淑凤编注《事略稿本》第 6 册，1929 年 6 月 6 日，台北："国史馆"，2003，第 148 页。

⑥ 《命令：训令第四三六号令卫生部》，《卫生公报》第 2 卷第 3 期，1930 年 3 月，第 5 页。

年须向国联汇报毒品和麻醉药品的进出口数量。[①] 此举标志着中国毒品和麻醉药品管控开始走向国际合作，同时也意味着中国合法进口的麻醉药品有了国际认可的统计数据，例如 1932 年、1933 年、1934 年进口麻醉药品总数分别为 248160 公斤、332300 公斤和 331000 公斤。[②] 到 1936 年 6 月 25 日，国联禁烟委员会会议通过《禁止非法买卖麻醉药品公约》，中国、奥地利、巴西、英国等 24 个国家共同签署，[③] 此后麻醉药品管控走向更为广泛的国际合作。

此外，1929 年 8 月至 1932 年 2 月，禁烟委员会还向行政院提议制定焚毁鸦片及麻醉毒品条例，后围绕焚毁鸦片与麻醉药品的责任和事权问题，同行政院、秘书处、文官处、立法院等部门多次交涉。最终行政院依据旧的《禁烟法实施条例》与新的《禁烟法施行规则》，认为没有制定焚毁鸦片及麻醉毒品条例的必要，另外表示麻醉药品管制事宜应由内政部与卫生部协同办理，办理之法是设立麻醉药品总经理机关及分销机关。[④] 实际上，麻醉药品既不可能被立即取缔，也很难形成有效管控。究其原因，一方面需要供应适量的麻醉药品来缓解烟民的烟瘾，另一方面麻醉药品滋生的巨大利益链条很难连根拔除，这是国民政府管控麻醉药品的难点所在。

---

① 《限制制造及调节分配麻醉药品公约》，《禁烟委员会公报》1931 年第 9 期，第 91—117 页。

② 数据由以下资料综合计算所得：《毒品输送之调查》，《中国国民党指导下之政治成绩统计》，1933 年第 5、9 期，第 40、51 页；1934 年第 7、8、9、10、11、12 期，第 39、37、30、36、32、33 页；1935 年第 1、2、3、4 期，第 33、35、33、32 页。

③ 《本部消息：我国签署国际防止私贩麻醉药品公约》，《外部周刊》1936 年第 121 期，第 4—5 页。

④ 《行政院据内政部及禁烟委员会会呈禁烟法施行条例业奉废止另行公布之禁烟法施行规则内并无制定焚毁鸦片及麻醉毒品条例之规定一案致函国民政府文官处查照转陈》（1932 年 2 月 25 日），朱文原编《国民政府禁烟史料（1925—1948）》第 1 册，第 264—266 页。

卫生部最早曾动议指定南京中央医院为麻醉药品总经理机关，结果并未促成。[①]1930 年 1 月 13 日，卫生部与内政部又指定上海特别市卫生局为总经理机关，负责办理医药用、科学用麻醉药品的输入及分销事宜。[②]同年 2 月，上海市政府先是表示赞成此举，[③]随后又以地方行政机关不宜从事商业活动为由予以婉拒。卫生部考虑到该局理由"尚属充分"，只好另谋他法。[④]麻醉药品总经理机关久议不设，各医院、医学院校、医师虽有采购意愿，最终因官方购买渠道尚未建立，[⑤]无法购买合法的麻醉药品。

为掩人耳目，1935 年卫生署拟在中央卫生试验所之下设立麻醉药品经理处。该处下设两股，第一股负责文书、会计、庶务、麻醉药品的输入与分销，以及稽核与价目的调整、编制等工作；第二股负责化验原料与制剂、包装药品，以及其他相关研究事项，设正、副主任各一人。[⑥]同年 7 月麻醉药品经理处在南京正式成立，负责供应全国医疗及科学上正当用途的麻醉药品，兼顾麻醉药品的研制、试验等工作。该处主任由中央卫生试验所所长杨永年兼任，副主任由禁烟督察处工作人员胡杰担任。

由禁烟督察处工作人员担任麻醉药品经理处副主任之举看似反常，实则大有玄机。于 1934 年成立的禁烟督察处是国民政府办理禁烟禁毒工作的专门机构之一，直接听命于蒋介石，曾先后隶属于军事委员会委

---

① 《（丁）卫生 – 卫生部》，《中国国民党指导下之政治成绩统计》1930 年第 7 期，第 2 页。

② 《内政部卫生部会咨第八八号》，《卫生公报》第 2 卷第 2 期，1930 年 2 月，第 129—130 页。

③ 《沪卫生局将兼任管理麻醉药品》，《新闻报》1930 年 2 月 12 日，第 4 张第 14 版。

④ 《卫生部咨第一五五号》，《卫生公报》第 2 卷第 4 期，1930 年 4 月，第 129 页。

⑤ 《训令第三一九〇号》，《卫生公报》第 2 卷第 10 期，1930 年 10 月，第 13 页。

⑥ 《修正中央卫生试验所麻醉药品经理处组织章程》（1935 年 6 月），朱文原编《国民政府禁烟史料（1925—1948）》第 4 册，第 575—576 页。

员长南昌行营和财政部。虽然麻醉药品经理处主要负责制造、提炼，而督察处则负责提供鸦片原料和监督销售，但是由于麻醉药品经理处和禁烟督察处均与毒品、麻醉药品打交道，所以二者在业务上有较多交集。1935 年 6 月，国民政府为了进一步协调二者的关系，专门出台《禁烟督察处参加中央卫生试验所麻醉药品经理处办法》，明确提出禁烟督察处所派人员，由中央卫生试验所加委为麻醉药品经理处副主任，在麻醉药品的制造、登记、移送环节上互相监督。① 名为互相，实则单向，禁烟督察处才是最大的获利者。

具体言之，按照流程规定，每年由卫生署根据各种麻醉药品的实际需求数量拟定计划，经行政院批准后，由禁烟督察处按规定数量将粗制鸦片拨给麻醉药品经理处，再由该处精制提炼成各种医用麻醉药品，出售给各医疗单位使用。在此过程中，麻醉药品成本和经营收入大部分归禁烟督察处所有。以吗啡为例，麻醉药品经理处每提炼一克纯干吗啡，须向禁烟督察处缴交 1 角 6 分奖金及 1 角工料费，共 2 角 6 分，这也是每克纯干吗啡的成本价。除从售价提出成本缴给禁烟督察处外，其余销售收入以三成作为麻醉药品经理处办公费，余七成以半数当作麻醉药品经理处基金，另半数拨归禁烟督察处。其中，须提炼生产的其他种类麻醉药品则按 37.5% 上缴利润，无须提炼生产的则按 50% 缴纳。② 因此，表面上麻醉药品经理处每年销售麻醉药品盈利甚多，

---

① 《军事委员会委员长行营为财政部禁烟督察处参加卫生署麻醉药品经理处办法一案训令财政部禁烟督察处迅与卫生署商筹具复》（1939 年 10 月 16 日），朱文原编《国民政府禁烟史料（1925—1948）》第 2 册，第 295—298 页。

② 《财政部禁烟督察处为中央卫生试验所关于奉令支配余利自应只就所解送之吗啡一项之原函抄送卫生署麻醉药品经理处》（1939 年 11 月 16 日），朱文原编《国民政府禁烟史料（1925—1948）》第 2 册，第 298—302 页。

为各卫生医疗单位各项收入之冠,[①] 实际上近一半的收入流入了禁烟督察处。

按照国民政府"两年禁毒、六年禁烟"的既定规划,1940年底禁烟督察处奉令清理结束,麻醉药品经理处副主任胡杰亦被免职。不过,此后仍以"参加人员"的名义办理交接事宜,由禁烟委员会继续派员参加麻醉药品经理处。表面上规定禁烟委员会所派参加人员如副主任等职一律由卫生署另行委派,似乎变成了平等的"会办"关系,[②] 实际上由禁烟委员会黄朋豪担任麻醉药品经理处副主任,[③] 仍按37.5%—50%的比例上缴利润。[④] 这种长期垄断专营、利润分成之举或许是烟政与药政部门贪腐成风的主要根源。

(二)从购药风波看麻醉药品专营困境

麻醉药品经理处创立之初对外经营范围包括阿片(Opium)、吗啡(Morphine)、可待因(Codeine)、狄奥宁(Dionine)、盐酸阿扑吗啡(Apomorphine Hydrochloride)、大麻浸膏(Extract Cannabis)、可卡因(Cocaine)、士的宁(Strychnine)、欧可达(Eukodal)、潘托邦

---

① 傅惠、邓宗禹:《旧卫生部组织的变迁》,《北京文史资料选编》第37辑,第264—265页。

② 《内政部为拟订该部禁烟委员会参加卫生署麻醉药品经理处办法一案呈行政院鉴核令遵》(1941年5月31日),朱文原编《国民政府禁烟史料(1925—1948)》第2册,第326—327页。

③ 《内政部为请加派黄朋豪为卫生署麻醉药品经理处副主任方志强为技士吴聿昌事务员一案咨请卫生署查照办理》(1942年3月7日)、《财政部禁烟督察处为参加卫生署麻醉药品经理处事务应否移交内政部禁烟委员会新派人员接收案训令卫生署麻醉药品经理处副主任胡杰遵照办理》(1942年5月2日),朱文原编《国民政府禁烟史料(1925—1948)》第2册,第372—391页。

④ 《内政部为遵令会商修正该部禁烟委员会参加卫生署麻醉药品经理处办法审查会议纪录拨付奖金办法拟由该部主稿会衔呈院并缮正拨付奖金办法二份希分别签印一案咨请卫生署检还见复》(1941年10月28日),朱文原编《国民政府禁烟史料(1925—1948)》第2册,第354—358页。

（Pantopon）等十种麻醉药品。① 从 1936 年起，该处开始购置设备自行制造供应。② 透过全面抗战爆发前的三则麻醉药品经理处"通告"，便会发现其经营范围变化不大，只是到了 1937 年在十种麻醉药品的基础上增加盐酸帕帕非林。③

1935 年 8 月 13 日，行政院正式颁布《购用麻醉药品暂行办法》，规定购买麻醉药品只能用于医药、科学等事业，医师、药师、牙医、兽医购买麻醉药品必须是合法执业或领有证照方可，医院、药房、学术机关（医药学校等）必须在政府备案后才能购买麻醉药品；还规定中央卫生试验所麻醉药品经理处是唯一的购买渠道，同时明确购买麻醉药品的次数、用途、品名、数量、方式、计量单位等细节。④

从表面上看，"暂行办法"的出台似乎是给原本混乱不堪的麻醉药品贸易活动按下了"暂停键"，但实际上将麻醉药品经营权统一收归"国有"并非朝夕之事。上文提及上海市卫生局不愿充当麻醉药品总经理机关，而事实上该局对"暂行办法"的态度也比较冷淡，甚至试图绕开麻醉药品经理处另辟蹊径获取麻醉药品，此举引发一场不小的风波。

1935 年 7 月，上海市卫生局请求上海市政府转请禁烟督查处拨送吗啡和鸦片，以便办理戒烟戒毒事业。上海市市长吴铁城则表示希望市卫生局能够直接与禁烟督察处接洽拨用事宜。⑤ 9 月，上海市卫生局局长

---

① 《购用麻醉药品暂行办法（附十种准售麻醉药品目录）》（1935 年 8 月 13 日），上海市档案馆藏，Q1-25-42。

② 林明道：《麻醉药品》，刘似锦编《刘瑞恒博士与中国医药及卫生事业》，第 96—98 页。

③ 《中央卫生试验所经理麻醉药品通告》，《新闻报》1935 年 12 月 21 日，第 2 张第 5 版；《中央卫生试验所麻醉药品经理处紧要通告》，《新闻报》1937 年 7 月 18 日，第 1 张第 3 版；《中央卫生试验所麻醉药品经理处紧要通告》，《新闻报》1937 年 7 月 23 日，第 1 张第 2 版。

④ 《购用麻醉药品暂行办法》（1935 年 8 月 13 日），上海市档案馆藏，Q1-25-42。

⑤ 《据呈转请拨给吗啡鸦片以应办理戒烟戒毒之用已转函由》（1935 年 7 月 23 日），上海市档案馆藏，Q1-25-42。

李廷安认为该局所需麻醉药品，向由上海各机关拨赠，并无购买一说。于是该局直接致函麻醉药品经理处要求其分批配拨麻醉药品和鸦片，用于配制药剂。不久麻醉药品经理处表示，上海市卫生局直接申请拨配之举与该处设立初衷相悖，同时也违反了刚颁布不久的《购用麻醉药品暂行办法》，所有麻醉药品只能从麻醉药品经理处购买，从无直接拨用之事。[①] 此后上海市卫生局又与各特区法院接洽，请求各法院将查抄没收并准备公开焚毁的鸦片和吗啡拨配给卫生局使用。[②] 经反复沟通，仅获得了上海市第二特区地方法院拨赠的 3 磅半鸦片。[③]

　　1936 年 6 月 24 日，上海市卫生局请求该市公安局将收缴的毒品转拨给卫生局，用于制造戒烟药品，并承诺可以共同使用。[④]7 月 2 日，上海市公安局一方面表示该局库存的烟土已于"六三禁烟纪念节"悉数焚毁，以示清白；另一方面考虑到与卫生局毕竟同槽共事，上海市公安局表示可以函请禁烟督察处上海办事处，将该局之前解送至该处未及"变价"的烟土先行拨送 10 余斤，并将此事前后经过呈报淞沪警备司令部和市政府备案。[⑤]此处"变价"的表述较为隐晦，实际上指将缉获的私土买卖获利。[⑥]

---

① 《函发配制药剂之吗啡鸦片不能分批拨给由》（1935 年 9 月 27 日），上海市档案馆藏，Q1-25-42。

② 《函派员商请准拨鸦片、吗啡若干供戒烟制剂由》（1935 年 11 月 18 日），上海市档案馆藏，Q1-25-42。

③ 《函知部令准拨没收烟毒配制戒烟药剂由》（1936 年 1 月 30 日），上海市档案馆藏，Q1-25-42。

④ 《函请酌拨没收之麻醉药品以节公帑而利禁政由》（1936 年 6 月 24 日），上海市档案馆藏，Q1-25-42。

⑤ 《函复拨送麻醉药品情形由》（1936 年 7 月 2 日），上海市档案馆藏，Q1-25-42。

⑥ 《卫生署为行政院准函转交议内政部禁烟委员会参加卫生署麻醉药品经理处办法一案函复行政院秘书处查照转陈》（1941 年 8 月 21 日），朱文原编《国民政府禁烟史料（1925—1948）》第 2 册，第 338 页。

眼看大功告成，不曾想禁烟督察处上海办事处将此事直接报告给时任军事委员会委员长兼禁烟总监的蒋介石。蒋亲自下令驳斥了上海市卫生局的做法，命令所有需要鸦片、吗啡配制药品的各级机构直接从麻醉药品经理处购买，"不得自行拨给"。[①] 此批示层转到上海市卫生局手中，该局只好作罢，最终改向麻醉药品经理处购买。

既然地方各级公检法部门不愿过多提留缴获毒品给上海市卫生局，那么上海市卫生局为何不找麻醉药品经理处直接购买呢？事实上，在麻醉药品经理处成立之前，上海市卫生局尚能直接从土膏店购买，只不过花费较高。麻醉药品经理处成立后，上海市卫生局发现该处的价格比土膏店贵一倍，且购置手续烦琐，往往缓不济急，故宁愿努力从各级公检法部门"讨要"毒品，也不愿意直接从麻醉药品经理处购买。

上海市卫生局尚且如此艰难，普通药商的处境可想而知。1935年卫生署命令全国各地药商必须将所有现存的麻醉药品及其制剂、注射液等药品，在12月31日之前上报封存；自1936年3月1日起应一律购用麻醉药品经理的药品，所有药商不得私贩，否则予以严惩。[②] 此举显然触及各药商、药厂的利益，遂由全国新药业同业公会联合会（以下简称"全国药联会"）出面向卫生署据理抗争，所提要点有三：其一，"暂行办法"只划定了阿片、吗啡等十种麻醉药品，而十种以外的麻醉药品并未说明如何处理，导致买也不是，卖也不是；其二，尚无麻醉针药及其制剂运输办法，导致产也不是，运也不是；其三，在华外籍医师以往直接从各大药房购买麻醉药品，"暂行办法"并无外籍医师如何购用麻醉

---

① 《函复拨送没收鸦片制药一案办理情形请查照由》（1936年7月20日），上海市档案馆藏，Q1-25-42。

② 《本会会务纪要：卫生署解释购用麻醉药品暂行办法》，《新药月报》第1卷第2期，1936年，第49—50页。

药品的规定。①

卫生署对全国药联会所提诸点似乎仅作选择性回应，表示在"暂行办法"颁布之前，对于各药商所进十种以外的麻醉药品存货，倘若尚未售完，须将种类、品名、数量从速列单上报。眼见各地行政当局取缔麻醉药品日益严厉，动辄处以死刑，全国药联会只好转而约束各地会员药房遵照署令办事，"免被干累"，②并通告各会员务必将所有麻醉药品于1936年4月底前详细上报。③此外，卫生署还专门派陶济安调查上海麻醉药品市场，并为下一步在沪设立麻醉药品分销处作准备。然而上海各药商纷纷表示已陷入运销两难的尴尬境地：其一，现存麻醉药品限于法令不能运销，拟请麻醉药品经理处出价收购，以济商艰；其二，现存麻醉药品制剂如注射剂等不能运销外埠，导致外埠医师及医院倍感困难，往往函电交责。④

揆诸以上史实，所谓戒烟药品即为毒品或麻醉药品的变种，而每年"六三禁烟纪念日"公开销毁的大烟毒品或许只是一部分。至于未被销毁的大烟毒品，既有可能用于制造麻醉药品，也有可能被"变价"处理。从这个角度来说，国民政府的麻醉药品专营政策执行起来有些暧昧不明。如果说麻醉药品在平时是重要的医疗药品，那么在战时则是紧要的战略物资之一，因此有必要对全面抗战时期麻醉药品的专营情况加以呈现。

---

① 《本会会务纪要：呈复卫生署麻醉药品存货容俟汇报》《本会会务纪要：分呈军委会及卫生署速订麻醉针药及制剂运输办法》《本会会务纪要：呈请卫生署指示外籍医师购买麻醉药品办法》，《新药月报》第1卷第3期，1936年，第41—42、42、44—45页。

② 《本会会务纪要：通告各会员慎购麻醉药品俾免该蹈法网》《本会会务纪要：通告各会员限期具报麻醉品类存货》，《新药月报》第1卷第3期，1936年，第46—47页。

③ 《本会会务纪要：十种以内或以外之麻醉品与凡含有麻醉性之药品》，《新药月报》第1卷第3期，1936年，第35—40页。

④ 陶济安：《上海市麻醉药品调查报告（附表）》，《卫生月刊》第7卷第3期，1937年，第27—29页。

（三）全面抗战时期麻醉药品专营情形

全面抗战爆发后，1938 年 3 月，内政部命令麻醉药品经理处改隶卫生署卫生实验处，并分函通知业务往来频繁的禁烟督察处和禁烟委员会。[①]但正式解除隶属关系要到 1939 年 1 月 25 日，内政部一天之内先是下令废止 1935 年 7 月 3 日公布的《中央卫生试验所麻醉药品经理处组织章程》，[②]而后又下令颁发新的《麻醉药品经理处组织章程》，[③]卫生署亦是先后以两道训令连续公布此事。此后麻醉药品经理处迁至重庆，卫生署署长颜福庆改派史悠明职掌该处，胡杰仍为副主任。[④]此举标志着麻醉药品经理处开始正式由卫生署直接管理。

1940 年 2 月 28 日，内政部卫生署将麻醉药品经理处和第一制药厂列为直属。[⑤]9 月，麻醉药品经理处和第一制药厂奉卫生署令迁往合川办公。[⑥]合川由于地形特殊，比较隐蔽，是抗战大后方重要的工业基地。虽然该地经常遭到敌机轰炸，但还是要比重庆主城区安全得多。麻醉药品经理处迁至合川后，原主任史悠明去职，改由卫生署署长金宝善指派的留法化学家梁其奎充任。由卫生署直接经营的麻醉药品生产机构还有卫生署毒品调查局、中央生物化学制药实验处以及中央防疫实验处等机

---

① 《麻醉药品经理处改由卫生实验处管辖案》（1938 年 3—4 月），中国第二历史档案馆藏，一二（6）/1224。

② 《事由：奉令废止中央卫生试验所麻醉药品经理处组织章程及蒙古卫生院组织章程一案令仰知照由》（1939 年 2 月 4 日），中国第二历史档案馆藏，一二（1）/3557。

③ 《事由：奉令抄发公布麻醉药品经理处组织章程及蒙古卫生院组织章程各一份仰知照由》（1939 年 2 月 4 日），中国第二历史档案馆藏，一二（1）/3557。

④ 傅惠、邓宗禹：《旧卫生部组织的变迁》，《北京文史资料选编》第 37 辑，第 264—265 页。

⑤ 《内政部卫生署总字第 180 号训令》（1940 年 2 月 28 日），中国第二历史档案馆藏，一二（1）/3555。

⑥ 《关于卫生署麻醉药品经理处驻渝药厂迁至合川办公致卫生署麻醉药品经理处驻渝办事处的函》（1940 年 9 月 20 日），重庆市档案馆藏，0030001000500000090000。

构。1941 年卫生署毒品调查局扩编，也开始生产麻醉药品，包括复方
吐根散、甘草合剂、布洛丸（Blaud）和阿司匹林，以及硫酸钠、吗啡、
可待因、士的宁。[1] 但这几家远不及麻醉药品经理处的业绩显著。[2]

　　总体而言，全面抗战时期麻醉药品生产相对稳定，销路比较通畅，
定价比较昂贵。随着麻醉药品经理处自产自销能力的提高，进口逐年减
少，抗战后期主要依赖自制。当然也必须承认部分制造工艺复杂的麻醉
药品仍需依赖进口。在此过程中，麻醉药品经理处逐渐完善了麻醉药品
专营制度。一方面为满足前线后方军民对麻醉药品的需求，另一方面考
虑到合川距重庆相对偏远，麻醉药品经理处特地在重庆陕西路 33 号设
立售品室。1941 年 9 月，该处制定了《麻醉药品经理处兼制普通药品重
庆零售规则》，零售对象包括个人、单位、机构、团体等。假如购买量
较少，药品均照原价现款出售，当机构或团体购买药品总价值在 500 元
以上，给予九五折优待价。倘若购买量超过零售规定数量，或者需要委
托该处代制药品，则可由驻渝办事处与麻醉药品经理处商议办理，如有
委托代制普通药品业务，则由驻渝办事处全权处理。[3]

　　麻醉药品经理处还制定《普通药品购品须知》五条，强调购买者须
填写请购单，药品一经售出概不退换。[4] 此外，还制定《卫生署麻醉药
品经理处办事细则》，该规则对麻醉药品的输入、制造、鉴定、分销程
序作了明确规定。[5]1941 年 10 月 1 日，麻醉药品经理处驻渝办事处正式

---

① 〔美〕华璋：《悬壶济乱世：医疗改革者如何于战乱与疫情中建立起中国现代医疗卫生体系
　　（1928—1945）》，第 193 页。

② 《中华年鉴（1948）》（4），第 401 页。

③ 《关于无限量售出普通药品致卫生署麻醉药品经理处住驻渝办事处的函》（1900 年 10 月 19
　　日），重庆市档案馆藏，00300001000350000112000。

④ 《关于在渝设立普通药品零售致卫生署麻醉药品经理处驻渝办事处的函（附登报通告稿、
　　油印规则等）》（1940 年 9 月 1 日），重庆市档案馆藏，00300001000350000117000。

⑤ 《卫生署麻醉药品经理处办事细则》，重庆市档案馆藏，00300001000510000147000。

开始办理业务，考虑到"该处存有待售各种药品，事关军民医药"，特别请求重庆市警察局一分局随时协助保护。[①]1942 年 9 月，卫生署麻醉药品经理处请求完善组织编制。10 月 13 日，经修订的《麻醉药品经理处组织规程》正式公布实施，规定该处主要负责麻醉药品的保管、稽核、输入、销售，以及麻醉药品原药及其制剂的鉴定与制造。[②]1943 年 9 月，麻醉药品经理处顺势制定了新的《麻醉药品经理处购药注意事项》，进一步完善供销程序，同时将普通药品的售卖业务转交给战时药品经理委员会。[③]

需要说明的是，由于受抗战影响大量重要档案残缺亡佚，很难完整还原麻醉药品的订购情况，但是福建延平美以美会吐吡哩医院（Alden Speare Memorial Hospital, Methodist Church）的购药经历，或可呈现麻醉药品购销的一般情形。由档案可知，麻醉药品经理处要么减量供应，要么审批不过。该医院所列 9 种麻醉药品仅批了 5 种，即阿片粉（Opium Powder）、复方吐根散（Dover's Powder）、盐酸吗啡（Morphine Hydrochloride）、磷酸可待因（Codeine Phosphate）、盐酸可卡因（Cocaine Hydrochloride）。实际上，获批的麻醉药品比较常见，制造工艺较为简单，至于其他麻醉药品诸如盐酸阿扑吗啡（Apomorphine Hydrochloride）、盐酸阿扑吗啡安瓿（Apomorphine Hydrochloride Ampoule）、盐酸乙基吗啡（Ethylmorphine Hydrochloride），或因存量太少，或因不易制造而未能批准。[④]

---

① 《关于协助保护卫生署麻醉药品经理处驻渝办事处的训令、公函》（1941 年 10 月 18 日），重庆市档案馆藏，00610015032620000054000。

② 《关于抄发卫生署麻醉药品经理处组织规程给卫生署麻醉药品经理处驻渝办事处的训令（附规程）》（1942 年 10 月 13 日），重庆市档案馆藏，00300001001730000075000。

③ 《关于请示订药麻醉药品办法并检送购药注意事项及单表的公函（附注意事项）》（1943 年 9 月 19 日），重庆市档案馆藏，00300001000100000035000。

④ 《关于美以美会吐吡哩医院向卫生署麻醉药品经理处订购麻醉药品的来往函件（附凭照、汇水单、订购单等）》（1941 年 1 月 3 日），重庆市档案馆藏，00300001001460000192000。

至于这批麻醉药品的单价和总价，该医院负责人杜嘉德（G. L. Downie）在信中谈到，麻醉药品经理处有一份麻醉药品的价格明细表，按照当时的麻醉药品价格和邮资计算，总药价为 1803 元，邮费是药价的 15%，应为 270.45 元，总计 2073.45 元。但由于是从西南大后方运往东部沿海地区，运输不仅缓慢，而且双方通信时断时续，为了确保能够买到这批麻醉药品，该院还专门购买保险，实际支付金额多于应付款项，给麻醉药品经理处寄去了两张邮政汇票，一张 1900 元，一张 300 元。[1] 款项到位后，在通关行路时，还必须持有麻醉药品经理处开具的"麻醉药品购运凭照"方能畅通无阻（见图 5-2）。[2]

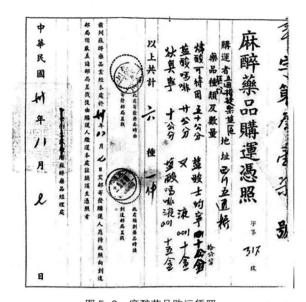

图 5-2 麻醉药品购运凭照

资料来源:《凭照》,《关于检送卫生署麻醉药品经理处麻醉药品购运凭证的往来函（附凭照、装箱单）》(1941 年 8 月 7 日), 重庆市档案馆藏, 0030000100002000001000。

---

[1] 《关于美以美会吐吡哩医院向卫生署麻醉药品经理处订购麻醉药品的来往函件（附凭照、汇水单、订购单等）》(1941 年 1 月 3 日), 重庆市档案馆藏, 00300001001460000192000。

[2] 《关于检送卫生署麻醉药品经理处麻醉药品购运凭证的往来函（附凭照、装箱单）》(1941 年 8 月 7 日), 重庆市档案馆藏, 0030000100002000001000。

综上所述，虽然全面抗战时期国内麻醉药品生产相对稳定，自制多于进口，但各地医院、医师向麻醉药品经理处购置麻醉药品，基本上还是定需、定量、定类供应，审核也比较严格。购买流程大致为购买者填写订购单 → 购买者邮寄订购单 → 麻醉药品经理处审核 → 购买者电汇价款和邮资 → 麻醉药品经理处发货并开具购运凭照 → 购买者前往邮政机构提货。就购买流程而言，麻醉药品经理处具有较为明显的"垄断"性质，与民国时期生物制品的产销情况类似，不完全遵循市场规律。而且麻醉药品经理处旨在通过限制购买的方式配合禁烟禁毒政策的贯彻，不能像中央防疫处那样设法推销，这也决定了麻醉药品经理处销售渠道比中央防疫处狭窄得多。①

（四）抗战胜利后麻醉药品专营渐弛

抗战胜利后麻醉药品的生产成本逐年上涨，导致麻醉药品经理处和第一制药厂陷入经营困境。虽然麻醉药品的单价每年均有变动，但种类相对固定。根据有限的档案资料，尚可大致还原出 20 世纪三四十年代麻醉药品价格的波动情况（见表 5-3）。

表 5-3　1935—1948 年部分麻醉药品单价比较

单位：元

品名	1935 年	1940 年	1942 年	1945 年	1946 年上半年	1946 年下半年	1947 年	1948 年
盐酸吗啡（Morphine Hydrochloride）	1.6	2.4	6	243	720	2160	12000	1280000

① 姬凌辉：《民国时期本土生物制品的市场与价格问题研究——以中央防疫处为例（1919—1933）》，《中国社会经济史研究》2020 年第 1 期。

续表

品名	1935 年	1940 年	1942 年	1945 年	1946 年上半年	1946 年下半年	1947 年	1948 年
盐酸吗啡液（0.02）（Morphine Hydrochloride Ampoule）（1cc=0.02gm）	1.6	3.2	11	540	580	1740	9000	1040000
磷酸可待因（Codeine Phosphate）	1.5	2.5	6	660	800	2400	12500	1280000
浓阿片酊（Concentrated Tincture of Opium）	3.5	36	92	4050	6500	19500	97500	8800000

资料来源：《麻醉药品价目表》（1942 年 2 月 1 日），朱文原编《国民政府禁烟史料（1925—1948）》第 2 册，第 428—434 页；《订购单》（1942 年 2 月 6 日），重庆市档案馆藏，0030000100042000044000；《新订麻醉药品价目表》（1946 年 2 月 27 日），重庆市档案馆藏，0030000100067000012200；《调整麻醉药品价目表》，浙江省档案馆藏，L053-001-0164-1。

从表 5-3 不难看出，1942—1948 年麻醉药品单价上涨较快，尤其是 1945—1948 年涨幅较大。其根源在于抗战大后方各种资源比较匮乏，原料、包装、工人工资都在不断上涨。1944 年 11 月 28 日，麻醉药品经理处和第一制药厂决定自 1944 年 12 月 1 日起照新价目表计算。[①]抗战胜利后物价持续走高，导致麻醉药品经理处和第一制药厂经营陷入困境，药价低于实际物价上涨指数。而员工薪金居高不下，造成生产成本超过售价，年数日久，亏累不堪。1945 年 12 月 21 日，梁其奎致函"诗

———————

① 《关于应用卫生署麻醉药品经理处驻渝门市部包装用品新价目表的函》（1944 年 11 月 28 日），重庆市档案馆藏，0030000100018000045000。

荃"（许世瑾），请其呈报卫生署批准提高药品价格，重新制定价目表，^①这便是 1946 年新订价目表的由来。

1946 年，卫生署派梁其奎继续担任麻醉药品经理处处长兼任第一制药厂厂长，3 月 11 日，梁氏到合川就任。^②7 月，麻醉药品经理处奉令迁返南京，开始扩展供销渠道：一方面率先在上海静安寺路静安新村 26 号设置驻上海办事处；另一方面委托地方卫生主管机关代办分销事宜，由麻醉药品经理处统一供应，并由该处派员常驻代销机关监督协办。销售模式以门市分销为主，邮递分销为辅，代销机关开办分销业务。一切费用自理，仅允许从代销机关所销售麻醉药品的总值中提取 5% 作为补助费。^③

截至 1947 年，除上海分销处外，国内还有重庆（临江路 22 号）、南京（黄浦路 1 号和太平路 402 号）、北平（崇文门大街 69 号）等三个分销处。^④1947 年开始筹划卫生部麻醉药品经理处台湾分处，但因海上交通不便，麻醉药品"未能大量运台"。^⑤1948 年冬国民党政府先是指派专轮将麻醉药品经理处上海分销处迁往基隆，^⑥1949 年上半年又将麻醉药品经理处迁往台北。^⑦麻醉药品原料来源开始转向台湾本地，所设台湾分处接

① 《关于请调整卫生署麻醉药品经理处药价的函》（1945 年 12 月 21 日），重庆市档案馆藏，00300001000240000174000。

② 《关于告知卫生署麻醉药品经理处处长梁其奎到职日期给卫生署麻醉药品经理处第一制药厂驻渝办事处的训令》（1946 年 3 月 19 日），重庆市档案馆藏，00300001000670000130000。

③ 朱文原编《国民政府禁烟史料（1925—1948）》第 3 册，第 146—150 页。

④ 《国内医界动态：麻醉药品经理处》，《上海医事周刊》第 13 卷第 15 期，1947 年，第 3 页。

⑤ 《卫生部麻醉药品经理处台湾分处公告》，《台湾药界》1948 年第 1 期，第 43 页。

⑥ 傅惠、邓宗禹：《旧卫生部组织的变迁》，《北京文史资料选编》第 37 辑，第 253—277 页。

⑦ 《事由：为电知卫生部麻醉药品经理处地址希知照》，《浙江省政府公报》1949 年第 3 期，第 18 页。

收台湾省林产管理局、嘉义山林管理所移交的粗古柯（高根）58 公斤。①

　　1949 年 10 月中华人民共和国成立后，广大西南地区仍未解放，蒋介石及其军队此时逃窜至重庆地区。在此期间，仍有人试图联系远在重庆的"内政部"麻醉药品经理处重庆分处购买麻醉药品。同年 11 月 15 日，云南籍医师李文润转托"内政部"次长李根林，请其代购麻醉药品，表示会将订购单、印鉴单交与云南省党部主任斐存藩带到昆明，若未能及时收到，将寄航空件。②11 月 16 日，李文润致函李根林询问麻醉药品是否已照单发售，表示一个月需要 100 克的麻醉药品。此种购买量若是放在抗战时期绝无可能被批准，但李文润认识诸多国民党政要，表示曾当面与"卫生署"署长朱章赓商妥，同意每个月在 100 克内自由订购。③

　　1949 年 11 月 17 日，李文润再次向李根林私下沟通购买麻醉药品事宜，借用地方政府名义向"内政部"购买麻醉药品，即欧可达、狄奥宁、磷酸可待因各 500 克，如果重庆库存不多，则请"内政部"饬台湾分处拨给，"内政部"要手续或药款以后再补，"日后兄介绍来戒烟的朋友，可以完全免费"。④"内政部"部长李汉魂则表示该医师需量较大，只允许购买欧可达、狄奥宁、磷酸可待因各 100 克，并交重庆分处接洽办理。⑤虽然麻醉药品经理处重庆分处结束时间尚不清楚，但可见此时可以通过私人渠道违规超量购买麻醉药品。

---

① 《事由: 为呈报接验台湾省林产管理局粗古柯净重数量祈核备由》(1949 年 8 月 13 日)，中国第二历史档案馆藏，一二 (1) /3400。

② 《烦请到重庆临江路 20 号麻醉药品经理处重庆分处台启弟文润托该药先问李次长有无代收》(1949 年 11 月 15 日)，中国第二历史档案馆藏，一二 (1) /3400。

③ 《弟李文润致函柏林兄》(1949 年 11 月 16 日)，中国第二历史档案馆藏，一二 (1) /3400。

④ 《弟李文润致函存藩兄》(1949 年 11 月 17 日)，中国第二历史档案馆藏，一二 (1) /3400。

⑤ 《事由: 为准配售李文润医师欧可达等药品各一百公分仰知照》(1949 年 11 月 17 日)，中国第二历史档案馆藏，一二 (1) /3400。

小　结

由 1929—1947 年的成药登记风波可见，卫生署与新药业、制药业界经历了"监管与反监管"的调适过程。通过卫生署与上海市卫生当局和新药业、制药业同业公会之间的互动与博弈，不难发现中央的卫生监管政策到了地方会出现"水土不服"的现象，而且卫生署始终缺乏主动的协商沟通机制，因此无法实现切实有效的成药监管。但也应该注意，上海毕竟在近代中国有着特殊地位和意义，也是医药界人士、药商、药厂的聚集之地，并不是所有地方都能像上海一样，与中央分庭抗礼。但这场风波恰恰在一定程度上诠释了卫生行政制度化的复杂性。

全面抗战时期国民政府不得不从"内"与"外"两种途径来应对国内药荒。战时官方药品供应来源大体可分为国产自制、海外援购、缉私充公等情形，本土医疗药品的产销主要由卫生署、药经会、中央防疫处、麻醉药品经理处等国内机构负责，其中药经会主要负责普通医疗药品的供销工作。经由对药经会的购药困境与经费纾解、打击非法制囤私销与逐年变价、战时多种供应渠道的互动与战后药经会的改组等面相的考察，基本可以认为，全面抗战时期国民政府在医疗药品的供应问题上占据了主导地位，而药经会负责的普通医疗药品供销机制亦是战时医疗卫生体系的重要组成部分。

进一步来讲，在平价与市价、加价与减价之间，药经会遭遇了诸多困境与两难，其根源在于政治与市场之间的复杂关系，这集中表现在以下三点。其一，化"临时"为"长效"。从最初的抢运物资角度入手，随着国内外局势的演变，药经会成效日渐显著，政治与市场地位均得以抬升，亦成为卫生署在战时医药卫生事业上的重要政绩之一。其二，化"非法"为"合法"。当药经会政治与市场地位抬升到一定程度时，如影随形的非法制囤私销行为实际上与该会形成了竞争关系。从政治属性来讲，药经会只能以平价供应药品，但从市场属性来说，整个战时基本处于供不应求的状态，因此药经会的价格不可避免地出现抬升现象。只不过市面价格高于药经会的价格，黑市价格远高于市面价格，试图发"国难财"的商人便盯上了药经会供销的药品，大肆囤积居奇。单靠市场这只"无形之手"已难以保障带有普惠性的药品平价供应，此时需要政府这只"有形之手"消解市场的盲目性与无序性。国民政府便以平抑药价之名，一方面打击非法制囤私销，消除黑市价格对市面价格的扰乱；另一方面多次批准药经会逐年加减价的竞争手段，实际上日渐具有垄断供销之实。其三，改"战时"为"平时"。通过减价的方式回归药经会的设立初衷，但显然这种战时供销体制已经无法适应新的变化。随着"联总"和"行总"援华医疗药品日渐增多，供应医疗药品工作具有政府内政与国际外交双重属性。因此从卫生行政建设与人道主义实施的角度来说，仍有必要设立相关机构负责供应医疗药品，这便是药经会改组为药品供应处的深意所在。

从国际视野来看，全面抗战的爆发与太平洋战争的出现，构成了战时国民政府处理医疗药品供应问题的两个重要时间节点，流动的药品也成为理解战时陆地与海洋关联互动的基本立足点之一。尤其是太平洋战争的爆发对国民政府战时药品物资的抢购、储运、定价、变价等产生了不可估量的影响。再从平价与市价之间的张力来看，药经会主管的普通医疗药品的供销问题也有助于理解和审视全面抗战时期物价飞涨的历史阶段性。[①] 从这个意义上说，战时平价供应粮食、药品、原材料等生产与生活资料的问题具有比较大的相似性，放在一起来看的话则是战时体制下的生产与生活，

---

① 陈振东：《抗日战争时期国统区的物价管理》，《四川大学学报》（哲学社会科学版）1988年第4期。

因此变动社会中的政治与经济秩序仍值得进一步深入研究。

孙中山曾指出，中国的禁烟问题与良好政府问题有连带关系。[①] 近代以来"烟政""警政""药政"与"卫生行政"长期彼此缠绕，"烟政"不仅是内政外交方面的宏观问题，还是内政之下的具体事务。究其原因，不仅与内政变迁有关，还与近代中国"卫生行政""药政"脱胎于"警政"密切相连。尤其是民国时期毒品基本处于禁而不能禁绝的状态，政府常常也打擦边球，这就令麻醉药品管控问题变得更复杂。

清末民初，随着国际合作趋势日渐兴起，禁烟禁毒运动成为政府内政外交工作的重要内容之一，禁烟禁毒运动之下麻醉药品问题日渐凸显。到了南京国民政府时期，当局试图将麻醉药品纳入专营轨道，但实际执行起来却是难上加难，麻醉药品经理处长期处于筹而不设的尴尬境地。此后虽经辗转腾挪在中央卫生试验所之下低调设立，却又难以逃脱被禁烟督察处与禁烟委员会争相分羹的命运。具体到操作层面，即便是上海市卫生局在购买麻醉药品时亦是困难重重，专营政策反而增加了购药难度。这种情况直到全面抗战时期才有所改善，但总体上麻醉药品还是供不应求。

麻醉药品经理处取名"经理"而非"管理"，昭示出职权范围大小的问题。若取"管理"之意，必然涉及麻醉药品的进出口关税，便有侵夺海关权限之嫌，也可能会牵涉到华洋纳税问题。况且民国时期麻醉药品的种类和成分难以界定，具体到应用场景更为复杂，法、理、情三者之间难以平衡。此外，无论是麻醉药品还是烟毒均非普通的商品或药品，其经营手段往往还依赖某些无法反映在纸面上的"潜规则"。从这个角度来说，麻醉药品管控作为卫生行政的重要内容之一，不仅需要"硬法"提供法理支撑，还需要"软法"进行柔性治理。

---

① 《孙总理之拒毒遗训》，《节制》第 6 卷第 5 期，1927 年，第 24 页。

第六章

近代中国卫生防疫机制的日常与非常

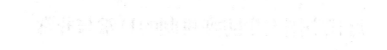

如果说中央卫生行政机关在平时关注的是组建各级卫生行政机关、管理医事人员和医疗药品、进行卫生统计和健康教育等事业，那么战时则需要在此基础上构建一个战时医疗救护与卫生防疫体制，对有限的医疗资源进行合理配置，从而服务于整个抗战。本章将从战时卫生人员的动员与训练、卫生署医疗防疫队与卫生站、战后国际援助物资与卫生行政重建等层面加以探讨，初步揭示出战时卫生人员训练工作"军民结合"的"全面抗战"特点，卫生署防疫医疗队"流动医疗"与"地方防疫"相结合的工作方式，以及战后联合国善后救济援华医疗物资分配与收复区卫生行政重建之间的复杂关系。

近年来，学界围绕中国近现代史上的战地救护问题展开了广泛讨论。但不难发现，其中多半研究是围绕红十字会[①]及红十字会救护总

---

① 主要论著有池子华《中国红十字会辛亥战时救护行动》，《民国档案》2004年第1期；池子华：《红十字与近代中国》，安徽人民出版社，2004；张建俅：《中国红十字会初期发展之研究》，中华书局，2007；阎智海：《全面抗战时期国际红十字组织对华援助研究》，博士学位论文，苏州大学，2011；池子华：《红十字：近代战争灾难中的人道主义》，合肥工业大学出版社，2013；许晨亭：《护国战争中的湖南红十字会》，《黑龙江史志》2014年第17期；池子华：《抗战中一支不能忽视的人道力量》，《光明日报》2015年9月5日，第4版；赵婧：《抗战动员与性别实践——以战时国统区妇女医疗救护为中心》，《妇女研究论丛》2015年第4期；郑志锋：《革命根据地时期的卫生制度研究》，博士学位论文，福建师范大学，2015；梁旻：《人道的力量：中国红十字会救援江浙战争研究》，博士学位论文，苏州大学，2015；罗艳君：《上海地方势力与红十字会（1904—1949）》，博士学位论文，上海师范大学，2018；池子华：《救死扶伤的圣歌——林可胜与中国红十字会救护总队的故事》，山东画报出版社，2018；池子华：《晚清时期中国红十字会运动研究》，科学出版社，2019；等等。

队①展开的。这些研究当然表明红十字会发挥了重要作用，但具体到抗日战争时期而言，红十字会的"战地救护史"只是战地医疗救护图景的诸多面相之一，政府和军队主导的医疗救护体系同样值得重视。易劳逸曾指出中国部队的医疗主要由军医负责，但十分糟糕。②关于战时军医救护体系的机制与效率问题，杨善尧亦有专题讨论。③最新出版的《中国抗日战争史》八卷本亦对国民党军的医疗问题加以略述，认为除"缺医少药"之外，国民党军的伤员救护和后送工作执行得相当不好。④然而，培养医生有固定培养周期和修习科目，非"临时抱佛脚"所能应付。

　　需要注意的是，南京国民政府早在全面抗战爆发前，基于国内卫生事业发展的需要，已着手卫生人员训练，进入全面抗战以后亦有相当努力。目前学界关于抗战时期的卫生人员训练研究不多，⑤从这个意义上说，通过考察战时卫生人员训练，或许可以检讨卫生署将卫生人员纳入战时体制的成效，并可一定程度上还原战时救护医疗体系是如何构建的。缘于此，本章首先以战时卫生人员训练所为抓手，考析全面抗战爆

---

① 代表性论著有薛庆煜《记中国红十字会救护总队与战时卫生人员训练所》，《中国科技史料》1999 年第 2 期；戴斌武：《红十字会救护总队与战时三合一政策》，《贵州社会科学》2011 年第 2 期；戴斌武：《抗战时期中国红十字会救护总队研究》，天津古籍出版社，2012；〔美〕华璋：《悬壶济乱世：医疗改革者如何于战乱与疫情中建立起中国现代医疗卫生体系（1928—1945）》；等等。

② 〔美〕易劳逸：《毁灭的种子：战争与革命中的国民党中国（1937—1949）》，王建朗等译，江苏人民出版社，2006，第 138—140 页。

③ 杨善尧：《抗战时期的中国军医》，台北："国史馆"，2015；杨善尧：《抗战时期的后勤兵站与伤兵运输》，李在全主编《中华民国史青年论坛》第 1 辑，社会科学文献出版社，2018。

④ 陈默、王奇生等：《中国抗日战争史》第 4 卷《战时军队》，社会科学文献出版社，2019，第 254—266 页。

⑤ 比较有代表性的有施彦《抗战时期战地医护职业教育的发展——以战时卫生人员训练所（1938—1943 年）为例》，《职业技术教育》2015 年第 24 期；薛庆煜：《记中国红十字会救护总队与战时卫生人员训练所》，《中国科技史料》1999 年第 2 期。

发前后南京国民政府卫生人员训练工作开展情况，以期进一步深化抗战史中的"救护史"和战时卫生防疫机制的研究。

一　全面抗战爆发前后国民政府卫生人员训练的开展

全面抗战爆发前，南京国民政府基于国内卫生行政事业发展的需要，已有条不紊地开展卫生人员训练工作。九一八事变后，南京国民政府逐渐强化了战时卫生人员训练工作。随着沪、宁等地相继失守，南京国民政府已独木难支，战场救护难以跟进，需要更多的医护人员投入其中。与此同时，战时卫生人员训练工作从卫生署逐渐扩大到军政部、中国红十字会等部门，战时卫生人员训练所的设立与发展概况，呈现出"军民结合"的"全面抗战"特点。但实际上其成效稍显不足，有学员因成绩低劣而被除籍，也有学员苦于训练畏难潜逃。另从所长林可胜的留辞与出走过程可知，人事纷争亦极大地影响了战时卫生人员训练的进度。以上主客观因素一定程度上导致战时卫生人员训练速度跟不上战争进程。

（一）全面抗战爆发前卫生人员训练概况

自1931年九一八事变以后，中日全面战争的阴影便萦绕不散，局势日亟，国民政府不得不未雨绸缪。随着战争强度和烈度的不断增强，战时卫生人员训练变得日益迫切，逐渐成为卫生署的中心工作之一。

由南京国民政府主导的医疗卫生人员训练，肇始于1930年中央医院开办的住院医师训练班。该班旨在丰富国内医校毕业医师的临床经验，修业期限定为二年，其中后六个月主要学习公共卫生。自其成立以后截至1934年共举办过六届，具体为：1930年7月开办第一届，受训人员12名；1931年7月开办第二届，受训人员12名；1932年7月开办第三届，受训人员 12 名；1933 年 7 月开办第四届，受训人员 12 名；1934 年 1 月开办第五届，受训人员 12 名；1934 年 7 月开办第六届，受训人员 23 名。[①]当然除此之外还有卫生训练所开办的医师训练班。

至于南京国民政府时期的护士来源，大多数是由医院各自训练，或称护士学校，或称训练班，其中大部分毕业生在"中华护士会"注册。凡是毕业的学生经护士会公考及格后方能称为中华护士会毕业护士。1934 年，南京国民政府为统一规划护士教育，由教育部与内政部共同组织成立了护士教育委员会。该会于 1934 年 12 月 25 日举办第一次会议，决议订定护士学校课程标准、护士学校登记规则、管理护士学校暂行规则，并规定凡是国内护士学校须在 1936 年 6 月 1 日之前完成登记。而真正意义上的第一所专业护士学校是 1932 年秋成立的中央护士学校，校址在南京中央医院内，专为训练普通医院护士及公共卫生护士而设，修业期限为预科半年、本科三年，1935 年 4 月改称中央高等护士职业学校。此后全国各地护士学校相继而起。

然而，民国时期医学校、助产学校及护士学校，大部分限于师资和设备匮乏，缺乏公共卫生课程的讲授。到了 1935 年前后，卫生署争取到美国洛克菲勒基金会的拨款，与中央卫生实验处合力开设了各种卫生人员训练班。[②]相继开办的有公共卫生医师训练班、公共卫生护士训练班、卫生稽查训练班、学校卫生讲习班以及其他医事人员训练班。以下举前两种训练班简要说明之。

公共卫生医师训练班和公共卫生护士训练班分别招收正规医学院校和护士学校的毕业生，卫生稽查训练班招收高中毕业生。训练时间少则

① 《内政年鉴（4）》（2），第 538 页。

② 傅惠、邓宗禹：《旧卫生部组织的变迁》，《北京文史资料选编》第 37 辑，第 265 页。

半年,多至一年,结业后由卫生署分配工作,工薪均比原来本职工作略高一级。训练班开始由公共卫生专家张维、姚克方分任正、副主任,改为训练所后,张维因调任上海市卫生局局长,改由姚克方任所长。训练所工作人员,除主任、各班主任和教务、事务人员为专职,教师均由卫生署、卫生实验处的技术人员担任。

截至1934年,公共卫生医师讲习班已开办三届,每届修业期限为六个月。1933年7月开办第一届,学员16人;1934年1月开办第二届,学员14人;1934年7月开办第三届,学员18人。课程总体上偏重实习,每班授课时间为164小时,实习时间470小时,主要开设医学史、医事建设原理、细菌学、寄生虫学、环境卫生、社会医事及乡村卫生、妇婴卫生、学校卫生、劳工卫生、生命统计、卫生化学、卫生教育、社会问题、医学社会学、兽医、公共卫生行政、海港检疫、讨论会、讲演会、特种讲授等课程。①

截至1934年,公共卫生护士训练班已开办两届。1934年2月开办第一届,学员23人;1934年9月开办第二届,学员39人。入学资格限于正式护士学校毕业生,训练期限为六个月,授课时间为339小时,实习时间为1012小时,课程主要包括公共卫生原理、社会卫生看护原理、社会医事问题、心理学原理、家庭经济与营养、公共卫生看护职责讨论与指导、看护问题、研究与讨论、公共卫生看护行政、产科、公共卫生看护实习、考试等。②

事实上,在淞沪会战前,卫生署举办公共卫生人员训练班已有四年,医师班已有七届,护士班、卫生稽查班亦有六届,此后又添设妇婴

---

① 《内政年鉴(4)》(2),第539—540页。

② 《内政年鉴(4)》(2),第540页。

卫生、医师、特别热带病学三个研究班，计有十种卫生人员训练班。为提高成效，1936 年 11 月，卫生署呈请行政院将已开设和正在开设的训练班和研究班统一改称公共卫生人员训练所，将其建成卫生人员训练的指定机关。[①]

事实上，对于中国来说，抗日战争是一场全民族战争，政府在战争动员、资源调配、人员征召与训练上负有不可推卸的责任。如果说南京国民政府卫生署在平时关注的是卫生行政事业，那么战时则需要在此基础上构建一个战时医疗救护体制，从而对有限的医疗资源合理配置，进而服务于整场战争。其中后勤保障和战时救护是支撑甚至打赢一场战争的关键因素。所谓救护，有急救和看护两层意思，但在实际医疗工作中，往往二者兼具才行。卫生人员是救护工作的实际操作者，一般包括医师、护士、药剂师、助产士等，因此战时医疗卫生人员一般多指医师、药剂师、护士及军医。

（二）战时卫生人员训练所的创办与成效

随着上海、南京相继失守，南京、上海两地医护人员抵达汉口的人数一度达到千人之众，一时难以悉数安置。卫生勤务部部长刘瑞恒遂委托林可胜筹设战时卫生人员训练所，直隶于卫生署，分批次予以战时医护防疫训练，并就地编组防疫大队分驻各战区，执行防疫工作。[②] 实际上，战时卫生人员训练所总所起初是由红十字会与卫生署合作组建，训练所总所的资金来自卫生署、军医署、英国庚子赔款委员会以及其他捐

---

① 《公共卫生人员训练班扩充添设三研究班改称为训练所》，《京报》1936 年 11 月 12 日，第 3 版。

② 陈韬：《近五十年来几位军医先进》，《传记文学》（台北）第 40 卷第 2 期，1982 年，第 92 页。

赠方，如保卫中国同盟。[①] 但由于战争需要，后将战场救护工作和防疫工作分工开展，前者由中国红十字总会救护委员会负责，后者由卫生署负责。[②]

1938 年 4 月 1 日，蒋介石发表题为《对日抗战与本党前途》的演讲，呼吁党内团结，共御外侮。同年国民政府决议通过了"抗战建国纲领决议案"。[③] 此纲领旨在将全国完全纳入战时体制，其中第 30 条明确要求训练各种专门技术人员，"予以适当之分配，以应抗战需要"。[④] 专门技术人员自然也包括卫生技术人员，而且是急需人才。

正如卫生署署长颜福庆所言："在此抗战时期，不论对于前方战士，及后方之民众难民，均须有卫生医疗救护防疫等设施，因此医师、护士等各项医事人员，至为需要。"[⑤]1938 年，在颜福庆、林可胜主导下，红十字会救护总队在汉口进行了深度改组，决定与卫生署合办战时卫生人员训练班。同年 6 月 21 日，卫生署正式颁布《卫生署战时卫生人员训练班组织章程》及《训练委员会组织章程》。[⑥]

[①] 宋子文、宋庆龄等人领导的保卫中国同盟从 1939 年 4 月至 1941 年 11 月共收到的现款总数为国币 810879.93 元，港币 185640.11 元，美元 54437.65 元，英镑 3417 磅 8 先令 9 便士，加拿大元 3059.15 元，比索 1032.32 比索，西班牙比塞塔，荷兰盾 7 盾。还有大量物资，包括 X 光机、显微镜、各科手术器械、理疗设备、医学教科书、各种药品、敷料、毛毯、衣服、奶粉、维生素、罐头食品等。以上捐款与物资均用于中国抗战事业。宋庆龄基金会研究室编《保卫中国同盟新闻通讯》，吴景平译，傅伍仪校订，中国和平出版社，1989，第 412 页。

[②] 《抄呈卫生署交下"调整中国红十字会救护事业办法"》（1937 年 11 月 29 日），贵阳市档案馆藏"救护总队档案"，40-3-26。

[③] 叶健青编注《事略稿本》第 41 册，台北："国史馆"，2010，第 321—325 页。

[④] 叶健青编注《事略稿本》第 41 册，第 326—332 页。

[⑤] 颜福庆：《战时医学教育问题》，《中华医学杂志》第 24 卷第 12 期，1938 年，第 949—950 页。

[⑥] 《事由：呈送战时卫生人员训练班组织章程及训练委员会组织章程仰祈鉴核备案由》（1938 年 6 月 23 日），《内政部卫生署战时卫生人员训练班、训练委员会组织章程及有关文书》（1938 年 6 月—1939 年 4 月），中国第二历史档案馆藏，一二（6）/6/35。

　　根据"组织章程"，成立战时卫生人员训练班是为了训练卫生署医疗防疫队、中国红十字会医疗队以及各省市县救护机关的工作人员，同时也接受其他军医卫生机关的委托训练。该班指定卫生实验处和公共卫生人员训练所负责联络事宜，联合其他有关的卫生、军医及医事教育机关协同办理。

　　该班主要开设卫生防疫班、外科班、卫生工程班、护士班、救护担架班等，其他班次于必要时再增设。各班训练事宜主要由训练委员会负责。该班设主任一人，总理该班一切事务，副主任一人，协助主任办公。主任及副主任人选由内政部卫生署遴选、内政部派定。该班下设总务组（负责事务、会计、文牍等事项）、内科、外科、卫生防疫科、卫生工程科、护士科、卫生勤务科（负责军事训练、卫生勤务及救护担架训练）、组织科（负责防疫队、医疗队及医院的组织管理）、卫生用具制备科等。另外，设大队长一人，总务组及卫生用具制备科各设主任一人，其他各科各设主任教员一人，各科教员及军事教官若干人，由班主任遴选呈请卫生署署长聘任，并呈报内政部。

　　又据《内政部卫生署战时卫生人员训练班训练委员会组织章程》可知，该委员会设委员 9—11 人，由卫生署聘请与训练班有关的各卫生、军医、医学教育等机关代表充任，所有委员均为名誉职。其中战时卫生人员训练班主任为当然委员，并兼该会秘书。该委员会主要负责审订训练方针、审核训练课程、改进训练事宜，每月开会一次。

　　训练班由林可胜充任主任，陈韬为大队长兼总务组主任，其他主要干部均由救护总队部指导员调兼，但实际上多为北平协和医学院出身的人担任，如组织科主任由协和毕业专攻公共卫生的马家骥兼任，护理学科主任由协和护理系毕业专攻公共卫生的周美玉兼任，内科主任由协和毕业专攻内科的周寿恺兼任，外科主任由协和毕业专攻外科张先林兼任，卫生工程科由美国北卡罗来纳州大学毕业专攻卫生工程过祖源兼任。[①] 因为学术背景较为接近，所以训练所的授课内容和教学模式不可避免地偏向英美式。

训练班于 1938 年 6 月在长沙正式开班，班级设在一个由军医署指定给学校做实习医院的后方医院里，实际上位于长沙朱家花园附近的广雅中学内。[②] 同年 10 月底总所迁到湖南祁阳，继而迁往桂林，在一段时间内，总所曾在临时建筑中甚至在空袭间隙的空地上上课。[③]

培训的目的在于使合乎条件的人员熟悉战时服务的要求和方法，提高已参加服务人员的技术知识，并为军医署、卫生署和红十字会救护总队培养后备人员，从每一后方医院选派各级人员轮流前来培训。训练总所设有四个班级，每个班级为期两月。第一班培训军医官，第二班培训助理医官，第三班培训医务助手，第四班培训卫生员。培训内容以符合实际需要为主，主要以演习方式进行，课程包括外科、内科、预防医学、卫生、护理、军用医药等。[④]

实际开课内容仍偏实战应用，包括军事训练、担架急救、环境卫生、内科要旨、护病概要、生理解剖概要等科目，凡学成毕业者发放结业证明书一份。[⑤] 但由于战事不断，遗失或未领证书之事时有发生。"卫生署公共人生人员训练所历届各班结业学员，如未领取证书，或已领而遗失的，可向该所申请补发，但是需缴纳证书费 2 元，并在本人所在地

---

① 陈韬：《近五十年来几位军医先进》，《传记文学》（台北）第40卷第2期，1982年，第92页。

② 曾松涛：《战时卫生人员训练班记略》，《文史资料存稿选编·文化》，第806页。

③ 《中国红十字会救护总队》，中国福利会编《保卫中国同盟年报（1939—1940）》，鲁平等译，中国中福会出版社，2015，第181页。

④ 《中国红十字会救护总队》，《保卫中国同盟年报（1939—1940）》，第181页。

⑤ 《证明书》（1938年10月9日），重庆市档案馆藏，0095000100079000031000。

登报声明，以及二位同班同学的证明函件或者服务机关证明文件。"① 此外，训练班用于训练学员的实验标本很多直接由前线部队提供，如曾收到第五十团赠送的豹皮蛇、赤练蛇标本。②

据曾任训练班第三区队队长的曾松涛回忆，该班收容了经卫生署注册的原在沪、宁开业的正式医师，以及医科大学毕业的沪、宁各公私医院的正式医师和护士共 300 余人，并招收从沪、宁流亡到长沙的高中毕业生约 200 人，合计 500 余人。共编为三个区队：第一区队是医师，有 150 余人，区队长李季君；第二区队是护士，有 180 余人，区队长王冠军；第三区队是高中毕业生，约 200 人，区队长曾松涛。三个区队长均是军人出身，区队长之上设大队长，大队长陈韬和办公室主任马家骥均是医师，但大队副杨铮和总务科科长王某均非医师出身。

1938 年秋，武汉战事吃紧，训练班准备迁往湖南祁阳。同年 12 月 10 日，行政院颁布《非常时期专门人员服务条例》，呼吁全国拥有专业技术的人员加入抗战行列，凡应召入职人员，承诺将根据工作绩效奖惩，发给旅费及生活费用。③1939 年长沙大火前夕，训练所正式迁至祁阳黎家坪。此时又收容了一批由武汉撤退的青年数百人，加以训练。不久祁阳地方受长沙大火的影响不能立足，训练班又迁往桂林郊区。紧接着，1939 年桂林遭敌机疯狂轰炸，成为一片焦土，训练班最终迁驻贵阳图云关。④

---

① 《所务纪闻：规定结业学员领证书办法》，《卫育》第 1 卷第 7 期，1940 年，第 34 页。

② 《贵阳内政部战时卫生人员联合训练所覆本团函》，《团讯》（长沙）1939 年第 38 期。

③ 人员征召范围包括：尝在国内外专科以上学校习理工医农法商或其他学科毕业者；对于科学有专门著作或发明者；曾受机关电气土木化学等工程医药救护驾驭或其他特殊技能之训练者；曾任前款技术工作一年以上者；修习第三款技术有丰富之经验者。《奉令抄发非常时期专门人员服务条例令仰知照由》（1939 年 1 月 7 日），《内政部卫生署关于公务人员严肃纪律给卫生用具修造厂的训令》（1938 年 12 月—1939 年 1 月），中国第二历史档案馆藏，一二 /1/3557。

④ 曾松涛：《战时卫生人员训练班记略》，《文史资料存稿选编·文化》，第 806—807 页。

1939 年 2 月训练班迁到贵阳后，组织上稍有变动。该班原属内政部卫生署，此时即由卫生署和军医署联合主办，但仍与红十字会保持合作。改班为所，内部组织系统略有扩充。各科主任按军事编制给予少将衔，另外又增添少校衔高级教员多人。训练的对象也从"民"直接转向"军"。[①] 此外，该所在贵阳搭建的帐篷和临时房屋，可容纳 500 名学员和教职工，外加 1000 名病人，以及总所和医院的各个部门。[②] 此后，贵阳逐渐成为中国红十字会运输办事处、国际红十字会驻华委员会、中国红十字会医疗救济队总部及其训练所所在地，是华南地区乃至整个西南大后方医疗物资的主要仓库和集散中心。[③]

随着抗战日深，伤患益增，后方医院日形拥挤，"设备既简陋，人力更不足，中外人士，颇有烦言"，蒋介石命令战时卫生人员训练所兼事军医训练。[④]1939 年 4 月，内政部与军政部联合设立战时卫生人员联合训练所，全称"内政部军政部战时卫生人员联合训练所"。该所成立后，4 月 7 日，卫生署署长颜福庆下令结束所有战时卫生人员训练班。[⑤]4 月 12 日内政部呈文行政院，4 月 17 日行政院正式指令内政部，批准卫生署结束战时卫生人员训练班。[⑥]

---

① 曾松涛：《战时卫生人员训练班记略》，《文史资料存稿选编·文化》，第 807 页。

② 《中国红十字会救护总队》，《保卫中国同盟年报（1939—1940）》，第 181 页。

③ 《援华物资——保盟根据当前局势拟订新的运输方案》（《保卫中国同盟通讯》新刊 1940 年第 23 期），《保卫中国同盟通讯》中册，第 237 页。

④ 陈韬：《近五十年来几位军医先进》，《传记文学》（台北）第 40 卷第 2 期，1982 年，第 92 页。

⑤ 《事由：呈为战时卫生人员联合训练所成立本署战时卫生人员训练班业已令饬办理结束，该班章程由署废止请鉴核由》（1939 年 4 月 7 日），《内政部卫生署战时卫生人员训练班、训练委员会组织章程及有关文书》（1938 年 6 月—1939 年 4 月），中国第二历史档案馆藏，一二（6）/6/35。

⑥ 《事由：据呈报卫生署战时卫生人员训练班办理结束暨废止该班章程等准予备案指令知照由》（1939 年 4 月 17 日），《内政部卫生署战时卫生人员训练班、训练委员会组织章程及有关文书》（1938 年 6 月—1939 年 4 月），中国第二历史档案馆藏，一二（6）/6/35。

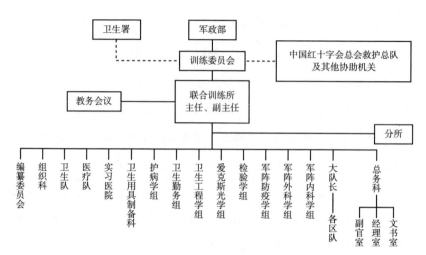

图 6-1　内政部、军政部战时卫生人员联合训练所组织系统

资料来源:《内政部卫生署战时卫生人员训练班、训练委员会组织章程及有关文书》（1938 年 6 月—1939 年 4 月），中国第二历史档案馆藏，一二（6）/6/35。

1939 年 3 月,《内政部、军政部战时卫生人员联合训练所组织章程》颁布，规定训练所暂设下列各班：甲班，训练医正级军医及一般医师人员；乙班，训练医佐级军医及一般医护人员；丙班，训练看护士及一般医护助理员；丁班，训练看护兵及急救担架人员；戊班，训练防疫及环境卫生人员；其他，视需要情形得随时呈准增设。[①]

1939 年 4 月 13 日，战时卫生人员联合训练所迎来了第一期学员，后方勤务部、政治部派中央训练团军官 50 人加入训练，"以资深造"。紧接着，又有后方勤务部伤病官兵招待所第九总队荣誉军官学员潘武全等 41 人到该所接受卫生训练，学习相应课程。同年 4 月 18 日，中队长翁昆茹带队前往位于贵阳的战时卫生人员联合训练所，编队加入受训，

① 《内政部、军政部部令》（1939 年 3 月），《海军部、军政部、农林部、内政部、经济部、交通部等机构组织法》（1937 年 1 月—1942 年 12 月），中国第二历史档案馆藏，一二 /1/1469。

所以第一期学员合计 91 人。[①]

1939 年 5 月 1 日、4 日，日军飞机对重庆进行了轮番轰炸，军民伤亡惨重，房屋被毁无数。卫生署署长颜福庆谈及此次中日战争的局势，称"截止刻下，军之伤亡已逾百万，儿童约六百万，因父母流离失所，均须政府负责教养"，医事人员极为缺乏，"中国已训练之医生仅九千人，护士仅六千人，需要之数甚远，军队中军医处现有伤兵三十万具，工作人员两万人"。[②]同年 8 月 1 日，卫生署命朱章赓正式接替前所长姚克方。[③]

自 1939 年 9 月起，鉴于交通运输困难，各战区战地医务人员水平和人数参差不齐，训练所总所又在西北开办了一个训练分所和一家实习分院，[④]即在陕西褒城设第一分所，由严智钟担任主任。此后，又在浙江上饶设第二分所，由湘雅医学校毕业的刘经邦担任主任，继而于湖北老河口、贵州黔江、湖南东安分设第三、四、五分所，由协和医学院毕业的彭达谋、马家骥以及同济医学院毕业的林竟成分任主任。每分所均有红十字会救护总队的大队部驻扎，师资与设备均可交互协助，各分所的医护教官也较健全。[⑤]

1939 年 11 月 30 日，据战时卫生人员联合训练所第一分所主任严智钟报告，"第二期养日开课，到各军事二十九个单位，学员八十五，学兵九十七，共一百八十二名"，较第一期学员人数增加一倍。[⑥]然而仅一月

---

① 《事由：转呈战时卫生人员联合训练所荣誉军官加入受训名册请鉴核备案由》（1939 年 6 月 13 日），《卫生署战时卫生人员联合训练所并汉中分所学员名册成绩册及有关文书》（1939 年 6 月—1940 年 4 月），中国第二历史档案馆藏，一二（4）/4/111。

② 《颜福庆谈话报告卫生署工作》，《申报》（香港）1939 年 5 月 14 日，第 1 张第 3 版。

③ 《所务纪闻》，《卫育》第 1 卷第 1 期，1939 年，第 18 页。

④ 《中国红十字会救护总队》，《保卫中国同盟年报（1939—1940）》，第 182 页。

⑤ 陈韬：《近五十年来几位军医先进》，《传记文学》（台北）第 40 卷第 2 期，1982 年，第 93 页。

⑥ 《事由：据战时卫生人员联合训练所第一分所呈报第二期受训员兵人数祈鉴核备案由》（1939 年 11 月 30 日），《卫生署战时卫生人员联合训练所并汉中分所学员名册成绩册及有关文书》（1939 年 6 月—1940 年 4 月），中国第二历史档案馆藏，一二（4）/4/111。

余，便有学员私自潜逃。1939 年 10 月 7 日晨，来自红十字会救护总队部的医护助理学员蒋极发，"送训之到所未久，乘隙潜逃"，战时卫生人员训练所通报该员所在队部，予以"开除学籍"的处分。①

据战时卫生人员联合训练所第一分所报告，1939 年 12 月 8 日，该分所第二届受训学员兵包括二等军医佐 4 人，三等军医正 31 人，委任六级技佐 1 人，一等军医佐 44 人，二等军医佐 5 人，三等军医佐 4 人，三等司药佐 1 人，看护士 95 人，初级医护助理员 1 人，看护兵 6 人，合计 191 人。② 但这批受训人员并不是所有人都能如期毕业。1940 年 1 月 27 日，战时卫生人员联合训练所第一分所报告称，"除丙班周汉章（久病不愈，准予退学），及乙班罗秉文、王树芝、李国钰等四员考试不及格不发证书外，计实发受训证书一百八十六张"，并于同日举行出队式，以示毕业。③

1940 年 3 月 2 日，战时卫生人员联合训练所汉中分所造送第二届学员兵成绩名册。④ 3 月 20 日，战时卫生人员联合训练所造送第四届学员兵结业成绩清册。在第四届学员中，学员陆鹤峰因"成绩低劣"，予以

① 《事由：据战时卫生人员联合训练所呈学员蒋极发私自潜逃转请核备案由》（1939 年 12 月 27 日），《卫生署战时卫生人员联合训练所并汉中分所学员名册成绩册及有关文书》（1939 年 6 月—1940 年 4 月），中国第二历史档案馆藏，一二（4）/4/111。

② 《事由：据战时卫生人员联合训练所第一份所呈送第二届学员兵名册检同原件请鉴核备案由》（1940 年 1 月 2 日），《卫生署战时卫生人员联合训练所并汉中分所学员名册成绩册及有关文书》（1939 年 6 月—1940 年 4 月），中国第二历史档案馆藏，一二（4）/4/111。

③ 《事由：据战联训所第一分所呈送第二期训满学员兵名册备案由》（1940 年 2 月 17 日），《卫生署战时卫生人员联合训练所并汉中分所学员名册成绩册及有关文书》（1939 年 6 月—1940 年 4 月），中国第二历史档案馆藏，一二（4）/4/111。

④ 《事由：检送战训分所第二期训满学员成绩册表请备案由》（1940 年 3 月 2 日），《卫生署战时卫生人员联合训练所并汉中分所学员名册成绩册及有关文书》（1939 年 6 月—1940 年 4 月），中国第二历史档案馆藏，一二（4）/4/111。

"开除学籍"的处分。①

1940 年 2 月 3 日，战时卫生人员联合训练所呈称，"本所第五届训练学员兵业已先后来所报到"。该所已于 1939 年 12 月 25 日正式开课，综合各医卫机关及其他团体共送训学员兵 293 人，其中三等军医正 11人，军医佐上尉 24 人，中尉 10 人，少尉 6 人，看护长 3 人，看护员 11人，看护士兵 160 人，医师 1 人，X 光技术卫生 17 人，卫生助理员 26人，医护助理员 16 人，借读生 8 人。这一批学员中也有几人因各种原因无法毕业，例如一三一后方医院送训看护士兵张君竹和龙凤翔潜逃，一三四后方医院送训看护兵周智聪病故，红十字会送训卫生助理员王清弼因试验灭虱器锅炉爆炸身亡，红十字会送训医护助理员石毓才因犯过被开除。②

上文提及有学员畏难潜逃，那么战时卫生人员联合训练所的日常生活究竟如何？透过该所发行的内部刊物《卫育》或可还原一些概貌。（1）升旗做操。每天早上 5 点半听军号起床，整理内务，完成洗漱。6点吹集结号，举行升旗典礼（下午 6 点举行降旗仪式），升旗结束后，间隔 10 分钟，开始集合到操场上接受军事训练。（2）速成技能。上课时间只有三个月（医师班如此），所有课程以实用为主，教材比较缺乏，主要靠教官讲解，学生速记。（3）读书看报。图书室有三四十种杂志、十几种报纸，包括《中央日报》《大公报》《新华日报》《益世报》《时事新报》《革命报》《申报》《天文台》等。白天主要提供阅览

---

① 《事由：据战时卫生人员联合训练所呈报第四届受训学员陆鹤峰成绩低劣已予开除学籍转请备案由》（1940 年 1 月 27 日），《卫生署战时卫生人员联合训练所并汉中分所学员名册成绩册及有关文书》（1939 年 6 月—1940 年 4 月），中国第二历史档案馆藏，一二（4）/4/111。

② 《事由：据战时卫生人员联合训练所呈送第五届训练学员兵名册检同原册一份转请备案由》（1940 年 2 月 15 日），《卫生署战时卫生人员联合训练所并汉中分所学员名册成绩册及有关文书》（1939 年 6 月—1940 年 4 月），中国第二历史档案馆藏，一二（4）/4/111。

服务，晚上提供自修服务。（4）课外活动。时间为每天下午5点到6点，有下棋、打球、音乐、散步。另有各种欢迎会、欢送会、联欢会，会上有茶点、话剧等。（5）吃饭规则。按照军事管理风格，排队打饭吃饭，按照"立正""坐下""开动"口令进行，饭毕还要按照"立正""解散"的口令离开食堂。用饭时间限定为15分钟，并且不准说话。[①]总之，确实是一种高度自治和军事化的生活方式，但在抗战时期这种生活还算丰富，有学员逃走恐怕跟个人选择有关，不全然是训练所的问题。

那么，整个抗战期间训练所究竟训练了多少医护人员？根据美国医药援华会的统计，1938年受训人数为1432人，1939年1678人，1940年1423人，1941年1260人，1942年1511人，1943年2626人，1944年3918人，共计13848人。[②]其中既有低级医疗助手，也有能够适应各种战场需求的医疗人员，不过大部分学员之后加入中国红十字会救护总队及各分队，担任低级医疗助手，如看护士、看护兵、担架兵，主要负责伤病员在转运、住院期间的伤口初步处理和临床看护工作。

（三）林可胜愤而辞职与训练所一蹶不振

实际上，战时卫生人员联合训练所后来的走向与林可胜的命运浮沉有很大关系。从1940年开始，同时担任中国红十字会救护总队长和战时卫生人员联合训练所所长的林可胜卷入了政治风波，被指控有"亲共""通共"嫌疑。而背后的煽动者便是曾欲争夺卫生署署长位置而不

---

① 清之:《我到训练所后的生活》,《卫育》第1卷第1期，1939年，"杂俎"，第16—17页。

② Folder "Army Medical Administration", Box 2, Series Ⅱ: Permanent File, ABMAC, RBML, Columbia University. 转引自施彦《抗战时期战地医护职业教育的发展——以战时卫生人员训练所（1938—1943年）为例》,《职业技术教育》2015年第24期。

得的潘骥。潘指控林的罪名包括：给皖南新四军和延安八路军提供医疗救援人员和物资，倒卖救护总队药品和器材，利用红十字会渠道获取"红色文献"并在队、所内传播，等等。此外，潘骥通过一些手段，攫取了红十字会海外援华物资的分配权，处处给林可胜施压。[1]

1940年5月，国民政府中央党务部门曾派专员张富岁视察战时卫生人员联合训练所汉中分所，赞许了该所在人力物力十分困难情况下，训练工作尚能"因应需要"，但也认为有三点亟待改进：一是重要职务，应以专任为原则；二是增加每期卫生人员训练人数；三是加强"精神训练"，注意讲授"总理遗教"和"总裁言行"两种课程。[2]此事看似平淡，实则传达出训练所政治立场似乎出现了问题。

那么林可胜是否存在"亲共""通共"之举呢？抗战时期，民间的医药救济物资和国际上援华的大部分医药器材均集中于中国红十字会救护队。据原新四军军医处材料科科长吴之理回忆，由于新四军军医处处长沈其震与林可胜关系匪浅，[3]从全面抗战一开始林便将拨给新四军的两车皮药材运往南昌，之后又曾数次赠给。1939年11月，一次性拨给200万粒奎宁丸。后来派来的救护队也带有足够数百床位用的常用药。如需特殊药品，救护队还可派员去金华领取。[4]林可胜的做法可以说是一种人道主义行为，而就实际上来说，国际援华机构本无国共之分，甚至有些药品是指定给八路军和新四军的。[5]

---

[1] 〔美〕华璋：《悬壶济乱世：医疗改革者如何于战乱与疫情中建立起中国现代医疗卫生体系（1928—1945）》，第124—125页。

[2] 《工作报导：训练（二十九年五月十三日至十九日中央训练委员会工作周报）》，《中央党务公报》第2卷第22期，1940年。

[3] 林可胜是沈其震在北平协和医学院的导师，沈跟林读了四年书。

[4] 吴之理：《皖南时期的新四军军医处》，中国人民解放军历史资料丛书编审委员会编《后勤工作回忆史料》（1），解放军出版社，1994，第682页。

[5] 王道中：《不懂中国话的军医署长：林可胜》，《袖珍杂志》1949年第2期，第51页。

1940 年 6 月 15 日，卫生署公共卫生人员训练所木质关防正式启用，[①]标志着卫生署正式接手训练所。然而不到一年，1941 年 4 月 2 日，卫生署根据行政院命令宣布废止《修正卫生署公共卫生人员训练所章程》，并公布了《中央卫生实验院组织规程》，[②]将卫生署卫生实验处与公共卫生人员训练所合并，改设卫生署中央卫生实验院，任命李廷安为院长，副院长为朱章赓，并于 4 月 1 日正式任职视事。[③]同年 9 月 10 日，国民政府命令废止于 1938 年 2 月 11 日颁布的《内政部卫生署卫生实验处组织条例》，同时知照卫生署公布《中央卫生实验院组织条例》。[④]从此，训练所成为卫生署中央卫生实验院下设的一个所，不再独立设置。

1941 年 1 月初，震惊中外的皖南事变爆发，林氏对皖南新四军的援医送药行为再度引起政治敏感，也成为其对手方见机行事的借口。面对来自各方的责难，林氏不堪其辱，愤而辞职。1941 年 2 月 13 日，蒋介石致电暂居香港的杜月笙询问林可胜辞职原委，电曰："据报红十字会救护总队长林可胜君，有被迫辞职之说。查林君热心报国，不辞艰苦，且在国际负有声誉，如确有辞职情事，务盼转知会内主持者恳切慰留，不可轻予更动。"[⑤]

---

① 《事由：奉令换发新关防启用日期函请查照由》（1940 年 6 月 15 日），《卫生署向卫生用具修造厂抄发各项法规章则的训令汇集》（1940 年 5—8 月），中国第二历史档案馆藏，一二 /1/3561。

② 《事由：抄发中央卫生实验院组织规程令仰知照由》（1941 年），《内政部卫生署关于公务人员考绩、整理债务等给卫生用具修造厂的训令》（1941 年 1—12 月），中国第二历史档案馆藏，一二 /1/3558。

③ 《关于卫生署中央卫生院办公日期的函、训令》（1941 年 5 月 7 日），重庆市档案馆藏，0053-0001-00024-0000-085-000。

④ 《卫生署快邮代电》（1941 年 10 月 29 日），《内政部卫生署关于公务人员考绩、整理债务等给卫生用具修造厂的训令》（1941 年 1—12 月），中国第二历史档案馆藏，一二 /1/3558。

⑤ 蔡盛琦编辑《事略稿本》第 45 册，台北："国史馆"，2010，第 506 页。

林氏辞职的消息很快传到美国，时任驻美大使胡适接连询问国内实情。1941年2月26日，蒋介石电复胡适，或可表明蒋本人对林氏辞职一事的态度，其称："顷据红会人员电复林可胜此次辞职，纯出自动，红会绝无迫使情事。现值该会举行年会，林君来港出席，当即一致恳切慰留，请其继续服务等语。但近据密报，林左倾颇甚，且有利用交通工具阴助延安情事。最近美红会代表贝克向彼索车辆，林竟以破车搪塞，致贝不满，电美停止接济云，亦可注意。"① 实际上林辞职非完全因为"左倾"，所谓林"自动"请辞，恐怕影响因素很多。几年后，1944年5月27日，时任驻苏大使傅秉常与美红十字军代表哈布（Hubell）闲聊时，"偶及我红十字会事，彼与卡尔均以林医生去职为惋惜。卡尔谓，系王晓籁、杜月笙及王儒堂私意关系"。②

傅氏日记中的记载表明，当时林氏与红十字会高层人物王晓籁、杜月笙、王正廷关系均走向破裂。同时蒋介石从一开始的假意挽留，到最后的弃之不用，也表明虽然林氏业务能力过人，但是政治韬略过于缺乏，得罪了诸多国民党政要。至于潘骥等人的煽风点火，只能算是火上浇油，不是本质性威胁。

1942年3月上旬，印度医务署署长周立抵达重庆，负责接洽中印卫生合作事务，邀请军医署署长卢致德一同赴缅甸调查当地状况，同行的还有林可胜。他们于3月21日由重庆同飞腊戍，协办远征军开展卫生勤务。3月中旬日军突破盟军阵地，林氏率领一小部救护人员，多方设法将大部伤病官兵自曼德勒向密支那一带撤退，"是时情况纷乱，运输

---

① 蔡盛琦编辑《事略稿本》第45册，第561页。
② 《傅秉常日记》，民国三十三年（1944），傅锜华、张力校注，台北："中央研究院"近代史研究所，2014，第120—121页。

工具缺乏，终经多方设法，觅得船只，沿洛河后撤"。①4 月下旬，缅甸远征军分别向国境及印度撤退，林可胜随军照料伤病员兵撤退到印度，安置疗养，"现以该处事务布置妥善，已电召返国"。据远征军总司令罗卓英所言，林可胜在缅甸、印度一带协助办理军队卫生勤务，"深资得力"，曼腊线上第五军及新三十八师受伤官兵共 1400 余人，连日经林可胜等人努力抢运，统一用"阿商"号轮船沿伊洛瓦底江上运，经过罗保东的虚妙码头，最后抵达八莫。这一点后勤部部长俞宥亦有表彰："可胜兄林总队长此次在缅主持卫勤勋劳卓著。"另据昆明行营兵站总监部陈兼总监艳电称："可胜兄此次协办远征军卫勤，最为得力，复随军抵印，艰苦备尝，功劳可颂。"②

1942 年 7 月 17 日，林可胜由印飞昆至渝。本以为是戴着"英雄"的光环回到重庆，然而他发现在他离开的这段时间，蒋介石已将红十字会救护总队和公共卫生人员训练所全部纳入掌中，一改往昔自由独立的状态。7 月 21 日，林氏在渝小作逗留，即行赴桂，③于 7 月 27 日返印，④又于同年 8 月飞渝返筑，报告其入缅作战情况。⑤"绕树三匝，何枝可依"，林氏最终决定逃离政治旋涡。同年 9 月，他辞去红十字会救

---

① 陈裕康、余柏森：《记林可胜博士担任中国远征军救护工作》，《卫生报导》1943 年第 6 期，第 46 页。

② 《事由：为贵会救护总队长林可胜在缅印协办远征军卫生勤务勋劳卓著已电召返国请查照由》，《关于告知林可胜已返国致中国红十字会总会的函、代电》（1942 年 7 月 15 日），重庆市档案馆藏，0096000100080000287000。

③ 《林可胜抵渝》，《中央日报、扫荡报联版》1942 年 7 月 21 日，第 5 版。

④ 《事由：为贵会救护总队长兼本部卫训所主任林可胜由印回国日期请查照由》，《关于告知林可胜已返国致中国红十字会总会的函、代电》（1942 年 7 月 15 日），重庆市档案馆藏，0096000100080000287000。

⑤ 《林可胜抵筑》，《中央日报、扫荡报联合版》1942 年 8 月 4 日，第 6 版。

护总队长职务，总队长由中国红十字会秘书长潘小萼兼代。[1] 但林氏保留了公共卫生人员训练所所长职务，作为自己的"一亩三分地"。到了1943年8月，林氏不得不辞去所长之职，黯然离开图云关，公共卫生人员训练所虽仍存在，但从此光辉不再。[2] 到了1944年11月，蒋介石不得不发表《勖勉全国医药青年界及地方医师应征为知识青年军服务文告》，向全国征召医师服务抗战。[3] 可见卫生人员短缺始终是影响抗战大局的重要一环。

二 全面抗战时期医疗防疫队与公路卫生站的运转

卫生署医疗防疫队是战时医疗救护体系的重要组成部分，担负着军队和民间医疗防疫工作的重任，具有流动医疗的特性，又与传统的地方防疫网络相配合。抗战时期日军曾在浙江省发动细菌战，造成部分地区鼠疫流行。卫生署医疗防疫队第一时间进入疫区从事防疫与调查工作，并与地方防疫委员会协同推进。然而抗疫工作受制于卫生署医疗防疫队的设备、规模与人数，防疫手段较为单一，这也暴露出战时医疗救护体系的尴尬与不足。

---

[1] 《红会救护总队长易人林可胜辞职照准由潘小萼继任》，《西南医学杂志》第2卷第8期，1942年，第37页。

[2] 有关林可胜辞职以后的发展情况，可参考施彦《林可胜与现代民国医学的发展（1924—1949）》，第137—160页。

[3] "溯自抗战以还，医药人员接受政府征召，负起军民救死扶伤等责任七载于兹，始终不懈，然事期普遍有志之士容有向隅，医药学校在学学生潜心学术献身未能者，更属所在多有。兹值抗战已臻最后阶段，知识青年奋起从军之期，正全国医药界有志之士及各医药学校热血青年应召投辕，献身军旅之良机，应本所学以申素志，行湛深之医术，维战士之健康，增强抗战武力，争取胜利卢功，继往开来，名垂史册，特公告其各奋勉。"叶惠芬编辑《事略稿本》第59册，台北："国史馆"，2011，第164—165页。

　　近年来，学界对常德细菌战[①]、浙赣细菌战[②]的研究已较为丰富，相比较而言对常德细菌战的研究更为成熟。究其原因，常德因细菌战出现了两次鼠疫大流行，且离陪都重庆较近，国民政府给其高度关注，所保存的史料也比较多。除了常德市档案馆所藏的细菌战资料外，还有"陈文贵报告书"和"鲍里查报告书"。这些报告是在国际联盟、卫生署主导下对常德鼠疫全面调查的结果，极具史料价值。[③]然而史料的相对集中可能造成了部分学者研究抗战时期侵华日军细菌战的地域局限性，进而导致对浙江细菌战的研究相对不足。实际上侵华日军在前线发动细菌战的较早地点是浙江衢县，进而波及浙江全省。[④]

　　值得注意的是，全面抗战时期日军曾在浙江省发动细菌战。关于人为"敌机散毒"与鼠疫非正常流行之间的关联性问题，最近学界虽有不

① 有关常德细菌战的研究主要有张华《美国对常德细菌战情报的收集》，《近现代国际关系史研究》2017 年 2 期；张华:《伯力士在日军实施常德细菌战后的防疫工作初探》，《北京联合大学学报》(人社会科学版) 2017 年第 2 期；朱清如:《"经济效果": 侵华日军细菌战之重要目标——以常德细菌战为例》，《湘潭大学学报》(哲学社会科学版) 2016 年第 5 期；陈致远:《从中、俄、美、日史料看"常德细菌战"》，《湖南社会科学》2016 年第 1 期；朱清如:《1941—1942 年常德细菌战防疫工作检讨》，《湖南社会科学》2016 年第 1 期；陈致远:《日军常德细菌战致死城区居民人数的研究》，《民国档案》2006 年第 2 期；等等。其中以湖南文理学院学术团队的研究成果最具系统性。

② 有关浙赣细菌战的研究主要有徐珺《抗战时期衢州地区细菌战研究》，硕士学位论文，湘潭大学，2018；朱清如:《侵华日军衢州、宁波细菌战致死居民人数考》，《军事历史研究》2015 年第 1 期；陈致远:《侵华日军在中国南方实施的细菌战》，《军事历史研究》2015 年第 1 期；包晓峰:《日军对浙江实施细菌战的罪行综述》，《党史研究与教学》2005 年第 4 期；张启祥:《细菌战的真相终将大白于天下——侵华日军细菌战的浙江调查》，《史林》2004 年增刊第 S1 期；邱明轩编著《菌战与隐患》，香港天马出版有限公司，2004；徐浩一:《侵华日军浙赣细菌战中的炭疽攻击》，《中共党史研究》2002 年第 2 期；黄可泰、邱华士、夏素琴主编《宁波鼠疫史实——侵华日军细菌战罪证》，中国文联出版公司，1999；邱明轩编著《罪证——侵华日军衢州细菌战史实》，中国三峡出版社，1999；李力、郭洪茂:《论日寇浙赣细菌战及其后果》，《社会科学战线》1995 年第 5 期；等等。

③ 转引自王希亮、周丽艳编译《侵华日军 731 部队细菌战资料选编》，社会科学文献出版社，2015，第 406—407 页。

④ 王希亮、周丽艳编译《侵华日军 731 部队细菌战资料选编》，第 455—456 页。

同看法，但并不能就此解构细菌战的真实性。① 细菌战发生后，卫生署组织专家多次调查各地鼠疫流行和日军细菌战情况，卫生署医疗防疫队还深入疫病流行地区，展开防疫救治工作。但是目前学界研究主要聚焦在中国红十字会救护总队及分队等民间救护力量上，② 对官方力量卫生署医疗防疫队的研究较为匮乏。本节将从卫生署医疗防疫队入手，探讨其在浙江省细菌战防治过程中发挥的作用及其工作特点。

（一）卫生署医疗防疫队的设置及其概况

早在 1935 年，卫生署便组建巡回医疗队，分赴湘、鄂、鲁、皖、赣等省水灾区域，协助地方办理防疫工作，③ 偶尔举办卫生展览会，④ 只不过多为临时性举措。1937 年 11 月，国联派遣卫生三支流动医疗队来华，帮助中国办理军医院工作。⑤1938 年 1 月，国联派遣卫生专家来华会同内政部卫生署筹划防疫事宜。⑥ 南京失守后，沿海沿江各省次第沦陷敌手，前后方军民辗转流徙，沿途所至，疫病丛生，各地卫生组织或随着各级政府解体而解体，或迫于经费的窘迫而难以为继，倒毙路旁之人比比皆是，"关于此大量流徙之民众，医疗卫生实极重要，但终付

---

① 参见周东华《1940 年宁波鼠疫"敌机散毒"考》，《史林》2020 年第 6 期；周东华、苏相宜：《1940 年宁波鼠疫"敌机散毒"补考》，《日本侵华南京大屠杀研究》2021 年第 3 期。

② 主要有张建俅《中国红十字会初期发展之研究》，中华书局，2007；戴斌武：《中国红十字会救护总队与抗战救护研究》，合肥工业大学出版社，2012。

③ 《地方防疫工作之协助办理》，《中国国民党指导之下之政治成绩统计》1935 年第 7 期，第 30 页。

④ 《巡回防疫队莅沙》，《农村服务通讯》第 7 期，1936 年，第 57 页。

⑤ 《各国医师志愿来华服务》（1937 年 10 月 22 日），彭明主编《中国现代史资料选辑》第 5 册（上），中国人民大学出版社，1989，第 651 页。

⑥ 《国联助我防疫卫生专家一部到华卫生署已派员会同筹划》，《申报》（汉口）1938 年 1 月 26 日，第 2 版。

阙如"。①

面对日益严峻的难民和后方民众医疗救治问题，1938 年行政院通过了"设置医疗防疫队办理难民及后方民众医事救济工作计划"。该计划首先对现有的国联来华防疫团、诊疗防疫队、卫生院、卫生所、公私医院、教会医院、中国红十字会等组织或机构开展的医疗防疫工作进行了反思，认为"殊觉不足，中央应有普遍之医疗防疫组织，以应当前需要"，于是决定组建一百支防疫队和三所防疫医院，其中医疗防疫队编为七个大队，"分配于各省区，协助地方卫生机关，联络合作，卫生署仍须视事实上之必要，随时调动"。②

医疗防疫队的主要工作内容包括：（1）在难民聚集之地，开展疾病治疗以及传染病预防注射、调查、诊断、隔离收治等工作；（2）办理饮水及一般消毒、灭虱等工作；（3）在必要地点开展巡回医疗，办理民众和难民的医疗卫生防疫工作；（4）办理卫生宣传演讲和卫生教育训练，向民众和难民灌输卫生知识；（5）协助各地方办理当地民众和难民的急救工作，并给予训练指导；（6）其他临时防疫事项。

医疗防疫队主要由医师和护士组成，相关人员经过技术训练、精神训练、军事训练后才能入队。主要训练机关是内政部卫生署卫生实验处，并由公共卫生人员训练所协助办理；分区训练机关包括西安国联防疫委员会第一防疫团、内政部卫生署西北区防疫专员联合办事处、长沙国联防疫委员会第二防疫团、内政部卫生署华中区防疫专员联合办事处、南京国联防疫委员会第三防疫团、内政部卫生署华南区防疫专员联

---

① 颜福庆：《沿公路线设立卫生站之必要及劳工卫生问题》，《中华医学杂志》第 24 卷第 12 期，1938 年，第 956 页。

② 《消息：国内医讯杂志：行政院通过设置医疗防疫队》，《广西健壮社医学月刊》第 3 卷第 11 期，1938 年，第 1 页。

合办事处、重庆卫生署卫生实验处。[①]

医疗防疫队医师总额初步定为 100 名，护士 200 名，编成 7 个大队，每队设队长 1 人，大队之下，置若干小队，每一基本小队，设医师 1 人、护士 2 人。医疗防疫队性质分为流动与固定两种。"如某一地域，难民甚多，而民众亦有多数传染病之象征，则增加小队，固定驻诊，否则随时流动于其他各地应诊……各大队得根据各该管区情形，随时调度小队。"[②]以每 4 个分队编组为 1 队，共计 25 队，其中包括医疗防疫队 23 队，细菌检验队、卫生工程队各 1 队。另外设立防疫医院 6 所，卫生材料站 5—8 所，汽车运输队 8—14 队。[③]不难发现，医疗防疫队的总体编制规模不大。

卫生署医疗防疫队原本只打算运转 6 个月（1938 年 5—10 月），其间经费总开支为 29.4 万元，月支 4.9 万元。临近期满，经内政部卫生署呈报国民政府请求续办，"但为应事实上之需要，亟须继续扩充办理"，又编制 1938 年 11—12 月以及 1939 年全年经费预算达 58.8 万元。[④]此后卫生署医疗防疫队基本维持到了 1948 年前后。[⑤]

1938 年 6 月，卫生署医疗防疫总队（亦称大队部）在湖南长沙正式

---

① 《消息：国内医讯杂志：行政院通过设置医疗防疫队》，《广西健壮社医学月刊》第 3 卷第 11 期，1938 年，第 2 页。

② 《难民医疗防疫队下月起陆续成立医师护士将加以短期训练分布各省流动或固定诊治》，《申报》1938 年 4 月 23 日，第 2 版。

③ 《内政部卫生署医疗防疫队各队站院组织规则》，《医防通讯》第 1 期，1939 年，第 6 页。

④ 《国民政府训令渝字第二七号》（1928 年 1 月 77 日），《国民政府公报》渝字第 117 号，1939 年，第 9—10 页。

⑤ 《机关组织报告表（卫生部医疗防疫总队）》（1948 年 7 月 1 日），《卫生部东南鼠疫防治处、南京精神病防治院、黑热病防治处组织、业务报表及有关文书》（1947 年 12 月—1948 年 10 月），中国第二历史档案馆藏，一二 /1/3392。

成立，林可胜任总队长，彭达谋任副总队长，[1]负责管理、联络、考核、奖惩各分队。[2]但没过多久，林可胜便去接手红十字会救护总队长职务，辞去医疗防疫总队部职，由卫生署委任李廷安、王祖祥二人接理队务，分别担任总队长和副总队长，总队部亦从桂林迁往重庆。[3]

医疗防疫总队在工作步骤、分队组建、设备运输、经费支配、材料供给等方面"应兴应革"之处颇多。1939 年 2 月，李廷安、王祖祥二人参照许世瑾、荣启荣、苏德隆等人的意见，根据该队工作区域"辽阔"的特点，对组织架构进行了调整（见图6-2）。[4]

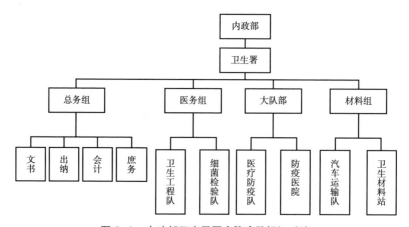

图 6-2　内政部卫生署医疗防疫队组织系统
资料来源：《内政部卫生署医疗防疫队组织表》，《医防通讯》第 1 期，1939 年，第 2 页。

---

① 《卫生署计划组一百防疫队赴各县工作颜福庆将赴滇筹备制造血清》，《申报》（汉口）1938 年 3 月 1 日，第 2 版。

② 《医疗防疫队大队部办事细则》，《医防通讯》第 1 期，1939 年，第 5 页。

③ 《医疗防疫队总队部移渝》，《中央日报》1939 年 1 月 15 日，第 4 版。

④ 《致各队员书》，《医防通讯》第 1 期，1939 年，第 1 页。

与此同时，医疗防疫总队进一步明确了各区队大队长的职权。各大队长负责监督和指挥本队一切工作，同时总队部拥有对各队事务的最高管理权。各区大队驻防地点不得随意更换，必须征得总队部同意方可，若有紧急事件发生，可见机行事，但事后须详细报告给总队部。各区大队长还应注意联络当地卫生机关、防疫机关以及中国红十字会医疗队及其他团体，协同开展医疗防疫救护工作。[①] 随后又制定了《医疗防疫大队部办事细则》《内政部卫生署组织医疗防疫队办法》《内政部卫生署医疗防疫队总队部处务规则》《内政部卫生署医疗防疫队各队站院组织规则》《内政部卫生署医疗防疫队出差旅费规则》等规章制度。[②] 以下是各区大队基本情况。

粤湘桂线。大队长甘怀杰，部址为零陵通讯处宜山西七街15号，下辖第十一、第十三、第二十一医疗防疫队，第一、第二防疫医院，第一检验队和第一工程队。工作路线为向西往桂林，向东往祁阳、衡阳、宝庆，向南到耒阳、郴州、坪石、曲江、老隆、梅县。

湘西线。大队长周振，部址先在芷江，后迁至沅陵第四防疫医院，下辖第十四、第十五医疗防疫队及第四防疫医院。主要工作路线为向东往黔阳，向北往沅陵、桃源，向西往晃县。

鄂川线。大队长戴芳渊，部址在万县西山路14号，下辖第四、第九医疗防疫队。工作路线为向东往恩施、巴东、宜都、松滋、沙市，向西往涪陵、重庆。

江西线。大队长方颐积，部址在吉安江西卫生处，下辖第三、第十六医疗防疫队及第八防疫医院。工作路线为向东北往临川、东乡、南

---

① 《内政部卫生署医疗防疫队大队长职权说明》，《医防通讯》第 1 期，1939 年，第 1 页。

② 《医防通讯》第 1 期，1939 年，第 5—8 页。

昌、浮梁，向南往兴国、赣县，向西往安福、莲花。

豫陕线／豫秦线。大队长李文铭，部址在西安通济坊 15 号，下辖第五、第六、第七医疗防疫队，第七、第十一防疫医院，以及第二检验队、第二工程大队、第四材料站。工作路线为向东北往临潼、渭南、潼关、洛阳，向西南往蓝田、商南、淅川、南阳，向西往宝鸡、凤县、汉中。

广西线。大队长杨玉阶，部址在宜山西七街 15 号，下辖第十、第十九、第二十医疗防疫队及第五材料站。工作路线为向东往大塘、柳州、荔浦，向南往迁江、宾阳、南宁、龙州，向东南往贵县、玉林、容县、梧州，向北往怀远、河池、六寨。

福建线。大队长陆涤寰，部址在福州福建卫生处，下辖第十八医疗防疫队和第九防疫医院。

浙江线。大队长陈万里，部址在浙江永康浙江卫生处，下辖第十七医疗防疫队。

甘肃线。大队长钟之英，部址暂定兰州，下辖第二十三、第二十四医疗防疫队。工作路线为向东往定西、平凉、泾川，向东南往渭通、天水，向东北往靖远、沙坡、宁夏，向西北往登水、浪古，向西往西宁。

贵州线。大队长朱章赓，部址在贵阳卫生委员会，下辖第二十二医疗防疫队及第二材料站。工作路线为向东南往贵定、马场坪、都匀、独山，向东往马场坪、黄平、三穗、玉屏，向西往清镇、平坝、安顺、镇宁、盘县，向西北往清镇、黔西、大定、毕节，向北往息烽、遵义、桐梓。

四川线。大队长翁文渊，部址在北碚旅客服务社，下辖第一、第十二医疗防疫队，第十二防疫医院，第三材料站。工作路线为向东水路往涪陵、丰都、忠县，陆路往綦江、南川、彭水、黔江；向西水路往江津、合江、卢县、眉山、成都，陆路往合川、遂宁、成都。

云南线。部址以昆明为中心，下辖第一材料站。工作路线为向南往宜良、开远、蒙自、老街，向东往宜良、开元、文化、富川，向西往安宁、楚雄、大理、腾冲，向东北往马龙、曲靖。

粤西线。大队长张茂林，部址先是在廉江，后迁至广州，下辖第二医疗防疫队。工作路线为向东北往茂名、信宜，向东往东水、阳江，向南往海康、徐闻、海安，向西往安铺、廉州、钦州。

山东线。下辖第二医疗防疫队，工作路线为以惠民为中心。①

按照《各队院请领材料暂行办法》，设立若干材料站供应各队：（1）宜山材料站，供应第一路、第四路、第六路、第七路、第八路；（2）贵阳材料站，供应第二路、第十路；（3）重庆材料站，供应第二路、第三路；（4）西安材料站，供应第五路、第九路；（5）昆明材料站，供应第十二路、第十三路。由于医疗药品器材种类过于繁多，便采取"标准材料箱"办法，方便运输和分配。② 另制定有《医疗防疫队卫生工程队管理办法》《医疗防疫队细菌检验队管理办法》。③

医疗防疫队具有"流动医疗"性质，"于广大区域内从事流动工作，需要自备交通工具及多数初级医护人员"。国民政府另外拨配卡车购置费59000元，初级医护人员训练费2415元。④ 医疗防疫队一旦到了地方，按规定地方各级政府须特殊照顾，"关于该队工作之进行，办事处所及宿

---

① 《大队部分布表》（1939年4月1日制），《医防通讯》第1期，1939年，第3页；《内政部卫生署医疗防疫队总队部及各队院驻地表》（1939年2月12日制），《医防通讯》第1期，1939年，第3页；《据呈报本年工作区域线准予备案——卫生署指令医疗防疫队总队部》，《内政公报》第12卷第1—3期，1939年，第83—84页。

② 《法规：各队院请领材料暂行办法》，《医防通讯》第2期，1939年，第1页。

③ 《医防通讯》第2期，1939年，第3—4页。

④ 《国民政府训令渝字第三三八号》（1939年6月19日），《国民政府公报》渝字第163号，1939年，第21—22页。

舍之寻见，随时尽量协助，特予便利。并请饬保安处分令所属，对于该队工作人员，随时予以保护"。①此外，各地方政府亦有组建防疫医疗队的举措，主要用于临时防疫。②

由《1938年6月至1946年医疗防疫总队各队历年工作统计表》可知，医疗防疫队主要工作内容包括：（1）防疫工作，即预防接种传染病管制，涉及牛痘苗、霍乱疫苗、霍乱伤寒混合疫苗、鼠疫疫苗的接种，以及传染病调查、标本检验、转送医院、家庭隔离、病家消毒、检疫、住院等情况；（2）诊疗工作，即初诊、复诊以及巡回诊疗病人情形；（3）保健工作，分为产前检查、接生、产后访视、健康检查；（4）其他工作，包括卫生演讲、卫生表演、个别谈话、家庭访视、粘贴标语、散发传单、发行壁报、饮食店摊井水消毒、河水消毒、厕所坑缸消毒、灭虱、灭鼠消毒、焚烧垃圾、垃圾处置等。③

医疗防疫队工作实际开展情况各地不一。例如在湘西地区便遇到交通运输困难、民众防疫意识欠缺等问题，但地方官员与各界人士尚能鼎力相助，④"组织防疫委员会，办理饮水消毒，及取缔营业，并借政治力量，使注射检疫增加效率，同时推动医事机关，作防疫注射，共同努力，收事半功倍之效"。⑤这种流动医疗与地方防疫相结合的工作方式使医疗防疫队实际工作范围扩大，效果大大增强。医疗防疫队也在有条件

---

① 《准内政部咨为组织医疗防疫队出发各地工作请饬属予以协助及保护等由自应照办令仰遵照》，《江西省政府公报》第1065期，1938年，第9—10页。

② 《防止疫疠流行本府组防疫医疗队》，《绍兴县政公报》1939年5月7日，第1版。

③ 卫生部医疗防疫总队编《卫生部医疗防疫总队业务概况》，重庆市图书馆藏，编印时间不详，无页码。

④ 周振：《二年来卫生署医疗防疫队在湘西工作概况（续完）》，《边声月刊》第1卷第6期，1940年，第30—31页。

⑤ 周振：《二年来卫生署医疗防疫队在湘西工作概况（续一）》，《边声月刊》第1卷第5期，1940年，第33—34页。

的地方设置灭蚤治疗站，为士兵、难民、壮丁、民众等提供免费医疗，预防斑疹伤寒、回归热及治疗疥疮。[①]

太平洋战争爆发后，国内所需的医疗药品和器械来源日益减少。从1941年起，中国红十字会医疗防疫队纷纷将工作重心从医疗转到防疫上。[②]相形之下，卫生署医疗防疫队仍然坚持医疗与防疫并举。到了1943年，立法院制定《中华民国红十字会战时组织条例》，红十字会交由卫生署主管，由蒋梦麟担任会长，胡兰生担任救护总队长。[③]此后卫生署医疗防疫队的力量得到迅速扩充。

从整个全面抗战时期来看，卫生署医疗防疫队较为广泛地参与了前线后方传染病防治工作。如1941年福建建瓯、建阳、邵武等地，以及湖南省常德、桃源等地发生鼠疫，由第二大队派队防治。1944年江西的黎川，浙江的永嘉，福建的林森均发现鼠疫，由第四大队派队防治。1945年云南西芒市一带发现鼠疫，由第三大队派队主持防治。1946年江西南昌发现鼠疫，由第一大队办理调查预防工作。同年福州鼠疫复发，建瓯、顺昌、浦城、南平等地先后发现鼠疫，均由第四大队派队分别驰援防治。与此同时，浙江的庆元亦发生鼠疫，亦由该大队派队防治。同年3月，辽宁省四平市发生鼠疫，流行甚烈，由第十大队派队防治。1947年3月南昌再次发现鼠疫，由第一大队主持防治时，赣东一带即临川、南城、上饶、九江各地仍有零星发现，故第一大队分区工作，

① 《衢医疗防疫队免费治疗》，《前线日报》1941年11月28日，第4版；《湘省组救护队赴战区工作办理医疗防疫等事》，《大公报》（桂林）1943年12月27日，第4版。

② 第三大队：《防疫重于医疗》，《中国红十字会会务通讯》第8期，1942年，第4页。

③ 《国内：立法院制定红会组织条例受卫生署主管》，《西南医学杂志》第3卷第2期，1943年，第37页。

派队协助当地卫生机关共同防疫。[①]

又如在湘桂黔前线，根据战况，医疗防疫总队将此三省划分为一个疫区，配备了第一大队。该大队管辖了九个附属单位，均相应作出调动。其中第二防疫医院、第一细菌检验队、第十一巡回医防队由原驻湖南零陵地区调往三省战区；第一大队部、第二巡回医防队、第一卫生工程队、第一材料库由原驻广西桂林地区调往三省战区；第十三巡回医防队由原驻南宁地区调往百色；第十五巡回医防队由原驻地广东曲江迁往连县。其后随着日军进逼，第一大队及附属单位先后迁往贵阳，未及休整，又被医疗防疫总队派去负责黔桂和川黔两道上的防疫救护工作。[②]

根据 1948 年 6 月 "机关组织报告表"，时任医疗防疫总队长为荣启荣，副总队长为蔡元进，设有技术组、材料组、总务组、人事室、会计室等 5 个组室，[③]另外增设秘书、视察、技师、技术员等职员 46 人。大队分驻华北、华中、华南各省冲要地区，共设医疗防疫大队 10 队，卫生工程大队 1 队。各医疗防疫大队下辖医疗防疫队 4 队，防疫医院 1 院，细菌检验队、卫生工程队各 1 队（配合大队业务，办理当地环境卫生事宜），材料库 1 所。卫生工程大队辖巡回卫生工程队 6 队（分驻各省市，协助当地卫生工程事宜）。各大队职员总人数均为 62 人。[④]实际驻扎地址变动不居，不同时期统计结果亦不相同。

---

① 卫生部医疗防疫总队编《卫生部医疗防疫总队业务概况》，重庆市图书馆藏，编印时间不详，无页码。

② 胡克成:《湘桂黔前线上的卫生署医防队》,《公医》第 1 卷第 2 期，1945 年，第 17—20 页。

③ 《机关组织报告表（卫生部医疗防疫总队）》(1948 年 7 月 1 日),《卫生部东南鼠疫防治处、南京精神病防治院、黑热病防治处组织、业务报表及有关文书》(1947 年 12 月—1948 年 10 月)，中国第二历史档案馆藏，一二 /1/3392。

④ 卫生部医疗防疫总队编《卫生部医疗防疫总队业务概况》，重庆市图书馆藏，编印时间不详，无页码。

需要注意的是，除了红十字会救护总队、卫生署医疗防疫队外，各省市亦成立有医疗防疫队，用于弥补地方卫生机构力量的不足。例如1935年福建省成立4支医疗防疫队，办理巡回医防工作。抗战胜利后，成立巡回医防机构的省份有浙、闽、赣、湘、桂、鄂、黔、滇、川、陕、甘等，滇、黔两省并分设滇西鼠疫防治队及抗疟队。截至1948年，全国各省市设置医疗防疫队的有18个，共计41队。[①]

（二）医疗防疫队在浙江省细菌战中的作用及其工作方式

1. 浙江省细菌战概况

1937年七七事变以后，当七三一部队扩大生产规模，为细菌战而生产细菌之时，仍有国人认为，"细菌战的危险容易被夸张过分，细菌武器在理论上固有许多可能，实施时却有许多困难，其中有些事不可越的"。[②] 这也表明时人并没有意识到一场细菌战即将降临。

从1939年起，七三一部队与南京一六四四部队互相配合，开始向杭州周边的萧山地区撒播霍乱、炭疽、痢疾等病毒，致使萧山地区各种流行疾病频发。1940年中国的抗日战争进入战略相持阶段后，日军为了切断海外援助中国的物资交通线，出动海军舰队封锁宁波沿海，并从海上空中对宁波城进行反复进攻和空袭，但遭到中国军队的顽强阻击。日军的计划未能得逞，遂改变作战方式，经日本最高军事当局批准，决定对浙赣沿线城市实施鼠疫等细菌武器的攻击作战。1940年7月21日，日军中国派遣军作战参谋井本熊男飞到哈尔滨，同石井部队商议作战事宜，决定编成由七三一部队和一六四四部队成员组成的"奈良部队"，

---

① 《中华年鉴（1948）》（4），第392页。

② 《细菌战》，《东方杂志》第35卷第3号，1938年，第49页。

由石井四郎亲自指挥，骨干成员包括大田澄、增田知贞、金子顺一、增田美保等 40 余人。

"1940 年 7 月 25 日，关东军下发《关作命丙第 659 号》命令，命令利用铁路或飞机运送奈良部队和器材，其中包括 270 公斤左右的伤寒、副伤寒、霍乱、鼠疫、炭疽菌等病菌。"此后，日军共分两个阶段对浙江展开大规模细菌战。第一阶段，"从 1940 年 9 月至 11 月，日军细菌部队向浙江省的宁波、金华、温州、台州、玉山、衢县、丽水展开了大规模的细菌攻击作战，日方称之为'杭州细菌作战'"。第二个阶段是 1942 年日军"再次对衢县、江山、玉山、广丰、广信、常山、丽水、金华等地实施细菌作战，导致大量无辜平民染病、死亡"。①

细菌武器的具体散布方法为从培养基上将大量培植的肠内细菌（即霍乱、伤寒、副伤寒、赤痢）刮下，加肉汁和丙三醇各少许，制成菌液，放入飞机的"降雨器"中，由空中散布。鼠疫菌、炭疽菌为干燥细菌，此种细菌是将培养的细菌，用"干冰"（雪状碳酸）凝冻使之干燥，能污染空气，使人患肺鼠疫和肺炭疽病。炭疽菌、鼻疽菌和瓦斯坏疽菌对外界环境变化有强大抵抗力，所以用它制造细菌弹，带鼠疫菌蚤则不用加工即可用飞机散布或用鼠疫弹散布。② 日本关东军第七三一部队在日本空军八三七二部队、南京"荣"字部队、广州"波"字部队的配合下，③ 在浙江、江西、湖南以及华中等地区发动细菌战，④ 引起了鼠疫和

---

① 高晓燕、王希亮编著《日本侵华图志》第 15 册《化学战与细菌战》，山东画报出版社，2015 年，第 273 页。

② 〔日〕榊原秀夫等：《"满洲七三一部队"罪恶史》，政协全国委员会文史资料研究委员会编《文史资料选辑》第 91 辑，文史资料出版社，1983，第 173 页。

③ 韩晓、邹得里：《日本关东军平房细菌工厂纪实》，政协黑龙江省委员会文史资料研究委员会编《黑龙江文史资料》第 9 辑，黑龙江人民出版社，1983，第 153 页。

④ 〔日〕榊原秀夫等：《"满洲七三一部队"罪恶史》，《文史资料选辑》第 91 辑，第 174 页。

霍乱的大流行，给国民政府的战时医疗防疫工作带来了严峻的挑战。从最新披露的史料来看，细菌战作战效果是极其惊人的，鼠疫菌是"最优秀的弹种"，日军播撒的鼠疫跳蚤造成的人员伤亡远大于目前实际公开的数字。①

由指挥官井本熊男少佐的《作战日志》（又称《井本日志》）可知，1940 年 9 月 18 日，细菌部队初步确立的攻击目标为宁波、衢县、金华、玉山、温州等地。随之开始了细菌战，到 1940 年 10 月 7 日，"计攻击 6 次，跳蚤 1g，约 1700 □"，"效果待定。密侦"，"没有发生 C（霍乱），P（鼠疫）或许能够成功"，并强调须"重复反复攻击方法"。②所以，从 10 月下旬开始，日军细菌部队开始了以撒播鼠疫为重点的攻击作战。

1940 年 10 月 27 日，日军飞机向宁波城投下混有鼠疫跳蚤的小麦之类物品。据时任鄞县卫生院内科主任的孙金铭回忆："1940 年 10 月 27 日早六七点钟，一架日本飞机进入市区低空飞行，向市中心的东大街、开明街交叉的商店、住宅一带抛撒小麦、小米之类的东西，这些东西落在庭院或屋顶。有人还听到飞机离开后屋顶上有啪啦啪啦的声音。"10 月 29 日，发现第一位患者，两日后死亡，经卫生院检查确认死于鼠疫。到了 12 月 2 日，第一期鼠疫流行 35 天，死亡 109 人。与此同时，金华、玉山、广信、广丰等地也遭受到日军细菌战的攻击。③

1940 年 11 月 27 日，浙江省卫生处处长陈万里在赴衢县视察鼠疫防治情形时途经金华，见敌机一架散布白色物品，"且有白雾一缕随

---

① 王希亮：《日本新发现的细菌战资料简介》，王希亮、周丽艳编译《侵华日军 731 部队细菌战资料选编》，第 654—656 页。

② 《井本日志》1940 年 9 月 18 日、1940 年 10 月 7 日，转引自高晓燕、王希亮编著《日本侵华图志》第 15 册《化学战与细菌战》，第 275 页。

③ 高晓燕、王希亮编著《日本侵华图志》第 15 册《化学战与细菌战》，第 275 页。

之"。①11 月 28 日，日军再次空袭金华，"二架散布白烟，并有鱼子状颗粒落下"，后经陈万里、刘经邦、柯主光、郑介安、吴昌丰等人检验，辨明在形态学上"系鼠疫杆菌"。②此前鄞县、衢县已先后发生鼠疫，"发病均极迅速"。据调查，鄞县在疫情暴发的前一周，敌机曾在疫区投下小麦，敌机亦曾在衢县投下谷类及小米，这些空投物品中均混有携带鼠疫杆菌的跳蚤。"该两县鼠疫之所以发生，似与敌机散布是项物质有极大关联，且证以最近敌机在金华掷下鼠疫杆菌之举动，又可得一敌机施行细菌战之证明。敌人用心既已如此毒辣，吾人为求安定后方，抗战胜利起见，非加紧制压对策不可，而此次防疫工作之有效推动，加强行政方面之力量，较重于技术之防治，是时势上所必然。"③

2. 流动医疗与地方防疫相结合

卫生署在全面抗战期间召开过两次全国防疫会议，一次是在 1940 年 5 月，一次是在 1943 年 5 月，所议事项皆与日军细菌战造成的霍乱、鼠疫流行有关。④但第二次全国防疫会议所议事项又远不止于此，"连同县卫生问题，卫生人员之动员，药品器材之增产，一并讨论"，⑤进一步规范了疫情报告和防治机制。在第一次全国防疫会议后，同年 5 月开始推行军民联合防疫，由卫生署、军医署、后方勤务部卫生处、中国红十字会救护总队部筹设战时防疫联合办事处（简称"防联处"），6 月 1 日

① 《陈万里、刘经邦、柯主光给浙江省主席黄绍竑的报告》（1940 年 12 月），彭明主编《中国现代史资料选辑第五册补编》，中国人民大学出版社，1993，第 122—123 页。

② 《浙江省政府主席黄绍竑致重庆蒋介石电》（1940 年 12 月 5 日），彭明主编《中国现代史资料选辑第五册补编》，第 121—122 页。

③ 《陈万里、刘经邦、柯主光给浙江省主席黄绍竑的报告》（1940 年 12 月），彭明主编《中国现代史资料选辑第五册补编》，第 122—123 页。

④ 《卫生署长金宝善致行政院呈文》（1943 年 3 月 13 日），彭明主编《中国现代史资料选辑第五册补编》，第 131 页。

⑤ 卫生署编印《卫生署第二次全国防疫会议报告》，1943 年 5 月，重庆市图书馆藏，第 1 页。

正式成立，暂设于卫生署内，由卫生署防疫处处长、军医署第三处处长、后方勤务部卫生处副处长、中国红十字总会救护总队部医防指导员、卫生署医疗防疫总队总队长分别担任委员，"并由各合组机关调派人员，拨给经费，开始办公"，[1] 统筹前线后方防疫工作。[2] 并制定有《疫情报告办法》，按照疫情严重与否，将报告分为电告与旬报两种，对具体行文格式有明确规定，力求简明扼要，同时将公文流转划分初站、中站、基站、总站四级上报顺序。其中基站包括卫生署、军政部军医署、后方勤务部卫生处，负责集中各初站、中站的疫情报告，总站即战时防疫联合办事处，集中全国各地疫情报告。[3]

对此，1940 年 8 月，浙江省政府民政厅相应制定了《浙江省二十九年各县防疫办法》九条，要求各县（卫生处直属各卫生院所及巡回医防队）遵照战时防疫联合办事处疫情报告办法，切实报告疫情。[4] 同年 12 月，浙江省又制定了《浙江省防制鼠疫紧急处置办法》，要求各县应于疫情发现之日立即组织防疫委员会，以当地党政、军警、卫生等机关负责人为委员，县长担任主任委员。并将发现鼠疫的地点划为疫区，疫区周围再划警戒区，严格控制人口流动，进行隔离注射治疗。[5] 同时还制定了《浙江省鼠疫疫情报告办法》和《浙江省政府指示各县办理防制鼠

---

[1] 冉微、姚淳怀选辑《战时防疫联合办事处 1940—1941 年工作报告》，《民国档案》2022 年第 1 期，第 28 页。

[2] 战时防疫联合办事处规定应报告的传染病计有霍乱、伤寒、赤痢、斑疹伤寒、回归热、疟疾、天花、白喉、猩红热、流行性脑脊髓膜炎、鼠疫等十一种。自 1945 年起，战时联合防疫办事处遵照"修正国际卫生公约"，开始向"联总"报告重要疫情，1946 年该处被改组为全国防疫联合办事处。参见《中华年鉴（1948）》（3），第 385 页。

[3] 《疫情报告办法》，《浙江省政府公报》第 3233 期，1940 年 7 月 11 日，"专载"，第 36—40 页。

[4] 《浙江省二十九年各县防疫实施办法》，《浙江省政府公报》第 3241 期，1940 年 8 月 21 日，第 20 页。

[5] 义乌市档案馆编《侵华日军义乌细菌战民国档案汇编》，中国文史出版社，2016，第 2—3 页。

疫要点》。①

　　鉴于浙江省鼠疫疫情渐重，1940 年 12 月 6 日，第三战区长官顾祝同与蒋介石商议，要求卫生署所属中央防疫处生物学研究所赶制大量鼠疫菌苗及血清，"以应急需"。②12 月 10 日，李济深亦给国民政府发电文，要求各省加强地方卫生行政，未雨绸缪："查鼠疫系九大传染病之一，传染性甚为剧烈，现虽仅发现于浙江，然敌性残暴，将来难免不随处播散，似应及早预防。"③12 月 20 日，蒋介石电令卫生署与军医署统筹防疫办法。④1941 年 1 月 6 日，蒋介石电令各省军政首长注意严加防范，再次要求卫生署与军医署协同防治鼠疫。⑤

　　鄞县城区发现疫情后，1940 年 11 月 6 日，卫生署第十七医疗防疫队随即会同浙江省卫生处巡回医疗防疫队、军政部第四防分队以及省卫生实验所、卫生处相关人员，携带药品和器械前往鄞县开展防治工作。鄞县当局并于当日成立防疫处，封锁疫区，设立隔离病院，计收容疫区居民 253 名，死亡 61 名，接受注射的民众为 23343 人，此外还成立了疫区善后委员会，办理疫区民众的救济及随身物品的消毒工作。⑥经各队防治，不惜以焚毁疫区为代价，最终鄞县鼠疫得以在短期内迅速扑

① 《侵华日军义乌细菌战民国档案汇编》，第 4—5 页。

② 《顾祝同致重庆蒋介石电》（1940 年 12 月 6 日），彭明主编《中国现代史资料选辑第五册补编》，第 123 页。

③ 《国民政府军事委员会桂林办公厅主任李济深致重庆行政院院长电》（1940 年 12 月 27 日），彭明主编《中国现代史资料选辑第五册补编》，第 123—124 页。

④ 《卫生署致行政院秘书处函》（1941 年 2 月 7 日），彭明主编《中国现代史资料选辑第五册补编》，第 124—125 页。

⑤ 蔡盛琦编辑《事略稿本》第 45 册，台北："国史馆"，2010，第 218 页。

⑥ 《卫生署致行政院秘书处函》（1941 年 2 月 7 日），彭明主编《中国现代史资料选辑第五册补编》，第 124—125 页。

灭。① 从以上时间节点不难发现，卫生署医疗防疫队及时赶到现场扑灭疫情，远比上级部门之间公文周转更加行之有效，凸显了医疗防疫队流动性作战的优势。

1940 年 12 月，敌机飞袭金华，散布鼠疫病菌，此后浙江省的庆元、浦江、平阳，福建省的南平、松溪、德化、安溪、建瓯、仙游、龙溪等地也出现了不同程度的鼠疫疫情。② 当浙闽疫情集中暴发后，国民政府高层开始认为细菌战已不是偶然事件，于是卫生署遵照上级指示，会同军医署和国联防疫专家伯力士博士（Dr. Robert Pollitzer）紧急拟定《防制敌机散布鼠疫菌实施方案（卫生技术部份）》，通令全国。方案规定，调查工作交由中国红十字会总会救护总队部，要求其会同国联医官前往疫区详查。鼠疫疫苗制造和储备工作交由卫生署中央防疫处和西北防疫处负责，并于可能感染范围内分存，国内制备数量不足之数，交由红十字会总会向国外募集。各地方细菌检验设备由卫生署负责办理，军政部各防疫队细菌检疫设备则由军医署办理。杀鼠、灭蚤、注射、消毒等器材，由卫生署、军医署及红十字会总会救护总队部等机关共同筹备。防疫人员包括各省地方与各卫生机关的防疫专员、卫生署医疗防疫队、军政部防疫大队、红会总会救护总队。并由战时防疫联合办事处编译《鼠疫防治实施办法》，分发给各队防疫人员。③

到了 1941 年 2 月，日军又试图在安徽广德投放细菌弹，被当地民

① 《国民政府军事委员会桂林办公厅代电》（1940 年 12 月 27 日），《三战区、浙江省政府、卫生署关于日军在浙江进行毒气战、细菌战的文件、电报》，浙江省档案馆藏，L029-006-0844。

② 《本年浙闽两省鼠疫情形（1940 年 12 月 10 日止）》，《三战区、浙江省政府、卫生署关于日军在浙江进行毒气战、细菌战的文件、电报》，浙江省档案馆藏，L029-006-0844。

③ 《卫生署快邮代电》（1941 年 2 月 19 日），《内政部卫生署关于公务人员考绩、整理债务等给卫生用具修造厂的训令》（1941 年 1 月至 12 月），中国第二历史档案馆藏，一二 /1/3558。

众及时扑灭。①此后日军将发动细菌战的地点转向激战正酣的湖南常德。据湖南省政府主席薛岳电称，"敌机支晨在常德、桃源投下颗粒，市区已发现鼠疫，两日死亡十余人，情况危急，经美国广德医院协同化验，确系鼠疫杆菌"。②以常德战役为标志，日军此后施行的细菌战愈演愈烈。

实际上，此前浙江鄞县和衢县疫情虽被及时扑灭，但并不等于说不会出现二次感染和扩散，因为鼠疫杆菌是看不见摸不着的，可由跳蚤、老鼠等媒介迅速传播。1941年4月，浙江鄞县和衢县鼠疫疫情复发。与以往局部暴发不同，此次呈现出散发性特点，"防疫特难，若不设法彻底根除，恐将变成地方性疾病"。③

1941年5—6月，义乌东江桥一带出现疫情，但并不严重。陈万里商请义乌县县长章松年设法先行准备隔离病舍，以免临时仓促，"如有鼠疫嫌疑病人，应即设法隔离"。④随着浙省疫情的扩散，第三战区长官顾祝同、卫生署署长金宝善、浙江省主席黄绍竑联合命令浙江各地注意防范，注意加强中央与地方防疫卫生机关的合作。⑤

1941年10月9日，义乌县防疫委员会正式成立。⑥10月14日发现鼠疫，不久渐炽，卫生署派第四路医疗防疫队队长过工程到义乌参与

---

① 《顾祝同致黄绍竑电》（1941年2月26日），彭明主编《中国现代史资料选辑第五册补编》，第125页。

② 《代电卫生署金署长宝善、军医署卢署长致德令迅救治》，周美华编辑《事略稿本》第47册，台北："国史馆"，2010，第475—476页。

③ 《战时防疫联合办事处疫情旬报》（1941年4月20日），《三战区、浙江省政府、卫生署关于日军在浙江进行毒气战、细菌战的文件、电报》，浙江省档案馆藏，L029-006-0844。

④ 《浙江省卫生处关于加强防疫给义乌县政府的电》（1941年7月17日），《侵华日军义乌细菌战民国档案汇编》，第8页。

⑤ 《浙江省政府转发第三战区司令长官关于协助推进防疫工作给有关单位的电》（1941年9月），《侵华日军义乌细菌战民国档案汇编》，第9—10页。

⑥ 《义乌县防疫会议记录》（1941年10月9日），《侵华日军义乌细菌战民国档案汇编》，第13页。

防疫工作。[①] 同年 11 月，中国红十字会派第三十二队队长刘宗歆到义乌协助防治。[②]11 月 8 日，第六次防疫委员会决议通过了关于卫生署医疗防疫队请求添购煤油、防蚤衣、衣刷的议案。[③] 此举表明地方防疫机构还是较为支持卫生署医疗防疫队开展工作的。此外卫生署卫生工程队还负责训练掩埋夫，以便提高他们的掩埋防疫技术并增加其卫生防疫常识。[④] 根据《义乌县防疫委员会第八次委员会议记录》（1941 年 11 月 24 日），此次会议之前，淮第四十九军在驻防区发现鼠疫，亦由卫生署医疗防疫队前往注射防疫。[⑤]1942 年义乌沦陷后，各防疫队撤出，日军进入后，发现鼠疫仍然存在，尤其是荣山、江湾一带最为猖獗，于是决定直接烧毁崇山村。根据《崇山乡乡长、江湾镇镇长关于崇山村被日军焚毁请求拨款赈济给义乌县长的报告》，"焚毁去二百余户，计屋四百余间，约计灾民七百余人，损失一时难以调查，一般灾民啼饥嚎寒，哭声振天，为吾义空前之浩劫"。[⑥] 此后浙赣铁路沿线直到 1947 年仍有鼠疫出现。[⑦]

以上是义乌地区的情况，我们再来看看云和地区的防疫情况。"云

---

① 《义乌县防疫委员会第三次会报》（1941 年 10 月 14 日），《侵华日军义乌细菌战民国档案汇编》，第 30 页。

② 《义乌县防疫委员会第五次会议记录》（1941 年 11 月 1 日），《侵华日军义乌细菌战民国档案汇编》，第 64 页。

③ 《义乌县防疫委员会第六次委员会议记录》（1941 年 11 月 8 日），《侵华日军义乌细菌战民国档案汇编》，第 73—77 页。

④ 《义乌县防疫委员会第七次委员会议记录》（1941 年 11 月 17 日），《侵华日军义乌细菌战民国档案汇编》，第 79—81 页。

⑤ 《义乌县防疫委员会第八次委员会议记录》（1941 年 11 月 24 日），《侵华日军义乌细菌战民国档案汇编》，第 88—89 页。

⑥ 《崇山乡乡长、江湾镇镇长关于崇山村被日军焚毁请求拨款赈济给义乌县长的报告》（1942 年 11 月 19 日），《侵华日军义乌细菌战民国档案汇编》，第 160 页。

⑦ 《浙江省卫生处为举行浙赣线鼠疫联防会议致义乌县县长的函》（1947 年 12 月 12 日），《侵华日军义乌细菌战民国档案汇编》，第 205 页。

和鼠疫疫区较前日益扩大，整个城区几无一干净土，而以建国路上之机关区、司前巷、县仓巷、古官巷、保育巷、周宅巷、中正街西段为盛。因天晴地燥，隔离欠严密，留验不认真，封锁不实行，以致传播迅速，死亡日众。寓居城区者谈鼠色变，寿枋供不应求，僧道日夜出门，街头巷尾，常闻哭声，情形至为凄惨。"① 鉴于疫情严重，甚至有人提议将临时省会从云和迁往丽水。

1943 年 12 月 19 日，卫生署第六巡回医疗防疫队队长章树津先行抵达云和。20 日，浙江省卫生处召开省会临时防疫委员会，召集各防疫工作队负责人举行谈话会，重点讨论云和地区的鼠疫防治问题。最终按照章树津的提议，各医疗防疫单位分工合作：（1）灭鼠消毒工作，城区由医防队负责，乡区由省会卫生事务所负责；（2）疫情报告工作，除民众主动报告外，由省审察大队、县警察局、乡镇公所负责调查报告；（3）执行隔离、留验及检疫病人或尸体工作，由省警察大队、县警察局、省会卫生事务所、县卫生院负责；（4）预防注射工作，由医疗防疫队负责，县政府予以协助，主动前往卫生事务所和省立医院注射的民众仍照旧办理；（5）隔离治疗工作，仍由省立医院负责，必要时请医疗防疫队予以协助；（6）检验研究工作，除请伯力士博士担任外，由卫生试验所和隔离病院共同负责；（7）设置检疫站工作，除大港头外，择要在局村先设一站，由省警大队派 5 人，县卫生院派护士、助理护士各 1 人，协助医师 1 人开展工作。②

追溯可知，1935 年 12 月，浙赣路玉南段通车。③ 虽然通车时间较晚，

---

① 《云和正加紧防疫各医疗单位分工合作中央医防队抵云协助·又讯》，《大公报》（桂林）1943 年 12 月 22 日，第 4 版。

② 《云和正加紧防疫各医疗单位分工合作中央医防队抵云协助·云和通讯》，《大公报》（桂林）1943 年 12 月 22 日，第 4 版。

③ 《浙赣路玉南段通车纪念特刊》，《浙江新闻》1936 年 1 月 15 日，第 4 张第 13 版。

但这也意味着铁路线串联江西与浙江以后，疫情传播的风险大大增加。实际上，浙赣两省的鼠疫疫情并没有因为抗战结束而结束。抗战胜利以后，联合国善后救济总署和行政院善后救济总署各省分署相继成立，医疗防疫救济工作再度被提上日程，各省纷纷组建医疗防疫队。①1947年浙南各县鼠疫流行，2月卫生署派医疗防疫队第四大队所属第六巡回医疗队前往衢州，协助办理防疫工作。②1948年浙赣铁路线疫情复起，东南鼠疫防治处处长查良钟、卫生部防疫专员伯力士等一行5人前往南昌、上饶、衢州视察疫情。③随后当局组织巡回医疗防疫队两组，一组自杭州至上饶，一组自上饶至南昌，实施沿线各站毒鼠工作，并由东南防疫处卫生工程组拨给毒鼠药"1080"与"安妥"。④同年3月20日，卫生署医疗防疫队拟将原驻汉口的第三医防大队调杭，与南昌的第一大队分驻浙赣路沿线各地，"积极加强防疫，以免鼠疫蔓延"。⑤7月，第三大队正式奉令调浙，驻在衢州、负责浙赣路沿线鼠疫和霍乱的防治工作，"路局已饬各医院各站，与该队所属各队统加紧联系，并协助运输各项医药器械"。⑥

总之，不难发现，浙江省卫生处实际上在流动医疗与地方防疫之间起到穿针引线的作用。这原本也是该处技术股的部分职责所在，即防治传染病，指导和协助各市县办理战时救护事项。⑦从地方防疫来说，流

① 《南昌市医防队成立》，《行总周报》第34期，1946年，第15页。
② 《医防队抵衢州协助防治鼠疫》，《申报》1947年2月8日，第1张第3版。
③ 《东南防疫处查处长等视察沿线疫情发表讲话建议成立巡回检疫队需用医疗器材可供给》，《浙赣路讯》第164期，1948年，第1页。
④ 《总医院成立巡回医疗防疫队》，《浙赣路讯》第226期，1948年，第1页。
⑤ 《卫生部医防队预防浙赣鼠疫两大队分驻浙赣线》，《申报》1948年3月21日，第1张第2版。
⑥ 《医防第三大队调浙担任本路沿线防疫》，《浙赣路讯》1948年7月16日，第2版。
⑦ 《修正浙江省民政厅卫生处规程第二条、第四条第二款及第五条条文》，《浙江省政府公报》第3143期，1939年4月11日，第4页。

动医疗起到了补充的作用，但从全国防疫来看，鼠疫仍然属于"严重可虑"之列，[①]两者之间的反差凸显了战时防疫工作的艰难性与复杂性。

（三）全面抗战时期卫生署公路卫生站的设立与困境

抗战时期西南大后方的医院环境和医疗水平参差不齐。1943 年 3 月 7 日，当陈克文前往重庆中央医院二等病房探视友人时，竟然发现其所用被褥"污秽不堪，令人作呕"，不禁感慨"战争期间，什么事都如此"。[②]1944 年 1 月 15 日，蒋介石对此也不无批评："近年来中央医院最为腐败，效率低落，风气与规律甚坏，医生看护对于病人，毫无仁爱与服务精神。"[③]

半年后，重庆中央医院便发生了局部麻醉用药配错的医疗事故，短短数分钟内同时毒毙数人，其中广安警察局局长崔明达与化龙桥中国农民银行吴专员的儿子吴为朋当场死亡，此外尚有女仆吴连柳因受毒较轻幸免于难。而据"重庆中央医院崔吴惨案后援会"所言，"金宝善直辖之医疗机关就本会所知者，在抗战时期因发药错误而致中毒死亡之事已有三次"。[④]重庆主城区尚且如此，那么广大西南地区的医疗问题又该采取何种方式应对呢？

全面抗战时期，卫生署曾努力实行沿公路铺设卫生站的计划，试图保障沿线劳工卫生和沿线当地军民的医疗卫生。实际上，公路卫生站最早源自民国路政。早在 1933 年 5 月，全国经济委员会卫生实验处便

---

① 《蒋介石日记》(手稿)，1941 年 11 月 27 日。

② 陈方正编辑、校订《陈克文日记 (1937—1952)》下册，第 687 页。

③ 叶惠芬编辑《事略稿本》第 56 册，台北："国史馆"，2011，第 164 页。

④ 《关于请速法办金宝善、陈崇寿等的函》(1944 年 10 月 31 日)，重庆市档案馆藏，0296001400211000098000。

设有公路卫生管理室，办理苏、皖、赣、豫、鄂、闽等省的公路卫生事宜，经与各省政府协力，先后成立七省公路卫生组，分赴各省筑路工人集中地点工作。每组由医师1人、护士2人、助手2人组成，视工作情形酌加护士人数，并增设临时诊疗所办理一切工作。公路卫生组的主要任务是保障筑路工人、工作人员及旅客卫生，包括开设工人诊所巡回诊疗转送病人及办理临时医院，防治流行病，改进工人住宿饮食卫生，处理乘车旅客急救与安全，保障公务员工人卫生，维护车头及车辆的清洁卫生等。[①] 这种"公路卫生"工作取得了不错的成效，"于公路筑造之进行，殊多裨益，又对于公路乘车旅客之救急与安全、公路车辆及车站之清洁卫生等事项，亦曾分别予以促进改善"。[②]

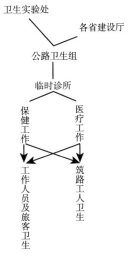

图6-3　公路卫生组组织系统

资料来源：《内政年鉴（4）》（2），第585页。

---

① 《内政年鉴（4）》（2），第585页。

② 《全国经济委员会报告》（1934年12月），中国第二历史档案馆编《全国经济委员会会议录》（二），广西师范大学出版社，2005，第423页。

　　然而，全面抗战爆发后，正常的经济建设被打断。1938 年战区逐渐扩大，难民纷纷逃往后方，主要是西南各省。但西南各省铁路甚少，四川、贵州、西康各省基本没有铁路，民运、军运主要是靠公路，而公路所经地区医疗卫生设施又极为缺乏，"交通骤形繁剧，客运货运，皆极紧张，路局工作人员，亦大为增加。关于此大量流徙之民众，医疗卫生实极重要，但终付阙如"。[①]

　　到了 1939 年，"抗战期间愈长，战区蔓延愈广，参加前线作战的兵员亦愈多，因之前线救护工作，实有加强之必要。同时各安全省区，及人口密集之城市，与各交通口岸，亦有加紧防疫工作，及促进卫生建设之迫切需要"。[②]

　　公路道上行旅剧增，多由前方辗转流徙而来，"以其后饮食之不惯，因之病者死者甚夥"。为了解决沿公路后撤的难民及公路交通员工的医疗防疫问题，颜福庆提出在主要公路线上划定区域设立卫生站。此种卫生站可设在公路线、汽车站旁，站中配备医师、护士助理员以及必要的医疗设备。每站人员编制可等同于县卫生院，先行在每条主要公路线上设置 2 所，共计 14 站，包括南昌—长沙线、汉口—长沙线、桂林—梧州线、贵阳—桂林线、成都—西安线、重庆—贵阳线、重庆—成都线。他还意识到，"中央协助内部各省之卫生工作，现在实为最好之时机"。[③]

　　为便利卫生站人员购买车票和运输药品，卫生署与交通部沟通后，决定优先输送卫生站的人员和物资。[④]1939 年 5 月，各路卫生站次第成立，办理各项医疗卫生工作，并辅助发展当地卫生事业。同年 6 月，卫

---

① 颜福庆:《沿公路线设立卫生站之必要及劳工卫生问题》,《中华医学杂志》第 24 卷第 12 期, 1938 年, 第 956 页。

② 《公路卫生站设于滇黔川康滇缅各线》,《大公报》(重庆)1939 年 4 月 25 日, 第 1 张第 3 版。

③ 颜福庆:《沿公路线设立卫生站之必要及劳工卫生问题》,《中华医学杂志》第 24 卷第 12 期, 1938 年, 第 957—958 页。

④ 《奉部令应予卫生站人员购票运药便利转饬遵照》,《西南公路》1939 年第 42 期, 第 283 页。

生署要求各公路卫生站增设卫生稽查员，任职人员从接受过卫生署卫生稽查训练且合格者中选出，负责提高当地环境卫生，包括饮用水清洁、厕所消毒改良、食品检查取缔等内容。至于医护助理员，应选用当地人员，"较为便利"。①

为了推广这种模式，1939 年 11 月，内政部卫生署编写了《公路卫生站建筑须知》，对其组织、人员、设备、建筑、工作及各种表格式样作出明确规定，特别是对于建筑地点、材料选择、建筑图纸、施工程序、招工估价、订定合同、监工办法、验收手续等均有详细说明，鼓励就地取材，节省成本。②

按照"须知"要求，公路卫生站建筑地点应选择在公路旁车站附近，须靠近水源，远离污水池和粪窖，地势"高燥平坦，土质坚劲"，环境幽远僻静，远离工厂和闹市区，房屋朝向以坐北朝南为佳。③图 6-4 是甲种和乙种公路卫生站正面设计方案。

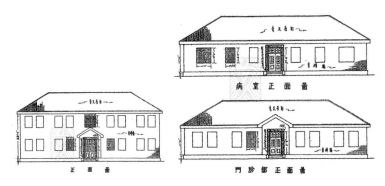

图 6-4　甲、乙两种公路卫生站设计方案
资料来源：《公路卫生站建筑须知》，第 2 页。

---

① 《卫生：（一）医公路卫生事项：二、令仰增设卫生稽查关于医护助理员应选用当地人员——卫生署训令各公路卫生站》，《内政公报》第 12 期第 4—6 期，1939 年，第 51 页。

② 《公路卫生站建筑须知》，卫生署，1939 年 12 月，"弁言"，第 1 页。

③ 《公路卫生站建筑须知》，第 1 页。

1939 年 8 月 22 日，卫生署颁布《各公路卫生站免费收费办法》，[①]
共分 7 类收免情况，收取的费用登记入册后，作为该站发展经费使用
（详见表 6-1）。

表 6-1　公路卫生站收费免费项目

门诊	门诊及急诊挂号，一概免费，挂号时间之挂号，收费一角，挂号时间外之特别挂号，收费二角
出诊	重病不能来站诊疗之病人，得于门诊时间外指定时间，酌予出诊，以距站两公里为限，每次收出诊挂号费五角，如必须乘坐车轿者，其车轿费由病家付给
住院	重病病人经站主任医师核定，必须住院医疗者，每天收住院费五角，不另收药品、火食等费
接生	一概免费，以距站两公里为限，如必须乘坐车轿者，其车轿费由病家付给
手术	一概免费
药费	门诊酌收药费分五分、一角两种，药瓶须照价付值，用毕还瓶退款，贵重注射剂（如九一四等）得酌收其价值
赤贫免费	病人如经保甲长具函证明，确系赤贫，所有门诊出诊之挂号费、药费及住院费等，一概免收

资料来源：《卫生：(一) 公布事项：一、制定各公路卫生站免费收费办法》，《内政公报》第 12 卷第 7—9 期，1939 年，第 68 页。

与此同时，《内政部卫生署公路卫生站新任人员报到地点及旅费支
给办法》颁布。[②]仅过月余，1939 年 9 月 30 日，卫生署便对其进行了
修正。新任人员报到地点共有 5 个，分别是重庆（新桥内政部卫生署）、
贵阳（贵州省卫生委员会朱章赓）、昆明（云南省卫生实验处处长姚寻
源）、成都（中央大学医院院长戚寿南）、西安（东木头市公字一号西北

---

① 《卫生：(一) 公布事项：一、制定各公路卫生站免费收费办法》，《内政公报》第 12 卷第
7—9 期，1939 年，第 68 页。

② 《卫生：(一) 公布事项：二、制定内政部卫生署公路卫生站新任人员报到地点及旅费支给
办法》，《内政公报》第 12 卷第 7—9 期，1939 年，第 68 页。

卫生专员龙毓莹），前往报到地点的旅费由个人自理，派往工作地点的旅费则由公家报销。①

　　截至 1940 年，在交通部协助下，已建有平凉、定西、汉中、绵阳、内江、黔江、桐梓、河池、晃县、马场坪、安顺、曲靖、毕节、河口、龙陵、乐西、富林、金河口、擦罗、拖鸟、黄木厂、冕宁、峨眉山、乐山、西昌等 25 处公路卫生站，②分设于川康、滇黔、黔桂、成渝、川陕等公路沿线。每站实际规模与当时县各级卫生组织结构相仿，其同时兼顾附近机关员工以及居民的医疗防疫工作。③每站计设 2 个分站，巡回医疗队 2 队，1 个门诊室，1 个病室，病室内设病床 25 张，负责各站周围百里内的急救、医疗、接生、防疫，以及妇婴卫生、环境卫生、卫生教育等工作。④

　　1941 年 7 月 23 日，卫生署抄发《卫生署公路卫生站组织通则》及《卫生署设置卫生所通则》各一份，再次将公路卫生站组织规范化。这里需要注意，《卫生署设置卫生所通则》规定，卫生署为办理重庆迁建区等地方卫生医疗事项，于迁建区内及其他适宜地方设置卫生所。卫生所名称均冠以所在地地名（如老鹰岩卫生所等），卫生所掌管急救事项、门诊住院医疗事项、传染病之预防及调查事项、巡回医疗事项、妇婴卫生事项、环境卫生之改良及设计事项、卫生宣传事项。各所应设置疾病门诊部、药房及检验室，得于必要时沿公路至适宜地点酌设分所一所，并组设巡回卫生队，巡回于附近各场镇地方，其人员由主任指

① 《卫生：（一）公布事项：三、修正内政部卫生署公路卫生站新任人员报到地点及旅费支给办法》，《内政公报》第 12 卷第 7—9 期，1939 年，第 69 页。
② 《各公路卫生站》，《内政部抄发卫生署法令和颁布组织规程的有关文书》（1940 年 8—12 月），中国第二历史档案馆藏，一二 /2/814。
③ 傅惠、邓宗禹：《旧卫生部组织的变迁》，《北京文史资料选编》第 37 辑，第 267 页。
④ 《平凉等十五处设公路卫生站担任医疗防疫等工作》，《中央日报》1939 年 1 月 28 日，第 4 版。

派。① 此后成立的有老鹰岩、三圣庙、青木关、南泉等四处卫生所。②

到了 1941 年 10 月，卫生署又计划增设 29 处公路卫生站，即泸州、叙永、威宁、宣威、大姚、永仁、平彝、安南、独山、六寨、黄平、白马、秀山、永绥、泸溪、广元、双石铺、石泉、安康、白河、徽县、华家岭、天水、永登、酒泉、猩猩峡、哈密、长武、静宁，分布于川滇、滇缅、康滇、黔桂、湘黔、川湘、川陕、陕鄂、陕新、西望等公路线上，涵盖四川、贵州、云南、湖南、陕西、新疆、甘肃等省份。③ 为保障滇缅公路运输线，卫生署还设有滇缅公路卫生处，1941 年 11 月 26 日，卫生署派王祖祥代理滇缅公路卫生处处长，并于 1942 年 1 月 1 日正式就职。④

事实上，并不是所有卫生站人员都能尽忠职守。1941 年 1 月 15 日，卫生署对桐梓公路卫生站助产士易文英予以免职处分。该员于 1940 年 12 月 25 日前往松坎出差途中，"途次即转车赴渝，事前既未正式请假，去后亦无只字声明"，后经查实，"该员借机丢职潜逃"。卫生署认为"殊属有乖职守"，除指令予以免职外，并分令各部，对于此员，"不予录用"。⑤

抗战胜利后，这些公路卫生站有些撤销，有些移交给地方政

---

① 《事由：抄发卫生署公路卫生站组织通则及卫生署设置卫生所通则仰知照由》（1941 年 7 月 23 日），《内政部卫生署关于公务人员考绩、整理债务等给卫生用具修造厂的训令》（1941 年 1—12 月），中国第二历史档案馆藏，一二 /1/3558。

② 《各公路卫生站》，《内政部抄发卫生署法令和颁布组织规程的有关文书》（1940 年 8—12 月），中国第二历史档案馆藏，一二 /2/814。

③ 《世界医事消息：国内：卫生署增设公路卫生站二十九处》，《西南医学杂志》第 1 卷第 10 期，1941 年，第 37—38 页。

④ 《事由：为奉令接任视事函请查照由》（1942 年 1 月 8 日），《卫生署关于内外部事务的各项训令》（1941 年 12 月—1942 年 1 月），中国第二历史档案馆藏，一二 /1/3565。

⑤ 《事由：令饬不予录用助产士易文英由》（1941 年 1 月 15 日），《内政部卫生署关于公务人员考绩、整理债务等给卫生用具修造厂的训令》（1941 年 1—12 月），中国第二历史档案馆藏，一二 /1/3558。

府。[1] 还有些改组成流动卫生站，诸如永兴场、歌马场、金刚坡、南泉、老鹰岩、曲靖等六个公路卫生站，其中老鹰岩站是成渝公路歌乐山段的重要站点，[2] 自 1945 年 9 月起改组为第一至第六流动卫生站，其任务先是到由重庆开往南京的复员航运船上负责医疗救护工作，"一俟到达南京后，再行分别派往收复区交通重要地点担任还乡民众医护工作，并协助各县恢复或筹设卫生机构，用以配合接收善后救济总署分配各地医疗物资之准备"。自 9 月 15 日起开始分组出发，并于宜昌设立联络站，尚有新桥、青木关二站暂维现状，"俟各机关公务人员眷属输送时，即行改组为流动卫生站，以便担负船上救护工作"，因此前后共有 8 个卫生站改组为流动卫生站。为了配合复员工作的开展，卫生署还有针对性地补助长江沿岸十县的卫生院，包括长寿、涪陵、丰都、忠县、万县、云阳、奉节、巫山、巴东、秭归等，规定以上各卫生院须于轮埠码头处设置医疗服务站，派员担任免费医疗工作，工作时间设为 4 个月，此后根据情况再延。[3] 这些卫生站一定程度上缓解了西南、西北广大地区的医疗防疫资源不足问题，但在后方各省广大缺医少药地区，几十个卫生站仍显得杯水车薪。

总之，战时官方医疗防疫体系的构建主要包括静态和动态两种方式，静态指围绕公路沿线铺设的公共卫生站，动态指流动性的医疗防疫队，二者是互为补充的关系。抗战胜利后这些公路卫生站和医疗防疫队并没有消失，前者开始扎根地方，配合当地卫生设施建设；后者则被调派到收复区，协助战后卫生行政事业的开展。

---

[1] 傅惠、邓宗禹：《旧卫生部组织的变迁》，《北京文史资料选编》第 37 辑，第 268 页。

[2] 民国政府行政院要员陈克文曾有诗云："老鹰曲折成渝路，登得渝西第一峰，眼底江山云顶寺，分取匡庐半点容。"参见陈方正编辑、校订《陈克文日记（1937—1952）》上册，第 259 页。

[3] 《公路卫生站改组为流动卫生站派随复员航船担任医护工作》，《中央日报》1945 年 10 月 22 日，第 3 版。

三　战后联合国善后救济总署医药物资与卫生行政重建

太平洋战争爆发后，同盟国援助中国日渐增多。到了抗战后期，中国对外联系通道中断，抗战大后方对海外援助的医药物资愈加依赖，海内外多方力量艰难地建立起海外医药物资援华渠道。抗战胜利后，这种援助并未断绝，而是在联合国善后救济总署的统筹安排下，在同盟国内部继续发挥作用，有力地支持了中国战后的复员与重建工作。值得注意的是，国共两党围绕援华医药物资有过多方较量，表现在不同地区烈度不一。国民政府将获得的医药物资用于江苏省卫生行政重建，并试图以卫生行政复员的方式，保障可能发生的军事行动，并加强对"绥靖区"苏北地区的控制与影响。苏北地区各方势力错综复杂，表面上国民政府按照"一视同仁"原则"合理"分配给苏北解放区，实际上不仅削减物资数量，还暗中调查物资流向。内战一触即发之下，原本具有国际人道主义色彩的救济物资逐渐变为战略物资，这也导致医疗卫生与政治军事的关系变得更加复杂。

受制于传统民国史研究视野，学界对于民国时期医疗卫生问题的关注相对较少，近年来逐渐增多。具体到抗战胜利后的联合国善后救济总署（United Nations Relief and Rehabilitation Administration，UNRRA，以下简称"联总"）援华问题，目前学界关于联总与行政院善后救济总署（以下简称"行总"）以及行总分署的研究已属不少，大多从国际关系、中美关系的视角以及社会史、赈灾史等角度入手。[1]王德春较早注

---

① 　肖如平：《抗战胜利后浙江的善后救济》，《抗日战争研究》2013年第1期。

意到联总物资分配过程中解放区的"公平"待遇问题，[①]王春龙初步探讨了医疗卫生与教育善后事业。[②]总体而言，当前较为缺乏对医疗卫生善后的专门研究，且对国共冲突地带的物资分配问题缺乏较为深入的讨论。最新研究表明国共双方在晋绥察三省围绕善后救济物资的较量颇为复杂。[③]本节选取国共两方势力交错的苏北地区作为考察对象，从善后医药救济和卫生行政复员两条线索入手，聚焦抗战胜利后联总援华医药物资在苏北地区的分配情形，以期揭示同时期医疗卫生与政治军事之间的关系。[④]

（一）联总、行总与医药器械援华

同盟国援助中国，自太平洋战争以后日渐增多，到了抗战后期，中国对外联系通道中断，抗战大后方对海外援助的医药物资愈加依赖。1943 年 10 月 12 日，蒋介石约蒋廷黻谈派员赴美参加救济委员会事宜。[⑤]蒋廷黻本人对于此次任务表示"十分兴奋"。[⑥]1943 年 10 月 21 日，蒋廷黻飞往美国，出席同盟国救济会议。[⑦]

1943 年 11 月 9 日，同盟国各成员国在华盛顿签订协定，成立联总，旨在计划、统筹、执行或设法执行若干办法，用于救济在联合国控制下任何地区内的战争受难者，向他们提供粮食、燃料、衣服、房屋以及其

① 王德春：《联合国善后救济总署与中国（1945—1947）》，第 276—280 页。

② 王春龙：《1945—1947 年中国善后救济事业研究》，第 457—480 页。

③ 岳谦厚、杨曦：《中共对战后国民政府善后救济工作的因应——以晋绥察分署救济活动为中心的考察》，《安徽史学》2018 年第 2 期。

④ 此部分亦可见姬凌辉《从人道救济到战略物资：战后联合国善后救济总署援华医药物资分配问题》，《医疗社会史研究》第 15 辑。

⑤ 高素兰编辑《事略稿本》第 55 册，台北："国史馆"，2011，第 88 页。

⑥ 陈方正编辑、校订《陈克文日记（1937—1952）》下册，第 766 页。

⑦ 陈方正编辑、校订《陈克文日记（1937—1952）》下册，第 770 页。

他生活必需品，并提供医疗和其他重要服务，在一定程度上推进救济区域的生产、生活、交通运输等事业的恢复。[1]国民政府同意此项协定，成立行总，作为国民政府统筹善后救济事业的最高机构，并任命蒋廷黻为署长，以便与联总驻华办事处处长凯石协商具体事宜。

一年半后，抗战取得全面胜利，善后救济与收复区重建问题日益凸显。实际上，国民政府从1944年就提前着手收复区建设问题。1945年1月21日，国民政府颁布《善后救济总署组织法》，规定由行总办理战后收复区善后救济事宜，下设储运厅、分配厅、财务处、振恤厅、调查处、编译处、总务处分掌各项事务。[2]1945年1月23日，善后救济总署正式成立，署址在重庆中三路（两浮支路口），并开始办公。[3]

随着联总和行总相继成立，原本旨在战时救济的联总逐渐加入行总，从事收复区重建工作。与此同时，卫生署也开始着手收复区卫生行政机关重建和善后医药救济物资分配工作。而这一切工作既要以善后医药救济物资为基础，也要依赖大量的医药卫生人员认真办理。1945年10月24日，卫生署制定了《卫生署善后救济医药卫生人员训练班毕业生铨定资格考试规则》。[4]此规则将医药卫生人员划分为医师、药剂师、卫生工程师、护士、助产士等类，明确规定入班资格，基本要求高级职业学校或专科以上学校毕业生，[5]应该说门槛不算低，但就医药卫生事业的专

---

[1]　《国民政府公布中国与联合国善后救济总署签订之基本协定》（1943年11月9日），《中华民国史档案资料汇编》第5辑第2编"外交"，第163—171页。

[2]　《法规：善后救济总署组织法　三十四年一月二十一日公布》，《国民政府公报》渝字第747号，1945年1月，第1—2页。

[3]　《事由：为本署奉令成立遵于一月二十三日开始办公电请查照由》（1945年1月23日），中国第二历史档案馆藏，一二（6）/6/145。

[4]　《事由：抄发善后救济医药卫生人员训练班毕业生铨定资格考试规则由》（1945年10月24日），中国第二历史档案馆藏，一二/1/3562。

[5]　《卫生署善后救济医药卫生人员训练班毕业生铨定资格考试规则》（1946年9月6日），中国第二历史档案馆藏，一二/1/3562。

业性和技术性来说，又可视为业内最低限度要求。

抗战胜利后，联总仍通过战时渠道向卫生署源源不断地输送医药物资。1945 年 10 月 20 日，战时生产局西南区办事处通知卫生署安排相关人员到卫生署昆明站接收一批联总物资，“善后救济总署物资标记‘UNRRA SUPPLY’〈156〉箱，约 7 吨，内容不明”。①

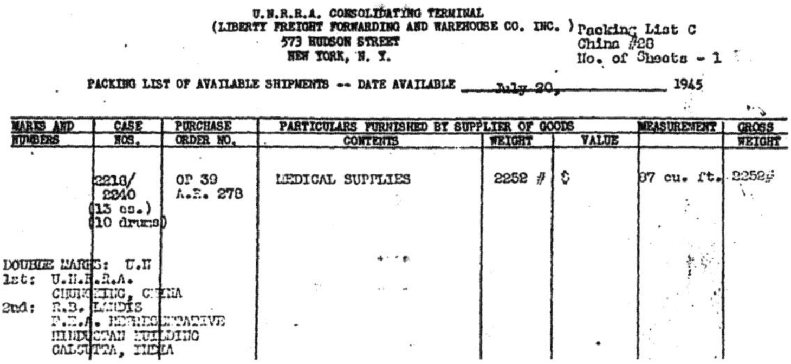
U.N.R.R.A. CONSOLIDATING TERMINAL
(LIBERTY FREIGHT FORWARDING AND WAREHOUSE CO. INC.)
573 HUDSON STREET
NEW YORK, N. Y.

Packing List C
China #28
No. of Sheets - 1

PACKING LIST OF AVAILABLE SHIPMENTS -- DATE AVAILABLE July 20, 1945

MARKS AND NUMBERS	CASE NOS.	PURCHASE ORDER NO.	PARTICULARS FURNISHED BY SUPPLIER OF GOODS CONTENTS	WEIGHT	VALUE	MEASUREMENT	GROSS WEIGHT
	2218/ 2240 (13 cs.) (10 drums)	OP 39 A.E. 278	MEDICAL SUPPLIES	2252 #	$	87 cu. ft.	2252#

DOUBLE MARKS: U.N
1st: U.N.R.R.A.
CHUNGKING, CHINA
2nd: R.B. LANDIS
F.E.A. REPRESENTATIVE
HINDUSTAN BUILDING
CALCUTTA, INDIA

图 6–5　1945 年 10 月 20 日运到昆明的 UNRRA 装箱单

资料来源：《关于告知善后救济总署到昆 156 箱物资已送交卫生署昆站接收并请转知该署迅派员长期驻昆致战时生产局的急电》（1945 年 7 月 20 日），重庆市档案馆藏，00190001013100000022。

海陆交通恢复后，联总物资开始集聚上海，上海也因此成为战后最重要的物资中转站。1946 年 3 月 11 日，第一批援助药械运抵上海，卫生署和行总决定分配给上海市卫生局，“用以充实该局卫生医药设备”，由上海善后救济分署负责转运。② 此次移交的器材可用于建设 2 所 250 床位医院、3 所 100 床位医院、8 所 50 床位医院、1 所 50 床位传染病院、3 所 40 床位妇婴保健所。“供给数量如有变更，上列数字当再调整”，

① 《关于告知善后救济总署到昆 156 箱物资已送交卫生署昆站接收并请转知该署迅派员长期驻昆致战时生产局的急电》（1945 年 7 月 20 日），重庆市档案馆藏，00190001013100000022。

② 《事由：查联合国善后救济总署拨赠我国各地医疗卫生机关及医药院校药械一批经已运到照案配拨该局领用电达查照并报署由》（1946 年 3 月），上海市档案馆藏，Q400－1－1993。

所有器材除指定转拨医学院校附属医院及教会医院外，剩余器材也可用于恢复、充实或重建市属医疗卫生机关。所需经费，"由本年国家预算善后救济基金中拨款，酌为补助"。①

需要注意的是，卫生署其实在争取和利用善后物资上有一个通盘计划。1946 年，卫生署首先制定了《各省市举办善后救济卫生业务永久性设施实施编拟计划要点》，要求各省市利用善后物资积极恢复、充实或建立永久性卫生设施，包括医院、传染病院、产院、卫生试验所等，经费则由各地省市卫生主管机关会同善后救济总署各地分署审批。② 紧接着，1946 年 5 月，"为合作办理卫生业务便利起见"，卫生署又公布了《修正卫生署、善后救济总署关于卫生善后救济业务合作办法》，进一步加强两署合作。③ 1946 年 9 月 21 日，联总根据情况调整了各省市医院接收援助医药器械设备分配方案（见表 6-2）。

表 6-2　联总医院设备分配情况

区域		各省病床分配情形	500 床位		250 床位			100 床位			50 床位				
			普通医院	疗养院	中央医院	医学院	公立医院	教会医院	医学院	公立医院	教会医院	检疫医院	防疫医院	公立医院	铁路医院
1	安徽	1600					1	2		2	8		1	10	
2	浙江	2500					2	2	1	3	9			18	1
2	福建	1850					1	1	1	2	8	2	4	10	
3	台湾	1000			1					2		2		4	

---

① 《事由：电送各省市举办善后救济卫生业务永久性设施编拟计划要点希迅即办理并会同善救分署审核决定后分别呈报以资核办由》（1946 年 4 月），上海市档案馆藏，Q400-1-1934。

② 《各省市举办善后救济卫生业务永久性设施实施编拟计划要点》（1946 年 4 月），上海市档案馆藏，Q400-1-1934。

③ 《修正卫生署、善后救济总署关于卫生善后救济业务合作办法》（1946 年 5 月 3 日），《卫生署与善后救济总署救济业务合作办法》（1946 年 5 月），上海市档案馆藏，Q400-1-1948。

续表

区域		各省病床分配情形	500 床位		250 床位			100 床位			50 床位				
			普通医院	疗养院	中央医院	医学院	公立医院	教会医院	医学院	公立医院	教会医院	检疫医院	防疫医院	公立医院	铁路医院
4	河南	2600		1			1	1	1	2	10		1	16	2
5	河北	1750				1		1		2	10		1	11	2
	北平	1650		1		2	1		1	1	2			1	1
	天津	900	1							1	2	1		2	1
	热河	300								1				4	
6	湖南	2700				1	2	2		3	10			16	3
7	湖北	2500				1	1		1	2	12	1		15	1
8	江西	2350		1		1	1		2	2	4		1	10	2
9	江苏	3350				1	3	4	1	4	10			16	3
	南京	1650	1		1	1	1	1		1	1		1	1	1
10	广西	1850				1	1			2	3		1	17	2
11	广东	3150	1			2	1	1	1	3	4	3	1	18	2
12	上海	1800				3	1	1	4		1	1		3	1
13	山东	2450				1		1		3	8			20	1
	青岛	1200		1			1		1		1	1	1	3	1
14	山西	1200					1		1	1	4		1	9	1
	察哈尔	350								1	2			2	1
	绥远	350								1	2			2	1
15	辽宁、大连、吉林、哈尔滨、黑龙江、云南、贵州、四川、甘肃、宁夏、陕西、西康 等省情况不明														
	总计	39050*	3	4	1	16	21	19	15	39	111	11	14	208	27
	未分配	11650													

说明：*原文合计数字有误，现数据系重新计算的结果。

资料来源：《联总医院设备分配表》（1946 年 9 月 21 日），上海市档案馆藏，Q400-1-1507。

　　由表 6-2 可知，大部分医药物资被分配给公立医院、教会医院，并未直接发给普通民众。另外，尚未进行分配的物资约占总分配物资的 30%，且东北、西南、西北等地区省份情况不明。这些较为偏远的省份由于交通和通信不甚便利，在接收物资时自然没有沿海省份方便，因而这些地方的许多部门开始想方设法接收联总药械物资，甚至不惜动用私人关系，多方运作。以重庆北碚医院为例，1948 年 11 月 5 日，卢子英致函卫生部部长金宝善，请求其拨助善后救济总署援助的医药器材，原函如下：

　　　　楚珍先生（金宝善）惠鉴：北碚医院曩承扶持，后向美红会配领药械一批，感谢万分。惟因应用经年，药物多为告缺，补充十分困难。查该院不仅为北碚十余万人民救治疾病，且亦为附近及上下十余□病患，此来院住治之所，经常收治病人，本均每日五十人以上，门诊百人以上，纯系免费，因此药物消耗极巨。该院对社会贡献与重庆宽仁、仁济同性质，而医药器材之缺乏，实千百倍于宽仁、仁济，除去岁拨药之美红会药物、器材后，函会未复任何方面药物、器材之帮助，特请先生可否就美援器材中酌予补助……①

　　与此同时，卢子英专门写信给"二哥"卢作孚，请其代为北碚医院争取美援医药器材。他提前获悉卢作孚将赴南京公干，便托其向金宝善、刘瑞恒当面争取此事："兄由便到京时，请就近与金部长代为商洽，又上海福州路 120 号有行总卫生业务委员会主任委员刘瑞恒，亦请便予

---

① 《关于请拨助美援医药器材致金宝善的函》（1948 年 11 月 5 日），重庆市档案馆藏，01680001000110000014。

商洽，可否拨领医药器械，或有其他方法进行。"[1] 而刘瑞恒专门负责美援医疗物资事宜。此外他还委托了长江检疫所所长潘星辉，可谓是三管齐下，动用的都是"硬关系"。1948 年 11 月 22 日，卢作孚回复卢子英，表示金宝善和刘瑞恒同意帮助配拨，"径由碚局函该部全日禄，请求为荷"，并附有英文请求配给药械单。[2]

又如，1948 年 3 月，负责重庆龙溪河水电工程的专家萧季和曾托农林部部长周寄梅向行总卫生业务委员会申请医疗药械，该会负责人刘瑞恒表示："本会奉令结束，曾经议决因物资来源减少，自上年十月份起，所有新成立机构概不发给，龙溪医院既承尊嘱，借可救济，附近居民似应给予补助，查本会现有剩余医药器材一批，拟即分到贵部应用，该医院所需拟请即由该批药械内分发，似属两全之计。"[3]

值得注意的是，在表 6-2 所列省份中，江苏省所获联总援助医院病床数量位居第一。这些物资究竟用于何处？国统区与解放区各能分配到多少？在分配过程中，国民党与共产党是否存在争夺物资的情况？这些问题还需要置于抗战胜利后江苏省卫生行政复员与重建的历史脉络下审视。

（二）联总援华医药物资与江苏省卫生行政重建

对于联总的医药援助物资，时人主张大加利用，"目前联合国善后救济总署有许多医药救济物资到中国，我们除感谢之外，应善为利用这

---

① 《关于请商请金楚珍及刘瑞恒任委员为北碚医院拨用美援医药器材致卢子英的函》（1948 年 11 月 5 日），重庆市档案馆藏，01680001000110000013。

② 《关于配拨金楚珍及刘瑞恒药械致卢子英的函（附英文）》（1948 年 11 月 22 日），重庆市档案馆藏，01680001000110000016。

③ 《刘瑞恒关于将资源委员会剩余医药器材分配龙溪河医院应用致萧季和的函》（1948 年 3 月），重庆市档案馆藏，02220001004810000096。

些物资"，^① "利用总署物资，针对目前事实，展开卫生救济与善后二项工作，并与地方卫生机构密切联系"。^②1945 年 10 月，江苏省卫生处开始筹建，将战前镇江平民产院旧址稍事修缮后作为办公地点，并于 1946年 1 月正式开始办公。根据规定，卫生处编制为 60 人，分设四科三室，其中前三科均为业务科，第四科为总务科。具体说来，第一科分管医政、药政和省立医院；第二科分管各县地方卫生事业，包括县卫生院、县公医院等；第三科分管防疫和环境卫生。卫生署任命陈万里担任卫生处处长。^③1947 年 11 月 25 日，江苏省卫生处颁布《江苏省卫生处分层负责办事细则》，进一步规范了行政规章制度。^④

江苏省卫生处成立后，开始艰难地筹设各县卫生事业单位。按照新县制^⑤ 要求，各县一律设置卫生院，隶属于县政府，主管全县卫生行政和相关卫生事务。根据"县各级卫生组织大纲"的有关规定，江苏省各

① 千里：《吾国推行公医制度之困难与错误（续完）》，《社会卫生》第 2 卷第 11、12 期，1947年 12 月 1 日，第 11 页。

② 李启盘：《医药救济工作与公医制度之协建》，《善救月刊》第 22 期，1947 年 3 月 1 日，第15 页。

③ 金维藩：《陈万里主持下的解放前江苏省卫生》，政协江苏省镇江市委员会文史资料研究委员会编《镇江文史资料》第 14 辑，江苏文史资料出版社，1988，第 74—75 页。

④ 《江苏省卫生处分层负责办事细则》，江苏省档案馆藏，1010-32-乙-11。

⑤ 1939 年 9 月 19 日国民政府行政院公布《县各级组织纲要》，此后推行一种县级地方行政制度，因其不同以往的旧县制，故称"新县制"。王奇生认为新县制具有三个特点、两种走向。新县制的三个特点为：第一，基层政权的重心放置在乡镇，区变为县的辅助机关，保甲变为乡镇内部的编制基层政权的层级结构在法理上呈现为县→（区）→乡镇→（保）→（甲）。区、保、甲由实级变为虚级。第二，重新标榜地方自治。在国民党执政初期，一度以地方自治相标榜，既附会了孙中山的地方自治遗教，又适应了政权初建时期难以对基层社会进行有力控制的客观形势。第三，管教养卫合一。蒋介石把新县制归纳为"管教养卫"四大职能，管——编查户口，健全机构；教——设立学校，训练民众；养——确定地价，开荒造产，整理财政，开辟交通，推行合作，实施救恤；卫——办理警卫，推行卫生。与旧县制相比，新县制不但没有改变官治性质，反而助长了官治的趋势，这主要表现在两个方面：一是县以下行政层级在实际运作过程中仍然是区 → 乡镇 → 保 → 甲多级制，并没有真正简化为乡镇一级制；二是国家政权机构进一步下沉至乡保。见王奇生《革命与反革命：社会文化视野下的民国政治》，社会科学文献出版社，2010，第 403—404 页。

县卫生院分甲、乙、丙、丁四个等级，编制上甲级为 23 人，乙级为 22
人，丙级为 13 人，丁级为 11 人，各院长则由县政府报省政府派充，经
费列入各县财政预算。实际上，县一级政府经费本就十分困难，现在又
要分出一部分用于发展卫生行政事业，自然卫生行政经费在预算中寥寥
无几。以甲级卫生院为例，全年仅有经常费 160 多万元旧法币，包括人
员工资、免费医疗、药物器械、办公杂支等项。而战后物价不断上涨，
维持尚且不易，发展更是难上加难。①

　　然而，在经费拮据的状况下，江苏省卫生行政事业仍取得了一定的
成绩，这在很大程度上要归功于陈万里此前在卫生部和卫生署的任职经
历。卫生署十分支持江苏省的卫生行政事业，在人力、物力上尽可能向
该省倾斜。例如卫生署先后将西南大后方的 5 个公路卫生站人员和物资
调往江苏，卫生站撤销后，这批人员和物资便直接交给江苏省卫生处统
筹安排。此外，卫生署还向江苏省调派了 4 支医疗防疫队协助防治苏北
黑热病。②与此同时，江苏省卫生处还争取到了卫生署、美国红十字会、
行总直接拨发的大量药品、医疗器械。③

　　在汇集多方资源和力量之后，1946 年 6 月 25 日江苏省临参会第一次
大会决议组织苏北各县复员计划委员会，专门负责讨论收复区各县政治、
经济、文化、卫生等计划方案。④1946 年 7 月 13 日，江苏省卫生处制定
《收复苏北各县卫生复员计划纲要》，拟定省政府应从举办医事人员登记、
储备医药器材、成立苏北地方病防治所、巡回卫生工作队出发工作、商请
卫生署医疗防疫队协助工作等五个方面展开。县政府则应从设立卫生院、

---

① 　金维藩：《陈万里主持下的解放前江苏省卫生》，《镇江文史资料》第 14 辑，第 76 页。
② 　《卫生部代电》，江苏省档案馆藏，1010-32-乙 -150。
③ 　金维藩：《陈万里主持下的解放前江苏省卫生》，《镇江文史资料》第 14 辑，第 76—77 页。
④ 　《事由：为函请编造苏北各县复员计划纲要》，江苏省档案馆藏，1010-32-乙 -3。

筹组公医院、办理流动善后医药救济工作三个方面入手。[1] 同年 9 月，该省卫生处又制定实施新县制推行地方自治方案中的卫生部分。[2]

　　1946 年 11 月 30 日，行总苏宁分署转发、公布《善后救济总署、卫生署补助医疗卫生机关药品器材暂行办法》，要求务必依《协助收复区地方设置或恢复医疗卫生机关办法》，开展申请补助药品器材工作。[3] 紧接着，1947 年 1 月 29 日，江苏省卫生处要求苏北临时医防队注意改进"绥靖区"四个实验县的环境卫生，包括清除堆积的垃圾，并拟定绥靖区四实验县环境卫生实施要点九条。[4] 同年 2 月 14 日，江苏省卫生处又明确颁布了《公立医院设置规则》和《江苏各县设置公医院应行注意事项》，给出了各级公立医院经费配比。1946 年度各县县预算应列公医院

① 《收复苏北各县卫生复原计划纲要》，江苏省档案馆藏，1010-32- 乙 -3。

② 主要包括七项内容：（1）充实健全已设立各县卫生院；（2）成立苏北收复各县卫生院；（3）建立乡镇卫生所；（4）训练低级卫生干部人员；（5）建立各县公医院；（6）紧急实施苏北各县医疗防疫工作，整顿环境卫生；（7）推进苏南各县保健环境卫生工作。其中各项具体推行方案可参见《1946 年江苏省实施新县制·卫生部分实施事项表》，《事由：函送本省实施新县制推进地方自治方案请查受汇编由》（江苏省档案馆藏，1010-32- 乙 -1-1）及《县各级卫生机关设置办法》（江苏省档案馆藏，1010-32- 乙 -2）。

③ 《事由：为准总数卫生业务委员会电送表式函请查照由》，江苏省档案馆藏，1010-32- 乙 -7。

④ 九条要点为："1、各实验县辖区以内所有户外堆积之垃圾限于三十六年二月十五日以前完全清除。2、各实验县县政府为达到上项目的应先派员察勘各垃圾堆积情形，列表计划依期办竣。3、所有各处堆积之垃圾应该由各实验县县政府发动民众学校学生及各机关团体员役分区担任清除，并应由西安政府函请当地驻军协助督伤。前项分区清除工作应列由分配表载明清除之地区范围，负责担任事项清除工作之单位，暨要求程度、完成期限等项分发各单位遵办办理，并由各实验县县政府派员切实考核。4、各住户商店等户内空地所堆积之垃圾，由各实验县县政府督伤警察局卫生院各乡镇公所保甲长等令限店户清除。5、垃圾之处置应由县政府先行指定集中市外荒僻地点处理，或堆肥焚化或填充湿地之用。6、沟渠及污水之排泄暨公私厕所便池粪窖粪缸应同时整饬。7、原有沟渠淤积污秽或损坏者，应发动地方民众力量清除疏通或修整之。8、原有公私厕所便池、粪窖、粪缸等有妨碍公共卫生与观瞻者，应分别修缮封闭或毁弃之。9、保持户内外经常清洁，具体包括：（1）各保应设置垃圾箱（2）各住户商店等应自备垃圾容器（3）各住户商店等应每日自动打扫门前及行人道（4）公共场地之垃圾污秽由各实验县县政府都饬警察局派遣夫役每日切实打扫清洁。"《事由：电发实验县改进环境卫生实施要点仰知照由》，江苏省档案馆藏，1010-32- 乙 -137。

补助费标准分为三类：（1）40 病床数医院补助费年总数为 180 万元；（2）100 病床数医院补助费年总数为 360 万元；（3）200 病床数医院补助费年总数为 720 万元。1947 年度各县县预算应列公医院补助费标准分为两类：（1）40 病床数医院包括基地费 24 万元，建筑费 1200 万—2000 万元，设备费 800 万—1600 万元；（2）100 病床数医院包括基地费 40 万元，建筑费 3000 万—5000 万元，设备费 2000 万—4000 万元。[①] 两相对比，看似经费上涨幅度不小，实际上购买力大不如前，况且虽作出如此规章，但具体执行情况另当别论。到了 1949 年，国民党政府分崩离析，卫生部长期处于名存实亡的状态，江苏省卫生处再也没有收到来自上级关于加强县级卫生建设的指令。

综上所述，全面复员之下的江苏省卫生行政重建工作虽取得了一定的成绩，但总体上成效不彰。在国民政府接收的大量联总援华医药物资与实际分配给国统区的数量占尽优势的情况下，江苏省的卫生行政重建工作依然困难重重，主要原因在于苏北地区医药卫生工作最初定位便是配合苏北军事行动，[②] 战后苏北地区医药卫生方面的努力并非真正立足民生，而是用于政治与军事所需。这一历史现象在苏北地区医药物资分配问题上较为明显。

（三）苏北地区医药物资分配问题

1945 年 11 月 19 日，行总苏宁分署在上海筹备办公，1946 年 1 月 16 日迁至镇江正式办公。署长是陆子冬，副署长为李崇德，[③] 负责江苏

---

① 《江苏各县设置公医院应行注意事项》，江苏省档案馆藏，1010-32-乙-8。

② 江苏省政府编印《江苏省政府三十四、三十五年政情述要》，1946，"卫生"，第 4 页。

③ 《本署开始办公　署长指示工作方针》，《善后救济总署苏宁分署月报》第 1 期，1946 年，第 1 页。

全省及南京市的善后救济事宜，主要工作包括施赈、工赈、卫生、工业、农业、房屋建设等六类。其中关于卫生防疫医疗工作，又细分为五个方面：（1）分派人员办理各县人民保健及防疫工作；（2）利用工赈清除重要县市垃圾，根绝病菌来源；（3）工赈修筑重要卫生医疗机构建筑物，并协助其恢复；（4）补助各类医疗药物器材；（5）在各大医院设置免费病床，并向贫病患者分发营养品及食物衣着。[①]1946 年 6 月，苏宁分署将全部灾区划分为 11 个工作区，每区成立一支工作队，其中第十一工作队驻设于淮阴，"暂辖现在未规定之共军区域"。[②]

　　按照联总第一届大会确定的议案，关于物资救济的对象，不得因种族、宗教及政治信仰不同而有所歧视，即"一视同仁法案"。1945 年底行总署长蒋廷黻与中共代表周恩来在重庆商谈，确立六项基本原则：（1）救济以确受战事损失之地方与人民为对象；（2）救济不以种族、宗教及政治信仰之不同而有所歧视；（3）救济物资之发放不经军政机关而由人民团体协助办理；（4）如行总人员及运载物资车船进入解放区被扣留，则行总人员即自该区撤退；（5）行总人员不得过问解放区地方行政；（6）中共可派代表在解放区协助行总人员办理救济工作。[③]然而，在实际的物资分配过程中很难做到不偏不倚。

　　长期以来，苏北各县是新四军较为活跃的地区。1945 年夏，盐阜、淮海两个区合并为苏北区，黄克诚担任书记，李一氓担任副书记兼苏北行署主任，原来的两个区降级为专员区，当时简称专区。日军 8 月 15

---

① 《善后救济总署苏宁分署业务报告：三十四年十一月至三十五年七月底》，殷梦霞、李强选编《民国善后救济史料汇编》第 10 册，国家图书馆出版社，2008，第 317—318 页。

② 《善后救济总署苏宁分署业务报告：三十四年十一月至三十五年七月底》，殷梦霞、李强选编《民国善后救济史料汇编》第 10 册，第 322 页。

③ 《行总在中共控制区之救济工作：民国三十五年元月至十一月底止》，殷梦霞、李强选编《民国善后救济史料汇编》第 3 册，第 5 页。

日投降以后，新四军军部指令"把津浦路以东，长江以北，陇海路以南，运河两岸整个地区打成一片，占领所有城镇，解放所有地区"。① 此后新四军收复苏中地区、淮北地区、淮南地区所有县城，整个华中地区全部统一起来。1945 年 11 月 1 日，苏皖边区政府正式成立，到 1946 年9 月 19 日，苏皖边区政府撤离淮阴。该政府由原苏中行政公署主任李一氓担任主席。据他回忆："在分工上刘瑞龙代表华中局管群众工作，方毅在华中局财经小组下管财经工作，我以兼华中局宣传部长的关系，就管文教工作。当时还因为联合国救济总署派有一个代表耶生，奥地利医生，住在淮阴。在军调处执行部北京那个三人小组的下面，各战区还有地区性的三人执行小组，并且有数字编号。淮阴小组就是第十七小组。我方的代表是韩念龙同志。国民党的代表叫萧凤岐，上校，山西人。后来又有一位杨超，上校，四川人。美军代表亨利·邓克（Henry Denk）中校。"②

1946 年 2 月初，联总苏宁办事处派严斐德赴该区视察并调查有关救济事项，"共方颇表欢迎"。李一氓表示，"苏皖边区已自成行政系统，该区所受战时损失至巨"，要求行总在苏皖地区设置办事处，专司解放区救济工作。对于此项请求，行总以苏皖两分署可以兼办苏北赈务为由拒绝。③

1946 年 4 月，联总苏宁办事处处长李却逊向行总提出物资转发苏北解放区五项办法：（1）行总苏宁分署与联总苏宁办事处应合组一分配委员会，以便普遍分配各区（包括解放区）物资；（2）救济物

---

① 《李一氓回忆录》，人民出版社，2015，第 256 页。

② 《李一氓回忆录》，第 261 页。

③ 《行总在中共控制区之救济工作：民国三十五年元月至十一月底止》，殷梦霞、李强选编《民国善后救济史料汇编》第 3 册，第 50 页。

资应立即运至苏北解放区以救济民众，沿云和由邵伯至淮阴直达东海；
（3）行总、联总、中共各出代表3名（一为医药、一为福利、一为农业），组成9人委员会，赴解放区办理救济，此委员会不仅监送物资至解放区，且应经常调查研究解放区民众之需要（急需者为食物、衣着及药品），并在行总苏宁分署及联总苏宁办事处之下工作；（4）行总与联总为实现此计划，嗣后对苏宁运送物资应大量增加；（5）各代表均应为男性。①

　　事实上，行总苏宁分署在分配物资时很难做到"一视同仁"。就医药卫生器材方面来说，该署主要负责药品、牛奶、卫生器材等的收发分配工作，本着所谓的"以中国难民为对象，不涉政治，不分界域，以人口为比率，平均分配"的原则，"以三分之一物资，配给苏北各县"。②分配后，苏宁分署一方面公开其运往解放区的物资及其数量，其中大多是面粉、旧衣、奶粉等生活用品，于政治军事无妨；另一方面对具有战略物资性质的卫生器材却要"秋后算账"一番，秘密派人调查苏北各县中共获取卫生器材的情况（见表6-3）。

表6-3　1946年苏北收复区县政府卫生院呈复调查中共分配善后物资卫生器材情形一览

来文机关	领得中共分配之善救物资医院	领得善后物资数量	备注
江苏省卫生处苏北医防队办事处	清江基督教仁慈医院	第一次17种，第二次1种，第三次6种，第四次2种	该医院设于淮阴

---

① 《行总在中共控制区之救济工作：民国三十五年元月至十一月底止》，殷梦霞、李强选编《民国善后救济史料汇编》第3册，第51页。

② 《关于美国红十字会捐赠之医药器材》，《善后救济总署苏宁分署月报》第3期，1946年，第74页。

续表

来文机关	领得中共分配之善救物资医院	领得善后物资数量	备注
睢宁县政府			该县未获中共分配物资
睢宁县卫生院			同上
东台县政府			同上
丰县政府			同上
淮阴县卫生院	清江基督教仁慈医院	合于本处所报	
如皋县政府			该县未获中共分配物资
沛县卫生院			同上
赣榆县政府			该县尚未全面收复
盐城县政府			该县迄未获中共分配物资
靖江县政府			同上
淮安县卫生院	和平医院	无从查考	该院隶属中共苏皖边区政府
砀山县卫生院			该县未获中共分配物资
泰兴县卫生院			同上
高邮县政府			同上
涟水县政府	涟水县、涟东县人民医院	药品与器械均有	该二院均隶属中共苏皖边区政府
兴化县政府			该县迄未获中共分配物资

　　资料来源:《中共分配善后救济物资卫生器材情形调查表》,江苏省档案馆藏,1010-乙-137。

　　1946 年 4 月 29 日,行总苏宁分署派张仁济会同联总童克圣前往淮阴解放区发送赈济物品,计有面粉 300 吨、旧衣 500 吨、医药器材 5 吨、全脂奶粉 700 箱、脱脂奶粉 80 箱。这些物资经由行总、联总、中共方面代表以及地方士绅组设联合善后救济委员会处理分配问题,最终决定将医药器材分配给各地黑热病医院、人民医院、医学校、民众医院以及防疫处。①

---

① 《行总在中共控制区之救济工作:民国三十五年元月至十一月底止》,殷梦霞、李强选编《民国善后救济史料汇编》第 3 册,第 52—53 页。

1946 年 4 月至 9 月, 行总运送苏北解放区的卫生物资数量共有 22 吨, 具体情形如表 6-4 所示。

表 6-4　1946 年 4—9 月行总送运苏北解放区卫生物资数量

送运单位及日期		联总物资		红十字会物资	
		件数	重量（吨）	件数	重量（吨）
行总苏宁分署	4 月 29 日	0	0	97	4
	7 月 11 日	29	1.5	123	6
	8 月 9 日	0	0	54	3
行总	9 月	173	7.5	0	0
总计		202	9	274	13

资料来源:《善后救济总署苏宁分署业务报告: 三十四年十一月至三十五年七月底》, 殷梦霞、李强选编《民国善后救济史料汇编》第 10 册, 第 360—361 页。

从表 6-4 不难看出, 苏北解放区获取联总善后物资比较少, 远不如从红十字会获取的多。以 4 月 29 日第一批运往解放区的联总援华物资为例, 其总数是 1500 吨, 包括 300 吨面粉、700 箱炼乳、70 桶脱脂奶粉、500 包旧衣服,"没有小麦、全奶粉、鞋子运入共产党据守的区域", 实际上也没有医药物资。4 月 30 日之前, 与解放区对联总物资需求相差无几的苏北国统区居民, 却得到 2 万吨的联总救济物资, 其中包括 3000 余吨面粉、6000 余箱炼乳、3000 余箱全奶粉、267 桶脱脂奶粉、750 包旧鞋子以及约 6000 包旧衣服。[1] 不难发现, 苏北解放区与国统区联总救济物资分配难称公平。

实际上, 国民党军队与共产党军队围绕救济物资频起误会。对此, 1946 年 7 月 6 日, 蒋介石训令行政院通令全国各军政机关, 要求各军事机关及部队尤当随时随地进行协助。"关于交通运输, 对于善后救济

---

[1]　求思:《联总物资与苏北内战》,《群众文摘》第 3 期, 1946 年, 第 20—21 页。

物资及工作人员之输送，均应予以优先待遇，不得稍事留难，或阻碍通行。他如各地原有医院房舍现暂作军用者，应即迁让，以便'联总'供应之医疗物资得借此原有建筑充分利用，又如各部队军用车辆其有可腾供运输救济物资之用者，亦应准暂借。"[①]

同年 8 月 25 日，中共方面，八路军总司令朱德亦发布手令："查联合国善后救济总署之任务为救济难民，防止瘟疫，恢复迫切需要的农工生产及公用事业，其工作原则按规定为救济物资无论何时不得用作政治武器（对灾民不得有种族、宗教、政治信仰之歧视）而应予公平合理之分配等，故我各解放区一切军政机关对其救济工作人员往来之安全，救济工作之实施，救济物资之运输，必须予以充分之便利，保证与协助，不得有任何阻挠或妨害，对于国民政府行政院善后救济总署送达灾民之救济物资的通行及救济工作人员之往来，亦应依法予以充分安全保证与协助，着即饬令各属全体执行此令。"[②]

以上两种训令通令全国后，解放区救济工作较之以往顺利得多。不过从总体上来看，解放区获取的善后救济物资比较少，其中情形颇为复杂。国共两党的军事力量此消彼长是影响联总善后救济物资分配的重要变量之一。

抗战胜利初期，政治协商气氛比较浓厚。行总和中共代表在重庆商订了"共区救济协定"，订明救济以确受战争损失的地方与人民为对象，不得因种族、宗教及政治信仰不同而产生歧视，行总人员不过问当地行政，当地军政机关也不得干预救济物资的分配，发放由人民团体协助办

---

① 《行总在中共控制区之救济工作：民国三十五年元月至十一月底止》，殷梦霞、李强选编《民国善后救济史料汇编》第 3 册，第 63 页。

② 《行总在中共控制区之救济工作：民国三十五年元月至十一月底止》，殷梦霞、李强选编《民国善后救济史料汇编》第 3 册，第 63—64 页。

理，中共可派代表协助行总人员办理，如行总人员及运载物资车船于进入解放区时被扣留，则行总人员即自该区撤退。自 1946 年 1 月起，即由各分署负责和中共地方当局反复商讨各救济区域及物资载运路线，凡是不在战争进行状态的解放区，皆曾商洽办理过救济工作，每次放赈，也均由联总代表及中共"解总"①负责人协商办理。在此期间，整个解放区所分配到的物资数量比较少，但其在各区域中的分配率实际上并不算低。在国民政府管辖区域内，各分署也常有物资分配不平的争议。究其根源，在于联总初期供应物资不多，加之内地交通运输困难，以及各区域内所需要的救济物资类别不同。

但是在政治协商停顿、战事日趋激烈以后，运输路线屡次变更，救济物资常遭双方军队的截留、阻碍，工作人员常被拘押，这些都使分署办理的解放区救济无法进行。于是行总和中共代表再度商讨，决定除冀南、皖东、东北、黄河故道等区仍由各分署继续办理外，从 1946 年 7 月起，行总在解放区内设立烟台、菏泽、淮阴三个特别办事处，由总署直接指挥，会同联总及中共代表负责办理。实际上"'联、行总'在烟台人多而且杂乱，遇事很少与我方商量，独断独行"。②可见，国民党、共产党、联总三方意见难以协调一致。加上在军事状态下，通航港口已无法利用，原定工作计划要随时改订，物资运输困难倍增，以致联络不灵、工作迟缓，往往劳而无功。等到国共和谈正式破裂，中共代表撤退后，行总总署直接办理的解放区救济也陷入停顿。

1946 年 7 月中旬至 8 月下旬，国民党军队向苏中地区发起进攻，苏中地区新四军七战七捷，消灭了敌人 6 个旅。但从当时全国内战范围来

---

① "解总"即中国解放区救济总会的简称，其前身是中国解放军救济委员会。

② 俞荣根主编《董必武与抗战大后方——思想资料辑录》（下），重庆出版社，2016，第 738 页。

看，苏中地区的局部胜利，并不能阻止国民党军队的进攻步伐。同时中共中央的"七月指示"指出："战胜蒋介石的作战方法，一般地是运动战。因此，若干地方、若干城市的暂时放弃，不但是不可避免的，而且是必要的。暂时放弃若干地方若干城市，是为了取得最后的胜利，否则就不能取得最后的胜利。此点，应使全党和全解放区人民都明白，都有精神准备。"①苏中战役并不能彻底保卫淮阴，从全局来看，也没有固守淮阴的必要。因此苏中战役以后，苏皖边区政府作出撤出淮阴的准备，②进行自由度更高的运动战。

嗣后联总一再督促，并要求行总自1947年2月25日起至3月31日止，至少须运赴解放区物资1.5万吨，或以价值800万美元的物资代替。随后，联总与行总订立了加强解放区救济协定，规定联总与行总分别指定专人担任联络工作，共同负责解放区救济事业；对于解放区的物资分配，则由中共代表参加联合分配委员会决定，并加设临清和石臼两所特别办事处，协同进行。可是战事日趋激烈，飞机扫射轰炸，使物资运输很难到达指定地点，而工作人员的生活和安全更毫无保障。于是联总远东区域委员会在7月间决定停止淮河以北区域内的物资分配，并撤离解放区一切联络及行总人员。联总中央委员会虽然希望能够继续进行救济，再运5万吨物资至解放区，由国民政府训令有关机关与联总会商详细督促及保护事项，但在当时中国军事政治的现实环境中已完全无法实行。结果，联总正式宣布，原定分配至北纬34°以北地区的物资一律停运。③

---

① 毛泽东：《以自卫战争粉碎蒋介石的进攻》，中共中央文献研究室、中央档案馆编《建党以来重要文献选编（1921—1949）》第23册，中央文献出版社，2011，第378页。

② 《李一氓回忆录》，第263—264页。

③ 徐义生：《善后救济工作的行政制度》，铅印本，行政院善后救济总署编纂委员会、中央研究院社会研究所，1948，转引自殷梦霞、李强选编《民国善后救济史料汇编》第2册，第52—53页。

因此，直到联总和行总先后解散时，双方虽始终表示遵守"一视同仁"的原则，采取超然政治的立场，但是在国共和谈破裂、军事冲突激烈的现实环境下，解放区的救济工作面临诸多阻碍与困难。

小　结

在近代战争中，除开技术因素，士兵伤愈重返战场的速度很大程度上能够弥补预备队的不足，进而扭转战场形势。从表面上看，抗日战争似乎打断了南京国民政府卫生人员训练事业的发展。但实际上，大规模战争的爆发，一定程度上加快了卫生人员训练进度。为了因应战争的需求，训练侧重点从平时治疗转向战地救护，主要进行医师、护士、担架兵的培训及其他军医的轮训，训练的对象逐渐从"民"转向"军"。

战时卫生人员训练所的设立，标志着战时卫生人员系统训练工作开始出现。但即便如此，从总体上说，训练的进度还远远落后于战争的进程。从组织规模和培训班次情况上看，似乎是成效卓著，但若深究下去，不难发现学员潜逃事件时有发生，亦有学员因成绩低劣而被开除学籍。畏难潜逃行为似乎与抗战救国的主旋律格格不入，实际上卫训所的生活确实是一种高度自治和军事化的生活方式，但在抗战时期这种生活的具体内容还算丰富，有学员逃走恐怕跟个人选择有关，不全然是卫训所的问题。除了客观因素制约卫训所的发展外，红十字会内部人事纷争与国民政府内部政治争斗也极大地影响了其最终走向。

有论者认为医疗防疫队制度过于新颖。"医疗防疫队支省级待遇，队里没有会计。卫生处管不着。专署和县府不敢管。工作自由，办公没有时间限制，不要签到，治疗、防疫可做可不做。药品报销自由，经费开支也自由。党团可以'相应不理'，地方绅（士）和新闻记（者）

是摸不到风。"① 还有人认为提供免费医疗和救治服务的医疗防疫队并不是所到之处都会受到热烈欢迎。"卫生部医防第五大队到了长沙很多日子，因为没有房子放药品，开门诊，所以一直无法开展工作。"② 这些批评的声音一定程度上反映了医疗防疫队开展工作的情形与困境。实际上战时医疗救护体系是一个非常庞杂的系统，至少包括战时卫生人员联合训练所、卫生署医疗防疫队、卫生署公路卫生站、军政部防疫大队、中国红十字会救护总队等方面的力量。其中医疗防疫队作为政府性的防疫力量，在前线后方确实发挥了不小的作用，这一点从浙江细菌战的防治工作中可见一斑。

如果从全面抗战时期的整体防疫工作来看，应对常德细菌战、浙赣细菌战所引发的传染病流行，构成了战时医疗防疫工作的重要内容之一。对此，卫生署、中国红十字会、地方政府有不同程度的应对方式。其中，卫生署医疗防疫队、浙江省卫生处与地方防疫委员会之间的密切配合具有一定的特色。因此，从流动医疗与地方防疫的角度去重新审视战时医疗防疫问题也是深化理解抗战史与医疗史的题中应有之义。

何为善后救济？时人朱辛流给出了一个基本的定义。他认为善后（rehabilitation）是就物质的复原而言，包括交通善后、农业善后、工业善后、水利善后等，而救济（relief）是指人为的扶助，包括对灾民的粮食救济、衣服救济、居住救济、医药卫生救济等，二者合在一起，就意味着全面复员。③ 抗战胜利后，组建联合政府、建立新中国，原本是全面复员的最佳方案之一，但以蒋介石为首的国民党政权一心发动内战。

① 《社论：为省立医院哀！为县卫生院哭！为医防队庆幸！为员工诊疗所骄傲！》，《卫生旬刊》（长沙）第77期，1948年，第2—3页。
② 《长沙没有人欢迎医防队》，《卫生旬刊》（长沙）第86期，1948年，第4页。
③ 朱辛流：《善后救济之道》，《东方杂志》第41卷第13号，1945年，第4页。

国民政府的这种施政理念从思想根源上决定了当局不可能真正秉持国际人道主义精神，合情合理地发放联总援华物资。

　　1945—1947 年是中国国内局势、国共两党关系颇为复杂的特殊历史时期，[①]国内、国际的复杂局势，为这一时期的善后救济工作开展提供了可能性。联总援华医药物资虽然在众多物资之中并不占多数，却是国共两党急需的。在国共双方军政力量共存区域，曾发生争抢医药物资的现象，这也从侧面反映了战争的残酷性与生存的艰难性。即便如此，在形势错综复杂的磨擦地带，国共两党高级统帅虽出于不同政治考量，但一致约束部队，给予善后救济工作诸多方便，既是为了避免有碍国际观瞻，也是因为体恤饱受饥苦的普通百姓。从这个角度来看，联总的"一视同仁"分配原则，具有明显的国际人道主义色彩，亦是抗战胜利初期国内时局稍有缓和的表征。但善后救济之下，难掩国民党进行内战的勃勃野心。最终无论是医药救济物资还是其他善后救济物资，均大部分沦入国民党之手，并成为国民党政权进行地方卫生行政重建的重要资源。从这个意义上来说，在国内战争与国际人道主义行动背后的影响因素显然是政治，而在具体的战与争、分与配过程中，普通民众的生老病死问题亦值得重视和关注。

----

① 　邓野：《联合政府与一党训政：1944—1946 年间国共政争》，社会科学文献出版社，2011。

第七章

近代中国政府与国际联盟的卫生技术合作

一战结束后，1920 年 1 月 10 日，国际联盟正式成立，同年中国成为非常任理事国。1923 年 9 月，国联卫生组织正式成立。北京政府虽表示会积极响应国联卫生组织提议的发展医疗卫生事业，但始终缺乏系统、有力的实际行动。1928 年南京国民政府卫生部正式成立，在兰安生、拉西曼、刘瑞恒等人的推动下，双方技术合作初步形成。全面抗战爆发前双方进行了广泛的卫生技术合作，包括派遣专家来华、重建海港检疫、救助长江水灾、建立中央实验处、选派专家赴欧等内容。国联卫生部与南京国民政府卫生部（署）之间的卫生技术合作，是民国时期中国医疗卫生事业发展的重要推力之一。

长期以来，学界关于国联与民国政府的关系研究往往集中在政治、军事、经济、外交等方面，[①] 近年来其他诸如毒品、教育、文化、卫生

① 金则人：《国际联盟的再评价》，《世界知识》1936 年第 6 期，第 306—309 页；Lau-King Quan, "China's Relations with the League of Nations," Order No. 7320800, New York University, 1937; Jürgen Osterhammel, "'Technical Co-operation' between the League of Nations and China," *Modern Asian Studies,* Vol.13, No. 4,1979, pp.661-680; 陈旭东：《对国际联盟的再认识》，《世界历史》1989 年第 2 期；唐启华：《北京政府与国际联盟（1919—1928)》；洪岚：《南京国民政府的国联外交》，中国社会科学出版社，2010；侯中军：《九一八事变后国联外交与国民政府对日政策》，《历史研究》2022 年第 1 期；陈红民：《两次世界大战与中国的国际地位》，《苏区研究》2022 年第 3 期。

等方面的研究逐渐增多，[①] 然而医疗卫生方面的研究主要集中在海港检疫问题上，[②] 国联与民国政府的卫生技术合作总体情形仍然不够清晰。Anelissa Lucas 等人较早运用了国联档案中与中国相关的调查报告，从长时段追溯了 20 世纪 30 年代的国联与卫生部的合作模式对于新中国医疗卫生事业发展的借鉴意义。[③] 张力进一步揭示出国际联盟与南京国民政府的具体卫生合作过程。[④] 林意唐则从卫生统计学的角度探讨了国联

①　张勇安：《大国竞合与国际限制麻醉药品制造机制的形塑（1921—1934）》，《历史研究》2023 年第 3 期；崔军伟：《1931 年国际联盟教育考察团来华述论》，《教育评论》2011 年第 1 期；Harumi Goto-Shibata, "The League of Nations as an Actor in East Asia: Empires and Technical Cooperation with China," *International Relations of the Asia-Pacific,* Vol.17, No. 3, 2017, pp.435-461；张学强：《1930 年代国联教育考察团对民国中等教育改进的影响》，《社会科学战线》2017 年第 12 期；赵昂：《二十世纪三十年代南京国民政府与国际联盟文化合作组织的互动及其影响》，硕士学位论文，西北师范大学，2018；Harumi Goto, *The League of Nations and the East Asian Imperial Order, 1920-1946*, Singapore: Palgrave Macmillan, 2020; Li Kaiyi, *Transnational Education between the League of Nations and China: The Interwar Period*, Cham: Springer International Publishing AG, 2021。

②　相关研究可见连心豪《近代海港检疫与东南亚华侨移民》，《华侨华人历史研究》1997 年第 S1 期；刘岸冰、何兰萍：《近代上海海港检疫的历史考察》，《南京中医药大学学报》2014 年第 1 期；王鹏：《国家与检疫：全国海港检疫管理处研究（1930—1937）》，硕士学位论文，温州大学，2014；杨祥银、王鹏：《民族主义与现代化：伍连德对收回海港检疫权的混合论述》，《华侨华人历史研究》2014 年第 1 期；刘利民：《南京国民政府收回海港检疫权活动探论》，《武陵学刊》2014 年第 6 期；王鹏：《近代东北海港检疫的开端与影响》，《社会科学战线》2018 年第 1 期；郗万富：《南京国民政府卫生建制时期的拉西曼及其影响（1928—1934）》，《人文杂志》2018 年第 9 期；邓文丽：《中央霍乱防疫事务所研究（1930—1936）》，硕士学位论文，温州大学，2020；姜兴鹏：《南京国民政府时期海港检疫研究（1930—1937）》，硕士学位论文，华中师范大学，2021；周晓杰：《民国政府与卫生治理全球化：以海港检疫为例》，《海交史研究》2021 年第 2 期；杜丽红、刘嘉：《管辖权嬗变与离异博弈——近代汕头海港检疫权的收回》，《史学月刊》2021 年第 7 期；杜丽红：《晚清上海的"海关检疫"》，《"中央研究院"近代史研究所集刊》第 113 期，2021 年 9 月；杜丽红：《近代中国的海港检疫及经费来源》，《近代史研究》2022 年第 6 期；等等。

③　Anelissa Lucas, "Changing Medical Models in China: Organizational Options Or Obstacles?" *The China Quarterly* (London),Vol.83, No. 83, 1980, pp.461-489; Anelissa Lucas, *Chinese Medical Modernization: Comparative Policy Continuities, 1930s–1980s*, New York: Praeger, 1982.

④　张力：《国际合作在中国：国际联盟角色的考察（1919—1946）》。

与成员国之间的疫情信息传递与公共卫生政策制定。[①] 相较而言，国内学者虽然对此问题有所关注，但缺乏对国联与国民政府卫生部二者复杂关系的深入探讨，[②] 并且对于诸如拉西曼、派克（C. L. Park）、鲍谦熙（Dr. Borcic）、裘格（Dr. Ciuca）、史丹巴（Dr. A. Stampar）、陶罗尔（Dr. Dorolle）、罗伯森（Dr. Robertson）、麦金瑞（Dr. Mackenzie）、伯力士、兰度雅（Dr. Landauer）、叶墨（H. M. Jettmar）、伍连德、黄子方、兰安生、刘瑞恒、金宝善、颜福庆等重要人物的研究仍属不够。

　　近年来，随着国内外档案资料的陆续公开，尤其是国联档案已全部电子化，加上史丹巴日记的整理出版，重新审视国联与国民政府的卫生合作成为可能。将此类海外资料与国内史料进行综合解读，可能是理解此类跨国史或全球史议题的关键。[③] 基于此，本章拟从全球化与国家化视角，重新梳民国时期国联与国民政府之间的卫生合作过程，以进一步探究近代中国卫生行政事业发展的动力问题。

一　国联与国民政府卫生技术合作关系的建立

　　自 1866 年开始便有若干次国际卫生会议在欧美国家举行，或讨论预防与扑灭传染病的应对方法，或达成卫生防疫协议，或签订禁烟

---

① Lin Yi-Tang, *Statistics and the Language of Global Health: Institutions and Experts in China, Taiwan, and the World, 1917–1960, Global Health Histories*, Cambridge: Cambridge University Press, 2022.

② 张大庆：《国际联盟卫生组织与中国公共卫生事业》，《医学与哲学》1994 年第 11 期；郭巍：《中国与国联在医疗卫生方面的合作与互动（1920—1939）》，硕士学位论文，复旦大学，2008；刘成学：《国际联盟与中国的第一次技术合作》，《文史春秋》2009 年 3 期；张勇安：《从以邻为壑到跨国行动：国际组织与全球卫生防疫体系的建立》，《探索与争鸣》2020 年第 4 期。

③ Akira Iriye, *Global and Transnational History: The Past, Present, and Future*, Basingstoke: Palgrave Macmillan, 2013, p.2.

禁毒公约，晚清政府亦参与其中。[①]1909 年国际公共卫生局（Office International d'hygiène publique）在巴黎成立，设有常务委员会（the Permanent Committee），此后又增设卫生总咨询委员会（the General Advisory Health Council），该委员会由各国政府代表组成，在国际公共卫生局常务委员会之下开展工作。[②]

　　一战结束后，战地医疗开始转向民间社会，生死统计、防治传染病等医疗卫生工作逐渐成为西方国家与政府的重要职能之一。[③]《国际联盟盟约》第 23 条规定，各成员国应在保障劳工、打击人口贩卖、打击毒品贩卖、管控军火、维护通商等国际事务上进行合作。其第 25 条规定："凡联盟盟员，对于设立及协助正当组织之国民志愿红十字机关，其以改良世界卫生，防治疾病，减轻痛苦为职志者，担任、鼓励并提倡之。"[④] 对此，国联相继设立了国际劳工组织、财政经济组织、交通运输组织、卫生组织、难民组织、国际常设法院等六个常设机构，此外还成

---

① 诸如"比利时布鲁塞尔万国病症医道公会""比利时布鲁塞尔万国保身公会""瑞士伯尔尼修改红十字公约会议""美国圣路易斯万国医馆会""美国圣路易斯万国牙医会""荷兰海牙议免红十字会施医船税钞会""比利时黎业斯万国电气医学会""意大利米兰万国护持疯痴会""中国上海万国禁烟会""菲律宾马尼拉医学会""德国柏林万国卫生民学会""荷兰海牙万国兽医公会""英国伦敦红十字会议""菲律宾万国驱疫会""荷兰医治疯人及心病会议""英国伦敦各国学堂卫生研究会""德国法兰克福万国扶伤救生协会""美国华盛顿万国研究卫护幼稚保姆会""意大利罗马万国卫生总会""美国华盛顿万国研究医治劳症会""菲律宾东亚医会""美国万国研究内伤医学会""挪威万国消除麻风病会""俄国强迫种痘会""意大利罗马百工人等有危险之事医生研究会""德国柏林万国牙医会""美国华盛顿万国卫生延寿会""荷兰海牙万国禁烟会""比利时布鲁塞尔请求万国卫生饮食公会""法国巴黎万国研究毒疮会""法国巴黎万国卫生公会""中国奉天万国鼠疫研究会""美国华盛顿红十字会议""意大利防治癞病会""德国特来斯敦万国房舍卫生会"。李国荣主编《晚清国际会议档案》第 1 册，广陵书社，2008，"简目"，第 1—5 页。

② Sub-Fonds–Health and Social Questions Section, Fonds–League of Nations Secretariat, UNAG (UNAG), https://archives.ungeneva.org/lontad.

③ 〔美〕约翰·M. 巴里：《大流感：最致命瘟疫的史诗》，钟扬等译，上海科技教育出版社，2008。

④ 伍朝光：《国际组织大纲》，朝岭学社，1931，第 230—232 页。

立了知识委员会等专门委员会以及许多辅助机构，以处理国际范围的其他问题。

1920年2月，国联理事会召开首次国际卫生专家会议，准备制定卫生组织章程，同年5月，决定率先成立临时流行病委员会。1923年5月，临时流行病委员会和由国际卫生办事处常设委员会组成的委员会起草了一份卫生组织章程草案，并经第四届国联大会审议通过。1923年9月，国际联盟卫生部（International Health Board and Health Section of League of Nations，LON-HO）正式成立，分设咨询委员会（the Advisory Council）、卫生委员会（the Health Committee）、卫生分部（the Health Section）。其中咨询委员会由设在巴黎的国际公共卫生办公室常设委员会组成，卫生委员会由20个成员组成，卫生分部则是国际联盟秘书处的一个组成部分。咨询委员会主要为各国公共卫生技术问题提供咨询意见；卫生委员会则主要负责指导国联具体的卫生工作，并负责卫生分部的技术指导，每年4月和10月分别举行会议，并向理事会和大会报告其工作。①

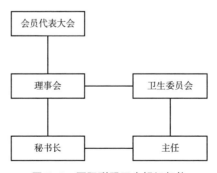

图7-1 国际联盟卫生组织架构

资料来源：The Health Organisation of the League of Nations, Https://archives.ungeneva.org/，访问日期：2024年6月20日。

---

① "The Health Organization Annual Report for 1925," UNAG, File R912/12B/31035/51113, pp.2-3.

　　促进公共卫生领域的国际合作是国联卫生组织的重要职责之一。早在卫生委员会成立之初便制定了公共卫生人员互换交流制度，"使不同国家的卫生行政部门彼此密切接触"。这项工作于 1922 年 10 月在洛克菲勒基金会的资助下正式启动，20 世纪 20 年代交换项目主要有两类：第一类是为负责一般卫生工作的卫生官员举办的互换会；第二类仅限于对特定问题感兴趣的卫生官员，如结核病预防、儿童卫生、学龄儿童医疗保险、港口卫生等。① 国联卫生部在全世界范围内协助各国规划与实施公共卫生建设，其中便包括 20 年代与北京政府以及 30 年代与南京国民政府的卫生合作。②

　　1926 年 4 月，国联卫生组织卫生委员会第六届会议召开第三次会议，谈到远东地区的公共卫生问题，国联卫生组织主任拉西曼除了介绍国联与日本医疗卫生合作状况外，还重点提出了在中国这样一个拥有 4 亿人口的国家进行医疗卫生状况调查的可行性。③ 与会者经过讨论后认为，应首先协助中国建立港口检疫制度，然后对中国国内其他医疗卫生事业予以援助。④ 拉西曼主张除了调查中国医疗卫生状况、建立港口检疫，还应在资金允许的情况下，为委托管理港口卫生的中国医生提供为期一到两年的奖学金，加强对他们的指导和教育，为今后的国际公共卫生合作打下基础。⑤ 北京政府内务部积极响应国联协助中国发展现代医

① "The Health Organization Annual Report for 1925," UNAG, File R912/12B/31035/51113, p.33.

② Randall M. Packard, *A History of Global Health: Interventions into the Lives of Other Peoples*, Johns Hopkins University Press, 2016, pp.66–71.

③ "Health Committee–Procès–verbal of 6th Session, April 26th, 1926," UNAG, File R912/12B/31035/51093/Jacket2, p.16.

④ "Health Committee–Procès–verbal of 6th Session, April 26th, 1926," UNAG, File R912/12B/31035/51093/Jacket2, p.18.

⑤ "Reports on Public Health in the Far East and on the First Meeting of the Consultation Committee of Singapore: Examination of Medical Director's Report," UNAG, File R912/12B/31035/51093/Jacket1, p.14.

疗卫生之举，专门成立了检疫委员会。[①] 虽然此举并未真正推动港口检疫工作的开展，却给国联卫生组织留下了一个良好的印象，为其后续与南京国民政府合作发展中国的医疗卫生事业打下了必要的基础。

1927 年，国联出资在英国和德国各举办一次公共卫生人员交流活动，中国派代表参加了英国的交流活动。2 月 21 日抵达英国的代表共12 人，分别来自比利时、捷克斯洛伐克、中国、德国、意大利、立陶宛、波兰、罗马尼亚、塞尔维亚、克罗地亚和斯洛文尼亚王国以及瑞典的公共卫生管理部门。在为期一周的参访活动中，代表们主要参观了利物浦、格拉斯哥、伯明翰、布拉福德等地，以及伦敦霍恩西住宅区，还有伯克郡的部分农村和城镇地区，重点关注了学校卫生、工业卫生、妇幼福利，结核病、性病防治，供水、排水、住宅卫生等卫生工程，以及医疗保险、卫生办公室的日常工作。[②] 参观考察的过程也是认同建立的过程，当然这也让身在国内外的有识之士意识到在中国推动公共卫生建设势在必行。

无独有偶，就在中国代表抵达英国的同一天，远在北京的兰安生以洛克菲勒基金会国际卫生委员会的名义，给身处日内瓦的拉西曼写了一封长信，希望国联卫生组织能够提供各国卫生行政部门的资料，进而为中国成立卫生部提供参考，"事态发展得如此迅速，以至于在我们中的一些人认为成立卫生部是明智之举"。[③] 1927 年 3 月 15 日，拉西曼回复兰安生，表示已命令员工收集卫生部立法资料，后续会寄给他。拉西曼虽

---

① "Health Committee-Procès-verbal of 6th Session, April 26th, 1926," UNAG, File R912/12B/ 31035/51093/Jacket2, pp.66-67.

② "Report of Medical Director to the 11th Session of the Health Committee, October 1927," UNAG, File R915/12B/31035/62335, p.7.

③ Dr. Grant to Dr. Rajchman, "Sanitary Situation in China Organization of Ministry of Health," UNAG, File R966/12B/45658/58256.

然赞同兰安生所描述的武汉国民政府的精神气象非常鼓舞人心，却提出在政局动荡之下，中国不宜过早成立卫生部，可以考虑先设立一个临时国家卫生委员会，然后对国家的实际需求进行彻底研究，最后寻找合适人选担任卫生部部长，不必操之过急。[①] 随后，1927 年 11 月，国联卫生组织卫生委员会第十一届会议第四次会议重点讨论了世界卫生问题，决定继续特别加强与中国、日本的联系，以及与拉丁美洲的交流。[②]

值得注意的是，兰安生之所以写信给拉西曼，其实是想利用洛克菲勒基金会的影响力来加强国联卫生组织与中国公共卫生事业的联系，"由于在流行病情统计和疫病防治方面的人才匮乏，国民政府卫生部需要通过与国际联盟卫生部的合作来强化该部自身的地位"。[③] 因此这种合作既是南京国民政府继续参与国联的题中应有之义，也是南京国民政府卫生部借机重整卫生行政的必要举措。

1928 年 5 月 1 日，洛克菲勒基金会的丹尼尔·奥布莱恩（Daniel P. O'Brien）写信给拉西曼，向他介绍了即将到英国访问的北京协和医学院院长刘瑞恒，并转达了刘瑞恒想要与拉西曼在巴黎面谈一事。[④]5 月 2 日，拉西曼复信表示 5 月 14—16 日可以在巴黎与刘瑞恒见面。[⑤] 由于刘瑞恒自 5 月 8 日启程赴布鲁塞尔和伦敦访问，最快 5 月 20 日左右

---

① Dr. Rajchman to Dr. Grant, "Sanitary Situation in China Organization of Ministry of Health," UNAG, File R966/12B/45658/58256.

② "Health Committee − Procès-verbaux of 11th Session, 29th October to 4 November 1927," UNAG, File R915/12B/31035/62829/Jacket1, p.3.

③ Grant, John B. (John Black), 1890-1962, Rockefeller Foundation Oral History Collection, Columbia Center for Oral History, Columbia University, pp.488-489.

④ Daniel P. O'Brien to Rajchman, May 1,1928, "Visit of Dr. Lin to the Health Section, 1928," UNAG, File R5853/8A/571/4005.

⑤ Rajchman to Daniel P. O'Brien, May 2nd, 1928, "Visit of Dr. Lin to the Health Section, 1928," UNAG, File R5853/8A/571/4005.

才能到巴黎，时间上不凑巧，于是刘瑞恒决定后续到巴黎后直接去日内瓦拜会拉西曼。① 不难发现，洛克菲勒基金会努力重建国联卫生组织与中国医疗卫生事业的联系。此次会面为后续南京国民政府卫生部的成立、国联卫生组织与南京国民政府卫生部（署）的持续合作打下了初步基础。

1928 年 10—11 月，南京国民政府卫生部正式成立，掌管全国卫生行政事务。同年 12 月 6 日，刘瑞恒写信给拉西曼，表示中国的财政状况比较糟糕，恐怕不太容易在公共卫生方面做太多建设性工作，希望国联卫生组织能够寄来全套出版物，以便在一定时期内制订和开始一项系统的卫生行政计划，并特别说明，"不用说，我们将不断向您和卫生组织寻求建议和指导"。② 不难发现，刘瑞恒实际上是按照兰安生的前期安排，与国联卫生组织重新联络的。12 月 7 日，拉西曼回信表示非常愿意寄赠全套出版物给南京国民政府卫生部。③

1929 年 1 月 18 日，刘瑞恒再次写信给拉西曼催要出版物，并开列了具体清单。④ 拉西曼当天便回信表示会照单全送，并代表国联卫生组织表达了对南京国民政府卫生部的关心和支持："我们正怀着极大的兴趣注视着您为改善中国公共卫生状况所作的系统努力。我将非常高兴不定期从您那里得到有关中国公共卫生的消息，以便在我们的报告中发表。我信附上一函，正式请求您给我们一份贵国卫生部的组织情况、活动计

---

① Daniel P. O'Brien to Rajchman, May 4th,1928, "Visit of Dr. Lin to the Health Section, 1928," UNAG, File R5853/8A/571/4005.

② J. Heng Liu to Dr. L. Rajchman, December 6, 1928, "Application for Documents by Ministry of Health, Nanking," UNAG, File R3496/19/9009/9009.

③ L. Rajchman to J. Heng Liu, December 7, 1928, "Application for Documents by Ministry of Health, Nanking," UNAG, File R3496/19/9009/9009.

④ J. Heng Liu to Dr. L. Rajchman, January 18, 1929, "Application for Documents by Ministry of Health, Nanking," UNAG, File R3496/19/9009/9009.

划等的说明，以便列入我们下一期的《卫生年鉴》。"①同年 3 月南京国民政府便聘请拉西曼、万国卫生会远东主任海沙（Heiser）、英国前卫生部总管纽期虎（Newshalme）三人担任卫生部名誉顾问。②拉西曼则表示："深感荣幸，已获得国联卫生组织卫生委员会秘书长授权，可以接受这项工作。"③

1929 年 9 月 14 日，南京国民政府外交部正式致函国联秘书处，邀请国联卫生组织派出专家考察团尽快前往中国调查港口卫生和检疫问题。④10 月 28 日拉西曼、布德罗（Dr. Boudreau）先是前往日本京都参加两年一届的太平洋关系研究所会议，⑤紧接着 11 月二人来到中国开启第一次正式访问。⑥他们在上海、南京、北平、广州、天津、青岛、南京、厦门、杭州、无锡等地进行了考察，主要评估了南京国民政府是否有能力自办海港检疫及其他公共卫生事业，随后草拟了南京国民政府与国联的合作计划。⑦12 月，南京国民政府卫生部在此计划的基础上制订了"卫生建设实施计划"，主要内容为："（甲）设立中央卫生设施实验

---

① L. Rajchman to J. Heng Liu, January 18, 1929, "Application for Documents by Ministry of Health, Nanking," UNAG, File R3496/19/9009/9009.

② 《公牍：咨：卫生部咨：第四六号（中华民国十八年二月八日）：咨外交部：为聘请拉西曼等三西员为本部顾问请查照由》，《卫生公报》1929 年第 3 期。

③ L. Rajchman to J. Heng Liu, May 4, 1929, "Application for Documents by Ministry of Health, Nanking," UNAG, File R3496/19/9009/9009.

④ Report of the Second Committee to the Assembly, "Work of the Health Organization, Discussions at the 10th Ordinary Session of the Assembly, 1929," UNAG, File R5861/8A/1311/14554,p.4.

⑤ Circular Letter from the Medical Director to the Members of the Health Committee, "Work of the Health Organization, Discussions at the 10th Ordinary Session of the Assembly, 1929," UNAG, File R5861/8A/1311/14554.

⑥ 《孙科、刘瑞恒来沪》，《申报》1929 年 11 月 16 日，第 2 张第 8 版；《刘瑞恒今日宴报界介绍卫生顾问拉西曼》，《申报》1929 年 11 月 17 日，第 4 张第 16 版；《刘瑞恒昨宴拉西门》，《申报》1929 年 11 月 18 日，第 4 张第 13 版。

⑦ "Reorganization of Chinese Public Health Service － Various Documents and Correspondence," Nations Library & Archives Geneva, File R5905/8A/10595/15067.

处，为全国公众卫生技术事业之中心，并于指定区域，实行研究与社会有关各项卫生问题，尤其注意于预防医学及医疗救济工作，中央医院，须与该处有严密之联络；（乙）添置医学教育机关，并扩充原有国立医院，以便训练相当人员，办理上述事务；（丙）逐渐设置全国各海港检疫所；（丁）联络全国现有公共卫生工作各机关团体。"①

与此同时，洛克菲勒基金会与国联卫生组织续签合作协议，承诺自1930年1月1日起五年内大力支持国联卫生组织的工作，并通过新加坡局扩大其工作，而国联卫生组织亦将今后工作的重点放在了国际卫生事务上。② 正是在洛克菲勒基金会、国联卫生组织、南京国民政府三方推动下，1930年3月5日，国联理事会特别会议正式审议通过"国民政府与国际联盟卫生事务合作建议"（Proposals of the National Government of the Republic of China for Collaboration with the League of Nations on Health Matters）。该计划确立了两个必要先决条件，即发展最适合当地条件的行政准则、提供培训不同种类医事人员的设施；并确立了六项重点合作内容，包括重建海港检疫、建立中央卫生实验处、培养本硕医学人才、建立省级卫生行政、推动医学教育改革、加强与国联远东疫情局的合作。③ 这标志着国联与南京国民政府的卫生技术合作正式开启。此后国联与南京国民政府卫生部开展了一系列合作，包括评估中国海港检疫中的问题、协办中央卫生实验处、防治1931年长江水灾灾区传染病、改进中国医学教育、举办公共卫生人员互换交流活动、协助上海地

① 《全国经济委员会第一次委员会议委员长报告书》，《全国经济委员会议录》（一），第12页。

② Report on the Work of the Health Organization Submitted to the Second Committee of The Tenth Session of the Assembly, "Work of the Health Organization, Discussions at the 10th Ordinary Session of the Assembly, 1929," UNAG, File R5861/8A/1311/14554.

③ "Proposals of the National Government of the Republic of China for Collaboration with the League of Nations on Health Matters," UNAG, Item C-118-M-38-1930-III_EN.

区的传染病防治、派遣国联防疫队开展战时防疫等工作。[1] 蒋介石对此评价道："自国联会沙尔德等来华后，对中国经济、交通、卫生等事，均有相当辅助。"[2]

二　全面抗战爆发前国联与国民政府的卫生技术合作

1929 年底至 1930 年，卫生部代部长刘瑞恒雄心勃勃地向行政院提交了一系列卫生行政计划，主要有《卫生部十八年十月至十二月三个月预定行政计划》和《卫生部民国十九年一月至三月预定行政计划》[3]，还有《卫生部最近行政计划概要》[4]《卫生部十九年四月至六月行政计划》[5]《卫生部十九年七月至九月行政计划》[6]。1930 年 9 月 29 日，国联卫生委员会推举刘瑞恒担任该会副会长。[7]1931 年春，应中国政府邀请，国联财政经济组组长沙尔脱、运输交通组组长哈斯、卫生组组长拉西曼等人商议继续开展国联与中国政府之间的合作，[8]并将国联各专门委员会（即各专门组）委员列为全国经济委员会顾问。[9]与之相应，国民政府派遣

① 　J. Heng Liu, "Health and Medicine," Kwei Chung shu, ed., *The Chinese Year Book, 1935-1936*, Shanghai: The Commercial Press, Limited, 1936, pp.1567-1641.

② 　吴淑凤编注《事略稿本》第 10 册，台北："国史馆"，2003，第 228 页。

③ 　《卫生部呈第二七号》，《卫生公报》第 2 卷第 1 期，1930 年 2 月，"呈"，第 133—146 页。

④ 　《卫生部最近行政计划概要》，《卫生公报》第 2 卷第 3 期，1930 年 3 月，"公函"，第 145—146 页。

⑤ 　《卫生部呈第六〇号》，《卫生公报》第 2 卷第 5 期，1930 年 5 月，"呈"，第 141—147 页。

⑥ 　《卫生部呈第九三号》，《卫生公报》第 2 卷第 8 期，1930 年 8 月，"呈"，第 77—84 页。

⑦ 　《刘瑞恒在国联地位》，《申报》1930 年 10 月 1 日，第 2 张第 7 版。

⑧ 　《全国经济委员会第一次委员会议委员长报告书》，《全国经济委员会会议录》（一），第 11 页。

⑨ 　《全国经济委员会第一次委员会议委员长报告书》，《全国经济委员会会议录》（一），第 13 页。

财政部公债司司长郑莱专管经济委员会与国联财政经济各组之间的通信事宜。①

　　1931 年 11 月 15 日，全国经济委员会举行了第一次委员会议，国联卫生组组长拉西曼也出席了此次会议。会上粗略设计了一个"三年建设计划"，将上述卫生部卫生行政计划进一步概括为四条核心举措："（甲）设立中央卫生设施实处，为全国公众卫生技术事业之中心，并于指定区域实行研究与社会有关各项卫生问题，尤注意于预防医学及医疗救济工作，中央医院须与该处有严密之联络；（乙）添置医学教育机关，并扩充原有国立医院，以便训练相当人员办理上述事务；（丙）逐渐设置全国各海港检疫所；（丁）联络全国现有公共卫生工作各机关团体。"② 这些工作被视为"出发点"，是国民政府与国联卫生技术合作进一步普及与扩大的前提和基础。

　　国联卫生组织与南京国民政府卫生部（署）的卫生技术合作可初步划分为初期（1930—1933 年）、中期（1933—1938 年）、后期（1938—1940 年）。1930—1933 年，国联卫生组织与南京国民政府卫生部（署）基本按照上述四条开展卫生技术合作，主要资金与技术来自国联；1933 年 10 月，全国经济委员会成立以后，中央卫生实验处改由全国经济委员会掌管，处长刘瑞恒、副处长金宝善列席全国经济委员会。③ 此举进一步强化了国联与国民政府之间的卫生技术合作，是为中期发展阶段，国联主要提供技术，资金主要来自美国棉麦借款；全面抗战爆发以后，

---

① 《宋部长致沙尔脱爵士函》（1931 年 4 月 16 日），《全国经济委员会会议录》（一），第 25—26 页。

② 《全国经济委员会第一次委员会议委员长报告书》，《全国经济委员会会议录》（一），第 12 页。

③ 《全国经济委员会第二次常务委员会会议记录》（1933 年 11 月 18 日），《全国经济委员会会议录》（一），第 43—44 页。

国联与国民政府之间的卫生技术合作主要围绕战时防疫展开，进入后期发展阶段，技术与资金来源渠道较为多元。据不完全统计，在初期和中期合作阶段来华卫生专家人数为 1930 年 6 人、1931 年 1 人、1932 年 7 人、1933 年 8 人、1934 年 3 人、1935 年 4 人。[①] 在众多来华国联卫生技术专家之中，以拉西曼、鲍谦熙与史丹巴较为关键。

（一）派遣专家来华

1930 年 7 月 28 日，南京国民政府卫生部聘请国联卫生官员鲍谦熙担任顾问："兹有尤俄斯拉夫人鲍谦熙学识优长，由国际联合会代聘来华，充任本部专员。惟该员不受薪俸，现拟由部月支公费四百元，以作房租暨一切杂用之费，于支出后分别报销，如有赢余，仍缴还本部，以昭核实。"[②] 7 月 31 日行政院批准此项聘任，[③] 他的实际任职年限是 1930—1938 年。[④] 其后顶替鲍谦熙的是史丹巴。前者将主要精力放在中央卫生行政的建设上，后者则更重视中国地方研究和与各省当局的积极磋商。[⑤]

1931 年 12 月，身在南京的鲍谦熙电请史丹巴来华，此时史丹巴刚刚结束对美国、加拿大的考察，正准备转道日本回欧洲。1932 年 1 月

---

① Technical Cooperation between the League and China – Documents Presented to and Discussed at the 6th Meeting of the Committee of the Council, March, 1936, UNAG, File R5683/50/22495/980.

② 《卫生部第一〇二号》，《卫生公报》第 2 卷第 8 期，1930 年 8 月，"呈"，第 91—92 页。

③ 《指令：第二二八九号（十九年七月三十一日）：令卫生部：呈报本部聘用专员鲍谦熙请鉴核备案由》，《行政院公报》1930 年第 174 期，第 14 页。

④ "Reorganization of Chinese Public Health Services – Central Station of Applied Hygiene: Various Correspondence on Mission of Dr Borcic 1931–1932 Arrangements," UNAG, File R5906/8A/18807/10595.

⑤ Technical Cooperation between the League and China – Documents Presented to and Discussed at the 6th Meeting of the Committee of the Council, March, 1936, UNAG, File R5683/50/22495/980.

20 日至 4 月 13 日，史丹巴对中国进行了第一次考察，走访了北平、定县、济南、上海、南京、广州、香港等地。[①]1933 年，国联派史丹巴第二次来华，此前他在南斯拉夫卫生局局长任上主管农村卫生事务，在该国国内设立了 606 处卫生机构，国联对其赞誉有加，所以此次史丹巴来华便有推广"南斯拉夫模式"之意。[②]随后卫生署聘其为顾问，实际任期为 1933—1936 年。

为进一步扩大合作，从 1933 年起，双方商议将中国政府历年拖欠的国联会费转作技术合作经费。"由 1921 年到 1932 年，我国共拖欠国联会费九百六十万瑞士佛郎。当时一瑞士佛朗约合我国银币一元。"其后南京国民政府外交部、财政部与国联商议，"自 1933 年起分二十年还清，每年中国偿还 48 万瑞士佛郎。双方谅解，此款作为国联与中国技术合作经费"。[③]虽然国联理事会 4 月就曾通过决议，授权秘书长派遣秘书处各技术科主任到中国访问，在访问期间，他们可以就地协调各专家的工作，"由国联卫生机关派遣一些专家至中国卫生署作临时使命"，[④]但是这种就地协调专家工作的方法是不够的，取而代之的是任命一名在理事会指导下执行连续任务的技术代理人。[⑤]

1933 年 7 月 18 日，国联理事会通过中国政府的提议，由理事会任

---

① Andrija Štampar, *Travel Diary 1931-1938*, Željko Dugac and, Marko Pećina, eds., Zagreb: Croatian Academy of Sciences and Arts, 2020, p.xxvi.

② 《国联技术联络员拉西曼下月初可到沪南斯拉夫卫生专家史丹巴将来华》，《时事新报》1933 年 9 月 10 日，第 1 张第 2 版。

③ 《宋选铨外交回忆录》，台北：传记文学出版社，1977，第 43—44 页。

④ 《宋选铨外交回忆录》，第 44 页。

⑤ "Brief Survey of the Development of Technical Cooperation, Council Committee of Technical Cooperation Between the League of Nations and China," Technical Cooperation between the League and China – Documents Presented to and Discussed at 3rd Session of the Council Committee on Technical Cooperation, January 1934, File R5681/50/8993/980.

命一官员充任国联与中国经济建设委员会的联络员。1934 年，国联正式任命拉西曼为国联驻中国技术合作代理人，[①] 任期12个月，[②] 这标志着国联与中国大规模技术合作的正式开始。此后国联秘书处通过技术联络员，每年派遣大批专家到中国襄助经济建设，旨在建立起国联卫生组织与中国政府卫生行政事业发展的联络制度。在此过程中，双方最初的卫生技术合作也逐渐扩大为更多领域的合作。

与拉西曼、鲍谦熙主要在中国城市开展工作不同，1933—1935 年史丹巴到中国各地深入考察居多，[③] 主要游历了江西、湖南、四川、广西、云南、福建、宁夏、青海、甘肃、陕西、察哈尔、绥远、河北和热河等地。[④] 他曾多次向宋美龄建议注意中国的农村卫生问题，主张设立村卫生站，[⑤] 也曾计划起草全国卫生发展意见书，[⑥] 但很难说他的建议真

---

① "Fourth Session, Report of the Committee, Council Committee on Technical Cooperation between the League of Nations and China, " Technical Cooperation between the League and China - Mission of Dr. Rajchman - Report - Examination by the Technical Sections, UNAG, File R5721/50/11633/7263.

② "Telegram Received From Dr. Rajchman, Shanghai, January 26th,1934," Technical Cooperation between the League and China - Missions of Dr. Rajchman and Mr. Haas - Exchange of Telegrams (till 1st August 1935), UNAG, File R5721/50/7263/7263.

③ 《国联又一专家史丹巴来华》，《益世报》1933 年 9 月 10 日，第 3 版；《国内时事：最近飞往兰州考察西北卫生事业之国联专员史丹巴》，《东方杂志》第 31 卷第 8 号，1934 年；《消息一束：国联顾问史丹巴来赣》，《农村服务通讯》1935 年第 1 期；《国联卫生顾问史丹巴明日飞浔》，《新闻报》1935 年 6 月 22 日，第 4 版；《国联专家史丹巴赴庐山》，《中央日报》1935 年 7 月 16 日，第 3 版；《国联卫生专家史丹巴氏明日启程赴滇》，《民报》1935 年 9 月 30 日，第 7 版；《史丹巴抵南昌将赴临川等区视察》，《中央日报》1936 年 1 月 24 日，第 2 版；《史丹巴博士离赣》，《中央日报》1936 年 2 月 5 日，第 3 版。

④ Technical Cooperation between the League and China - Documents Presented to and Discussed at the 6th Meeting of the Committee of the Council, March, 1936, UNAG, File R5683/50/22495/980.

⑤ Andrija Štampar, *Travel Diary 1931-1938*, Željko Dugac and Marko Pećina, eds., Zagreb: Croatian Academy of Sciences and Arts, 2020, p.30.

⑥ 《经委会卫生顾问司丹巴返京》，《中央日报》1936 年 3 月 28 日，第 1 张第 2 版。

的影响到南京国民政府卫生行政。在刘瑞恒看来，虽然史丹巴不辞劳苦地对中国各地进行了深入考察，但他的这种做法主要起的是鼓舞人心的作用，没有太大实际意义。相比之下，刘瑞恒对鲍谦熙评价甚高，他亲自写信给拉西曼要求想尽一切办法让鲍氏重返中国，因为"国联承担不起让他离开中国的代价，除非你们已经开始的技术合作即将中断。于我而言，我所做的一切都非常依赖他的建议，失去他肯定是灾难性的"。[①]况且从大的方面来说，反倒是国内各实验区（县）从民初便在乡村建设运动之下开始推行乡村公共卫生工作，已取得了不错的成效。[②]因此，与其说是卫生署学习了"南斯拉夫模式"，倒不如说是主要结合此前国内社会各界的广泛讨论与各地试验县的卫生行政建设经验，逐渐提出县卫生院—区卫生所—村卫生员的发展思路。

史丹巴实际对华影响有限，这一点还可从国联的角度加以印证。国联认为史丹巴过于注重中国地方卫生建设存在方向性错误，一方面要求他在 1936 年 12 月合同到期之前返回欧洲，首先向鲍谦熙说明中国的情况，其次向卫生委员会主任拉西曼提交一份出行报告，最后提出他认为可能会促进国联卫生组织与中国政府今后合作的意见和建议；另一方面决定在鲍谦熙休假结束之后，延聘鲍氏至 1937 年 12 月 31 日，继续由他代表国联卫生组织与中国政府开展卫生技术合作，[③]后因全面抗战

①　J. Heng Liu to Dr. Rajchman, October 20,1934, Technical Cooperation between the League and China-Health Experts - Appointment of Dr. Stampar [Štampar], UNAG, File R5710/50/6501/6501.

②　王建朗、黄克武主编《两岸新编中国近代史（民国卷）》下册，社会科学文献出版社，2016，第 866—868 页。

③　Technical Cooperation between the League and China - Documents Presented to and Discussed at the 6th Meeting of the Committee of the Council, March, 1936, UNAG, File R5683/50/22495/980.

爆发，经多方磋商，最终决定再延其聘期至 1938 年 12 月 31 日。[①] 然而国联一再告诫鲍谦熙不可参与中日之间的军事冲突，也不允许参与政治或军事性工作，"采取一切措施，避免任何可能的政治尴尬"，[②] 此事再次表明了国联对日本的妥协、退让态度。因此 1938 年以后的双方合作主要转移到更具人道主义色彩的防疫运动上，而不再是政治属性明显的卫生行政建设。到了 1938 年初战局直转而下，鲍氏从汉口仓促转移到香港，经短暂停留观望，最终于 3 月 20 日从香港乘船回欧洲。[③]

　　需要指出的是，如果来华卫生专家遵守国联聘用合同按时返回欧洲的话，国联可完全报销相关差旅费用，正常情况下遵守合同没什么不好。实际上他们普遍存在超期服务、续签合同的现象。对此，拉西曼曾解释道："只要在仔细研究中国联络处未来的全部计划的同时，考虑国联拟议的考察团，似乎没有人遵守这一要求。"[④] 言外之意，中国的医疗卫生事业有大量的工作需要做，而这些专家大多数有感于中国缺医少药的落后现状，主动要求继续服务，于他们而言增添了许多麻烦，诸如延期以后产生的护照期限、妻儿安顿、工资待遇、差旅报销等问题，需要反

---

① Rajchman to Quo Tai-chi, October 6th, 1937, Technical Cooperation between the League and China - Experts: Health - Dr. Borcic [Borčić]: General Correspondence, UNAG, File R5711/50/22170/6501/Jacket1.

② Rajchman to Dr. B. Borcic, October 11th, 1937, Technical Cooperation between the League and China - Experts: Health - Dr. Borcic [Borčić]: General Correspondence, UNAG, File R5711/50/22170/6501/Jacket1.

③ Technical Cooperation between the League and China - Experts: Health - Dr. Borcic [Borčić]: General Correspondence, UNAG, File R5711/50/22170/6501/Jacket1.

④ Technical Cooperation between the League and China - Health Experts - Appointment of Dr. Stampar [Štampar], File R5710/50/6501/6501.

复与国联秘书处及其母国进行沟通。[①] 从这个角度来说，来华专家身上的这种人道主义精神值得后世肯定。

（二）重建海港检疫

鸦片战争以降，西力东渐之外，传染病也开始全球散布，海港检疫被视为良法。海港检疫行于中国，始于1869年。[②] 此后清政府先于上海、厦门两处，其后推广至各处主要通商口岸，皆交由海关主办，但海关长期为外人把持，检疫权亦丧失。1925年3月，国联卫生组织远东分局正式在新加坡成立，下设顾问委员会，委员由澳大利亚、中国、英属海峡殖民地及其他英属殖民地、印度、荷属东印度群岛、法属印度支那、日本、暹罗等缔约国代表组成。该局实际海港检疫数据统计范围东至爪哇、日本、俄西伯利亚东海岸，西至好望角以东至西非利加东海岸，南至澳大利亚、新西兰、南太平洋诸岛。[③]

1929年南京国民政府卫生部成立，1929—1930年国联卫生组织拉西曼、布德罗及澳大利亚卫生部防疫司司长派克等专家纷纷来华，参与中国海港检疫事宜的规划工作。拉西曼、布德罗等人负责前期的港口卫生状况调查工作，派克负责完成后期调查工作，并负责国联卫生组织在远东地区的港口卫生官员的交流工作。[④]1930年7月卫生部下设立中国

①　Technical Cooperation between the League and China – Experts: Health – Dr. Borcic [Borčić]: General Correspondence, UNAG, File R5711/50/22170/6501/Jacket1.

②　姬凌辉：《晚清民初细菌学说与卫生防疫》，第82—83页。

③　Memorandum on the Collaboration of the Singapore Office with the Epidemiological Intelligence Service in Geneva, Far East Epidemiological Intelligence Bureau – Organization of the Work of the Bureau, UNAG, File R925/12B/34275/41502.

④　L. Rajchman to J. Heng Liu, March 21st,1930, "Reorganization of Chinese Public Health Service-Mission of Dr. Park 1930 : Arrangements," UNAG, File R5906/8A/18572/10595.

海港检疫管理处，并在上海设办事处，统辖全国各海港检疫工作，[1]颁布"检疫条例"，通令全国各口岸分别施行。该处先向上海的江海关接收上海检疫处，并于1931年1月接收厦门防疫处。同年4月接收汕头防疫处，10月接收汉口防疫处，11月接收牛庄及安东防疫处。1932年4月，接收大沽和秦皇岛二处。以上防疫处接管之后，均统一改称检疫所。[2]除了重建海港检疫外，还建立了中央卫生实验处，开展了卫生技术人员交流等合作项目。

（三）救助长江水灾

1931年春夏之交，一场特大洪水席卷长江、淮河及其大量支流，水流迅速上涨，到7月底，堤坝开始溃决，大片土地被淹没，房屋毁损约400万所，需救济人数为2300万人。考虑到当时情况的严重性，南京国民政府于8月底成立了全国水灾救济委员会，由财政部部长兼国家经济委员会主席宋子文担任主席，负责组织紧急救济措施，修复堤坝，并通过向农民提供必要的种子、牲畜和农具来帮助其恢复生产、生活。

1931年，国联大会向各国公众发出呼吁，表示对水灾灾民的同情，并提请政府注意水灾地区流行性传染病可能造成的国际危险。国联理事会随后要求卫生组织协调国际抗击流行病的运动，并敦促政府尽可能落实秘书处提出的所有援助请求。比利时、丹麦、埃及、印度支那、荷兰、荷属东印度群岛、波兰、暹罗、西班牙、瑞士等国政府纷纷援助中国，提供血清、医药产品、移动实验室、医务人员和食物。其他政府也

---

① The Annual Report of the Health Organization for 1930, UNAG, File R5863/8A/1311/28357, p.17.

② 《申报年鉴（1933）》（3），民国丛书续编第一编，上海书店出版社，2012，第95—97页。

提供疫苗，但卫生组织在中国的代表表示，中国的实验室有能力提供所有必需的疫苗，除了口服的疫苗。[①]

国联卫生组织尽其所能地协助提供难民营和防治流行病的运动。因此，从 1931 年 9 月中旬到 12 月底，其医疗主任担任国家洪水救济委员会的所有医疗和健康问题的技术顾问。鲍谦熙从洪水发生后开始就协助在汉口地区组织卫生单位，并负责国家救济委员会的医疗救助部（the Medical Assistance Department of the National Relief Commission）。1931 年 10 月，两名来自国联卫生分部的成员——防疟委员会秘书裴格和黄子方被紧急派往中国。裴格的目标是在难民营发起一场防治疟疾和霍乱的运动。黄子方花费两周时间调查了安徽省遭受洪灾的地区，并被派去负责武汉地区的医疗和卫生培训。1931 年 10 月底至 1932 年 2 月底，裴格在华期间还特别致力于研究长江流域的疟疾问题。[②]

（四）中央卫生实验处

1930 年冬，国民政府要求简化机关组织，裁减各部会机构。1931 年 4 月卫生部裁并于内政部，降格为卫生署。[③]此次改组原本只是降格缩编之举，然而立法院从中作梗，致使改组进入"死胡同"。从 1931 年至 1934 年，卫生署长期处于"筹而不设"的状态。刘瑞恒为发展卫生事业，于是想到"借鸡生蛋"的办法。

一方面，借助鲍谦熙来华推动卫生行政建设。1930 年 6 月，国联

---

① The Report of the Health Organization for the Period January 1931 to September 1932, UNAG, File R5864/8A/1311/39026, p.51.

② The Report of the Health Organization for the Period January 1931 to September 1932, UNAG, File R5864/8A/1311/39026, p.52.

③ The Report of the Health Organization for the Period January 1931 to September 1932, UNAG, File R5864/8A/1311/39026, p.45.

卫生组织派鲍谦熙帮助卫生部组建和发展中央卫生设施实验处，新机构的职责为：（1）研究医学社会学问题，包括医疗救济；（2）建立和组建中国卫生部提议中提到的各种必要机构；（3）监管在选出的实验区域内所有的实践工作；（4）设立一个关键数据系统；（5）监管针对传染病所采取的措施；（6）负责移交卫生官员、公共卫生访视员、助产士、卫生书记人员和其他卫生辅助人员的培训工作；（7）成为大众卫生教育中心。①

另一方面，通过宋子文的协助，在美国棉麦借款项目下拨出一批款项，组织成立中央卫生设施实验处，归全国经济委员会领导。并在南京黄埔路中央医院后院兴建卫生实验大楼一座，一切设施设备均较为先进，于1931年5月落成。其组织相当庞大，处长由刘瑞恒兼任，金宝善兼副处长，大部分工作人员为受过专业技术训练和经验丰富的医务人员。其中有9人是前卫生部的工作人员，还有3位外国专家，即萨格勒布卫生研究所前所长鲍谦熙、洛克菲勒基金卫生工程师戴雅（B. R. Dyer）和美国清洁研究所的彼得（W. W. Peter）。处内设九系三室，每月经费及事业费36000元，全年432000元，远在卫生署总经费之上。该处分设防疫检疫系、化学药物系、寄生虫学系、环境卫生系、社会医事系、妇婴卫生系、工业卫生系、生命统计系、卫生教育系等部门。但是由于1931年长江流域洪水和九一八事变造成了极大的财政困难，计划不得不推迟实施。②

---

① The Annual Report of the Health Organization for 1930, UNAG, File R5863/8A/ 1311/ 28357, pp.15-16.

② The Report of the Health Organization for the Period January 1931 to September 1932, UNAG, File R5864/8A/1311/39026, p.46.

表 7-1　中央卫生设施实验处各系室负责人及其留学背景一览

系室	职务	姓名	系室	职务	姓名
化学药物系	正副主任	冯志东、孟目的（留英）、刘绍光（留美）	妇婴卫生系	主任	杨崇瑞（留美）
细菌检验系	主任	杨永年（留日和赴美进修）	卫生教育系	主任	朱章赓（留美）
寄生虫学系	主任	姚永政（曾赴美进修）	社会医事系	主任	姚寻源（留美）
卫生工程系	正副主任	戴雅、过祖源	生命统计系	主任	许世瑾（曾赴美进修）
秘书室	主任	许世璇（兼）	工业卫生系	主任	不详
会计室	主任	巩克忠	总务室	主任	金泰（兼）

注：1938 年 6 月 4 日，行政院对《卫生署卫生实验处组织条例》进行修订，重新规定化学药物系职掌为中国药材及各项生药药品性状、功用及其精制方法之研究，各项化学药物学之检验分析，各项化学药物学制品管理方法之研究，全国人民营养改良问题之研究。见《奉令抄发修正内政部卫生署卫生实验处组织条例第四条第十七条第二十一条条文仰知照由》（1938 年 6 月 4 日），《海军部、军政部、农林部、内政部、经济部、交通部等机构组织法》（1937 年 1 月—1942 年 12 月），中国第二历史档案馆藏，一二 /1/1469。

资料来源：傅惠、邓宗禹《旧卫生部组织的变迁》，《北京文史资料选编》第 37 辑，第 263 页；白由道：《国民党中央卫生研究机关琐忆》，《文史资料存稿选编·文化》，第 784 页。

需要指出的是，中央卫生设施实验处与卫生署同在一栋大楼内办公，总务、会计、人事都是一套人马，外人很难搞清楚二者关系，"一般非医务卫生界人士，只知道有卫生署，很少有人知道还有中央卫生设施实验处"。[①] 新成立的中央卫生设施实验处（不久后改称"中央卫生实验处"）在当时是一个比较庞大的卫生研究机构，并另拨款在南京黄埔路建筑三层科学实验大楼，楼建成后卫生署亦随之迁入。一般人误以为大楼为卫生署所建，但建筑基石注明的是"中央卫生设施实验处"字样，这或多或少反映出国家公共卫生行政初期发展中的"无奈"与妥

---

① 傅惠、邓宗禹：《旧卫生部组织的变迁》，《北京文史资料选编》第 37 辑，第 263—264 页。

协。好在经过此番折腾，整个卫生行政事业经费有所扩充。中央卫生设施实验处每月经费和事业费为 36000 元，卫生署本身经费为 60000 元，两者相加，与当时一个部的经费不相上下，但前者来自美国棉麦借款，后者由国库拨给。①

从 1931 年 11 月至 1933 年 10 月，在全国经济委员会筹备期间，有两项卫生事业用款："一、支卫生设施实验用款 168320 元。二、支防止血吸虫病工作队用款 22500 元。"②不难发现，至少第一笔用款是提供给中央卫生实验处的。在 1933 年 11 月 18 日举行的全国经济委员会第二次常务委员会议上，最初计划拨给中央卫生实验处的机关经费年计 12 万元，③拨卫生事业费 42 万元，④拨公医学校建筑设备费 75 万元，⑤总计约 129 万元。但到了 1934 年 3 月 26 日全国经济委员会第二次委员会议时，因全国经济委员会确认只能从棉麦借款中至多获取 1500 万元经费，此后 1934 年分配给卫生事业的预算经费变成 50 万元，⑥主要取消了公医学校建筑费，其他方面几乎没有变化。到了 1936 年 4 月，全国经济委员会拨给卫生方面的建设经费总计 48 万元，包括卫生实验工作 28.8 万元、西北卫生事业 12 万元、管理费用 7.2 万元。⑦总体上来说，中央卫生实验处的经费比较充足，这为其 30 年代相关卫生事业的开展提供了重要保障。

1936 年春中央卫生实验处拟订的工作计划包括：（1）传染病、寄生

---

① 傅惠、邓宗禹：《医学界的英美派与德日派之争》，《文史资料选辑》第 19 辑，第 69 页。
② 《全国经济委员会筹备处事业费收支总清册》，《全国经济委员会会议录》（一），第 110 页。
③ 《各机关经费》，《全国经济委员会会议录》（一），第 87 页。
④ 《各机关经费》，《全国经济委员会会议录》（一），第 93 页。
⑤ 《建筑费》，《全国经济委员会会议录》（一），第 94 页。
⑥ 《各项经费分配一览表》，《全国经济委员会会议录》（一），第 469 页。
⑦ 《全国经济委员会会议录》（三），第 185—188 页。

虫病及兽疫等疾病的防疫检验及药物制造研究；（2）协助各地方举办各项卫生事业，包括地方医院、农村卫生实验区、学校卫生、妇婴卫生、工厂卫生等；（3）卫生教育及卫生人才训练，主要包括印刷卫生应用图表小册子、制造病理模型，培训公共卫生医师、护士、助产士、学校卫生员等。[①] 实际完成情况仍需更为确实的统计数据作支撑，但至少从各省卫生行政机关的创设情况来看，需要将其置于"全国"视野下观照。

（五）选派专家赴欧

1929 年 12 月 30 日，刘瑞恒致信拉西曼，希望能够派遣一部分卫生技术人员前往国联考察，并由国联提供经费资助，旨在为将来的卫生行政工作储备人才。最初提交的名单里有陈万里、杨廷珖、周文达、方石珊、严智钟、金宝善、蔡鸿等 9 人。[②]1930 年 1 月 14 日，拉西曼回了一封长信表示同意参访。国联将提供乘坐西伯利亚大铁路头等舱的车票，按月发放奖学金，以瑞士法郎支付。每人前往日内瓦旅费 3000 元、二百天生活费 5200 元、欧洲旅费 1000 元、返回中国旅费 3000 元，总计 109800 元，其中课程、差旅费用由国联另行报销，其他开销自理。每位参与学习的学员结业以后须返回原工作岗位，说明其工作性质和薪资数额，并至少在公共卫生方面服务 3 年。[③] 此事表明，考察人选和经费数额均由国联卫生组织说了算，南京国民政府卫生部主要是提供人选

---

① 《全国经济委员会议录》（三），第 185—188 页。

② J. Heng Liu to L. Rajchman, December 30th 1929, "Reorganization of Chinese Public Health Service-Study Tour by Chinese Health Officers: Expenses," UNAG, File R5906/8A/18307/10595.

③ L. Rajchman to J. Heng Liu, January 14th 1930, "Reorganization of Chinese Public Health Service-Study Tour by Chinese Health Officers: Expenses," UNAG, File R5906/8A/18307/10595.

名单，最终决定权在国联卫生组织手中。

1930 年，卫生部先后派遣方颐积、杨廷珖、严智钟、蔡鸿、金宝善、陈万里等人赴欧美国家考察，此外国联卫生组织还资助了伍连德、张维参加远东疫情局的交流活动。[①]1931 年 12 月 31 日，刘瑞恒又向拉西曼提交了第二批学员名单，有白施恩、朱章赓、杨永年、孟目的、姚永政等 7 人赴欧考察。[②] 实际上 1931 年 1 月 1 日至 1932 年 9 月 1 日，卫生组织向 11 名中国医生颁发了 3—6 个月的奖学金，前往欧美国家学习公共卫生组织、船舶熏蒸、检疫站、疟疾和寄生虫学、妇幼福利、工业卫生和医院管理等内容。[③]1932 年 10 月，原上海市卫生局局长胡鸿基意外在青岛去世，国联卫生组织为了纪念他为中国卫生事业作出的贡献，决定此后每年在中国卫生署颁发的奖学金以他的名字命名，并按特殊程序颁发。[④]

从 1936 年到 1938 年，中国政府共派出三批专家共 80 多人到欧美国家考察。[⑤]1936 年 7 月，卫生署派沈克非、陈志潜、陈文贵、陶善敏等人赴欧洲考察，[⑥] 沈克非则因 1935 年中央医院麻醉致死案开庭取

[①] The Annual Report of the Health Organization for 1930, UNAG, File R5863/8A/1311/28357, p.22.

[②] J. Heng Liu to L. Rajchman, December 31,1931, "Reorganization of Chinese Public Health Service-Study Tour by Chinese Health Officers: Arrangements," UNAG, File R5906/8A/18366/10595/Jacket2.

[③] The Report of the Health Organization for the Period January 1931 to September 1932, UNAG, File R5864/8A/1311/39026, p.54.

[④] The Report of the Health Organization for the Period October 1932 to September 1933, UNAG, File R5864/8A/1311/39026, p.20.

[⑤] 刘成学：《国际联盟与中国的第一次技术合作》，《文史春秋》2009 年 3 期。

[⑥] Dr. Boudreau to Dr. Rajchman, Dr. Gautier, Dr. Olsen, August 6th, 1936, Technical Cooperation between the League and China – Experts: Health – Mission of Dr. C.S. Mei, UNAG, File R5712/50/25453/6501.

消赴欧学习，换成了梅卓生。[①]10 月，派杨崇瑞赴欧考察。[②]1937 年计划派潘骥、张维等 4 人赴欧考察，1938 年计划再派 7 人赴欧。[③]

总之，国联与国民政府之间的卫生技术合作既是当时国际公共卫生全球化实践的产物，也是拉西曼、鲍谦熙、史丹巴、兰安生、刘瑞恒等人努力推动的结果。除了上述方面的合作外，1936 年国联提议在卫生工程建设方面开展对中国专家的技术培训。通过国联联络渠道，向法属印度支那、印度、埃及以及一个欧洲国家各派一名中国专家前往考察与学习，所有费用由国联承担。但中国专家大多数只能掌握英语，该计划最终因语言问题而作罢。[④]全面抗战爆发后，由战争导致的民间疫病流行日益严重，中国政府请求国联卫生组织予以协助。

三 全面抗战爆发后国联与国民政府转向合作防疫

全面抗战爆发前，国联与中国政府在医疗卫生方面的合作，除了临时性防疫救治工作外，主要工作重心在于加强卫生设施的建立与卫生防疫观念的推广，双方的合作未曾中断。1937 年 5 月初，国联卫生组织第 25 届会议向理事会提交了一份报告书，表示愿意在 1938 年选派一名熟悉医疗中心组织、乡村医院管理、防治疟疾的专家来华工作，还将派遣一名或多名

①　Technical Cooperation between the League and China - Experts: Health - Mission of Dr. C.S. Mei, UNAG, File R5712/50/25453/6501.

②　Technical Cooperation between the League and China - Experts: Health - Mission of Dr. [Marion] Yang, UNAG, File R5712/50/26191/6501.

③　B. Borcic to Mr. Lester, June 4th,1937, Technical Cooperation between the League and China - Experts: Health (Budget 1937) - Mission of Mr. Chang Wei, File R5712/50/29528/6501.

④　Technical Cooperation between the League and China - Documents Presented to and Discussed at the 6th Meeting of the Committee of the Council, March, 1936, UNAG, File R5683/50/22495/980.

专家来华研究各地的特殊问题，并协助中国专家出国实习。[1]

1937 年 6 月，在全国经济委员会编订的 1938 年技术合作事项中，中央卫生实验处向国联发出三项请求：（1）再派专员来华至少两年，接替年底约期届满的秘书处卫生股代表鲍谦熙；（2）遴选一位学识经验丰富的应用流行病专家（applied epidemiology）来华至少三年，帮助该处举办流行病学实地工作，并指导该处此项工作人员；（3）在编制 1938 年预算时，将纪念胡鸿基学额列入编制。[2]同年七七事变爆发，原先进行的技术合作受到影响，医疗与卫生工作的方向根据战时需要逐渐改为合作防疫。

1937 年 10 月 22 日，"国联与中国防疫运动技术合作框架协议"（League of Nations, Technical Collaboration with China, Scheme of Anti-epidemic Action）审议通过。[3]协议规定，合作防疫工作将由中国政府全权负责。国联的任务是在一年之内为中国政府提供防疫专家组，并提供必要的医疗和技术设备。[4]此后 1938—1940 年双方的卫生技术合作转向防疫运动，由颜福庆、陶罗尔、罗伯森、麦金瑞、伯力士、兰度雅等人推动相关工作展开。[5]

（一）派遣国联防疫队

全面抗战爆发后不久，国民政府既有长期抗战的打算，也有寄希望于国联的想法。1937 年 7 月 28 日，国民政府正式派出顾维钧、郭泰祺、

---

[1] League Official Journal, 18th Year, No.2 Ninety-sixth Session of the Council (1937), UNAG, File COL184/166/2.

[2] 《秦汾函徐谟》（1937 年 6 月 5 日），《关于我国与国联技术合作事与全国经济委员会等的来往文书》，中国第二历史档案馆藏，一八 /1294。

[3] Technical Collaboration with China, Scheme of Anti-epidemic Action, Report by the Supervisory Commission, UNAG, Item C-524-M-363-1937-X_EN.

[4] Technical Collaboration with China, Scheme of Anti-epidemic Action, Report by the Supervisory Commission, UNAG, Item C-524-M-363-1937-X_EN.

[5] Anti-Epidemic Assistance to China, Miscellaneous Papers, UNAG, File C1794/10/3.

钱泰三人作为中国全权代表，前往日内瓦参加于 9 月 13 日举办的国联第 18 届大会。[①] 紧接着，1937 年 9 月 21 日，郭泰祺电呈国联秘书长莫尼厄·约瑟夫·爱文诺（Monsieur Joseph Avenol），指出"鉴于中国目前出现的紧急情况，中国政府认为按照原先的 1938 年中国与国联技术合作计划是不现实的。希望国联能够向中国政府相关部门提供预防和控制流行病，以及针对平民与难民的一般救济方面的技术援助，这是我们非常需要的"，呼吁国联尽快与中国技术合作理事会委员会召开会议，审议郭泰祺提交的备忘录。该备忘录主要陈述了中国面临的困境，主要包括：（1）战争影响到主要出入境口岸，民众的生命和财产遭到威胁，并且导致战时医药与卫生器材的严重短缺；（2）大批难民的流动迁徙，导致西南地区暴发霍乱，随后上海地区霍乱发病率也迅速上升，虽然国联卫生专家和新加坡卫生组织东方局局长合作采取了防控措施，但疫情已蔓延至整个长江流域，其他如天花、斑疹伤寒亦有发生；（3）国民政府卫生顾问（鲍谦熙）认为应采取预防措施，如建立流动人口消毒和除虱站，同时提供饮用水，以防止流行病的进一步发生，并为民众提供临时住所、流动医院和流动供膳中心；（4）中国政府建议从 1937 年第三季度开始，至 1938 年，国联与中国的技术合作所提供的现有资源，应集中用于加强在中国中央卫生部门和省级卫生行政当局授权下执行的卫生防疫和救济难民计划；（5）中国政府建议立即在中国成立一个流行病委员会；（6）在国联秘书处可能向中国政府提出的任何方案中，有组织地提供足够的医疗用品和医务人员应是突出的内容。[②]

[①]　18th Ordinary Session of the Assembly, September 1937–Representation of China, UNAG, File R5245/15/29444/29434.

[②]　Technical Cooperation between the League and China in Health and Sanitary Fields–Campaign against Epidemics 1937–1938–Proposals of Correspondence with Chinese Government and Documentation, UNAG, File R5775/50/30817/30817/Jacket1.

　　1937 年 9 月 26 日，国联理事会所属国联与中国技术合作委员会
(Committee of the Council for Collaboration between the League of Nations
and China) 开会讨论中国所提出的将技术合作全面改为医疗救济的请
求。[①]9 月 29 日，该委员会再度开会，会上中国代表郭泰祺要求国联在医
药上加大援助中国的力度和广度，不应仅限于患疫人群，对于因战事受伤
的军民也应加以救护。"在中国政府看来，提出这个计划的主要目的是帮助
中国卫生和卫生工程部门履行其技术职能。由于战争带来的疾病传播，这
项任务现在变得极其困难，应继续开展由来已久的技术合作，同时作出必
要的修改，以适应新情况的需要。"[②] 与会者提议在中国设立一个流行病委
员会，类似于 1920 年在波兰设立的委员会，以开展一场防治斑疹伤寒和霍
乱的运动。该委员会可由在中国境外招募的 5 名成员组成，将向中国政府
提供技术合作和建议，以防止鼠疫、天花、脑脊髓膜炎、伤寒和斑疹伤寒
等流行病的蔓延。该委员会还须应对已在平民特别是难民中以令人震惊的
方式蔓延的霍乱疫情。委员会成员将需要 5 个配备充足人员的流动细菌学
站的帮助，以及 5 名配备净化饮用水、除虱等设备的卫生工程师，还有专
供委员会使用的各种血清、疫苗、衣服，甚至儿童食品等大量物资，还必
须考虑医院治疗传染病的设施等。还有人建议，除了可以通过其他官方或
私人性质的倡议提供帮助外，还可以提供 5 所 300 病床数的医院，每所医
院都由在中国境外招募的医务人员和供应的药品加以保障。基于此，国联
卫生专家估计此项防疫费用最少需要 500 万瑞士法郎。[③]

---

① 《郭泰祺电呈外交部》(1937 年 9 月 26 日)，《关于国联对我医疗救济问题与全国经济委员
　　会等机关的来往文书》，中国第二历史档案馆藏，一八 /1293。

② Technical Cooperation with China—Committee of the Council—8th Session, September
　　1937—Minutes, UNAG, File R5707/50/30893/5479, pp.1-3.

③ Technical Cooperation with China—Committee of the Council—8th Session, September 1937—
　　Minutes, UNAG, File R5707/50/30893/5479, pp.5-6.

1937 年 10 月 1 日，国联理事会第 99 届会议讨论并通过了对华技术合作委员会所提交的决议案，并送请国联大会讨论。① 在转送国联大会之前，第四委员会（The Fourth Committee）还商请国联财政监察委员会（Supervisory Commission）审议了此项决议案，监察委员会认为国联所能提供的款项不得超过 200 万瑞士法郎。此项计划在 10 月 3 日获第四委员会接受，10 月 5 日先后获国联理事会和国联大会核准。② 只不过国联卫生委员会需要草拟计划，交由审核委员会进一步根据预算和行政方面的要求研究后再作最终的决定。

1937 年 10 月 19—20 日，国联财政监察委员会在巴黎开会，审查国联卫生委员会分委员会提交的防疫计划。③10 月 22 日，国联财政监察委员会形成六点决议："（1）开支直接或间接均不得超过二百万瑞士法郎预算；（2）专家抵华听中国指挥，其性质条件与前其他国联技术人员同；（3）专家除由国联向保险公司交保险外，国联不负任何金钱责任，据拉西曼（Rajchman）云会议时说明中国政府附带责任；（4）期满时各专家所余之材料均为中国政府所有，移交时如有损坏不足，国联不负补偿之责任；（5）提三十八万法郎为公积金，此款何时动用，由秘书长决定之，又据拉西曼云如有余款亦归中国政府；（6）本会起草时间中国本年会费尚未交到，深虑妨碍全盘计划之施行，希望中国本年会费及应摊欠费迅予拨付，如有短期间能有定期照付之表示，渠可将决议案未暇完全删去。"④

---

① League Official Journal, 18th Year, No.2. Ninety-sixth Session of the Council (1937) ,UNAG, File COL184/166/2.

② The Monthly Summary of the League of Nations, September 1937, UNAG, Item MS-V17-N9-SEP-1937_EN,pp.219-220.

③ Technical Collaboration with China, Scheme of Anti-epidemic Action, Report by the Supervisory Commission, UNAG, Item C-524-M-363-1937-X_EN.

④ 《呈报顾维钧大使电知国联协助中国防疫费议决办法各节仰祈鉴核由》（1937 年 10 月 27 日），《国联协助中国防疫费》，台北"国史馆"藏，014-011105-0031。

不难发现，中国政府尽快缴清会费是国联补助中国防疫经费的重要前提，1937 年 10 月 28 日行政院随即命令财政部、卫生署照办。[1]由时任财政部部长孔祥熙的呈文可知，此笔国联 200 万瑞士法郎的款项来源有三：（1）1937—1938 年技术合作委员会经费瑞士法郎 30 万元；（2）1937 年度中国政府应缴国联会费瑞士法郎 1369335 元；（3）国联存款瑞士法郎 330665 元。也就是说，此项国联防疫经费大部分出自中国 1937 年应缴会费。因此财政部表示："除第六项关于国联催缴会费业经本照拨已不生问题外，其第五项提三十八万法郎为公积金一节，既经国联会议决，似可即由国联会主持办理。"[2]此外，对于国联派遣来华防疫人员的经费问题，财政部还表示拨法币 16 万元给国联防疫委员会，"以示协助"。该委员会则由卫生署署长、国联派驻中国卫生专员、来华防疫组三名组长共 5 人组成。[3]

由上文可知，国联财政监察委员会曾明确提出派遣防疫队的前置条件：其一，"专家除由国联向保险公司交保险外，国联不负任何金钱责任，据拉西曼云会议时说明中国政府附带责任"；其二，"专家抵华听中国指挥，其性质条件与前其他国联技术人员同"。对此内政部卫生署表示"未能明了意义"，特别指出中国正处于战争特殊困难时期，"此次国联所派专家来华，所需一切来回旅费，及在我国各地旅行，以及住宿乘坐车船、食用等费，均请由国联付给"，基本认为国联应负担来华专家

---

① 《行政院训令、指令》（1937 年 10 月 28 日），《国联协助中国防疫费》，台北"国史馆"藏，014-011105-0031。

② 《关于国联会议决协助我国防疫费办法一案第五六项情形请鉴核》（1937 年 11 月 11 日），《国联协助中国防疫费》，台北"国史馆"藏，014-011105-0031。

③ 《呈为国联派遣来华之防疫组业已到华我政府允拨助之国币十六万元请饬财政部拨发请鉴核由》（1937 年 12 月 15 日），《补助国联防疫组经费》，台北"国史馆"藏，014-011105-0037。

所有费用。①

　　稍后，国联秘书长在一份函件中将"国联担负各职员薪水"一语删去，这又引起了国民政府的疑虑。几经交涉后，国联确定由其承担所有来华专家的薪水与旅费，国民政府则给予专家国内旅行的便利，运至中国的防疫队用品亦由国联负担，但防疫队用品如需进一步运往中国内地则由国民政府负责。②这种提取中国应缴年度会费充当国联卫生技术援华经费的办法基本固定下来，如1938年国民政府应缴会费为823523瑞士法郎，国民政府折中提出先行汇缴50万瑞士法郎，"余数容稍缓再付"，以便继续开展技术合作事项。③

　　自1937年11月中旬起，国联陆续派定三个防疫队的工作人员，最后确定的名单见表7-2。

表7-2　国联派往中国防疫队成员一览

队伍	姓名	国籍	备注
第一队（德语）	穆塞（摩沙）医师（H. Mooser）	瑞士	苏黎世大学卫生学及细菌学教授，以研究墨西哥斑疹伤寒闻名于世，担任第一队主任、防疫委员
	叶墨医师	奥地利	维也纳大学病理学教授，曾在中国各地研究鼠疫多年
	文士勒医师（H.Winzeler）	瑞士	曾担任苏黎世卫生研究院医疗外科部助理，及国际喜马拉雅山远征队随队医师
	艾特（E. Etter）	瑞士	工程师，曾在波斯负责铁路建造与人事咨询
	蓝道尔（E. O. Landauer）	奥地利	卫生工程师，已在中国服务

---

① 《呈报国联助我防疫事抄同附件二份仰祈鉴核由》（1937年11月14日），《国联派员来华助我防疫》，台北"国史馆"藏，014-011106-0009。

② 《为呈报国联助我防疫办法计议情形抄附各件仰祈鉴核由》（1937年12月30日），《国联派员来华助我防疫》，台北"国史馆"藏，014-011106-0009。

③ 《经济部、外交部、内政部卫生署会签》（1939年2月5日），《国联派员来华助我防疫》，台北"国史馆"藏，014-011106-0009。

续表

队伍	姓名	国籍	备注
第二队 （英语）	罗伯森（鲁拨逊）医师	英国	上海雷士德研究院（Henry Lester Institute）病理学系主任，曾任上海工部局卫生主任，担任第二队主任、防疫委员
	伯力士（蒲利泽）医师	奥地利	前东北防疫处细菌专家，在华从事鼠疫与霍乱防疫工作多年
	豪斯医师 （E. I. B. Hawes）	英国	前 Aldershot 传染病军医院助理
第三队 （法语）	拉斯耐医师 （A. Lasnet）	法国	曾任法国殖民地医药部主任，并任职于国联卫生委员会十年之久，曾于 1936 年赴西班牙主持卫生事宜，担任第三队主任、防疫委员
	雷格莱医师 （J. Laigret）	法国	突尼斯巴斯德研究院研究员
	陶罗尔医师	法国	越南河内市卫生局局长
	毛克雷医师 （J. Mauclaire）	法国	负责第三队行政工作
共计	12 人		

资料来源："Report on the Work of the Health Organisation between June 1937 and May 1938, and on Its 1938 Programme," *Bulletin of the Health Organisation*, 7:4(August 1938),UNAG, 0000766063–D0004, pp.662–663; "The League of Nations Anti-epidemic Work in China in 1939," League of Nations, *Bulletin of the Health Organisation*, 9:3(1940/41), UNAG, 0000766068–D0003, p.248.

1937 年 12 月 10 日，国联防疫队第一队与第三队从法国马赛港出发，搭乘"恩特莱勒邦"号轮船前往中国，第二队则搭乘飞机来华，陆续抵达香港。第一队负责华北及西北地区，第二队负责华中地区，第三队负责华南地区。① 与此同时，国联会员国也以各种方式对华展开防疫工作援助。丹麦政府捐赠了 5000 剂量的破伤风抗毒素和 100 万单

---

① 《国联协助我国防疫医药专家三队明日启程来华》，《申报》1937 年 12 月 9 日，第 3 版；《国联防疫队抵港》，《新华日报》1938 年 1 月 12 日，第 2 版。

位的白喉抗毒素，丹麦红十字会另外捐赠10000份破伤风抗毒素和200万单位的白喉抗毒素。德国拜耳（Bayer）公司捐赠2公斤的疟涤平（治疗疟疾药物），梅尔基金会（Lord Mayor's Fund）为罗伯森医师提供衣物，半岛东方轮船公司（The Peninsula and Oriental Steamship Co.）为援华物资提供免费托运服务。法国海事信息公司（Campagnie Francaise Des Messageries Maritimes）对于搭乘该公司轮船来华的国联工作人员，仅收取半价费用。香港怡和洋行（Jardine, Matheson & Co.）承诺接收、储存并转运发往中国的国联防疫队所需物资，还将其庞大的行政机构全部交给国联驻中国秘书处运用，仅需支付实际花费，而不必另外给公司雇员薪水。①1938年2月初法国政府通过一项法案，意在加强援华抗疫工作。同时荷兰政府也决定由荷属政府与荷属东印度群岛政府参加国联向中国提供的医疗援助工作，分别向中国赠送了共计50000弗罗林的物资。② 1938年夏初中国面临霍乱大流行的严峻考验，7月7日国民政府电请国联紧急拨赠600万剂霍乱疫苗，后经国联向各国发出呼吁，7月底国民政府便收到了由13个国家捐赠的8123000剂疫苗。③总之，中国的防疫工作得到了国际社会的大力支持。

---

① *The Monthly Summary of the League of Nations*, 18:6 (June 1938), UNAG, Item MS−V18−N6−JUN−1938−EN, pp.151−152.

② *The Monthly Summary of the League of Nations*, 18:6 (June 1938), UNAG, Item MS−V18−N6−JUN−1938−EN, p.152.

③ 包括阿根廷（20万剂）、澳大利亚（50万剂）、缅甸（5万剂）、锡兰（50万剂）、丹麦（21.3万剂）、埃及（10万剂）、马来州（50万剂）、美国（300万剂）、法属支那（50万剂）、荷兰（6万剂）、罗马尼亚（100万剂）、土耳其（100万剂）、南斯拉夫（50万剂），引自 *The Monthly Summary of the League of Nations*, 18:10(October 1938),UNAG, Item MS−V18−N10−OCT−1938−EN, p.274.

（二）开展防疫工作

1938 年 1 月 8 日，三支国联防疫队在香港会合。1 月 10 日召开防疫委员会会议，时任内政部卫生署署长刘瑞恒、中国红十字会救护总队长林可胜与国联防疫队三名防疫委员，以及国联驻华卫生顾问鲍谦熙共同出席了会议。刘瑞恒从难民角度阐述了战争造成的灾难性后果：军民伤亡巨大，难民不计其数，民众辗转迁徙之际，流行病亦有大规模扩散的趋势，公共卫生、环境卫生情形每况愈下。随后讨论了三支防疫队的驻地问题，决定第一队队部设在西安，第二队队部设在长沙，第三队队部设在南宁。离开香港之前，各防疫队在当地购置汽车、轻型货车（30 辆）及小艇（1 艘），以及 2 台用于舢板的船尾引擎，用于增加开展工作时的机动性。并在每个区域建立一个高效运转的卫生单位，以及两个移动细菌实验室。相应的，国民政府在贵阳建立了战时卫生人员训练所，用于训练战时医护人员。2 月初，三支防疫队分别抵达驻地。[①]

实际上，国联防疫队的到来也激发了国民政府与地方政府对于防疫工作的兴趣。国民政府组织了三个大型防疫分队，每个分队由 150—250 名医生、护士、卫生工程师、卫生检查员组成，分别在中国北部、中部、南部地区处理疫情问题。国联在这些地区的三个医疗单位与国民政府机关及地方政府密切合作。国民政府还向国联流行病委员会提供了16 万美元的资金，用于其防疫活动。[②]

---

① *The Monthly Summary of the League of Nations*, 18:6 (June 1938), UNAG, Item MS−V18−N6−JUN−1938−EN, pp.146−147.

② *The Monthly Summary of the League of Nations*, 18:6 (June 1938), UNAG, Item MS−V18−N6−JUN−1938−EN, pp.146−148.

表 7-3　国联防疫队经费预算一览

单位：瑞士法郎

序号	类别	预算	明细
1	人员	224000	人员工资 158000；保险 4000；往返中国交通 26000
2	物资	180000	移动除虱站 6250；两个流动防疫实验室 11000；便携式淋浴和除虱帐篷 5000；医疗和卫生设备 88750；照明设备 3000；一支防疫队一年的用品，包括肥皂、衣服、疫苗、血清、奎宁、药品、罐装牛奶等 66000
3	交通	96000	12 辆汽车零部件维修 60000；12 辆汽车 36000
4	基本费用	40000	一支防疫队的基本办公经费 40000
每队小计			540000
三队小计			1620000
储蓄			380000
总计			2000000

资料来源：League of Nations Technical Collaboration with China Scheme of Anti-epidemic Action, October 22nd,1937,UNAG,C-524-M-363-1937-X_EN,pp.3-4.

第一防疫队总部设在西安，主要负责西北、华北地区的防疫工作。西北地区地瘠民贫，交通不便，气候恶劣，居民卫生条件差，医疗设施严重不足。第一队到达西安后，随即开展一系列的工作：（1）鉴于西北地区通信状况不佳，在西安和兰州分别设立制造疫苗的实验室，以便就近供应各种传染病疫苗；（2）在延安和郑州设立省级卫生处的分支机构，提供医疗、卫生、保健等服务，又在西安和开封设立除虱工作站；（3）由于不太可能进行大规模的卫生工作，该队的活动仅限于改善难民营的卫生条件，并向地方卫生当局提供咨询意见和专家支持；（4）举办大规模天花疫苗接种，后续包括斑疹伤寒、霍乱、白喉等疫苗的注射；（5）西安已有一座 200 床位的隔离病院，并将根据实际需要继续在其他地方建造类似医院，来自难民营的病人及普通病人，将被送到这些医院救治；（6）与中国红十字会等各单位开展合作；（7）调查榆林地区鼠疫；

（8）在社会各行各业中尽可能开展公共卫生宣传，举行一般演讲和卫生演讲，并分发海报、小册子和传单；（9）与国际红十字会加强合作，与国际红十字会华北分会在开封、郑州建立合作关系，建立除虱工作站，提供天花疫苗，训练卫生人员，并参与国际红十字会主持的地方流行病防治与公共卫生业务；（10）向所有地方医院和医生免费提供化验室设施，必要时还向地方医院提供医疗咨询和专家协助。①

第一队还主动深入陕甘宁边区协助抗疫，赶往陕北榆林地区处置鼠疫疫情，有效遏制疫情，然而因防疫队涉及政治军事敏感区域，引发了误会。1938 年 2—5 月，叶墨医师曾在饲养牛群比较多的延安地区进行疫情调查，恰巧当地暴发牛瘟，却无兽医可用，于是叶墨急电西安，征集兽医与疫苗赶赴延安，此举也得到了陕甘宁边区政府的支持。边区政府为叶墨提供了全区通行许可证。叶墨在当地广为宣传，并订定检疫规则，最终控制了牛瘟疫情。② 毕竟国联防疫队的队员大部分是外籍人员，他们深入地方开展工作，如忘记携带通行证或护照，在战时状态下，很容易被地方军队或部门误会。

第二防疫队总部设在长沙，主要负责华中地区的防疫工作，包括湖南、湖北、江西、安徽、浙江、福建等省份，因此还在汉口、常德、南昌设立分部。除雇用当地人员为佐理人员外，还获得了雷士德医学研究院中国籍医师的协助，该队与卫生署合组华中防疫办事处。在其辖区范围内，第二队首先开展流行病的调查工作，并建立一套霍乱、伤寒、副伤寒、天花、流行性脑膜炎、白喉、鼠疫、斑疹伤寒患者的流行病调查

① *The Monthly Summary of the League of Nations*, 18:6 (June 1938), UNAG, Item MS-V18-N6-JUN-1938-EN, pp.149-150.

② H. M. Jettmar, "On the 1938 Rinderpest Outbreak in Northern Shensi," *The Chinese Medical Journal*, 60:5 (December 1941), pp.581-591.

统计。这套制度在江西运转良好，在湖南、湖北得到改进。根据流调显示，天花曾小规模出现，霍乱偶有零星病例，脑膜炎和白喉患者逐渐增加，往往在夏季难民区愈加严重。第二队在所辖区内与各省地方卫生机关以及中国红十字会展开合作，共同推动霍乱与天花疫苗的预防注射，尤其是在供应皮肤病膏药、医治眼病、发放棉被和粮食等方面作了大量工作。省卫生机关响应国联防疫委员会的号召，也在若干地区建立隔离医院，如常德便大力改善饮水供应与其他卫生设施，建立隔离医院。这些地方卫生防疫事业并非来自国联防疫委员会的经费资助，往往是由各省卫生机关拨款进行，其他慈善组织也贡献颇多。①

当然也有部分隔离医院是由国联协助建立，如汉阳的武汉隔离医院便由国联防疫委员会提供设备，国际红十字会和英国救济基金提供资金支持，原定1938年5月1日落成，负责武汉三镇的防疫工作。但在同年4月29日遭到日机轰炸，不仅房舍与医疗设备被摧毁，还有2名中国工作人员死亡、3名人员受伤，该医院内无一名中国士兵，亦无军事设施。②

第三防疫队总部设在南宁，主要负责华南地区的防疫工作，主要包括广东、广西两省，与中央及省级卫生行政部门开展了紧密合作。由于两广与越南相邻，法国政府同意第三防疫队所需的医疗用品可经由铁路运至中国境内而免除关税，另在越南与中国口岸毗邻的谅山（Langson）和东京（Tonking）提供仓库存放物资。③拉斯耐率团从欧洲前来广西

---

① *The Monthly Summary of the League of Nations*, 18:6 (June 1938), UNAG, Item MS-V18-N6-JUN-1938-EN, pp.150-151.

② *The Monthly Summary of the League of Nations*, 18:6 (June 1938), UNAG, Item MS-V18-N6-JUN-1938-EN, p.151.

③ *The Monthly Summary of the League of Nations*, 18:6(June 1938), UNAG, Item MS-V18-N6-JUN-1938-EN, p.151.

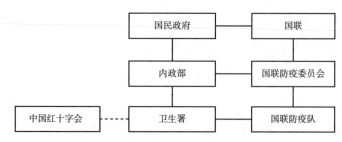

图 7-2　国民政府与国联合作防疫组织架构

资料来源：Technical collaboration [cooperation] between the League and China-Campaign against Epidemics, [1937-38] - [Minutes of Meetings of the Epidemic Commission], UNAG, File R5782-50-32489-30817, p.105.

时，除了一些随同来华的眷属，还随团带来了价值约 36 万瑞士法郎的各种实验用具、医疗器械、药品和其他用品，另有价值近 40 万瑞士法郎的 3 辆载重 1 吨的小型卡车、3 辆短途小汽车和 1 艘小艇，以及第一防疫队供应的价值约 57 万瑞士法郎的药品、消毒剂和其他物品，三者合计约 130 万瑞士法郎。这些从千里之外的欧洲辗转来华的医药物资，对两广的防疫工作发挥了重要作用。[①]

第三防疫队还在南宁、梧州、广州三地设立实验室，大量生产天花、斑疹伤寒、霍乱疫苗。该队将广东、广西两省细分为 7 个医疗区，广西省分桂林（北）、南宁（中）、梧州（东）3 个区，南宁为分队所在地；广东分曲江（北）、广州（中）、茂名（西）、梅县（东）4 个区，广州为分队所在地。每区均有防疫队派遣的医疗工作人员，并雇用大批中国人员协助办理。1938 年间，两广的主要流行病是天花、霍乱、疟疾，第三防疫队随即展开传染病人数调查工作，并对普通民众开展广泛的预防注射。当时感染天花患者为 8082 人，死亡 1968 人，接受防疫队

---

① 钟文典主编，方霖辑图《抗战防疫进行时：国联防疫分团在广西（1938—1940）》，第 23 页。

预防注射民众为 1204000 人；感染霍乱患者为 28454 人，死亡 9677 人，接受预防注射民众为 1473397 人。针对疟疾的广泛流行，第三防疫队共计发放 160 万片奎宁。除了这些具体的防疫工作，第三防疫队工作人员还积极展开民众卫生教育，督促地方政府设立多所医疗机构，并提供必要的参考意见。第三防疫队在给国联的报告书中，大力赞扬了中国工作人员的资助，使防疫工作得以顺利进行。①

国联最初援华防疫工作计划的周期仅为一年，但国民政府认为此项援助对中国抗战的帮助非常大。1938 年 4 月 21 日，第二次国联防疫委员会会议在长沙召开，决议电请国联延长在华防疫工作一年。②同年 7 月 11 日，中国驻国联常任代表胡世泽将国民政府所拟的《1939 年中国与国联技术合作计划书》转交给国联秘书长。在此计划书中，国民政府对 1938 年国联防疫队的在华工作表示感谢，进而表示由于最近湖南、湖北、江西、广东、福建、贵州等省政府编列预算，力图改善各省的卫生防疫事业，国民政府希望国联能在 1939 年间再拨 200 万瑞士法郎，且未来防疫工作不必限于西北、华中、华南地区，应在必要时扩展至其他地区。此外，国民政府希望国联再派已返回欧洲的鲍谦熙继续来华担任卫生专家，如鲍谦熙无意再来，则请国联另派他人，并将候选人姓名通告卫生署。9 月 14 日，国联对华技术合作委员会讨论了该计划书，并在听取中国代表陈述后，了解到自 1938 年 3 月起，国联防疫队成员开始为卫生署提供咨询服务，事实上部分取代了此前的常任卫生顾问角

---

① A. Lasnet, Technical Cooperation between the League and China – Campaign against Epidemies– Unit n°3 : Doctor Lasnet, UNAG, File R5787–50–33627–30817–Jacket2.

② 《国联防疫会二次会议在湘举行》,《申报》(汉口) 1938 年 4 月 18 日，第 2 版；Technical Collaboration [Cooperation] between the League and China – Campaign against Epidemics, [1937–38] – [Minutes of Meetings of the Epidemic Commission], UNAG, File R5782/50/32489/30817, pp.68–70.

色。但中国代表认为常任卫生顾问的职能与国联防疫队有区别，因此国民政府希望国联能尽量满足中方的请求。最后国联对华技术合作委员会希望国联理事会向国联会员大会提议，同意拨付超过正常合作所需的 45 万瑞士法郎经费，以便展开延长一年的防疫工作，并尽量满足国民政府技术合作的相关要求。[①]1938 年 9 月 17 日，国联理事会召开第 102 届会议，主席纽西兰代表乔丹宣读了对华技术合作会的报告书，并称国联防疫人员在艰难困苦的环境下仍然不懈努力，中国要求展期一年的请求即为其卓越贡献的明证。顾维钧也代表国民政府再三感谢，并强调从人道主义来看，国联防疫队的服务确实对中国人民和政府大有裨益。但是从整体局势来看，国联未能按照《国际联盟盟约》规定采取明确、积极的举措，导致中国抗日战争局势仍在恶化。[②]

受国联防疫队的启发，自 1938 年 3 月起，军医署设 2 个防疫队，卫生署也开始设立医疗防疫队。其中卫生署医疗防疫队规模最为庞大，计划设立 100 队，分编为 7 个大队，分配各省区协助当地卫生机关开展防疫工作，各队医师与护士则交由国联防疫队的防疫委员进行训练。[③]与之相呼应，1938 年 9 月 17 日，第三次国联防疫委员会会议在桂林召开，出席者有卫生署副署长金宝善及三个防疫队的主任，会议通过了《1939 年国联协助我国防疫工作纪要》。纪要指出，第一，由于 1938 年中国防疫工作组织尚未完备，因此有分区防疫办法，并派主任 3 人；现在中国已有全国普遍设立的防疫组织，国联所派防疫技术人员加入合作，收效显著，因此主任一职已不适宜，请求国联取消。第二，请国联派遣驻华卫生顾问一名，与中国政府会同办理协助防疫工作事务及技术

---

①　*League of Nations Official Journal-Council Minutes*, November 1938, pp.1113-1114.

②　102nd Council Meeting, September 1938-Minutes, UNAG, File R5212/14/35244/1198, pp.1-2.

③　《国联允续拨防疫经费》，《申报》（汉口）1938 年 5 月 2 日，第 2 版。

合作事宜，而此顾问必须深明中国的卫生设施与风俗、习惯、性格，以便进一步合作，因此鲍谦熙仍为最佳人选。第三，要求 1939 年在华工作的 8 名专家应由中国政府支配，仍照以前全国经济委员会所设计的方式办公（指中央卫生实验处），分担技术方面工作，而不负行政责任。[①]实际上逐步形成了以卫生署、中央防疫处为主导，各级卫生行政部门密切配合，中国红十字会、国联防疫队广泛参与的战时卫生防疫体系。

（三）经费与事权问题

实际上，从 1938 年开始，国联经费困难局面便已浮现，也逐渐影响到对华防疫技术合作的开展。1938 年 9 月 14 日，郭泰祺代表中国参加国联技术合作委员会会议，提出 1939 年度中国与国联技术合作计划要点四项，其中有两项关于卫生防疫，即扩充防疫工作与续聘卫生专家。[②]9 月下旬，国民政府外交部、经济部与国联多次交涉，商定 1939 年技术合作经费减至 175 万瑞士法郎，其中合作防疫费 150 万瑞士法郎，[③] 相较于 1937 年少了 50 万瑞士法郎。

1938 年 10 月 14 日、15 日，国联卫生委员会分委员会开会讨论了 1939 年国联继续协助中国防疫问题，通过上述纪要，并取消原有的防疫队制度，不过仍设一防疫委员会总揽一切行政事宜，由卫生署署长、国联所派的首席专家一人、防疫专家三人组成。然而卫生署认为防疫委员

---

① Technical Collaboration [Cooperation] between the League and China – Campaign against Epidemics, [1937–38] – [Minutes of Meetings of the Epidemic Commission], UNAG, File R5782/50/32489/30817, pp.29-31.

② 《外交部致经济部代电》（1938 年 9 月 17 日），张江义选辑《抗战期间中国与国联防疫技术合作相关函电一组》，《民国档案》2015 年第 1 期。

③ 《外交部致经济部代电》（1938 年 9 月 20 日）、《外交部致经济部代电》（1938 年 9 月 29 日），张江义选辑《抗战期间中国与国联防疫技术合作相关函电一组》，《民国档案》2015 年第 1 期。

会的存在于中国不利，"防疫各组之工作，皆由国联专家主持，时常发生事故"，进而提议将1939年的合作防疫工作统一划归卫生署办理，国联另派一名联络员充当国联与卫生署接洽的"居间人"；对于防疫经费的"新分配"（指减至150万瑞士法郎）可以接受，但关于合作防疫的组织工作，则应由卫生署统一事权，"否则可表示拟停付本年会费，而径自进行防疫工作，无需国联之协助"。经济部则认为卫生署越俎代庖，"国联与吾国之技术合作，经济部为主管机关，拟请国联选派之联络员，应为国联与经济部或中国政府之居间人，不应为与卫生署之居间人"。且经济部与外交部均认为卫生署有些小题大做，"如因计划之不采纳而停付会费，并表示无需国联之协助，恐发生不良影响"。[1] 随后经济部特地函致外交部、交通部、内政部卫生署，强调经济部在国联与中国技术合作上的统筹权。[2]

拉西曼虽然理解颜福庆的做法，但是从国联与国民政府的关系着眼，也开始承认经济部为统筹办理机关。此后所有卫生署致国联的函电原件先派员面送经济部，并在商得经济部同意后，再将这些"去电"主要内容转发国联全权代表办事处遵照洽办。[3] 时任经济部部长翁文灏亦表示以后卫生署如有须与国联接洽事项，"请仍函由本部转行所有关于技术合作进行情形"。[4] 由此看来，内政部卫生署失去了与国联卫生组织直接沟通的权限。卫生署署长颜福庆只好私下与国联秘书处卫生股股长拉

---

[1] 《侯霭昌出席会议报告表》（1938年10月19日），张江义选辑《抗战期间中国与国联防疫技术合作相关函电一组》，《民国档案》2015年第1期。

[2] 《经济部侯霭昌签呈》（1938年10月19日），张江义选辑《抗战期间中国与国联防疫技术合作相关函电一组》，《民国档案》2015年第1期。

[3] 《外交部致经济部代电》（1938年10月31日），张江义选辑《抗战期间中国与国联防疫技术合作相关函电一组》，《民国档案》2015年第1期。

[4] 《经济部致卫生署公函稿》（1938年11月1日），张江义选辑《抗战期间中国与国联防疫技术合作相关函电一组》，《民国档案》2015年第1期。

西曼再三商量折中办法。1938 年 11 月 5 日，颜福庆复函拉西曼："第一点，拟请于国联防疫委员会，以我国卫生署署长及国联来华首席卫生专员二人组织之，办理防疫委员会及国联所决定之事项，为一执行之机构；第二点，对于三位委员（Three Commissions）除担任防疫委员会委员外，应担任技术专员职务。"[1]

1938 年 11 月 15 日，国联财政监察委员会会议在巴黎召开，最终决定取消防疫队制度，且一概否决中国政府关于参加监管药品以及运用国联经费贴补中国防疫机关的请求。[2]颜福庆获悉此事后"深觉未安"，一方面立即致函时任经济部次长秦汾（字景阳），要求经济部慎重考虑卫生署此前提出的两点建议，另一方面致电胡世泽与国联交涉。[3]

1939 年防疫工作办法的原则初步确定下来，国联实际核准经费为150 万瑞士法郎，比国民政府所申请的 200 万瑞士法郎少了四分之一。若加上 1939 年的普通技术合作经费 25 万瑞士法郎，实际为 175 万瑞士法郎，差强人意。然而国联亦有前提条件，要求国民政府先以外汇形式照缴 1938 年全部会费，否则将停止防疫工作及其他技术合作事项。时任行政院院长兼财政部部长孔祥熙对国联此举颇为不满："我国人民备受战争蹂躏，国联未能汇款接济，反要求我国以外汇缴付会费，殊属不该。现在外汇艰难，仅能以国币缴付会费，留为助我防疫之用。"1939年 1 月 13 日，外交部国际司科长胡庆育、卫生署署长颜福庆、经济部

---

[1]　《内政部卫生署致经济部代电》（1938 年 11 月 11 日），张江义选辑《抗战期间中国与国联防疫技术合作相关函电一组》，《民国档案》2015 年第 1 期。

[2]　《日内瓦中国驻国联办事处电呈外交部》（1938 年 11 月 25 日），《关于国联防疫团来华协助防疫工作费用运输等问题与经济、内政部、卫生署等的来往文书（一）》，中国第二历史档案馆藏，一八 /1295。

[3]　《内政部卫生署署长颜福庆致经济部次长秦景阳函》（1938 年 12 月 6 日），张江义选辑《抗战期间中国与国联防疫技术合作相关函电一组》，《民国档案》2015 年第 1 期。

次长秦汾和秘书侯霭昌以及财政部国库司司长李傥在经济部会商此事。会上李傥说明孔祥熙不肯让步，且表示"国联对我实益甚微，即半数即不能拨汇"。颜福庆则不满 1938 年国联防疫计划的实施情形，并称"今年所能改善者恐亦有限，故万一国联助我防疫计划因种种关系而陷入停顿状态，亦无足深惜"。颜福庆还指出在华的罗伯森医师极不称职，而国联秘书长却在 1938 年 12 月 8 日派其接替任期届满的鲍谦熙担任驻华卫生顾问，"尤足证该秘书长对我毫无迁就诚意"。然而秦汾认为停缴会费涉及中国对国联的全盘政策，应以外交部的意见为主。[1]

此时外交部与经济部协商，认为中国应缴会费与国联协助中国防疫经费两件事虽陷入停顿，但可借助国联驻华代表人选问题再作周旋，"我国对于廿七年度应纳会费是否即拟以外汇先缴一部分一节，迄未有所决定，而使一切商洽暂入停顿状态。但顾代表等此次来电已提及国联驻华代表之具体人选，似不妨就此点转商内政部卫生署预予考虑"。[2]

问题的关键在于缴纳国联会费与国联协助中国防疫是否属于两码事。实际上，最初中国接受国联防疫援助时，国联即以缴纳会费为前提条件，且如果国民政府拒绝此项捐助，也不能作为拒付会费的依据。即便国民政府希望免付或减付国联会费，也应于 1938 年 9 月之前提出，交由国联大会裁定。况且中国所缴会费总数为 1323523.85 瑞士法郎（含旧欠会费），比国联援助中国的资金少。因此国民政府羞于提出减免，只是请求暂停偿还旧欠，且未对 1938 年会费提出减免要求。事已至此，中国如果仅对防疫计划难以接受而罔顾国联与国民政府的整体关系，外

---

[1] 《胡庆育呈"在经济部之会商"》（1939 年 1 月 13 日），《关于国联防疫团来华协助防疫工作费用运输等问题与经济、内政部、卫生署等的来往文书（二）》，中国第二历史档案馆藏，一八 /1296。

[2] 《外交部致经济部代电》（1939 年 1 月 21 日），张江义选辑《抗战期间中国与国联防疫技术合作相关函电一组》，《民国档案》2015 年第 1 期。

交势必陷入困境。基于此，最终决定依照秦汾的建议，由外交部部长与行政院院长直接商议。①

国联最终也没有考虑卫生署挽留鲍谦熙的强烈意愿，改派麦金瑞为驻华卫生顾问，卫生署对此只好表示同意。② 相应的，国联与国民政府共同设立防疫团（Epidemic Commission）来打消中国方面的疑虑。该团由五人组成："（甲）我国卫生署署长；（乙）常川驻华之首席顾问（卫生分委员会报告书称为 Permanent technical adviser，秘书长来函称为 Conseilles，我国代表办事处称为 Chief technical expert）；（丙）委员（Commissioners）三人。"同时规定委员三人中的一人担任团长（Chef de mission or Head of mission，亦即所谓 League Representative），须对国联秘书长负责，主要处理防疫团在华行政事项。③ 此项办法的用意显然是限制团长的权力："防疫团与中国机关合作期间，防疫团如无后者之同意，不得单独采取任何设施，而华方如无团长之同意，亦不得动用国联之经费。团长亦仅能就秘书长事先核准之用款章程范围内有所举措。鉴于团长所任职务之性质及其合作之效能，其任命必须经由中国政府核准，自属必然。"④ 同时表明了中国方面的政治立场，即国联可以协助中国防疫，但不能主导中国防疫。此后不久中国与国联围绕防疫团会议地

---

① 《胡庆育呈"在经济部之会商"》（1939 年 1 月 13 日），《关于国联防疫团来华协助防疫工作费用运输等问题与经济、内政部、卫生署等的来往文书（二）》，中国第二历史档案馆藏，一八 /1296。

② 《卫生署拟致驻国联办事处英文函》（1939 年 1 月 24 日），《关于国联防疫团来华协助防疫工作费用运输等问题与经济、内政部、卫生署等的来往文书（二）》，中国第二历史档案馆藏，一八 /1296。

③ 《外交部致经济部代电》（1939 年 1 月 27 日），张江义选辑《抗战期间中国与国联防疫技术合作相关函电一组》，《民国档案》2015 年第 1 期。

④ 《附件一：照译国联秘书长十二月三十日致胡世泽处长函》，张江义选辑《抗战期间中国与国联防疫技术合作相关函电一组》，《民国档案》2015 年第 1 期。

点展开了博弈，颜福庆坚持要求在中国召开更能说明问题，"开会地点以在重庆为宜，否则改在昆明，本署长不便前往河内"。①

1939 年 2 月 14 日，行政院同意先拨汇 50 万瑞士法郎，用于应对"国联助我防疫"经费和国联催缴 1938 年度会费。②查 1938 年中国应缴会费为 936137.1 金法郎（约合 1319995.6 瑞士法郎），实缴 565340.7 金法郎（约合 797130.38 瑞士法郎），其余部分获得减免，③因此 50 万瑞士法郎刚好够应付 1938 年所欠会费。而这 50 万瑞士法郎基本上是"原汤化原食"："一九三八年国联会费以五十万瑞士法郎折存我国，充作国联防疫队在华费用一案，现以函请中央银行将上款五十万瑞士法郎折合国币拨交该行重庆分行，以该队户名专款存备支用。"④经费缩减之下，国联防疫队日益陷入困境，如云南省对国联防疫队物品征收地方税与防疫队车辆纠纷两事件，问题的焦点是云南地方税和防疫队车辆离省问题。对此，国民政府一方面下令关于国联防疫队进口物品一律免税，另一方面提议由国联加派熟悉技术合作先例、中国国情及办事程序的华籍联络员一人，充当国联驻华各专家与国民政府各机关的媒介。⑤

需要指出的是，国联在世界各地设立办事处或派驻联络员本是国际惯例。这种办事处的主持人员及通讯员往往由驻在国本国国籍人

---

① 《外交部致经济部代电》（1939 年 3 月 4 日），张江义选辑《抗战期间中国与国联防疫技术合作相关函电一组》，《民国档案》2015 年第 1 期。

② 《行政院秘书处致经济部函》（1939 年 2 月 14 日），张江义选辑《抗战期间中国与国联防疫技术合作相关函电一组》，《民国档案》2015 年第 1 期。

③ 《国联代理秘书长致中国驻瑞士公使英文函附件》（1946 年 1 月 28 日），《国联末次会议及会费》，台北"国史馆"藏，631/0001。

④ 《外交部致经济部代电》（1939 年 3 月 14 日），张江义选辑《抗战期间中国与国联防疫技术合作相关函电一组》，《民国档案》2015 年第 1 期。

⑤ 《经济部致外交部代电稿》（1939 年 4 月 3 日），张江义选辑《抗战期间中国与国联防疫技术合作相关函电一组》，《民国档案》2015 年第 1 期。

员担任，反观离中国较近的国联远东防疫局（Eastern Bureau of the International Health Organization at Singapore），其正副局长（Director and Deputy Director）也是由澳大利亚和日本籍职员分别担任，"独于我国所驻办事处，不独主持人员由外人任之，且始终未用一华员，此种措置殊难索解，亟应予以改正"。而且在经济部看来，国联防疫队各专家所遭遇的困难，多为"琐屑细事"，倘若应对得当，原不致酿成交涉，即便发生，也能迅速了结。问题的症结在于这些专家遇到困难时，"既未报告我国总管技术合作事宜之经济部，亦不俟救济之道已穷之时，而遽向国联主管人员请求提出交涉"。①

根据国民政府与国联技术合作方案，每年 6 月间须将次年技术合作方案送交国联审议。1939 年 6 月，经济部提交了"一九四〇年技术合作方案"，其中医疗卫生方面的组织、人事变动较大。首先，1940 年各项技术合作仍继续办理，"惟卫生方面，因得国联之合作协助，在卫生署下将设立永久性之防疫机构，原有国联防疫队即告撤销，此后应办各事，即按照前此经委会与国联审定之合作办法办理"。其次，国联防疫队委员继续服务，包括罗伯森、陶罗尔、叶墨、伯力士、兰度雅等五人，只不过"如因国联技术合作经费不足时，我国政府希望医药专家减至三人"。再次，国民政府计划请求国联继续拨助医药器材，如疫苗、血清、奎宁、实验室设备及卫生工程器材，用于协助防疫。最后，特地再次提出选聘华籍联络员一事，"国联技术合作之机构，应由固定联络员一人就专家中制定或另派之。国联在华现有之通讯处可改为技术合作办事处，应设于我国政府所在地。联络员人选须事先征得我国政府之同意，办事处并应加用高级华籍职员，其地位与来华之各专家相埒，其人选由我国

---

① 《外交部致经济部代电》（1939 年 4 月 18 日），张江义选辑《抗战期间中国与国联防疫技术合作相关函电一组》，《民国档案》2015 年第 1 期。

政府推荐"。①

与此同时，1939 年 6 月 16 日，财政部致函经济部，提出 1938 年国联会费尾款问题。"查一九三八年国联会费，业经本部拨汇国联五十万瑞士佛朗，并以五十万佛朗折存我国，充国联防疫队之用各在案。其余应缴会费余数仅三十二万余佛朗，我国既属国联会员国之一，现值长期抗战，情形特殊，国联认我国遭受侵略，屡次通过援助中国议案，各友邦并已分别实行。"现如今外汇款项筹拨困难，要求经济部向国联声请免付或缓付会费，或仍将会费暂予留存中国，"备以后国联与我国各项技术合作经费之用，以示经助"。②

1939 年 9 月 1 日，德国闪击波兰，第二次世界大战全面打响，各会员国更无力按时缴纳会费，国联财政日益困难。因此，国联提议中国合作经费核减至 375000 瑞士法郎，经济部认为公路水利专家不宜"间断"，卫生专家"正合目前需要"，电气工程、机械工程及化学专家"待用亦殷"，如因限于经费，不能全数照派，则卫生专家人数不妨酌减。万一经费方面仍难以支配，人数必须再减，"由后而前以次递推，并以所减人数愈少为愈善"。至于来华专家人选问题，"自欧战发生后，在华专家已多变动，下年度所派人员恐均须另聘，可俟人数决定后再行商定"。③

1940 年 2 月，国联财政监察委员会开会审议国民政府提交的 1940年技术合作方案。"因有数重要国家未付捐款"，国联财政监察委员会拟将技术合作基金预算减去 40%，即由 375000 瑞士法郎减至 225000 瑞士

---

① 《经济部致外交部公函稿》（1939 年 6 月 8 日），张江义选辑《抗战期间中国与国联防疫技术合作相关函电一组》，《民国档案》2015 年第 1 期。

② 《财政部致经济部代电》（1939 年 6 月 16 日），张江义选辑《抗战期间中国与国联防疫技术合作相关函电一组》，《民国档案》2015 年第 1 期。

③ 《经济部致外交部代电稿》（1939 年 12 月 5 日），张江义选辑《抗战期间中国与国联防疫技术合作相关函电一组》，《民国档案》2015 年第 1 期。

法郎。加上 1940 年技术合作基金结余的 317000 瑞士法郎，则 1940 年实际有 542000 瑞士法郎。假设中国不继续支付"捐款"，这笔钱仅能支持国联技术专家在华工作 7 个月。为了保证技术合作继续开展，1940 年仅会用掉 271000 瑞士法郎，剩下的一半用于 1941 年。与医药卫生合作有关的具体安排主要有：伯力士、叶墨博士留任；国联供给医药专家汽油；国联专家团购置的车辆、汽油、零件等输入中国时免除一切捐税；国联专家在相当限度以内直接输入的私人物品亦免征捐税。[①]此处反复提到的"捐款"实际上指的便是会费，而从经费上来看，虽然国联支持中国开展卫生技术合作的热情和基本政策仍在，但捉襟见肘的财政使其不得不大幅度削减与中国技术合作的经费。

虽然 1940 年中国实际技术合作经费仅为 271000 瑞士法郎，但是五位来华卫生专家的薪俸连同所需汽油总体花费有限，尚可余 10 多万瑞士法郎。卫生署提议将此项可能的余款用于购买药品，"以济日前所感最大之困难"，并请求派伯力士来重庆长年驻扎，协助卫生署开展工作。[②]稍后，国联续派伯力士、叶墨来华开展工作。云南是滇缅公路重要腹地，该地区的抗疟工作关涉滇缅公路的运转，十分重要。国联防疫委员会委员拉斯耐曾在华南、广西一带工作，深得赞许，"该员学有专长，经验宏富"，卫生署要求国联续派拉斯耐来华，仅设为技术专员（technical expect），"来华后纯任专门技术工作"。至于国民政府与国联方面联络的工作，"由伯力士担任常驻重庆办理，颇为妥善，拟请不再更动"。[③]

---

① 《我国驻国联代表办事处来电》，张江义选辑《抗战期间中国与国联防疫技术合作相关函电一组》，《民国档案》2015 年第 1 期。

② 《内政部卫生署致经济部代电》（1940 年 2 月 28 日），张江义选辑《抗战期间中国与国联防疫技术合作相关函电一组》，《民国档案》2015 年第 1 期。

③ 《卫生署致经济部公函》（1940 年 4 月 30 日），张江义选辑《抗战期间中国与国联防疫技术合作相关函电一组》，《民国档案》2015 年第 1 期。

　　然而，令人意想不到的是，1940 年，法西斯铁蹄横扫欧洲，"苏联被摈，法国败衄，他如波兰、那威（挪威）、和兰（荷兰）、比利时及波罗的海各国亦相继陷入特殊状态，滞缴会费自属当然"，再加上中国自 1937 年起对国联采取按年摊还旧欠会费的办法，且自 1939 年起常年会费亦无法正常缴付，以上种种导致 1940 年底国联财源枯竭。受此影响，原计划的 1941 年技术合作经费无法支付，所有派往中国的技术专家合同服务期限一律在 1940 年底停止，"如中国欲彼等服务，可自行雇用，薪水或可由当事人直接交涉商减"。对此，经济部认为在该部服务的国联专家欧怀德（Awxet）工作早已完成，"今后不拟续聘"。[①] 卫生署则根据实际需要，决定 1941 年继续聘用伯力士、叶墨二人，国联对此表示"尤觉欣慰"，同时对中国能够理解国联困难情形，同意暂停双方的技术合作"深表感谢"，另外表示于"适当时期"重启双方合作。[②] 这也意味着中国与国联的技术合作实际上在 1940 年底告一段落。

　　值得注意的是，国民政府在国联帮助中国防疫一事上并非完全寄希望于对方。第二次世界大战爆发以后，内政部卫生署便开始考虑重新整合各方防疫力量。1940 年 5 月 2—3 日，卫生署召集该署防疫主管人员，会同军政部军医署、后方勤务部卫生处、中国红十字会救护总队等部门主管人员，以及国联防疫专家等人，共同商讨如何应对战时军民防疫问题。5 月 7 日，战时防疫联合办事处正式成立，负责大规模预防接种疫苗、紧急疫情防治与应对、联络防疫情报、统筹救济材料以及其他卫生

---

① 《外交部、经济部致行政院呈稿》（1940 年 12 月 27 日），张江义选辑《抗战期间中国与国联防疫技术合作相关函电一组》，《民国档案》2015 年第 1 期。

② 《外交部致经济部咨》（1941 年 2 月 13 日），张江义选辑《抗战期间中国与国联防疫技术合作相关函电一组》，《民国档案》2015 年第 1 期。

技术方面的工作，这表明战时防疫工作开始由国际合作转向国内合作。[①]
随后，战时防疫联合办事处发布了《疫情报告办法》，以各级卫生行政
机关、私立或教会医院、海港检疫机关、红十字会救护总队及分队、军
政部军医署及各防疫部队为基干，初步构建了初站、中站、基站、总站
四级疫情上报制度。[②] 从其实际运行来看，战时防疫联合办事处初步开
展了疫情传递、防疫设计、实地指导等工作，深度参与了湖南常德、浙
江衢县等地日军细菌战的调查及其鼠疫防治工作。[③] 就地方而言，卫生
署医疗防疫队与部分省份的卫生处、地方防疫委员会之间亦逐渐形成
"流动医疗与地方防疫"相结合的工作特点。[④] 总之，40 年代是国民政
府摆脱国联影响，开始自主开展战时防疫体系构建的重要时期。

小　结

徐蓝有言，"国际联盟的出现不仅反映了 20 世纪的世界已经成为一
个息息相关的整体的现实，更表达了人类在经历了一场空前浩劫的大战
之后对世界和平的追求与向往。……它在推进国际社会有序化，促进国
际合作，伸张中小国家正当诉求，以及促进人权与社会福利、改善劳工
劳动条件和待遇等方面所做的有益工作，都是人类社会取得的文明进

---

① 《准卫生署代电为会同设立战时防疫联合办事处附送疫情报告办法一案令仰转饬一体遵照》
（1940 年 6 月 22 日），《云南省政府公报》第 12 卷第 53 期，1940 年 7 月 6 日，第 12—13 页。

② 《疫情报告办法：战时防疫联合办事处编（附表）》，《浙江省政府公报》第 3233 期，1940
年 7 月 11 日，第 36—40 页。

③ 冉微、姚淳怀选辑《战时防疫联合办事处 1940—1941 年工作报告》，《民国档案》2022 年
第 1 期。

④ 姬凌辉：《流动医疗与地方防疫——全面抗战时期卫生署医疗防疫队与浙江细菌战防治情形
初探》，王振国主编《中医典籍与文化》2023 年第 1 辑，社会科学文献出版社，2023。

步，对现代国际组织的运作与发展亦具有重要的影响和深远的意义"。①

实际上国联与拉美、中国、非洲的卫生技术合作也是 20 世纪全球化的

重要组成部分。

　　中国卫生专家胡鸿基已经注意到当时国际公共卫生的迅速发展：

"公共卫生发达最早者，首推英国。欧洲各国不过继英之后，美国则在

近二十年进步尤速，有多重事业超过各国而上之。"②"公共卫生又曰国家

医学，即医务及卫生由国家经营是也，现今世界大势所趋，再过一二十

年恐世界各国均将医务及卫生改为国有而已。"③ 美国万国卫生社与国联

卫生部两大国际机构极力推行公共卫生，将公共卫生视为普救众生、改

造世界、促进世界和平的重要力量。④1927 年颜福庆便提出未来国民政

府可聘请享有国际声望的卫生技术专家充当高等顾问，"以助理拟定卫生

法令及海关检验章程等。此种高等顾问之薪金，可由洛氏医学基金部，

或国际联盟之卫生部以供给之"。⑤ 因此，通过对比当时国联卫生专家与

国内卫生专家的不同观感，结合实际成效，亦可得出比较中肯的认识。

　　全面抗战爆发前，国联与中国的卫生技术合作，主要表现在国联派遣

专家来华，参与建立中央与地方的卫生行政体系，如筹设中央卫生设施实

---

①　徐蓝：《国际联盟与第一次世界大战后的国际秩序》，《中国社会科学》2015 年第 7 期。

②　胡鸿基：《公共卫生有普救众生促进世界和平力量解决民族问题须切实经营公共卫生》，《卫生》（上海）第 4 卷第 2 期，1927 年，第 6 页。此文还被《民国日报》全文转载，见《卫生周刊第 6 期：公共卫生有普救众生促进世界和平力量解决民族问题须切实经营公共卫生》，《民国日报》1927 年 9 月 3 日，第 13 版；《卫生周刊第 7 期：公共卫生有普救众生促进世界和平力量解决民族问题须切实经营公共卫生（续）》，《民国日报》1927 年 9 月 10 日，第 2 版。

③　胡鸿基：《公共卫生有普救众生促进世界和平力量解决民族问题须切实经营公共卫生》，《卫生》（上海）第 4 卷第 2 期，1927 年，第 1 页。

④　胡鸿基：《公共卫生有普救众生促进世界和平力量解决民族问题须切实经营公共卫生》，《卫生》（上海）第 4 卷第 2 期，1927 年，第 4 页。

⑤　颜福庆：《国民政府应设中央卫生部之建议》，《卫生》（上海）第 4 卷第 3 期，1927 年，第 6 页。

验处、规划海港检疫业务、提供医学教育改进意见、为省级以下卫生机构建言献策。此外国联专家还协助国民政府处理传染病防治，较为著名的是上海地区的传染病防治与长江水灾灾区的医疗救济工作。此一时期国民政府开展国家建设，重建卫生行政，得益于国联帮助甚多。就技术合作本身而言，与其说是中国政府与国联之间的合作，倒不如说是中国的全国经济委员会与国联相关部门的合作。具体到卫生技术合作来说，便是全国经济委员会中央卫生设施实验处与国联卫生组织之间的合作。

全面抗战爆发后，国联立即派遣三支防疫队来华，与国民政府开展合作防疫。这也表明国联虽无力制裁日本侵略者，却愿与作为被侵略者的中国并肩作战。需要说明的是，国联也只是战时援助中国的多方力量中的一支，但是这一系统援助刺激了国民政府，使其开始重视医疗卫生事业的发展。然而战时国联所组织的防疫队因具有较大的行政主导权，逐渐引发了国民政府的不满。如何将国联防疫队与中国医疗卫生体系进行融会贯通，最终围绕取消国联防疫队、改派专家为卫生顾问等问题，双方展开了不小的博弈。对此，国联既有所坚持，也有所让步，而国民政府亦是如此，这也表明双方的卫生技术合作并非一帆风顺。要进一步认识这一历史进程，医学的全球化与国家化便是一个比较合理的研究视角，实际上也是根据中国近代卫生行政制度的成长情形而提出的研究路径。医学／公共卫生模式的全球化与国家化过程之中存在不小的张力与调适，毕竟西方医学／卫生现代化模式的扩散与复制并非简单的移植，在地化过程中也会遭遇种种问题。尤其是近代中国地方差异性较大，这种困境更为突出。

结　语

近代中国卫生行政的权力运行机制

柯文（Paul A. Cohen）在提出"中国中心观"问题时，特别主张研究中国时需要注意将中国划分成更小的单位去把握：把中国按"横向"分解为区域、省、州、县与城市，以开展区域与地方历史的研究；把中国社会再按"纵向"分解为若干不同阶层，推动较下层社会历史的撰写。①这种倡导，提示我们注意此类研究对象的结构性和层次性，因此还需要从"中央"与"地方"视角探讨卫生行政制度性传播与扩散问题。就本书所论述的近代中国中央卫生行政事业来说，所谓的"中央"在组织结构系统图上是相对"明确"的，但具体到职能运转又是诸事重叠，难以给出明确界限。"中央"与"地方"还随着不断变更的全国行政版图而变动，因此近代中国中央卫生行政制度涉及诸多"名"与"实"的问题。

胡适曾在1929年评论孙中山的"行易知难说"时指出："民生国计是最复杂的问题，利弊不是一个人一时看得出的，现在的人都把这些事看的太容易了，故纨绔子弟可以办交通，顽固书生可以办考试，当火头出身的可以办一省的财政，旧式的官僚可以管一国的卫生。"这里的旧式官僚实指时任南京国民政府卫生部首任部长的薛笃弼等人，"今日最大

---

① 〔美〕柯文：《在中国发现历史——中国中心观在美国的兴起》，林同奇译，中华书局，1989，第165页。

的危险是当国的人不明白他们干的事是一件绝大繁难的事。以一班没有现代学术训练的人，统治一个没有现代物质基础的大国家"。[①] 此后虽然有大批技术官僚加入南京国民政府，但近人黄仁宇还是认为南京国民政府是蒋介石等人基于人际关系拼凑成，渐进式中央集权大于实质性制度建设，高层机构似乎是无中生有。[②] 远观近看之余，近代中国中央卫生行政制度如何成政、以何行政便是一个重要的历史问题。

一　卫生成政

　　晚清中国卫生行政、卫生警察、道路清洁等事宜多萌发于通商口岸。到了民初，营口、沈阳、广州、上海、青岛等地带有市政色彩的卫生局、卫生处起到了引领"地方自治"的作用。这些带有社会转型色彩的治理模式倒逼中央政府谋求自新，当然这也与大量医药界人士加入政府开展卫生行政工作有密切关系。晚清民初这种"地方较强、中央较弱"的卫生行政局面，直至 1927 年武汉国民政府卫生部、1928 年南京国民政府卫生部设立后才有所变化，表现为中央政府重整全国卫生行政事业。与此同时，地方上的卫生行政施政传统、经验与逻辑并没有消失，而是延续下来。此后卫生部（署）竭力构建的"较强中央、较弱地方"的中央—地方卫生行政系统，因种种原因未能真正实现，这当然与南京国民政府自身内部表现出来的中央与地方关系有直接或间接的关系。总之，透过近代中央卫生行政制度的演变之"叶"，亦可窥见中国近代史复杂多变之"秋"。

---

① 　胡适：《知难，行亦不易——孙中山先生的"行易知难说"述评》，《新月》第 2 卷第 4 期，1929 年 6 月 10 日，第 14—15 页。

② 　黄仁宇：《关系千万重》，三联书店，2001，第 59—60 页。

　　进而言之，南京国民政府时期中央直属卫生行政机关大多是因事而设、因人而设。诸如海港检疫管理处、中央卫生试验所、西北防疫处、蒙绥防疫处、中央医院、第一助产学校、中央助产学校、中央护士学校、汤山卫生实验处，从名称和实际职能上来看，有些属于卫生检验机关，有些属于医学院校，还有一些属于防疫机关。倘若将此类部门简单置于"中央直属卫生机关"之下加以探讨，未免过于"虚悬"，恐怕很难触及这些机关设立的台前幕后及其开展工作的实际成效。因此，中央直属卫生行政机关的"沿革史"应"稀释"到相关章节中"见人见事"，况且单纯的组织沿革和人事编制排列也很难展现出历史的张力和人性的作用。从这个意义上说，或许从"虚悬的中央"转换到"中央的实践"才是呈现"卫生行政制度化"的合理视角。

　　其一，对于清末民初卫生行政事业的梳理，是回答整个南京国民政府时期卫生行政事业开展概况的基础与前提。然而简单的时间轴线式的拉长和填补史料，很有可能成为没有意义的历史背景，这也是当下"卫生制度史"书写的弊病之一。准确地说，应该是一种"无中生有"的过程，在卫生行政的初起阶段，"非国家层面"的梳理反而能够折射出更多的信息。假如一开始就把"卫生行政"想象成一个固化的整体，恐怕很难注意到此时警政与卫生行政的复杂关系。

　　其二，从南京国民政府时期卫生部（署）的沉浮来看，"因人设事，因政谋事"的特点较为明显。在错综复杂的南京国民政府里，实际上留给卫生部发展的空间和资源并不多，高层将其看作博弈的筹码和政治"安置所"，而地方派对其不冷不热。卫生技术官僚的理想则是建立一套移植自西方的公共卫行政制度，试图从制度建构角度去改变中国长期以来的"贫愚弱私"。中央政策一旦到了地方，往往出现"失灵"的现象，从成药登记风波来看，像上海这样的"地方"，甚至为了维护当地利益，不惜与卫生部分庭抗礼，进而炮制出"地方版"成药登记规则。当然这只是一例，还有很多医师管理、成药管理的个案值得作专题探讨。

其三，就卫生部（署）人事纠葛而言，长期以来，政治派系与医学派系纷争掺杂其中，以英美派与德日派的争斗最为明显。风物长宜放眼量，不难发现目前学界讨论甚多的中西医之争不过是两派相争甚至多派相争之下的一个表相，西医势力并未因两派争斗而消弭，反而逐渐加强。因此，为避免陷入"只见树木，不见森林"的短视，需要在纵向梳理卫生行政制度的基础上，再横向观照南京国民政府时期卫生行政制度化的复杂性与多元性，进而结合若干个案相应展开。

其四，卫生健康问题也是一种经济问题，"如果一种商品或服务无论何时都有非零的机会成本，则称之为'稀缺'。"①在卫生经济范围内，生物制品、麻醉药品、日常药品等不仅是商品，在近代中国还属于相对"稀缺"的医疗药品。从这个意义上说，生物制品、普通药品、麻醉药品、X光机等医药器械在战时均可称为"稀缺"物资。围绕这些物资，既有中央防疫处、西北防疫处等生产研究机构的建立，也有麻醉药品经理处、战时医疗药品经理委员会等药品经营管理机构的出现，还有一系列规范药品管理、医药器械流通的法律法规的出台。看得见的"稀缺"物资与看不见的政治力量，看得见的规章制度与看不见的市场层级，共同构成一种政治权势与经济市场相交织的特殊网络。

其五，近代中国中央卫生行政制度的成长，还具体表现为公医制、医学教育规制、卫生防疫机制、卫生技术合作体制的复杂演变。医学、医疗、卫生、疾病、技术与政治、经济、军事、社会、文化的关系萦绕其中，卫生离开这些因素难以成政，也必须综合考量这些因素才能实现

---

① 〔美〕舍曼·富兰德、艾伦·C.古德曼、迈伦·斯坦诺：《卫生经济学》，海闻、王健、于保荣译，中国人民大学出版社，2010，第32页。

行政。如果说卫生行政是卫生政治的组成部分，那么卫生政治便是政治的重要面相。因此近代中国中央卫生行政的历史也是近代中国政治史的重要课题。

二　权力机制

还可从医学与权力的关系来理解近代中国卫生行政制度的生成问题。米歇尔·福柯从"医学凝视"（medical gaze）的角度，将病人与疾病问题转化为知识与权力问题，勾勒出时间、空间、语言、死亡、疾病交织而成的医学场域，"一直构成我们经验的阴暗而坚实的网"。[①] 受其影响，大卫·阿诺德（David Arnold）将殖民地国家放在历史叙述的中心位置，论述的重点放在宗主国如何向殖民地贯彻卫生法规的历史情景上。[②] 稍后罗芙芸创造了"卫生的现代性"（hygienic modernity）一词来分析卫生含义在半殖民地的转变历程。[③] 不难发现，福柯及其追随者均将身体与权力的关联性安置在医疗空间，并将这种关联性视为同质化的因果关系，相对忽视了东亚社会中文本表达与医学实践之间的不一致性。[④] 如果说文化视角并非唯一视角，那么一定存在身体、权力、医疗与公共卫生之间的其他关联性，这种关联性便是基于不同权力与文化网

---

① Michel Foucault, *The Birth of the Clinic: An Archaeology of Medical Perception*, 2nd ed., trans. A. M. Sheridan Smith，New York: Vintage Books,1994. 中译本见〔法〕米歇尔·福柯《临床医学的诞生》，刘北成译，译林出版社，2022，第118—136、221页。

② David Arnold, *Colonizing the Body: State Medicine and Epidemic Disease in Nineteenth-Century India*，Berkeley: University of California Press, 1993.

③ Ruth Rogaski, *Hygienic Modernity: Meanings of Health and Disease in Treaty-Port China*, Berkeley: University of California Press, 2004.

④ Sean Hsiang-Lin Lei, *Neither Donkey nor Horse: Medicine in the Struggle Over China's Modernity*，London & Chicago: University of Chicago Press, 2014, p.16.

格形成的复杂机制。

近代中国卫生行政制度构建过程也是卫生权力合法性机制生成的过程。当我们反复谈论卫生机制、卫生防疫机制时，机制本身是什么的问题并非不言自明。值得注意的是，生态学家将环境中的物理危害概称为"干扰机制"（disturbance regime），[1] 而研究城市火灾的历史学家会描述城市物质和政治关系的配置如何有助于创建"火灾机制"（fire regimes）。[2] 此处使用 regime 而不是 system，更不是 mechanism。从语义上来说，regime 指政权、政体、社会制度、管理体制，[3] 而 mechanism 更多地指"机械装置，机件；途径，方法；（生物体内的）机制，构造；机械论；（产生自然现象等的）物理过程"。[4] 结合近代中国警察与卫生的变动关系可知，使用 regime 更加准确，便于重新认识、协调不同历史因素之间的关系。当权力遇到机制，合法性亦成为问题。因此还需要从权力合法性机制视角来进一步认识警察、警政、卫生、卫生行政、防疫等事业之间的关联与互动，而不是相对简单地把这些概念词语放在一起，认为这便构成一个相互关联的有机体。因此不仅要继续思考何为卫生与卫生何为，还要进一步反思何为卫生行政机制与卫生行政机制何为。

值得注意的是，放眼古今中外，集权与分权是两种基本的权力运行逻辑，但不同政治文化传统对权力的理解各异。近代以来，在英法等

---

[1]　Roger del Moral and Lawrence R. Walker, *Environmental Disasters, Natural Recovery and Human Responses*, Cambridge, UK; New York: Cambridge University Press, 2007, p.123.

[2]　Greg Bankoff, Uwe Lübken, and Jordan Sand, *Flammable Cities: Urban Conflagration and the Making of the Modern World*, University of Wisconsin Press, 2012, pp.8-9.

[3]　*Oxford English Dictionary*, s.v. "regime (n.)," September 2024, https://doi.org/10.1093/OED/1336623698.

[4]　*Oxford English Dictionary*, s.v. "mechanism (n.)," June 2024, https://doi.org/10.1093/OED/1078862785.

国，立足于"分权"，警察与卫生逐渐分开，公共卫生相对独立发展特征明显。而在德日等国，立足于"集权"，警察与卫生长期缠绕，医学警察、卫生警察构成警政主导卫生行政的基本权力单元。因此晚清政府取法德日，可视为传统专制主义中央集权思维作祟的结果，所以才有类似德日的情况，在全国各地推行警政，巡警主管卫生事务，造成警政与卫生行政长期缠绕不清。故此种缠绕关系实际上还是国家集权主义与团体委任主义纠结和变异的结果。

国家集权主义强调中央与地方的垂直关系，地方警察局、卫生局均属中央行政系统的层级部门，"故吾国京师警察厅直隶于内务部，地方警察厅与水上警察厅，与道尹或省长同驻一地时，均直隶于道尹或省长，而县警察所所长，亦以县知事兼任"。[①] 即便后来警察局与卫生局在制度设计上是平行而非隶属的关系，但从当时大的政治环境来说，中央主导地方之下，加之卫生行政脱胎于警政，很难令警察不再治理卫生，除非卫生行政发展到与警政等量齐观的地步，真正实现独立发展，否则这种缠绕关系还会长期存在。团体委任主义则重视地方自治团体、绅商等力量的挹注，甚至由地方力量主导地方警察局、卫生局的创立与发展，中央政府与地方当局在具体行政事务上是"联合"而非"主导"、"平行"而非"隶属"的关系，"地方自治团体是否为卫生行政机关，吾国并无规定。但国家行政除直接由行政首长及官署处理者外，又得委诸国家内之自治团体行之，故卫生行政，地方自治团体当与官署合作办理"。[②] 这种"合作办理"的设计思路也构成清末以来地方自治的基本逻辑之一。

当清末民初国家集权主义相对弱、团体委任主义相对强时，卫生行

---

①　孙祖基编《地方自治大纲》，青年协会书局，1926，第 176 页。

②　孙祖基编《地方自治大纲》，第 136 页。

政与警政便经历了从属、分立到回归的复杂过程；当南京国民政府时期国家集权主义相对强、团体委任主义相对弱时，便开始构建相对独立的卫生行政系统，试图建立从中央到省、市、县、乡、村、保的层级医疗卫生体系。但在 1937 年之前实际上最多到县，而且只有少数县有能力建卫生局，全国绝大部分县或由县公安局继续职掌卫生行政，或由地方绅商主导警政、卫生等公共事务。1937 年以后县乡卫生发展水平差异性很大，总体比较弱。

进而言之，清末民初中央级警政与卫生行政表现为国家集权主义，省级以下则为团体委任主义；南京国民政府时期中央级和省市级警政与卫生行政表现为国家集权主义，而县级以下则为团体委任主义。从这个角度来说，在此进程中市一级卫生行政独立建制不过是国家集权主义的一种权力延伸，而国家集权主义与团体委任主义本质上是集权与分权思维的进一步延展，因此到了县一级往往形成比较剧烈的张力拉扯，导致卫生行政既难以依赖相对孱弱的国家集权主义自上而下地贯彻执行，也难以单纯依靠相对分散的团体委任主义实现自下而上的充分发展。

三　医疗生态

近代中国卫生成政的历史过程还是医疗生态的一部分。医疗生态不仅是"历史原生态"[1]的真实写照，而且构成一种医疗史书写的理论空间。罗志田便注意到陈垣治学极得医学之益，此处医学当指西医学。[2]医疗、疾病与卫生诸问题看起来是"非历史"的议题，实际上可能是被

---

① 　章开沅：《寻梦无痕：史学的远航》，北京师范大学出版社，2011，第 18—20 页。

② 　罗志田：《近代中国史学十论》，复旦大学出版社，2003，第 111 页。

遮蔽掉的历史，显然也是一种"低音"，^①背后充斥着多元混杂的历史文化资源和场景，"应以不断变化的社会结构为前提来研究处于某一特定时期的社会状况"，^②展开同一议题的连贯研究，系统地呈现其中的异同。本书初步提出"交叉的医疗史""地方的医疗史""医疗生态史"等书写思路，便是试图将医疗史、政治史、社会史、经济史等专门史领域进行交叉与整合，既做疏通，也做分流，以便更好地呈现历史的复杂与多元。

近年来，国内外医史、历史学界等不约而同地开始"医"与"史"结合的新探索，近期亦有中国学者倡议从"知识史"角度融通中医与西医的"内外史"表述，立足海外研究反思医疗史与知识史结合的未来趋向。^③此外，北京大学医学与人文学院、中国中医科学院中国医史文献研究所、中国科学院自然科学史研究所、山东中医药大学中医文献与文化研究院等学术机构，亦在不断加深人文性与技术性的融合。^④目前学界总体上呈现出医史和史学分头推进的良好学术态势，世界史领域的学者也在不断展开西方医学史研究，由此看来，唯有提高跨界沟通能力，才能不断推进医疗史的良性发展。

历史上的医疗卫生问题自然离不开医史学者与历史学者的共同书写。表面上看，医史学者与历史学者书写的分歧点在于专业与学科不同；实际上，面对同一则史料或案例，二者关心的侧重点各异，进而问题意

---

① 王汎森：《执拗的低音：一些历史思考方式的反思》，三联书店，2014，第 35 页。

② 〔德〕诺贝特·艾利亚斯：《文明的进程：文明的社会起源的心理起源的研究》第 1 卷，第 11 页。

③ 陈思言、刘小朦：《医疗史与知识史——海外中国医疗史研究的趋势及启示》，《史林》2020 年第 3 期。

④ 此类著述甚多，仅从最近出版的六篇"医学史"组论文便可看出一些端倪，参见中国科学院自然科学史研究所编《科学技术史研究六十年：中国科学院自然科学史研究所论文选》第 2 卷，中国科学技术出版社，2018，第 214—299 页。

识各有千秋。从现实角度来说，也没有必要让医史学者与历史学者为了达成一致而研究同样的问题，拥有相似的问题意识，只有彼此互相尊重，才能形成有益的对话与交流。事实上国内中医药院校以及医科院校系统很早就有医史文献、医古文等专业，只不过更看重文献整理和医籍释读，不为历史学者所深知，因此历史学者也应该重视医史文献工作者整理出来的中医药典籍与医学资料数据库。

　　总之，从史料中寻找问题，从问题中建立理论。循此思路，与其泾渭分明地划割中国近代医疗史的学科属性和研究领域，不如将中国近代医疗史所关涉的重要议题"稀释"到大的历史生态下去探究，努力疏通医疗史目前存在的堵点问题，导引相关议题走出内卷化研究思路，回到更为广阔的历史生态环境之中。通过梳理中国近代医疗史书写的相关问题，不难发现很大程度上我们只是承续了前人"社会文化"取向的未竟之业。既然传统政治制度史可以有新的"活"法，① 那么也应去思考如何书写"活"的医疗史。近年来"生命史学"的呼声自是回答了一部分"活"的历史意义，② 我们也应将医疗活动与卫生实践置于"交叉的医疗史"与"地方的医疗史"视野下观照，努力呈现"日常之内"与"日常之外"的"医疗生态史"，进而推动未来史学研究走近历史的"原生态"。

---

① 邓小南在《走向"活"的制度史——以宋代官僚政治制度史研究为例的点滴思考》（《浙江学刊》2003 年第 3 期）一文中指出，所谓"活"的制度史不仅是指生动活泼的写作方式，其首先是指一种从现实出发，注重发展变迁、注重相互关系的研究范式。

② 关于"生命史学"的相关论述，参见余新忠《构建中国式现代化历史学自主知识体系实践路径刍议——以生命史学为中心》，《南开学报》（哲学社会科学版）2023 年第 5 期；《在对生命的关注中彰显历史的意义——当今中国医疗史研究的新思考》，《江淮文史》2020年第 3 期；《生命史学：医疗史研究的趋向》，《人民日报》2015 年 6 月 3 日，学术版；《回到人间　聚焦健康——新世纪中国医疗史研究刍议》，《历史教学》（下半月刊）2012 年第11 期；等等。

参考文献

一　主要档案

中国第一历史档案馆藏档案

中国第二历史档案馆藏档案

北京市档案馆藏档案

上海市档案馆藏档案

重庆市档案馆藏档案

江苏省档案馆藏档案

浙江省档案馆藏档案

台北"国史馆"藏档案

联合国日内瓦图书馆藏档案 (United Nations Library & Archives, Geneva)

二　文献资料

《八国联军占领实录：天津临时政府会议纪要》，天津社会科学院出版社，2004。

陈方之编《卫生学与卫生行政》，商务印书馆，1934。

陈明光主编《中国卫生法规史料选编（1912—1949.9）》，上海医科大学出版社，1996。

陈存仁：《银元时代生活史》，广西师范大学出版社，2007。

陈存仁：《我的医务生涯》，广西师范大学出版社，2007。

陈方正编辑、校订《陈克文日记（1937—1952）》，社会科学文献出版社，2014。

《陈诚先生日记》，台北："国史馆"、"中央研究院"近代史研究所，2015。

《崔义田纪念文集》编辑委员会编《崔义田纪念文集》，人民卫生出版社，1996。

冯玉祥：《我所认识的蒋介石》，北方文艺出版社，2010。

《光绪政要》，沈云龙主编《近代中国史料丛刊》第35辑第345册，台北：文海出版社，1966。

广东省汕头市卫生局编《汕头卫生志》，汕头市卫生局，1990。

郭卿友主编《中华民国时期军政职官志》，甘肃人民出版社，1990。

侯杰、王昆江编著《清末民初社会风情：〈醒俗画报〉精选》，天津人民出版社，2005。

刘似锦编《刘瑞恒博士与中国医药及卫生事业》，台北：台湾商务印书馆，1989。

刘寿林等编《民国职官年表》，中华书局，1995。

《申报年鉴（1933）》，民国丛书续编第一编，上海书店出版社，2012。

《世界年鉴（1931）》，民国丛书续编第一编，上海书店出版社，2012。

《内政年鉴（4）》，民国丛书续编第一编，上海书店出版社，2012。

《中华年鉴（1948）》，民国丛书续编第一编，上海书店出版社，2012。

《民国时期市政建设史料选编》，全国图书文献缩微复制中心，2009。

南京图书馆编《二十世纪三十年代国情调查报告》，凤凰出版社，2012。

内政部卫生署编印《县卫生行政实施办法纲要》，1939。

彭明主编《中国现代史资料选辑》，中国人民大学出版社，1989。

《事略稿本》，台北："国史馆"，2010。

陶英惠辑注《蒋冯书简新编》，台北：台湾学生书局有限公司，2010。

天津市历史博物馆编《北洋军阀史料》，天津古籍出版社，1996。

王建朗主编《中华民国时期外交文献汇编（1911—1949）》，中华书局，2015。

王咪咪编《范行准医学论文集》，学苑出版社，2011。

《王世杰日记》，台北："中央研究院"近代史研究所，1990。

王士良、顾学箕主编《朱恒璧传》，上海科学技术出版社，2000。

王希亮、周丽艳编译《侵华日军731部队细菌战资料选编》，社会科学文献出版社，2015。

卫生部人事室编印《卫生部职员录》，1948。

卫生部医疗防疫总队编印《卫生部医疗防疫总队业务概况》，时间不详。

卫生署编《战时配方须知》，战时医疗药品经理委员会印行，1942。

卫生署编印《公路卫生站建筑须知》，1939。

卫生署编印《卫生署第二次全国防疫会议报告》，1943。

卫生署编印《卫生署二十九年度工作成绩考察报告》，1940。

卫生署统计室编印《卫生署公务统计方案》，1942。

吴景平、郭岱君编《宋子文驻美时期电报选》，复旦大学出版社，2008。

《颜惠庆日记》，上海市档案馆译，中国档案出版社，1996。

义乌市档案馆编《侵华日军义乌细菌战民国档案汇编》，中国文史出版社，2016。

张宏铸主编《天津通志·卫生志》，天津社会科学院出版社，1999。

张朋园、沈怀玉合编《民国政府职官年表（1925—1949）》，台北："中央研究院"近代史研究所，1986。

张研、孙燕京主编《民国史料丛刊》，大象出版社，2009。

张在同、咸日金编《民国医药卫生法规选编（1912—1948）》，山东大学出版社，1990。

中华预防医学会生物制品学会、卫生部北京生物制品研究所、中国药品生物制品检定所编印《汤飞凡论文选集》，1997。

中国第二历史档案馆编《北洋政府档案》，中国档案出版社影印版，2010。

中国第二历史档案馆编《冯玉祥日记》，江苏古籍出版社，1992。

中国第二历史档案馆编《国民政府行政院公报》，档案出版社，

1994。

中国第二历史档案馆编《旧海关档案》，京华出版社影印版，2001。

中国第二历史档案馆编《政府公报》，上海书店影印版，1988。

中国第二历史档案馆编《中华民国史档案资料汇编》，江苏古籍出版社，1991、1994、1997。

中国第二历史档案馆编《中华民国史料长编》，南京大学出版社，1993。

中国第一历史档案馆编《光绪朝朱批奏折》，中华书局影印版，1996。

中国国民党中央委员会党史委员会编《革命文献》，台北：中央文供应社，1978。

中国文化建设协会编《抗战前十年之中国》，上海书店出版社影印版，1937。

中央卫生试验所编印《中央卫生试验所年报》，1930。

政协北京市委员会文史资料研究委员会编印《北京文史资料选编》第 37 辑，1989。

政协甘肃省兰州市委员会文史资料研究委员会编印《兰州文史资料选辑》第 4 辑，1986。

政协上海市嘉定区委员会文史资料委员会编印《嘉定文史》第 14 辑，1998。

政协青海省委员会文史资料研究委员会编《青海文史资料选辑》第 6 辑，青海人民出版社，1980。

政协全国委员会文史资料委员会编《文史资料存稿选编》第 12 辑《政府·政党》，中国文史出版社，2002。

政协全国委员会文史资料研究委员会编《文史资料选辑》第 16 辑，

中华书局，1961。

政协全国委员会文史资料研究委员会编《文史资料选辑》第 19 辑，中国文史出版社，1989。

政协全国委员会文史资料研究委员会编《文史资料选辑》第 91 辑，文史资料出版社，1983。

政协银川市委员会文史资料研究委员会编印《银川文史资料》第 3 辑，1986。

三　主要著作

曹树基、李玉尚：《鼠疫：战争与和平——中国的环境与社会变迁（1230—1960 年）》，山东画报出版社，2006。

常建华：《社会生活的历史学：中国社会史研究新探》，北京师范大学出版社，2004。

陈邦贤：《中国医学史》，上海书店出版社，1991。

陈恭禄：《中国近百年史》，商务印书馆，2012。

陈旭麓：《近代中国的新陈代谢》，上海人民出版社，2011。

陈雁：《颜惠庆传》，河北人民出版社，1999。

《陈寅恪集·书信集》，上海三联书店，2009。

池子华：《红十字与近代中国》，安徽人民出版社，2004。

邓铁涛主编《中国防疫史》，广西科学技术出版社，2006。

丁福保：《西洋医学史》，上海书店出版社，1991。

董少新：《形神之间：早期西洋医学入华史稿》，上海古籍出版社，2012。

杜丽红：《制度与日常生活：近代北京的公共卫生》，中国社会科学出版社，2015。

杜维运：《史学方法论》，北京大学出版社，2006。

范铁权：《近代科学社团与中国的公共卫生事业》，人民出版社，2013。

范行准：《明季西洋传入之医学》，上海人民出版社，2012。

范燕秋：《疫病、医学与殖民地现代性：日治台湾医学史》，台北：稻乡出版社，2005。

冯尔康等编著《中国社会史研究概述》，天津教育出版社，1989。

傅维康主编《中国医学史》，上海中医学院出版社，1990。

高晞：《德贞传：一个英国传教士与晚清医学近代化》，复旦大学出版社，2009。

关晓红：《晚清学部研究》，广东教育出版社，2000。

《郝柏村解读蒋公八年抗战日记：1937—1945》，台北：远见天下文化，2013。

何小莲：《西医东渐与文化调适》，上海古籍出版社，2006。

胡成：《医疗、卫生与世界之中国（1820—1937）：跨国和跨文化视野之下的历史研究》，科学出版社，2013。

黄美真主编《汪伪十汉奸》，上海人民出版社，1986。

蒋竹山：《当代史学的研究的趋势、方法与实践：新文化史到全球史》，台北：五南图书出版股份有限公司，2012。

蒋竹山：《人参帝国：清代人参的生产、消费与医疗》，浙江大学出版社，2015。

姬凌辉：《晚清民初细菌学说与卫生防疫》，四川人民出版社，2023。

焦润明：《清末东北三省鼠疫灾难及防疫措施研究》，北京师范大学出版社，2011。

李建民主编《从医疗看中国史》，台北：联经出版事业公司，2008。

李剑农：《中国近百年政治史》，商务印书馆，2011。

李经纬、鄢良：《西学东渐与中国近代医学思潮》，湖北科学技术出版社，1990。

李经纬、张志斌：《中医学思想史》，湖南教育出版社，2003。

李经纬主编《中外医学交流史》，湖南教育出版社，1998。

李尚仁主编《帝国与现代医学》，中华书局，2012。

刘国铭主编《中国国民党百年人物全书》，团结出版社，2005。

刘士永：《武士刀与柳叶刀：日本西洋医学的形成与扩散》，台北：台湾大学出版中心，2012。

刘似锦编《刘瑞恒博士与中国医药卫生事业》，台北：台湾商务印书馆，1989。

李廷安：《中外医学史概论》，上海书店出版社，1991。

李孝悌：《清末的下层社会启蒙运动（1901—1911）》，河北教育出版社，2001。

李新、孙思白主编《民国人物传》，中华书局，1978。

李新主编《中华民国史》，中华书局，2011。

梁其姿：《麻风：一种疾病的医疗社会史》，朱慧颖译，商务印书馆，2013。

梁其姿：《施善与教化：明清的慈善组织》，台北：联经出版事业公司，1997。

梁峻：《中国古代医政史略》，内蒙古人民出版社，1995。

梁启超：《中国历史研究法》，中华书局，2009。

马秋莎：《改变中国：洛克菲勒基金会在华百年》，广西师范大学出版社，2013。

马振犊、唐启华、蒋耘:《北京政府时期的政治与外交》,南京大学出版社,2015。

钱益民、颜志渊:《颜福庆传》,复旦大学出版社,2007。

桑兵:《近代中国的知识与制度转型》,经济科学出版社,2012。

王东杰:《国家与学术的地方互动:四川大学国立化进程(1925—1939)》,上海三联书店,2005。

王奇生:《革命与反革命:社会文化视野下的民国政治》,社会科学文献出版社,2010。

文庠编著《移植与超越——民国中医医政》,中国中医药出版社,2007。

徐铸成:《报海旧闻》,上海人民出版社,1981。

杨翠华:《中基会对科学的赞助》,台北:"中央研究院"近代史研究所,1991。

杨念群:《再造"病人":中西医冲突下的空间政治(1832—1985)》,中国人民大学出版社,2012。

姚泰主编《上海医科大学七十年》,上海医科大学出版社,1997。

尹倩:《民国时期的医师群体研究(1912—1937):以上海为讨论中心》,中国社会科学出版社,2013。

余新忠:《清代江南的瘟疫与社会:一项医疗社会史的研究》,中国人民大学出版社,2003。

余新忠:《清代卫生防疫机制及其近代演变》,北京师范大学出版社,2016。

余新忠等:《瘟疫下的社会拯救——中国近世重大疫情与社会反应研究》,中国书店,2004。

张大庆:《医学史十五讲》,北京大学出版社,2007。

张大庆:《中国近代疾病社会史(1912—1937)》,山东教育出版社,

2006。

张泰山:《民国时期的传染病与社会：以传染病防治与公共卫生建设为中心》，社会科学文献出版社，2008。

张宪文主编《中华民国史纲》，河南人民出版社，1985。

张宪文:《中国现代史史料学》，山东人民出版社，1985。

张宪文主编《中华民国史》，南京大学出版社，2006。

张宪文主编《中华民国史大辞典》，江苏古籍出版社，2001。

张仲民:《出版与文化政治：晚清的"卫生"书籍研究》，上海书店出版社，2009。

张仲民主编《近代中国研究》第6辑《药品、疾病与社会》，上海古籍出版社，2018。

章清:《"胡适派学人群"与现代中国自由主义》，上海古籍出版社，2004。

章清:《清季民国时期的"思想界"》，社会科学文献出版社，2014。

赵洪钧:《近代中西医论争史》，学苑出版社，2012。

赵婧:《近代上海的分娩卫生研究（1927—1949）》，上海辞书出版社，2014。

Andrews, Bridie, *The Making of Modern Chinese Medicine, 1850-1960*, Vancouver, Toronto: UBC Press, 2014.

Barnes, Nicole Elizabeth, *Intimate Communities: Wartime Healthcare and the Birth of Modern China,1937-1945,* Berkeley: University of California Press, 2018.

Bu, Liping, H. Stapleton, Darwin and Yip, Ka−che, eds., *Science, Public Health and the State in Modern Asia*, Routledge, 2011.

Cohen, William and Johnson, Ryan, eds. , *Filth: Dirt, Disgust, and Modern Life*, Minneapolis: University of Minnesota Press, 2005.

Ferguson, Mary E., *China Medical Board and Peking Union Medical*

College: A Chronicle of Fruitful Collaboration, 1914-1951, New York: China Medical Board of New York Inc., 1970.

Heinrich, Larissa N., *The Afterlife of Images: Translating the Pathological Body between China and the West*, Durham and London: Duke University Press, 2008.

Iriye, Akira, *Global and Transnational History: The Past, Present, and Future*, Basingstoke: Palgrave Macmillan, 2013.

Latour, Bruno, *The Pasteurization of France*, Alan Sheridan and John Law trans. , Cambridge, Mass.: Harvard University Press, 1988.

Schwartz, Benjamin, *Search of Wealth and Power: Yen Fu and the West*, Cambridge, Mass. and London, England: The Belknap Press of Harvard University Press, 1983.

Watt, John R., *Saving Lives in Wartime China: How Medical Reformers Built Modern Healthcare Systems Amid War and Epidemics, 1928-1945*, Leiden, Boston: Leiden Brill Publishing Company, 2013.

Yip, Ka-che, *Healthand National Reconstruction in Nationalist China, the Development of Modern Health Services,1928-1937*, Ann Arbor: Association for Asian Studies,1995.

四　主要论文

曹丽娟:《试论清末卫生行政机构》,《中华医史杂志》2001 年第 2 期。

曹树基:《国家与地方的公共卫生——以 1918 年山西肺鼠疫流行为中心》,《中国社会科学》2006 年第 1 期。

杜丽红:《清末东北鼠疫防控与交通遮断》,《历史研究》2014 年第 2 期。

郭锋:《南京国民政府初期的医疗卫生事业》, 硕士学位论文, 广西师范大学, 2010。

郭魏：《中国与国联在医疗卫生方面的合作与互动（1920—1939）》，硕士学位论文，复旦大学，2008。

郝先中：《近代中医存废之争研究》，博士学位论文，华东师范大学，2005。

姬凌辉：《清末民初细菌学的引介与公共卫生防疫机制的构建》，硕士学位论文，华中师范大学，2015。

金志善：《行政院卫生署组织与职权之研究》，硕士学位论文，台北政治大学，1974。

李传斌：《基督教在华医疗事业与近代中国社会（1835—1937）》，博士学位论文，苏州大学，2001。

李经纬、张志斌：《中国医学史研究60年》，《中华医史杂志》1996年第3期。

李忠萍：《"新史学"视野中的近代中国城市公共卫生研究评述》，《史林》2009年第8期。

李忠萍：《近代苏州公共卫生研究（1906—1949）》，博士学位论文，苏州大学，2014。

林富士：《中国疾病史研究刍议》，《四川大学学报》（哲学社会科学版）2004年第1期。

刘兵、章梅芳：《科学史中"内史"与"外史"划分的消解——从科学知识社会学的立场看》，《清华大学学报》（哲学社会科学版）2006年第1期。

王刚：《1927—1937年南京公共卫生发展研究》，硕士学位论文，山东大学，2010。

余新忠：《从避疫到防疫：晚清因应疾病观念的演变》，《华中师范大学学报》（哲学社会科学版）2008年第2期。

余新忠:《复杂性与现代性:晚清检疫制度引建的社会反应》,《近代史研究》2012 年第 2 期。

余新忠:《回到人间　聚焦健康——新世纪中国医疗史研究刍议》,《历史教学》2012 年第 22 期。

余新忠:《卫生何为——中国近世的卫生史研究》,《史学理论研究》2011 年第 3 期。

余新忠:《真实与建构:20 世纪中国的疫病与公共卫生鸟瞰》,《安徽大学学报》(哲学社会科学版) 2015 年第 5 期。

余新忠:《中国疾病、医疗史探索的过去、现实与可能》,《历史研究》2003 年第 4 期。

张维骏:《生态医学思想下的中西医病因学比较研究》,博士学位论文,湖北中医药大学,2011。

赵婧:《近代上海的分娩卫生研究》,博士学位论文,复旦大学,2009。

庄辉:《中华麻风救济会的历史 (1926—1952)》,博士学位论文,复旦大学,2016。

Benedict, Carol, "Framing Plague in China's Past," Gail Hershatter et al., eds. , *Remapping China: Fissures in Historical Terrain*, Stanford: Stanford University Press, 1996.

Croizer, Ralph C. , "The Ideology of Medical Revivalism in Modern China," Charles M. Leslie, ed. , *Asian Medical Systems: A Comparative Study in Non-Western Cultures*, Berkeley: University of California Press, 1976.

附　录

一　清政府民政部卫生司简章

第一条　本部卫生事宜既委员管理暂以卫生司为各员办事之地。

第二条　卫生委员每日须轮流值日办事且不时亲至各处巡视检查以期实力奉行。

第三条　本部巡警、使役、厨丁等凡属于卫生范围以内各事卫生委员有指挥监督之责。

第四条　各厅司处各公举一员管理本处卫生事宜，如有违犯卫生规则，应由公举之员会同回堂办理。

第五条　署中一切污水须择附近隙地用塞门德土筑成暗沟通入马路沟中，以便宣泄沟眼之上，并宜常用药料俾免秽气溢出。

第六条　小便所须择地安设西式便器上用喷水壶，令夫役每日冲刷数次时洒药水以防疫气，仍令筑暗沟一条，以便总入街沟。

第七条　署中灰尘污物须不时打扫门窗及一切器具，均须拭洗干净。

第八条　每晨由内厅派土车到署将一日所积之灰尘污物一并载出外郊倾倒。

第九条　署中须置木箱木桶分配各处以为盛污水污物之用。

第十条　须多置痰盂分配各处。

第十一条　厨房食物须不时加以监察检查。

第十二条　一各处置有痰盂不许任意□地吐痰；二灰土污物须倾入木箱，不许随处□弃；三大小便均有厕所，不许任意；四不许污坏墙壁；五不许随地倾泼污水；六不许毁坏花木，如有违犯以上规则者，录事以下由卫生委员酌于惩罚，厅司各员回堂办理。

第十三条　派录事一员司书生一员，以资办公。

第十四条　以上规则面奉。[①]

二　南京国民政府卫生部工作时间表（1928年11月1日起实行）

时间	早六点	七点至七点三十分	七点四十分至八点二十分	八点二十分至八点三十分	八点三十分至十二点	十二点至一点	一点至五点	五点至六点	七点至八点	八点至九点三十分	十点
区别	起床	运动	读书	早餐	办公	午餐暨休息	办公	晚餐暨休息	训练卫士勤务	自修看书看报或检点本日所办事件及筹办次日应办事件	就寝

原注：1. 本表时间以午炮为准，每日上午十二点由总务司负责将部钟与午炮对准一次。2. 本表工作时间均以摇铃为号。3. 无论何人均须遵守时间不得迟误。4. 每星期一上午七点四十分本部员役全体举行总理纪念周，不得无故缺席。5. 每星期一、四上午九时三十分举行部务会议，每星期六上午九时各处举行司处务会议。6. 星期日得组织参观团、旅行团或运动会。7. 星期六、日下午六时至九时得举行游艺会。8. 本部得随时约请名人到部举行演讲会。9. 本表规定时间得依昼夜之长短改定之。

资料来源：《杂录：卫生部工作时间表》，《卫生公报》第1卷第1期，1929年1月，第79页。

———————

① 《民政部卫生司简章》（宣统年间），中国第一历史档案馆藏，21-0330-0019。

三　南京国民政府卫生部公文流转图

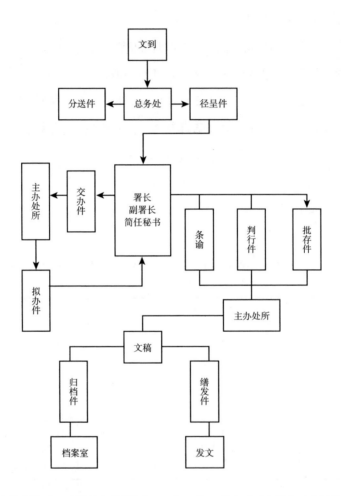

资料来源：《卫生署处务规程》（1940 年 7 月 26 日），《卫生署向卫生用具修造厂抄发各项法规章则的训令汇集》（1940 年 5—8 月），中国第二历史档案馆藏，一二／1／3561。

四　南京国民政府中央卫生设施系统图

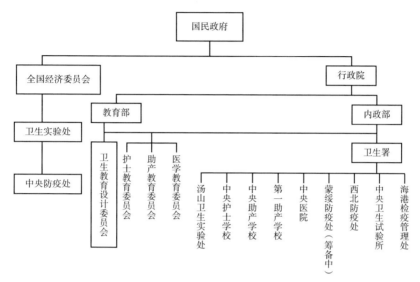

资料来源：《内政年鉴（4）》（2），第331页。

五　南京国民政府卫生署组织系统图

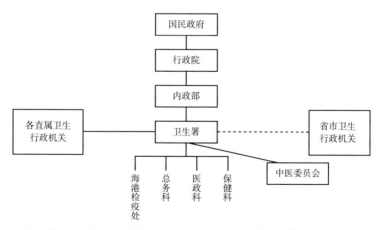

资料来源：《内政部组织系统图》（1938年7月内政部统计处制），中国第二历史档案馆藏，一二/2/1161；《内政部卫生署附属机关一览表》，《内政部卫生署组织法与组织条例的公布与修正案及卫生署附属机关一览表》（1931年4月—1939年8月），中国第二历史档案馆藏，一二（2）/2/1179。

六 南京国民政府县各级组织关系图

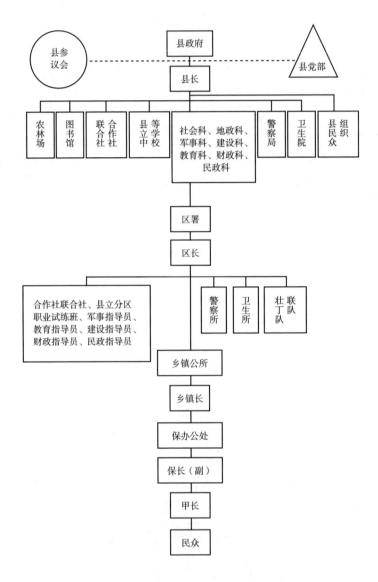

说明：原表过于复杂和庞大，目前仅绘出与卫生行政组织相关的部分。

资料来源：内政部卫生署编印《县卫生行政实施办法纲要》第 1 册，1939。

七　南京国民政府卫生署公医人员工作季报表

本季重要工作	工作地区（全省或全县）卫生之动态	建议意见	备注

报告人签名盖章　　　年　月　日

　　资料来源：《事由：抄发卫生署公医人员考核办法仰知照由》（1945 年 6 月 9 日），《卫生署为奉颁考绩铨叙各项规章制度和该署卫生用品修造厂来往文书》（1943 年 1 月—1946 年 2 月），中国第二历史档案馆藏，一二 /1/3562。

八　南京国民政府卫生署 1940 年职员名录

职位	姓名	字号	职掌
署长	金宝善	楚珍	
副署长	沈克非		
简任秘书	许世瑮	诗荃	
秘书	邵秀明		
秘书	顾秀礽		
总务处处长	许世瑮	诗荃	兼代
第一科科长	白由道	慕淳	管理文件草拟、收发、分配、保管，职员考成及法定编制
第二科科长	沈永礼	颂均	管理经费出纳及官产物的保管事项
第三科科长	邱康龄	亚光	管理庶务采购运输招待等事项
医政处处长	朱恒璧		尚未到差
	许世瑮	诗芹	暂行兼代
第一科科长	郑康书	书诰	管理医事人员的资格审核、发证及医师职业团体的监督事项
第二科科长	马基华		管理成药的审核、发证及……毒剧药品
保健处处长	王祖祥	子骏	

续表

职位	姓名	字号	职掌
技正兼第一科科长	严镜清		管理卫生医事人员
第二科科长			管理国民营养及饮食品的检查取缔卫生宣传事项
防疫处处长	容启荣		
专员兼第一科科长	裘仲侣		管理传染病的防治，各种防疫设施的督促及生物学制品的指导监督事项
第二科科长	张文樵		管理水路检疫所的设置及指导改进水路港埠的检疫设施通告暨国际检疫等事项
统计主任	许世瑾	诗芹	
会计主任	龚树森	木三	
简任技正	庞京周		
	龙毓莹	伯坚	
	方颐积	善夫	
	姚克方	布之	
荐任技正	伍长耀		
专员	施思明		
	韩立明	仲信	
中医委员会主任委员	陈郁	文虎	
顾问	刘瑞恒	月如	
	颜福庆	克卿	
	留行骥		
	周振		
	苏德隆		
	许士骐		
卫生工程队			
队长	过基同		
分队长	李中权		
	毛友谊		
细菌检验队			
队长	杨迪瞻		

续表

职位	姓名	字号	职掌
分队长	贺夫英		
	朱其岩		
	盛传淦		

卫生署编制现职对照表（1940年9月）

职别	编制员额			现职人数			备考
	官阶	等级	员额	官阶	等级	人数	
署长	简任		1	简任		1	
副署长	简任		1	简任		1	
秘书	简任		1	简任		1	
处长	简任		4	简任		4	
科长	荐任		8—12	荐任		8	
秘书	荐任		1—3	荐任		2	
技正	简任		4	简任		4	
技正	荐任		2—6	荐任		2	
视察	简任		1	简任		0	
视察	荐任		2	荐任		0	
统计主任	荐任		1	荐任		1	
会计主任	荐任		1	荐任		1	
技士	荐任		6	荐任		1	
技士	委任		6—18	委任		4	
科员	委任		32—48	委任		29	
技佐	委任		16—28	委任		3	
专员	聘任		无定额	聘任		3	
顾问	聘任		无定额	聘任		2	
中医委员会委员	聘任		10	聘任		10	
中医委员会专员	聘任		2—4	聘任		0	
中医委员会编审	聘任		1—2	聘任		1	
办事员	派用		无定额	派用		18	
书记	派用		无定额	派用		15	

续表

职别	编制员额			现职人数			备考
	官阶	等级	员额	官阶	等级	人数	
雇员	派用		无定额	派用		3	
合计						113	
附记	本对照表系照 1940 年 4 月 17 日国民政府公布的卫生署组织表列出						

各公路卫生站

平凉公路卫生站

主任医师	张昱	烨哉	

定西公路卫生站

主任医师	潘秀民		

汉中公路卫生站

主任医师	刚时	斯伦	

绵阳公路卫生站

主任医师	檀树芬	香山	

内江公路卫生站

主任医师	薛兆圣		

黔江公路卫生站

主任医师	何定尧		

桐梓公路卫生站

主任医师	管毓鲁	效参	

河池公路卫生站

主任医师	张俊杰	绍武	

晃县公路卫生站

主任医师	胡先文		

马场坪公路卫生站

主任医师	王裕厚		

安顺公路卫生站

主任医师	翟俊升		

曲靖公路卫生站

主任医师	赖斗岩		

	毕节公路卫生站		
主任医师	许德约		

	河口公路卫生站		
主任医师	舒昌誉		

	龙陵公路卫生站		
主任医师	戴传玺		

	乐西公路卫生专员办事处		
专员	陈崇寿		

	富林公路卫生站		
主任医师	陈崇寿	暂兼	

	金河口公路卫生站		
主任医师	戴洪福		

	擦罗公路卫生站		
主任医师	刘桂林		

	拖乌公路卫生站		
主任医师	李栖鹈		

	黄木厂卫生站		
主任医师	王伯骏		

	冕宁卫生站		
主任医师	张健		

	峨眉山公路卫生站		
主任医师	张士琦		

	乐山卫生站分站		
主任医师	林希丰		

	西昌卫生站		
主任医师	赵昌		

	各卫生所		
老鹰岩卫生所主任	王修垲		
三圣庙卫生所主任	蒋曾勋		

续表

青木关卫生所主任	顾学箕		
南泉卫生所主任医师	曹敏如		
医疗防疫队			
总队部			
总队长	姚克方	布之	
副总队长	戴芳渊	龙骧	
总务组主任	李炎坤		
医务组主任	祝绍煌		
材料组主任	姚克方		兼
材料站			
第一材料站主任			奉准结束
第二材料站主任	潘心虹		
第三材料站主任	邹超尘		
第四材料站主任			奉准结束
第五材料站主任	孟广生		
各大队部及视察			
第一路大队部大队长	苏德隆		
第二路大队部大队长	周振		
第三路视察			奉准结束
第四路视察	方颐积		
第五路大队部大队长			奉准结束
第六大队部大队长			奉准结束
第七路视察	陆涤寰		
第八路视察	陈万里		
第九路视察			尚未成立
第十路视察	朱章赓		
第十一路大队部大队长	姚克方		
第十二路视察	姚永政		
第十三路视察	黄雯		
第十四路大队部大队长			
第十五路视察	翁之龙		

防疫队		
第一队队长	张席祺	
第二队		
第三队队长	万宗尧	
第四队队长	胡克成	
第五队队长	张丙辰	
第六队		奉准结束
第七大队队长	张韶卿	
第八队		奉准结束
第九队队长	葛毅方	
第十队队长	包允	
第十二队队长	石茂年	
第十三队队长	朱庆民	
第十四队队长	马植培	
第十五队队长	李锦章	
第十六大队队长	缪宇屏	
第十七队队长	叶树棠	
第十八队队长	赵韵闻	
第十九队队长	李鹤皋	
第二十队队长	林正华	
第二十一队队长	唐家琛	
第二十二队队长	苏元泰	
第二十三队队长	何思惠	
第二十四队队长	杨迪瞻	
第二十五队队长	马龙瑞	
第二十六队队长	陈德智	
防疫医院		
第一防疫医院		奉准结束
第二防疫医院院长	殷绥和	
第三防疫医院		奉准结束
第四防疫医院院长	徐德言	

续表

第五防疫医院			奉准结束
第六防疫医院			奉准结束
第七防疫医院			奉准结束
第八防疫医院院长	史公博		
第九防疫医院院长	林伯璋		
第十防疫医院院长	任言永		

卫生实验处

处长	林可胜		
副处长	朱章赓	季青	
秘书	邵秀明		
	白由道	慕淳	兼任
技正兼防疫检验系主任	陈文贵		
荐任技士	伍总裕	干侯	
化学药物系主任	马基华		
技正	任邦哲		
简任技正兼寄生虫学系主任	姚永政	季涧	
技正	甘怀杰		
技正兼环境卫生系主任	过祖源		
工程司	张湘琳		
简任技正兼妇婴卫生系主任	杨崇瑞	雪丰	
技正	江兆菊		
荐任技士	杨璿熙		
简任技正兼工业卫生系主任	梅贻琳		
技正兼卫生教育系主任	戴天佑		
统计主任	汪桂馨		
会计主任	巩克忠	诚斋	
简任技正	张维	楚珩	
	潘小萼		尚未到任
荐任技正	姚彝源		
荐任技士	许世钜		

续表

	张祖棻	遯含	
	葛成慧		
	彭达谋		
	翁文渊		
	王宠庆		
专员	孙志戎		
	翁之龙		
	任作君		
	祝绍煌		
	林兰森		

中央医院

院长	沈克非		
秘书	徐荫棠		

内科

	钟世藩		
副主任	吴执中		
	钱悳		

外科

副主任	王历耕		
	袁道	奎元	

妇产科

副主任	何碧辉		
	周穆英	代理	

眼科

主任	林文秉	伟舫	
副主任	姜辛曼		

牙科

副主任	蒋祝华		

检验科

续表

主任	白施恩	格仲	代理
护士部			

各检疫所

汉宜渝检疫所			
所长	戴芳渊	龙骧	
事务主任	盛福纬		

蒙自检疫所			
所长	舒昌誉		
事务主任	崔之礼		

腾越检疫所			
所长	孙志戎		
事务主任	罗会康		

公共卫生人员训练所

所长	朱章赓	季青	
教育长	戴天佑		

战时医疗药品经理委员会

主任委员	王祖祥	子骏	
委员	许世瑾	诗荃	
	姚克方	布之	
	朱恒璧		
	龚树森	木三	
总干事	沈阶民		
总务组主任	赵振镕	佐武	
购运组主任	谈会成		
发行组主任	张善全		
昆明办事处主任	谈瀛观		

贵阳办事处主任	姚克恩		
卫生用具修造厂			
厂长	杨继康	兼代	
总工程师	杨继康		
设计组主任			
工业组主任	宋国治	冠卿	
事务组主任	余绍照		
麻醉药品经理处			
主任	梁其奎		
副主任	胡杰		
技正	林兰森	友善	卫生实验处专员兼任
	吴荣熙		
滇缅路卫生处			
处长	胡兰生		
副处长	韩立民		
滇缅路卫生处			
处长	胡兰生		
副处长	韩立民		
各防疫处			
中央防疫处			
处长	汤飞凡		
简任技正	汤飞凡		
技正	魏曦		
	沈鼎鸿		
西北防疫处			

续表

处长	杨永年		
技正	邝荣禄		
	刘蔚森		
	洪超明		
秘书	王兆民		
荐任技士	陈信美		
	戴进		

蒙绥防疫处

处长	刘行骥		

卫生署西北卫生专员办事处

专员	杨永年	鹤龄	
秘书	林几	百渊	
总务组主任	李永昌		
训导组主任	潘泰阶		
材料组主任	王诵飞		
检验组主任	钟之英		
环境卫生组主任	马育骐		
视察主任	熊科贤		
主任	包艾靖		

事务部

主任	吴康年		

资料来源：《内政部抄发卫生署法令和颁布组织规程的有关文书》（1940年8—12月），中国第二历史档案馆藏，一二/2/814。

九　南京国民政府卫生署建站及管理机关分配表

省名	县名	督造机关	管理机关
山西	平陆	西北卫生专员办事处	西北卫生队
	垣曲	同上	同上
陕西	西安	同上	省卫生处
	汉中	公路卫生站	公路卫生站
	宝鸡	西北卫生专员办事处	卫生院
	郿县	同上	省卫生处
	西乡	同上	同上
	双石铺	同上	同上
甘肃	天水	西北卫生专员办事处	卫生院
	平凉	公路卫生站	公路卫生站
	张掖	西北卫生专员办事处	卫生院
	庆阳	同上	同上
	临洮	同上	同上
	定西	公卫站	公卫站
四川	重庆	医防队	医防队
	南充	省卫实处	卫生院
	江北	医防队	江北卫生院
	万县	医防队	医防队第十防疫医院
	黔江	公路卫生站	公卫站
西康	西昌	公卫站	同上
	富林	同上	同上
	冕宁	同上	同上
陕西	安康	西北卫生专员办事处	卫生院
	咸阳	同上	省卫生处
	榆林	同上	卫生院

续表

省名	县名	督造机关	管理机关
宁夏	宁夏	同上	省卫生实验处
	磴石	同上	同上
绥远	陕坝	同上	蒙古卫生院
	五原	同上	同上
甘肃	兰州	同上	省卫生处
四川	泸县	医防队	卫生院
	绵阳	公卫站	公卫站
	峨眉	同上	同上
	成都	省卫实处	省卫实处
	綦江	署医防队	卫生院
	涪陵	同上	署医防队
	简阳	省卫生处	卫生院
	璧山	署医防队	实验卫生院
	遂宁	省卫实处	卫生院
	合江	署医防队	同上
安徽	立煌	署医防队	署医防队
湖南	湘乡	省卫处	卫生院
	靖县	同上	卫生事务所
	衡山	同上	实验卫生院
湖北	恩施	省卫处	省卫处
	巴东	同上	同上
河南	南阳	西北卫生专员办事处	西北卫生队
	洛阳	同上	省卫处
	渑池	同上	同上
	禹县	同上	同上
	洛宁	同上	同上

省名	县名	督造机关	管理机关
江西	上饶	省卫处	同上
	浮梁	署医防队	同上
	赣县	同上	大唐卫生院
	吉安	省卫处	卫生院
	南城	同上	同上
浙江	金华	省卫处	省卫处
	江山	署医防队	署医防队
	丽水	省卫处	卫生院
广东	南雄	省卫处	曲江卫生区署
	云浮	同上	新兴卫生事务所
	丰顺	同上	卫生事务所
	茂名	同上	化县卫生事务所
	乐昌	署医防队	曲江卫生区署
贵州	镇远	同上	卫生院
	贵阳	贵州卫生委会	卫生事务所
	马场坪	公卫站	公卫站
	定番	贵州卫生委会	卫生院
湖南	晃县	公卫站	公卫站
	沅陵	署医防队	卫生院
	邵阳	同上	同上
	衡阳	省卫处	同上
福建	建瓯	省卫处	同上
	福州	同上	同上
	南平	省卫处	卫生院
	永安	同上	同上
	龙溪	同上	同上
	龙岩	同上	同上
	长汀	同上	同上

续表

省名	县名	督造机关	管理机关
浙江	嵊县	省卫处	省卫处
贵州	独山	贵州卫生委会	卫生院
	安顺	公卫站	公卫站
	毕节	同上	同上
	贵定	贵州卫生委会	卫生所
	遵义	署医防队	卫生院
	桐梓	公卫站	公卫站
广西	河池	同上	同上
	南宁	署医防队	卫生事务所
	金县	同上	卫生院
	兴县	省卫生处	县立医务所
	梧州	同上	卫生事务所
	上思	同上	县立医务所
	阳朔	省卫生处	实验卫生院
青海	西宁	省卫实验处	省卫实验处
	乐都	同上	同上
	循化	同上	同上
	大通	同上	同上
云南	昆明	省卫实验处	卫生所
	大理	滇缅路卫生处	滇缅路卫生处
	建永	省卫实验处	卫生院
	龙陵	滇缅路卫生处	滇缅路卫生处
	曲靖	公卫站	公卫站

资料来源：《卫生署建站及管理机关分配表、勘误表》（日期不详），重庆市档案馆藏，0060000400342000040。

十　各省市医院与病床数（1938 年）

省市别	医院数	病床数
总计	1304	34466
江苏	64	2982
浙江	113	4563
湖北	380	3622
湖南	22	1045
四川	17	919
河北	22	1045
山东	54	1445
山西	29	1096
河南	23	1203
陕西	7	263
甘肃	10	124
青海	3	22
福建	72	2896
广东	48	3768
广西	73	—
云南	60	—
贵州	2	105
辽宁	15	1459
吉林	3	74
黑龙江	1	60
察哈尔	10	115
绥远	6	163
南京	10	653
上海	46	3226
北平	77	1636
天津	27	519
青岛	44	703
备注	根据内政部 1938 年 9 月编印之卫生统计之材料编制	

资料来源：《中华民国统计局中央训练团简编一册、卫生部职员录四册》（1941 年 2 月—1947 年 12 月），上海市档案馆藏，Q565-1-38。

十一　省市医疗卫生机关统计（1943 年）

机构类别	浙江	安徽	江西	福建	广东	广西	湖南	湖北	贵州	云南	四川	青海	西康	甘肃	宁夏	陕西	河南	新疆	山西	重庆	总计
省市卫生处（局）	1	1	1	1	1	1	1	1	1	1	1	1		1	1	1	1			1	17
省市立医院	1	1	1	2	1	12	2	1	1	1	1	1		1	1		1	10		1	39
省市立传染病医院	2		1			1		1		1	1			1						1	9
省市立卫生试验所	1		1	1	1	1	1			1	1					1	1				10
省立制药厂及卫生材料机关	1		1	2	4	1	3		1	1		1			1	1	1	4			22
卫生人员训练机关				1		1	5	1	1	1	1	1		1							13
省会卫生事务所	1	1	1	1		1		1		1	1				1	1	1		1		12
省市立特种医院	2	1	1							1	1					1	2	2			11
医疗防疫队及卫生队	4		10		1		5	15	6	3	8	4			2				18		76
卫生实验教学或示范区					1	12										1					14
环境卫生或卫生工程队					1	2				1							1				5
卫生教育委员会					1		1	1		1											5
其他			3	9	11	3	3			8	4	1	6			1	1	22		3	75

资料来源：《卫生署三十二年度施政报告》，《公共卫生与监狱改善》（1943 年 11 月 15 日—1944 年 6 月 30 日），台北"国史馆"藏，001-133130-0001。

十二　1938年6月至1946年卫生部医疗防疫总队各队院历年工作统计表（一）

		时间	1938年 6—12月	1939年 1—12月	1940年 1—12月	1941年 1—12月	1942年 1—12月	1943年 1—12月	1944年 1—12月	1945年 1—12月	1946年 1—12月
防疫工作	预防接种传染病管制	牛痘接种人数 初种	32585	264061	134050	50684	58286	20713	91694	20766	104675
		牛痘接种人数 复种			413398	214629	168209	98353	70798	39488	177483
		霍乱疫苗注射人数 本年度初次	815711	744900	590459	238947	229194	120447	135315	317048	985720
		霍乱疫苗注射人数 本年度复次				17723	24509	14345	20121	47348	311772
		霍乱伤寒混合疫苗注射人数			18121		14789	44058	9991	40691	51092
		鼠疫疫苗注射人数		9257	39778	40694	20588	87279	85425	47740	595847
		传染病调查例数			4962	3587	2904	2886	1955	4285	11895
		标本检验次数				6109	3164	1982	3117	10583	20710
		转送医院人数			243	430	854	153	286	597	2363
		家庭隔离例数			3	146	376	361	477	1105	3612
		病家消毒次数				221	472	468	1627	1161	2223
		检疫人数				19765	6841	18285	532	4652	255005
		住院病人数	1699	7165	3172	299	479	269	399	1634	5691
诊疗工作		初诊病人数	157979	736715	343449	241342	63927	58167	122535	151490	346014
		复诊病人数	88450			380368	109818	105034	190904	260218	515445
		巡回诊疗次数				1843	1481	711	3914	195	17962
保健工作		产前检查次数			452	2274	605	456	327	418	1567
		接生人数		70	541	530	191	180	85	164	881
		产后访视次数			530	1896	1005	1025	482	906	1629
		健康检查人数	2530	5729	12885	10471	4022	7187	4409	5557	40057

资料来源：卫生部医疗防疫总队编《卫生部医疗防疫总队业务概况》，重庆市图书馆藏，编印时间不详，无页码。

十三　1938年6月至1946年卫生部医疗防疫总队各队院历年工作统计表（二）

时间		1938年6—12月	1939年1—12月	1940年1—12月	1941年1—12月	1942年1—12月	1943年1—12月	1944年1—12月	1945年1—12月	1946年1—12月
卫生演讲	次数	2144		5193	35802	1005	342			
	听讲人数	772976	566900	339123	161507	130573	57541	97200	91717	351005
卫生表演	次数			883	37	1		16		37
	观众人数			44820	8742	2000		526		3214
个别谈话次数				11904	31188	31144	15607	5613	9858	40072
家庭访视次数				8859	6212	2027	2165	1482	1211	2898
粘贴标语张数				39613	22744	10516	6065	6127	11159	17355
散发传单张数				166530	48278	25745	15711	1203	4740	36487
发行壁报张数				769	5673	2910	123	116	427	1198
饮食店摊井水消毒	视查次数 初查		12979	13992	2958	368	1344	2203	3233	1440
	复查				6769	1543	1372	2076	4597	1095
	改善家数			3769	38731	298	196	390	497	1487
	井数		12352	10193	2515	834	77	148	522	1511
	次数	24589			37995	17930	920	2060	8165	1746
河水消毒桶数			274874	3831621	1678020	2375738	190023	49821	335612	2616461

续表

时间		1938年 6—12 月	1939年 1—12 月	1940年 1—12 月	1941年 1—12 月	1942年 1—12 月	1943年 1—12 月	1944年 1—12 月	1945年 1—12 月	1946年 1—12 月
厕所坑缸 消毒次数		24181	6596	6590	4987	5027	2115	102548	2958	2720
灭虱	处理 人数		11720		4589	1428	1850	2033	13151	99023
	衣服 件数		55624	1582	2360	5943	4109	9158	59639	148350
灭鼠消毒	户数							870	1151	1829
	洒灭蚤剂 橱数							3148	3227	9116
	石灰消毒 橱数							68	19013	2045
	硫黄熏蒸 橱数							22		10
	拆除地板 橱数							198	11	11
	消毒鼠穴 数							2969	19962	14712
	封闭交通 鼠穴数							3739	11343	15177
	拆除天花 板橱数							186		10
其他	焚烧垃圾 担数					2472				1848
	垃圾处置 担数			1616				1975		9766

资料来源:《卫生部医疗防疫总队业务概况》,无页码。

十四　1942—1946年卫生部医疗防疫队总队各细菌检验队历年工作统计表

	时间	1942年	1943年	1944年	1945年	1946年
血清	坎氏梅毒反应	942	923	1198	665	1651
	肥导式反应	75	347	494	320	1094
	外斐氏反应	28	283	164	296	988
	赤血球计数	103	282	530	166	1018
	白血球计数	233	651	1466	2129	2432
	白血球□形计数	174	563	851	1405	1917
	血色素检验	79	266	437	364	874
	溶血试验	6				319
	涂片	13013	6963	4858	5794	5124
	培养	18	20	35	6	1149
	蛋白沉淀试验	19				
粪	直接涂片	857	1425	1763	1208	3124
	培养	872	412	535	523	1410
	生理化学试验	9	7	7	14	122
尿	显微镜检验	232	814	1352	484	1539
	生理化学试验	301	857	1257	567	3154
	培养		12	7		303
浓	涂片	11	75	59	53	299
	培养	2	8	37		568
脑脊髓液	涂片	12	45	67	33	262
	生理化学试验	11	18	100		112
	培养	8	24	59	27	316
喉部分泌液	涂片	112	180	189	103	486
	培养	134	110	170	79	321

续表

	时间	1942 年	1943 年	1944 年	1945 年	1946 年
痰	涂片	86	331	579	230	1064
	培养	4	3	4	7	166
其他	生殖器分泌液涂片	113	314	292	242	1899
	水内细菌检验	18	3	4	16	43
	清洁饭料细菌检验		1		5	46
	结合杆菌检验			11		
	收集死鼠数		449			
	收集死鼠体上蚤类		704	131		
	收集检验鼠足			2		
	鼠类解剖检验	1985	392	7903	239	2135
	统合分类		110	429	136	309
	检验蚤类	3384	21			
	制鼠蚤标本		50			

资料来源:《卫生部医疗防疫总队业务概况》,无页码。

后　记

这本书是在我的博士学位论文《南京国民政府时期卫生行政制度化的顿挫与嬗变》基础上修订而来，显示了自己近十年来从晚清民初细菌学说与卫生防疫互动的知识追寻，逐步转向近代中国中央卫生行政制度成长的机制探索，试图延续学界关于卫生何为、何为卫生的有益讨论，初步提出"交叉的医疗史"、"地方的医疗史"与"医疗生态史"学术断想，努力利用国内外相关资料，尽量厘清卫生何以成政、以何行政的重要史实，进一步反思近代中国医疗与卫生事业发展的历史。

2021年我以"近代中国中央卫生行政制度研究（1905—1949）"为题，幸运地申请到当年的国家社科基金青年项目，这对于我来说是一种莫大的鼓励和支持。此后围绕相关问题进行重新思考，若干成果相继在《近代史研究》《史学月刊》《人文杂志》《史林》《社会科学研究》《民国档案》《中国社会经济史研究》《齐鲁学刊》《宁波大学学报》《医疗社会史研究》《中医典籍与文化》等刊物上发表。感谢这些编辑部老师们的认可和支持，以及许多审过拙作的匿名评审专家的真知灼见，使我的这些不成熟的、时断时续的思考有机会公之于世。

今年上半年，就在申请国家社科基金项目结项的同时，我尝试用结题报告申请了浙江大学文科精品力作出版资助计划，没想到能够再次入选。本书既得到了浙江大学的全额出版资助，还有幸列入浙大史学丛刊，我在欣喜之余感受到许多压力，下半年的工作便主要围绕全书的修订展开。为了能够集中精力修改此书，我申请到英国曼彻斯特大学访学三个月，进一步查阅了许多资料，开拓了不少眼界。这些年在写作和修改相关章节过程中，还得到了我指导过的硕士生和本科生的热心帮助。刘晓焕、刘思晗协助我核查并修正了书中部分错误，高家超、尹思蓉帮助我复制和整理了书中部分资料。如果本书还有错漏，责任全然在己。

这些年的成长更离不开长期以来各位老师、同学和朋友们的帮助、关心与支持，逐一列出尊姓大名，难免挂一漏万，在此谨记于心，感恩前行，我也会将这份收获与感动继续传递下去。最应该感谢的人是我的妻子李秋菊女士，自 2017 年结婚以来她一直在默默支持我的工作，照顾家庭的重任很大程度落在她的肩上，儿子姬云泽的健康成长离不开她的悉心照顾。对此我也心有愧疚与不安。怅然回首，这些年牺牲了大部分周末和假期用来推进自己的研究，陪伴妻子和孩子的时间不够，往往还有些心不在焉，无形中少了很多生活共鸣与情感链接。希望未来工作和生活能够尽快安定下来，放慢脚步，反躬自省，多关爱自己和家人，用心陪伴妻子和孩子，把生活过得更有味道。

　　　　　　　　　　　　　　　　　2024 年 12 月 25 日写于英国

图书在版编目（CIP）数据

卫生成政：近代中国中央卫生行政制度研究：1905—
1949 / 姬凌辉著 .-- 北京：社会科学文献出版社，
2024.12.--（浙大史学丛刊）.--ISBN 978-7-5228
-4749-8

Ⅰ . R199.2

中国国家版本馆 CIP 数据核字第 2024PN3703 号

·浙大史学丛刊·

卫生成政：近代中国中央卫生行政制度研究（1905—1949）

著　　者 / 姬凌辉

出 版 人 / 冀祥德
责任编辑 / 邵璐璐
责任印制 / 王京美

出　　版 / 社会科学文献出版社·历史学分社（010）59367256
　　　　　　地址：北京市北三环中路甲29号院华龙大厦　邮编：100029
　　　　　　网址：www. ssap. com. cn
发　　行 / 社会科学文献出版社（010）59367028
印　　装 / 北京联兴盛业印刷股份有限公司

规　　格 / 开 本：787mm×1092mm　1/16
　　　　　　印 张：33.75　字 数：422 千字
版　　次 / 2024年12月第1版　2024年12月第1次印刷
书　　号 / ISBN 978-7-5228-4749-8
定　　价 / 128.00元

读者服务电话：4008918866

▲▲ 版权所有 翻印必究